고압의학

Textbook of Hyperbaric Oxygen Therapy

KOREAN ACADEMY OF UNDERSEA AND HYPERBARIC MEDICINE

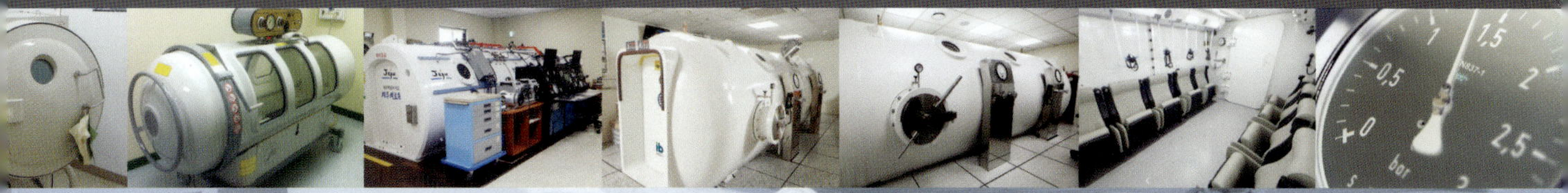

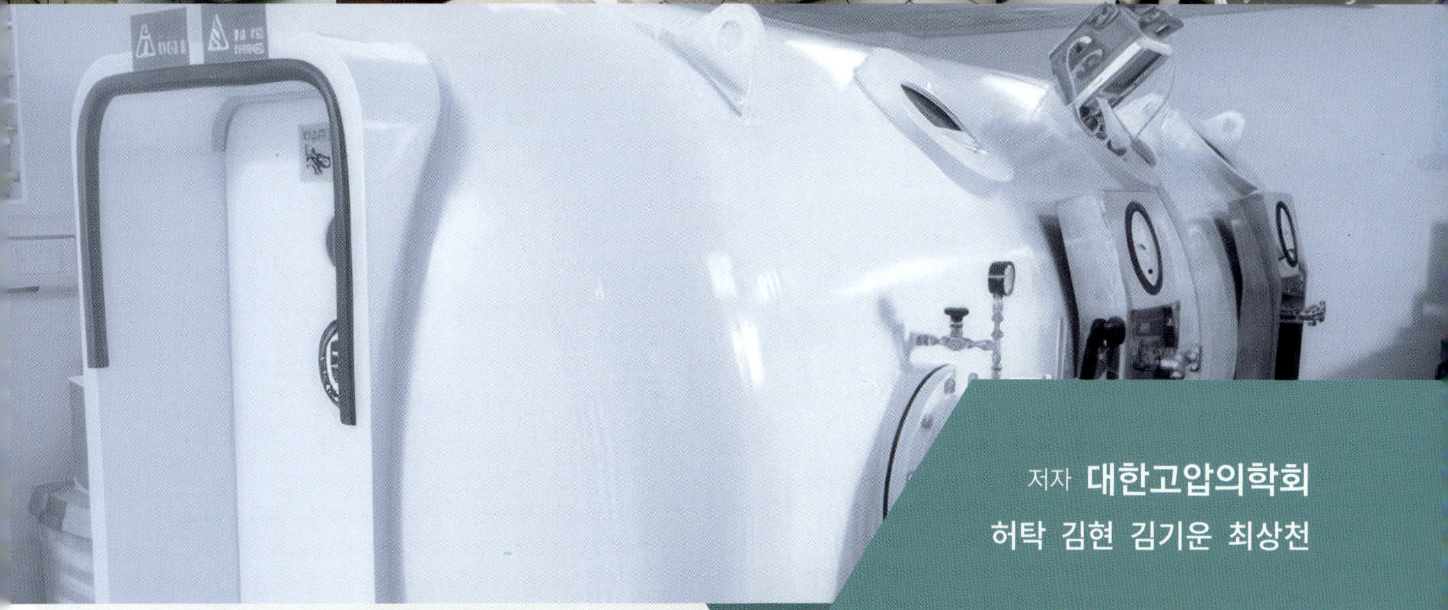

저자 대한고압의학회
허탁 김현 김기운 최상천

대한고압의학회
Korean Academy of Undersea and Hyperbaric Medicine

고압의학

첫째판 1쇄 인쇄 | 2023년 9월 4일
첫째판 1쇄 발행 | 2023년 9월 27일
첫째판 2쇄 발행 | 2024년 11월 19일

지 은 이 대한고압의학회
발 행 인 장주연
출판기획 최준호
책임편집 이다영
표지디자인 김재욱
편집디자인 강미란
일러스트 김제도
발 행 처 군자출판사(주)
등록 제4-139호(1991. 6. 24)
본사(10881) **파주출판단지** 경기도 파주시 회동길 338(서패동 474-1)
전화(031) 943-1888 팩스(031) 955-9545
홈페이지 | www.koonja.co.kr

ISBN 979-11-7068-054-3
정가 70,000원

Declaimer

Medicine is an ever-changing science. As new research and clinical experience broadens our knowledge, changes in treatment and drug therapy are required. The authors have checked with sources believed to be reliable in their efforts to provide information that is complete and generally in accord with the standards accepted at the time of the publication. However, in view of the possibility of human error or changes in medical sciences, neither the Korean Academy of undersea and hyperbaric medicine, authors warrant that the information provided is in every respect accurate or complete, and furthermore they are not responsible for any errors or omissions or for the results obtained from the use of such information.

일러두기

의학은 지속적으로 변하는 과학으로써, 새로운 연구와 임상적 경험이 우리의 지식을 확장하고, 치료를 변화하고 있다. 저자들은 출판 시점에 가장 정확한 정보, 지식 등을 검증하여 신빙성 있다고 판단되는 것만을 이 책에 담았다. 그러나 대한고압의학회 및 저자들은 사람의 실수, 의과학의 변화의 관점에서 현재는 완벽하고 정확하다고 하더라도 이 책의 내용을 활용한 임상적 적용 후 발생할 어떠한 실수나 문제에 대해서 책임이 없음을 분명히 밝힌다.

발간사

2023년 9월 “고압의학”을 발간함을 특히 대한고압의학회 10주년 학술행사에 발맞추어 발간함에 더욱 뜻 깊은 출판임을 대한고압의학회 회원분들과 함께 진심으로 기쁘게 생각합니다. 임상고압의학은 고압산소치료를 응급질환과 비응급질환으로 체계적으로 분류하고 현재 국내에서 임상적인 적응증과 앞으로의 적응증이 될 가능성이 높은 질환 중심으로 정리되었습니다.

임상고압의학은 국내 최초로 잠수 및 고압의학에 관심 있는 다양한 분야의 응급의료종사자와 관련 학과 학생들 그리고 실제로 치료를 담당하는 의사, 간호사, 응급구조사 등 다양한 분야의 선생님들께 고압산소치료의 병태생리, 치료의 기전, 가압의 정도, 치료의 시간 등을 질환군에 따라 정리하고 소개하고자 편찬된 국내 최초 한글 교과서입니다.

현재 고압의학은 세계적으로 다른 기준으로 치료하고 있으며 적응증도 각기 다르게 적용하고 있습니다. 또한 일부 국가에서 적응증이나 질환 중심의 책자를 발간하고 있지만 표준화는 아직 이루어지고 있지 않습니다. 대한고압의학회 설립 후 10년 만에 국내에서 교과서를 발간함에 따라 임상적인 치료와 연구에 표준을 제시할 수 있는 계기가 되었다고 생각합니다. 아직까지 교과서에 참고할 국내의 연구가 부족한 것은 사실이지만 앞으로 새 판이 발간될 때는 국내 연구가 많아져서 교과서의 참고문헌으로 수록되면 좋겠습니다.

국내 고압의학이 출발이 빨랐지만 사회적 환경에 따라 명맥만 유지되다 10년 전부터 제2의 새로운 출발을 하게 되었습니다. 선진국에 비해 지금은 우리가 배워야할 입장이지만 이 교과서를 계기로 학문적으로 한 단계 발전하는 계기가 될 것이고 대한고압의학회의 초석이 되리라고 생각합니다.

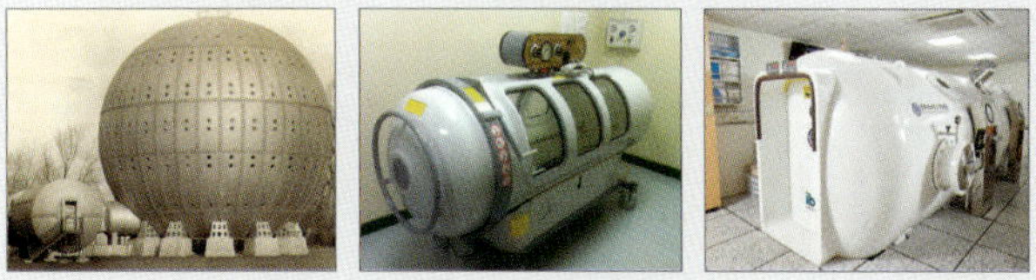

고압의학 발간 사업을 적극적으로 후원해주신 대한고압의학회 회원들께, 그리고 교과서 출간에 대한 찬성해주시고 적극적인 지지를 보여주신 대한고압의학회 임원진께도 감사드립니다. 무엇보다도 흔쾌히 저자에 참여하여 정성껏 원고를 써 주시고 진료, 연구, 교육과 봉사로 바쁘신 중에도 시간과 노력을 아끼지 않으시고 다양한 자료를 아낌없이 제공해주신 저자 한 분 한분 모두에게 진심 가득한 감사 말씀드리며, 지치지 않는 열정과 수고로 성공적인 교과서를 발간해주신 김기운 편찬위원장님과 공동저자로 수고해주신 허탁 회장님, 최상천 학술이사님께 특별히 감사드립니다. 마지막으로 교과서를 출판해주신 군자출판사와 짧은 시간에 그림, 테이블 등 전문적인 안목으로 편집으로 수고해주신 최준호, 이다영 선생님께도 감사드립니다.

2023년에 초판이 발행되었지만 추가 연구의 변화와 결과를 잘 반영하는 2판이 이어지고 잠수 및 고압의학에 종사하고 계신 여러 전문가들과 이 분야에 관심을 가지고 공부하는 학생들에게 큰 도움이 되는 지침서가 되기를 치악산 아래에서 기대합니다. 앞으로 한글 교과서를 넘어서 다양한 언어로 번역되는 그날까지 꿈을 꾸고 미래를 그리며 발간사를 대신 합니다.

2023년 9월

대한고압의학회 이사장
연세대학교 원주세브란스기독병원 응급의학과
김 현

축사

고압의학은 고대부터 기록된 다이빙과 관련한 잠수의학에서 기원한다. 고압의학의 역사는 수중 활동을 위한 기술 개발과 대기압보다 높은 압력에서 산소 호흡의 생리기전과 물리 법칙의 지식 발전과 함께 지금에 이르렀다.

기원전 4500년부터 진주모, 해면, 산호를 채집하는 다이버들은 오랫동안 숨을 참고 30 m 미만의 수역에서 작업했으며 수중에서 빠른 상승에 따른 감압병으로 많은 사람이 시달렸다. 오랜 시간이 지나 1878년에 Paul Bert는 일련의 개 실험을 통해 고압환경에서 빠른 감압에 의해 생성된 질소 기포가 신체의 이차적인 손상을 유발한다며 깊은 잠수를 하는 잠수부에게 부상 중간에 멈추어 천천히 떠오를 것을 제안한다. 1908년 John Scott Haldane은 염소 실험을 토대로 급성 감압병을 예방하기 위해 영국 해군에게 상세하고 실용적인 잠수 테이블을 마련했으며 이 지침은 오랫동안 다이빙 작업의 기반이 되었다.

1662년 Henshaw는 사람을 수용할 통으로 된 공간에 공기를 압축시킬 수 있는 펌프와 연결하여 압축된 공기로 질병을 치료한 것이 고압치료의 시초라 할 수 있다. 과학적 근거 없이, Henshaw는 낮은 기압이 만성 질환에 유익한 결과를 가져오는 반면에 높은 기압은 급성 질환을 치료할 수 있어 소화를 개선하고 폐 질환을 예방하는 치료법이라고 주장했다. 이후 여러 임상분야에서 예방과 치료에 시도됐으며 1927년 미국 클리블랜드에서 Cunningham은 6층 높이, 72개 실 규모의 고압센터를 지었지만 과학적이거나 임상적인 근거가 없이 환자에 적용하여 실패하며 전반적으로 고압치료를 위축시켰다.

1950년대 Ite Boerema는 고압산소를 사용하여 몸 전체의 용존 산소가 충분할 때 적혈구나 헤모글로빈이 없어도 된다는 "Life without blood"의 개념을 제안했으며 일련의 고압산소챔버 내에서의 동물 실험과 성공적인 수술로 현대 고압의학의 아버지로 인정받았다. 이후 다방면에서 동물 모델에 대한 실험의 발전은 조직으로 산소의 운반 증가, 혈관화 및 감염에 대한 방어 수단으로 혐기성 세균에 미치는 영향, 그리고 상처 치유에 기여한 효과에 대한 이해가 커졌다. 고압의학에 대한 적응증은 더 정확하게 결정됐고 장기 또는 만성 질환과 같은 심각한 상태에 대해 증거 기반 의학의 기준에 따른 임상적으로 통제된 연구에 의해 검증이 이루어 졌다. 중증이고 지속적인 집중 치료가 필요한 환자를 포함하여 고압챔버에 있는 환자의 안전성 향상과 치료 개선에 중점을 두고 발전하였다.

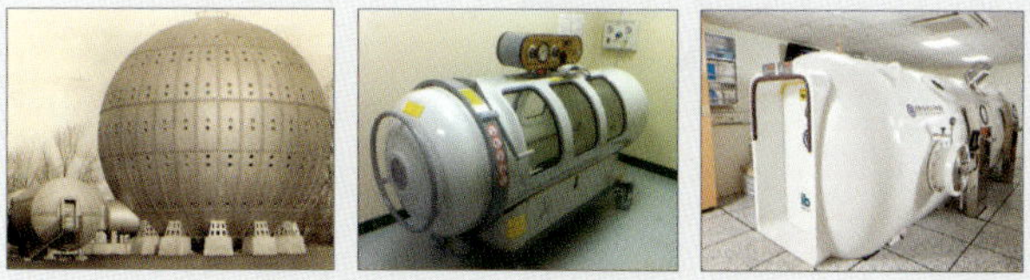

전문분야로서 필요한 교육은 고압의학의 발전을 촉진했다. 돌이켜 보면 1950년대는 개척기로서, 이후 20년 동안은 고압의학의 급속한 발전 단계로 60개 이상의 적응증이 제시됐다. 1980년과 1994년 사이에 고압의학의 유용성은 의심과 의혹을 받았으며 이후의 시간은 엄격한 과학의 한 단계로서 여겨졌다.

우리나라는 1950년대 연탄이 가정용 연료로 쓰이기 시작하면서 연탄가스중독은 그 규모나 치명률에 있어 세계적으로 유래가 없을 정도로 심각한 문제였다. 고압산소요법은 윤덕로 교수가 1969년부터 서울대학교병원에서 일산화탄소중독에 실시했다. 이후 고압챔버는 1980년대에 전국 300개 이상 의료기관에 배치됐으나 연탄사용의 급감으로 2000년대 이후 노후화되고 일부 의료기관에서만 사용했다. 2018년 12월 강릉 펜션에서 유독 가스에 의한 사고로 고압챔버의 보급 필요성이 사회적으로 부각되며 전국적으로 다인용 챔버가 배치되고 있다.

금년은 우리나라에서 고압의학의 체계적 활용과 안정된 환경을 만들기 위해 모임을 결성한지 10주년이다. 이를 기념하기 위해 작년부터 대한고압의학회 회원들이 고압치료의 임상적 활용과 그 교육을 위한 토대를 마련하기 위해 정성껏 교과서를 집필하였다. 그 중심에서 학회의 방향과 지원을 이끈 김현 이사장, 열정으로 총괄한 김기운 교수, 성의껏 참여한 최상천 교수와 학회 회원님들께 감사를 드리며 기쁨을 함께하고자 한다.

2023년 9월

대한고압의학회 회장
전남대병원 응급의학과
허 탁

저자 서문

'이제 우리에게도 집이 생겼다'라는 느낌을 지울 수 없습니다.

인터넷에는 고압산소치료에 대한 온갖 자료가 다 있지만, 모두 흩어진 지식들이었고, 기준을 삼을 만하지 않았습니다. 또한 이제 공부를 시작하는 분들에게는 너무나 친절하지 않은 그리고 과거의 틀린 일러스트, 논문들 등 자칫 잘못된 지식에 매몰될까 걱정도 되었습니다.

이 책은 개인의 공부뿐만 아니라, 학회의 전반적인 활동의 기준점이 될 것으로 기대합니다. 이 교과서를 중심으로 많은 토론과 업데이트를 위한 공론의 장이 생길 것입니다. 우리 학회 내의 연구를 기반으로 한 근거력을 확보하고 이는 교과서의 업데이트로 작동할 것으로 기대합니다.

2판은 멀지 않았다 생각합니다. 초판의 압박감으로 인해 못다 쓴 정보들이 너무 많습니다.

이런 작업을 할 수 있는 기회를 갖게 된 것에 매우 영광스럽게 생각하며, 이 작업을 위해 노력해주신 장주연 사장님을 비롯한 최준호 과장, 이다영 편집자 등 군자출판사에게 진심으로 감사드립니다.

편찬위원장　김기운

그동안 학회 주관 고압의학 교과서가 없다는 점이 늘 가슴 한 켠에 아쉬운 부분으로 남아있던 것을 학회 임원진들과 함께 십시일반(十匙一飯)하여 초판 교과서를 출간하여 해소시킬 수 있다는 점에 무한한 기쁨을 느낍니다. 또한 이제 한 발을 내디뎠음으로 향후에 더욱 발전된 교과서가 출판될 수 있는 그 날을 희망이라는 이름으로 기대해 봅니다. 마지막으로 교과서 출판에 참여하고 관계하신 모든 분들 고생하셨습니다. 감사합니다.

최상천

집필진

강 수 · 인하대병원 응급의학과
김근수 · 세종충남대학교병원 중환자의학과
김기운 · 순천향대 부천병원 응급의학과
김미진 · 예수병원 혈관외과
김선태 · 원광대학교병원 응급의학과
김재혁 · 목포한국병원 응급의학과
김정호 · 영남대학교병원 응급의학과
김 철 · (주) 인터오션 고압산소치료 연구센터 센터장
김 현 · 원주세브란스기독병원 응급의학과
박선균 · 해군해양의료원
백진휘 · 인하대병원 응급의학과
신승렬 · 인하대병원 응급의학과
염석란 · 부산대병원 응급의학과
오세현 · 강릉아산병원 응급의학과
이성민 · 전남대병원 응급의학과
이윤석 · 원주세브란스기독병원 응급의학과
임 훈 · 순천향대 부천병원 응급의학과
차용성 · 원주세브란스기독병원 응급의학과
최상천 · 순천향대 부천병원 응급의학과
최정우 · 원광대학교병원 응급의학과
한상수 · 순천향대 부천병원 응급의학과
한창섭 · 삼천포 서울병원
허 탁 · 전남대병원 응급의학과

이 책의 활용법

이 교과서는 고압산소치료(Hyperbaric Oxygen Therapy; HBOT)에 대한 적응증, 금기증, 물리학, 생리화학, 운영 장비 등 전반적인 내용을 다룬 총론과 각 질환 별 HBOT의 적응증을 기술하고 있습니다.

책의 구성은 개요, 주요 사진 또는 일러스트가 맨 앞에 있어서 본문에 들어가기 전에 그 chapter를 빠르게 이해할 수 있도록 했으며, 각 질환의 이해와 HBOT의 최근 연구까지 기술하여 근거기반화 하였습니다. 내용의 중점은 HBOT 적용 여부, 효과성, 세부 적응증을 기술하고 있습니다.

고압산소치료는 압력과 산소가 그 자체로 치료효과가 되는 1차적 기전과 고농도 산소가 조직 내 영향으로 healing process가 진행되는 2차적 기전임을 알고 계실 것입니다. 여기에서 2차적 기전은 고농도의 산소뿐 아니라, 신체가 정상 산소압을 고압산소에 대비하여 상대적으로 '저산소증' 상태로 인식하여 hypoxia induced factor (HIF)를 정상 산소압에서도 분비하고 이는 복잡한 치유 과정의 trigger로 작동하여 효과를 내는 과정입니다. 이렇게 기전에 대해서 다시 한번 더 말씀드리는 것은 각각의 질환에 대한 치료기전은 기전을 논하기 전에 주요 치료 방법, 예를 들어 항생제, 수술, 시술 등 주요 치료가 있고, 이를 보완하는 방법으로 HBOT가 활용되고 있는 것이 현재까지의 근거입니다. 그러므로, 각론에서 다루는 각각의 질환과 HBOT의 적용은 주로 질환의 병태생리, 임상양상, 표준치료 등에 대부분의 분량을 할애하고, 많지 않은 부분을 HBOT로 기술하고 있습니다.

고압산소치료는 아직 우리나라에서는 여러 주요 질환에서도 모르는 의료인들이 많습니다. 그러므로 먼저 질환의 병태생리와 치료의 원리를 잘 이해하는 것이 고압산소치료를 적용할 것인지 아닌 지에 대해서 이해하고, 본인이 설득되며, 마지막으로 다른 의료인들과 환자를 설득할 수 있는 기반이 됩니다.

따라서 HBOT가 적응이 되는 질환에 대한 고압의학의 관점에서 병태생리와 치료의 가능성을 염두하고, HBOT의 관점에서 질환을 바라보면 쉬워집니다. 즉, 고농도 산소, 산소 공급을 증대시키기 위한 압력, 산소를 많이 사용하는 mitochondria, 산소가 절실히 필요한 동맥 협착 또는 관류 저하, 혈관 재생 등의 관점에서 질환을 이해하고, 추후 조직 내에서 일어나는 복잡한 과정을 단순하게 조직 및 혈관의 재생으로 이해하면 대부분의 보완적 치료법이 이해가 됩니다.

마지막으로 고농도의 산소는 여러 약물과 상호작용이 있으며, 압력과 관련된 합병증이 있습니다. 이를 기억함으로써 자칫 성급한 일반화인 만병통치 수단으로 생각할 수 있는 오류를 피할 수 있습니다. 또한 보완적 치료의 방법으로써 치료 대비 효과, 비용-효과 등을 고려할 때 환자의 상태가 HBOT로 호전될 수 있을 지에 대하여 각 chapter에서 나눠 기술하고 있습니다. 이러한 기준은 꼭 주의 깊게 보고, 외워야 불필요한 치료를 권하지 않을 수 있을 것입니다.

고압의학 교과서가 환자 치료를 위한 똑똑하고 친절한 친구로 독자 가까이 있길 바랍니다.

편찬위원장 **김기운**

차례

PART I 총론

PART II 각론

Contents

고압의학

Textbook of Hyperbaric Oxygen Therapy

고 / 압 / 의 / 학

P / A / R / T

I

Text book of

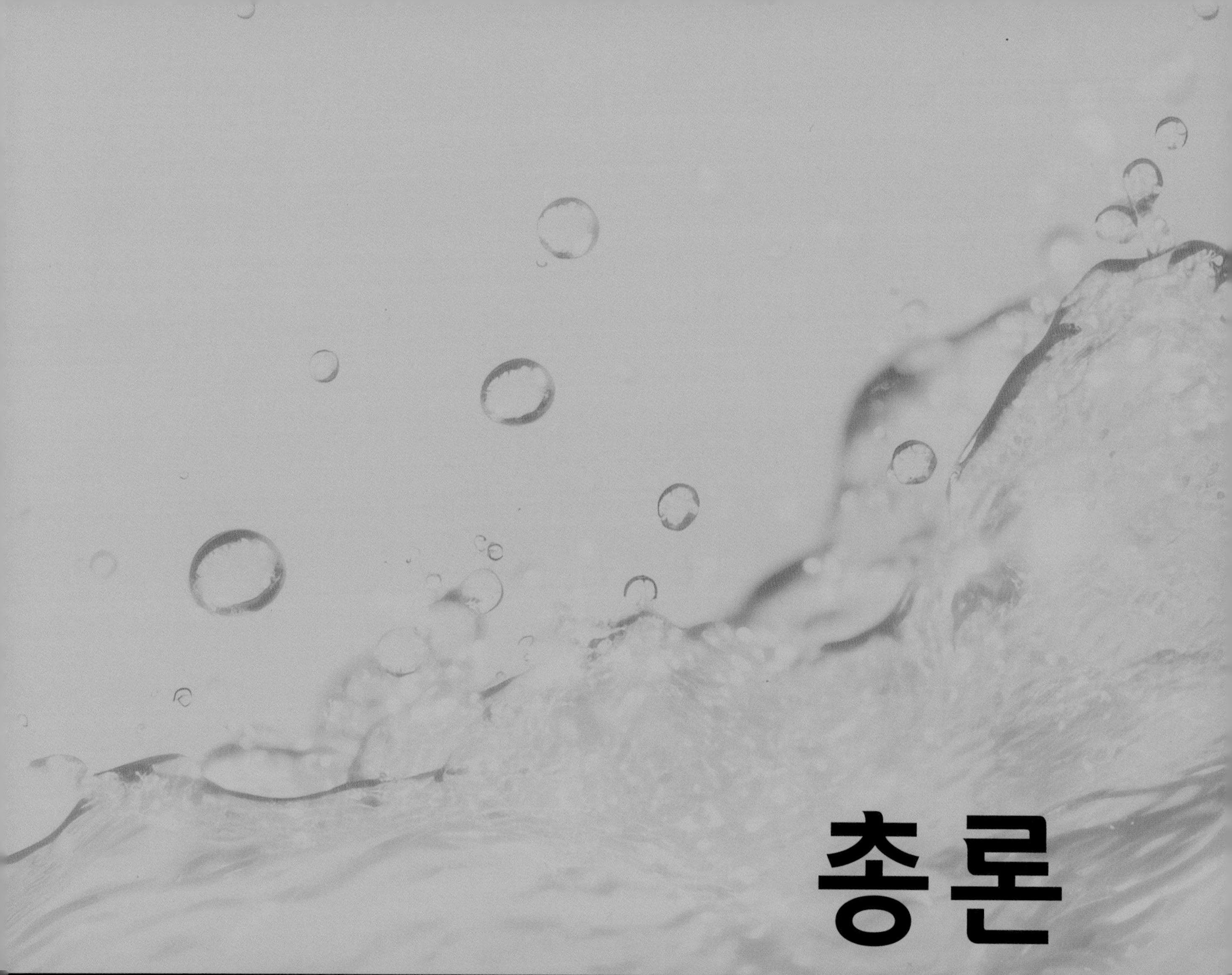

총론

Hyperbaric Oxygen Therapy

고 / 압 / 의 / 학

Textbook of
Hyperbaric Oxygen Therapy

CHAPTER 01

고압의학의 역사

History of Hyperbaric Medicine

전남대학교 의과대학 응급의학과 **허 탁**

Department of Emergency Medicine, Chonnam National University Hospital
Tag Heo MD,PhD.

개요

고압의학은 고대부터 기록된 다이빙과 관련한 잠수의학에서 기원한다. 고압의학의 역사는 수중 활동을 위한 기술 개발과 대기압보다 높은 압력에서 산소 호흡의 생리기전과 물리 법칙의 지식 발전과 함께 지금에 이르렀다.

주요사진

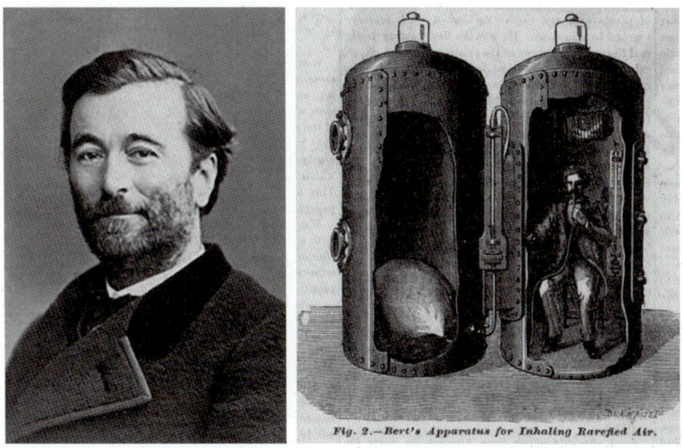

압력 생리학의 아버지로 여겨지는 Paul Bert와 그의 챔버

Keywords

역사 • 잠수의학 • 감압병 • 고압의학

I. 잠수의학의 역사

기원전 2000년경 점토판에 기록된 '길가메시 서사시'에서 길가메시는 영생을 얻고자 옷을 벗고 발에는 큰 돌을 매달고 바다의 깊은 곳으로 내려가 불로초를 따온다. 길가메시가 휴식하는 사이 주위를 지나는 뱀이 불로초를 먹어 치우고 껍질만 남기고 사라진다. 인류 최초의 위 서사시에서 다이빙의 기록과 고대인들이 부활과 영생의 상징으로 여겼던 뱀의 이야기는 인류의 오랜 소망과 고압의학의 오랜 역사 그리고 미래 의학이 나아가야 할 방향을 시사한다.

기원전 4,500년부터 진주모, 해면, 산호를 채집하는 다이버들은 오랫동안 숨을 참고 30 m 미만의 수역에서 작업했으며 수중에서 빠른 상승에 따른 감압병으로 많은 사람이 시달렸다(그림 1-1). 페르시아의 크세르크세스대왕(520~465 BC)은 잠수부를 고용하여 침몰한 물건과 보물을 인양했는데 이러한 다이빙 중 일부는 20~30 m 깊이까지 기록되었으며 한 번에 4분 동안 지속되었다. 고대 그리스 역사가 헤로도토스의 영웅들 기록에 실리아스라는 갈대와 동물 가죽으로 만든 잠수 캡슐을 사용하여 적 선박의 계류줄을 절단하였다. 기원전 300년에 아리스토텔레스는 해저 다이빙의 합병증으로 파열된 고막을 묘사하였다. 15세기 후반 레오나르도 다빈치는 잠수부가 침공하는 배의 선체에 구멍을 뚫을 수 있게 해주는 잠수복을 디자인했지만, 실제 사용되지는 않았다.

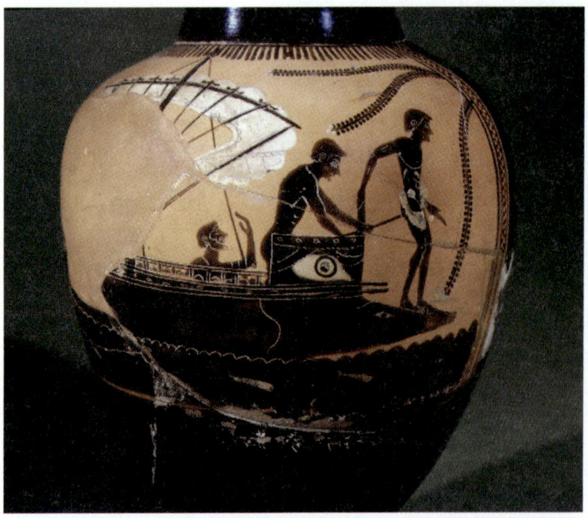

그림 1-1. 준비 중인 잠수부의 줄을 조수가 잡고 있다(B.C. 510-490. 그리스 항아리, 영국박물관 소장).

1620년 네덜란드 발명가 Cornelis Jacobszoon Drebbel(1572~1633)은 강에서 여행하기 위해 기름칠 된 가죽으로 물에 대해 밀봉된 나무 다이빙 보트로 웨스트민스터에서 그리니치까지 약 4 m 깊이의 템즈강을 운행했으며 공기는 부유물과 연결된 두 개의 튜브에 의해 공급됐다. 16세기 영국과 프랑스에서 가죽으로 만든 전체 잠수복에 수동펌프로 공기를 넣어 60 ft 깊이까지 잠수하였다. 1690년 Edmond Halley는 무게가 있는 통으로 환기되는 다이빙벨을 설계하여 템스강에서 60 ft 깊이로 90분 동안 잠수하였다(그림 1-2). 1791년에 영국 엔지니어 Smeaton은 교각 수리를 위해 보트의 펌프에서 압축 공기를 공급하는 첫 번째 챔버를 건설했고, 이런 압력챔버는 오늘날에도 여전히 사용되고 있다. 최초의 심해 잠수복은 1819년 Augustus Siebe에 의해 발명됐으며 헬멧에 공급되는 압축 공기를 사용하여 수중에서 쉽게 이동할 수 있었다.

1845년 프랑스인 광산 엔지니어 Trigger는 강바닥에서 석탄을 채굴하는 광부를 압력챔버로 투입하였는데 이들 중 일부가 수면에 올라와 관절 통증과 신경 장애를 호소한다고 보고하였다. 이후 다리 공사 중 수중작업을 했던 작업자에게서 감압병 사례가 계속 보고됐으며 1873년 Andrew Smith가 처음으로 Brooklyn Bridge 공사를 하며 발생한 110건의 감압병에 "케이슨병"이라는 용어를 사용하였다.

압력 생리학의 아버지로 여겨지는 프랑스 생리학 교수 Paul Bert는 1878년 신체가 수중에서 어떻게 반응하는지를 연구하기 위해 실제로 잠수한 최초의 의사인 Dr. Alphonse Gal과 긴밀히 협업하였다. Paul Bert는 일련의 개들을 7~9¾ 기압에 노출시키고 급속한 감압을 실시하

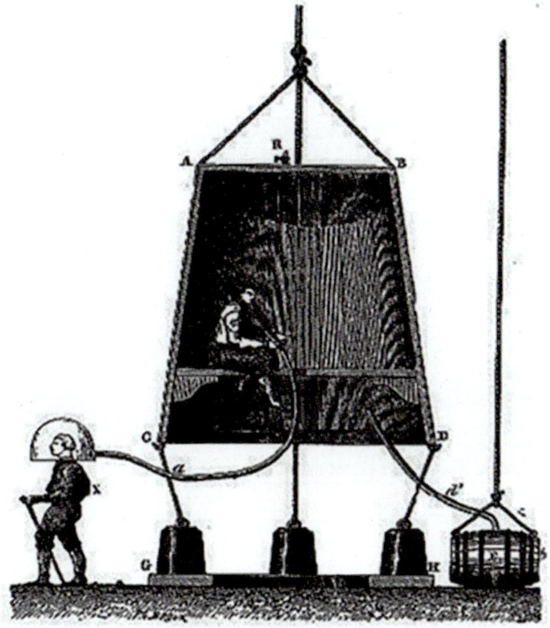

Fig. 397. — Cloche de Halley.

그림 1-2. 1690년 Edmond Halley가 설계한 다이빙벨

자 대다수는 죽었으며 우심방이 가스로 가득 차고 개들의 몸은 심하게 부풀었다. 비슷한 압력에 노출된 후 1~2시간에 걸쳐 천천히 감압했을 때 모든 개들은 생존하였다. Bert는 Dalton과 Henry의 기체 법칙을 적용하여 너무 빠른 감압에 의해 생성된 질소 기포가 신체의 이차적인 병태생리학적 손상을 유발한다고 결론지었다. 그는 깊은 잠수를 하는 잠수부에게 잠수 중간에 멈추어 천천히 감압할 것을 제안한다. Bert는 또한 처음으로 1.75 기압을 초과하면 산소 독성을 보인다고 기술했으며 신경계에 대한 산소의 독성 효과는 나중에 "Paul Bert 효과"로 불린다(그림 1-3).

1908년 스코틀랜드의 생리학자 John Scott Haldane은 염소 8마리씩 그룹을 지어 특정 기간 동안 고압챔버에 두고 서서히 감압하여 연구소 마당에 풀어 관찰하였다. 단계별로 감압한 양들에게서 감압병은 발생하지 않았고 이를 토대로 급성 감압병을 예방하기 위해 영국 해군에게 상세하고 실용적인 잠수 테이블을 마련했으며 이 지침은 1956년까지 모든 다이빙 작전의 기반이 되었다(그림 1-4). Heinrich Drager는 감압병에 고압산소의 사용을 최초로 탐구하였으며 그의 프로토콜은 1930년대 후반 Behnke와 Shaw에 의해 감압병 치료에 압축 공기 대신 산소로 대체하여 HBOT를 사용했으며 결과적으로 최초로 질소-산소 혼합물을 사용하고 손상의 정도에 따라 고압치료를 조정하였다. 1939년, 미 해군은 감압병을 앓는 잠수부에게 고압산소치료를 시작했으며 2차 세계대전 후 HBOT에 대한 광범위한 연구를 수행하며 1950년대 후반과 1960년대 초반 생존 가능한 압력에 대한 기존 지식의 확장과 HBOT를 일반화 시켰다.

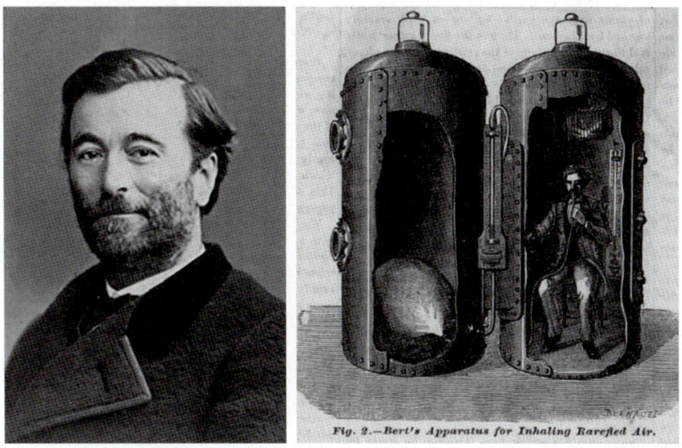

Fig. 2.—Bert's Apparatus for Inhaling Rarefied Air.

그림 1-3. 압력 생리학의 아버지로 여겨지는 Paul Bert와 그의 챔버

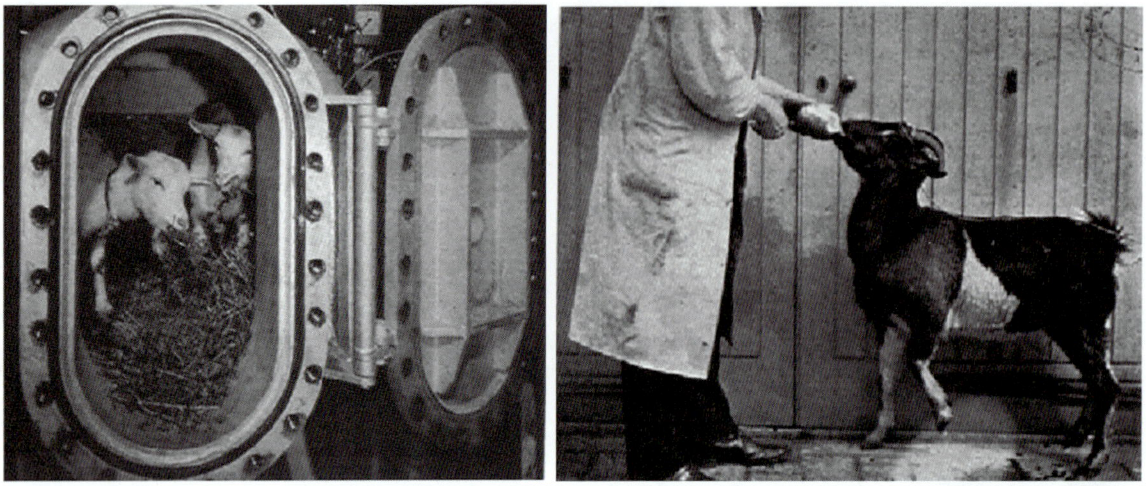

그림 1-4. 1908년 John Scott Haldane의 실험

II. 질환에 대한 고압치료의 역사

1662년 Henshaw는 사람을 수용할 통으로 된 공간에 공기를 압축시킬 수 있는 펌프와 연결하여 압축된 공기로 질병을 치료한 것이 고압치료의 시초라 할 수 있다. 과학적 근거없이, Henshaw는 낮은 기압이 만성 질환에 유익한 결과를 가져오는 반면에 높은 기압은 급성 질환을 치료할 수 있어 소화를 개선하고 폐 질환을 예방하는 치료법이라고 주장했다(그림 1-5).

1834년 프랑스 의사 Junod는 압력 물리학에 정통한 증기기관 발명가 제임스 와트가 설계한 고압챔버를 만들어 최대 4기압까지 올렸고 폐 질환을 치료하는 데 사용된다. Junod는 그의 치료를 "Le Bain d'air com primé"(압축 공기 목욕)라고 부르며 내부장기와 뇌에 혈액순환을 증가시켜 더 나은 건강을 가져온다고 주장한다. 1837년에 Pravaz는 프랑스 리옹에서 12명의 환자를 수용하는 가장 큰 고압 챔버를 건설하여 결핵, 후두염, 기관염, 백일해를 포함한 폐질환 환자와 콜레라, 결막염, 난청, 월경과다 및 구루병을 치료하였다. 1877년 프랑스의 외과의 Fontaine은 최초의 이동식 고압수술실을 개발하여 높은 압력은 탈장을 감소시키고 폐질환을 완화시킨다고 주장하였다(그림 1-6).

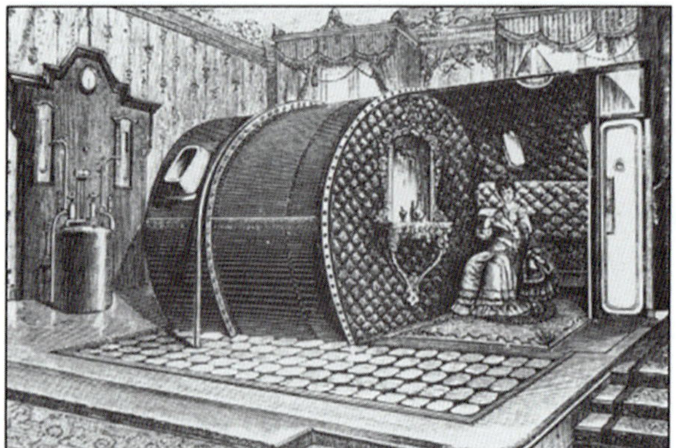

그림 1-5. 1662년 Henshaw가 제작한 방

Fontaine은 3개월 동안 이동식 고압수술실에서 27건의 수술을 성공시켰으나 사고로 사망하여 고압의학 역사상 최초로 순교한 의사가 되었다.

1895년에 Haldane은 일산화탄소가 산소분압에 미치는 영향을 연구하여 일산화탄소중독 치료를 위해 고압산소의 사용을 권고하였다. 1927년 미국 클리블랜드에서 Cunningham은 6층 높이에 72개 방으로 고압센터를 지었지만, 과학적이거나 임상적인 근거 없이 환자에 적용하여 실패했다.

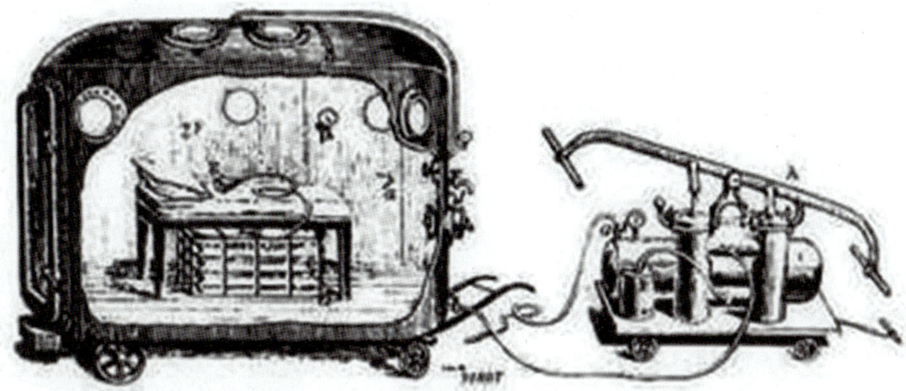

그림 1-6. 1877년 Fontaine이 개발한 최초의 이동식 고압수술실

III. 과학적 근거에 의한 고압의학의 활용

최근 수십 년간 다방면에서 동물 모델에 대한 실험의 발전은 조직으로 산소의 운반 증가, 혈관화 및 감염에 대한 방어 수단으로 혐기성 세균에 미치는 영향, 그리고 상처 치유에 기여한 효과에 대한 이해가 커졌다. 고압의학에 대한 적응증은 더 정확하게 결정됐다. 장기 또는 만성 질환과 같은 심각한 상태에 대해 증거 기반 의학의 기준에 따른 임상적으로 통제된 연구에 의해 검증이 이루어졌다. 중증이고 지속적인 집중 치료가 필요한 환자를 포함하여 고압챔버에 있는 환자의 안전성 향상과 치료 개선에 중점을 두고 발전하였다.

그리고 전문 분야로써 필요한 교육은 고압의학의 발전을 촉진했다. 돌이켜 보면 1950년대는 개척기로서, 이후 20년 동안은 고압의학의 급속한 발전 단계로 60개 이상의 적응증이 제시됐다. 1980년과 1994년 사이에 고압의학의 유용성은 의심과 의혹을 받았으며 이후의 시간은 엄격한 과학의 한 단계로서 여겨졌다.

1950년대 네덜란드 심장외과 의사인 Ite Boerema는 초과된 산소로 신체 조직을 "flooding" 시키는 아이디어를 구상했다. Boerema는 일련의 고압산소챔버 내에서의 동물 실험과 수술이 차질 없이 진행됐고 암스테르담 대학에 대형 고압수술챔버를 설치하게 됐다. 선천성 심장병을 가진 많은 어린이를 이 시설에서 성공적으로 수술했다. Boerema는 HBO를 사용하여 몸 전체의 용존 산소가 충분할 때 적혈구나 헤모글로빈이 없어도 된다는 "Life without blood"의 개념을 제안했으며 현대 고압의학의 아버지로 인정받았다(그림 1-7). 1961년 Boerema의 동료 W. H. Brummelkamp는 HBOT에 의해 혐기성 감염이 억제됨을 발표했으며 가스괴저를 치료했다.

1962년 Smith와 Sharp는 일산화탄소 중독에서 HBO의 놀라운 이점을 보고하며 일산화탄소 헤모글로빈 수치(COHb)가 25% 이상인 모든 환자는 90분 동안 3기압에서

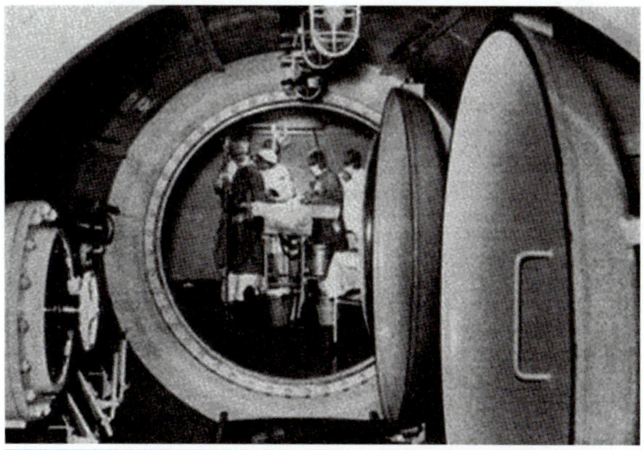

그림 1-7. 수술 중 Ite Boerema 고압챔버

즉시 HBOT를 필요로 하고, 이후 완전 회복을 위해 2~3 차례 추가치료가 비용 효율적이라고 제안했다. 이런 보고들로 HBOT에 대한 세계적인 관심이 다시 점화되어 고압 챔버가 많은 곳에 설치됐다. 1963년 존 F 케네디 대통령의 아이가 신생아 호흡곤란증후군으로 보스턴에서 고압산소 치료를 받으며 대중의 관심이 높아지기 시작했다.

1965년 영국의 Perrins는 골수염에서 HBOT의 효과를 입증했다. 1966년 뇌졸중, 1970년 다발성 경화증, 1971년 돌발성 난청, 1973년 심근경색, 1985년 골방사선 괴사 환자에서 HBOT의 효과가 연이어 보고됐다.

우리나라는 1950년대 연탄이 가정용 연료로 쓰이기 시작하면서 연탄가스중독은 사회적 문제가 됐다. 1960년대부터 본격적으로 나타난 연탄가스중독은 그 규모나 치명률에 있어 세계적으로 유래가 없을 정도로 심각한 문제였다. 고압산소요법은 윤덕로 교수가 1969년부터 서울대학교 의과대학부속병원에서 일산화탄소중독에 실시했다(**그림 1-8**).

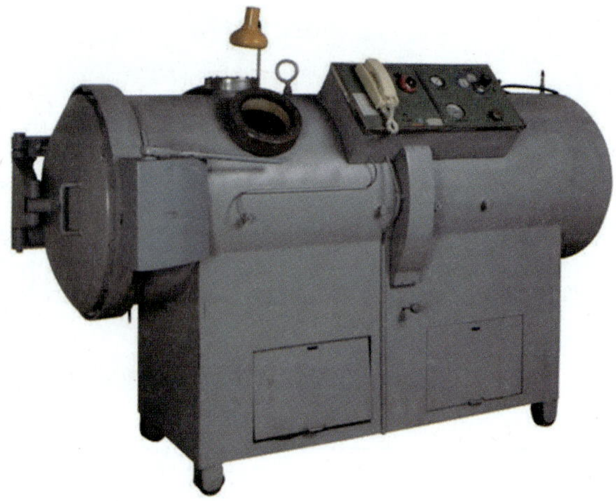

그림 1-8. 1969년 국내 최초 윤덕로 교수의 고압챔버

이후 고압챔버는 1980년대에 전국 300개 이상 의료기관에 배치됐으나 연탄사용의 급감으로 2000년대 이후 노후화되고 일부 의료기관에서만 사용했다. 2018년 12월 강릉 펜션에서 유독 가스에 의한 사고로 고압챔버의 보급 필요성이 사회적으로 부각되며 전국적으로 다인용 챔버가 배치되고 있다.

REFERENCE

1. 박항배, 신영수, 윤덕로, 김인달. 일산화탄소중독에 대한 고압산소요법의 치료효과에 관한 연구, 항공의학, 제17권, 제13호, 1969.
2. Daniel M. Handbook on Hyperbaric Medicine. Berlin: Springer; 2006. p. 1-3.
3. Jacobson JH, Morsch JCH, Rendell-Baker L. The historical perspective of hyperbaric therapy. Ann N Y Acad Sci 1965:117:651-70.
4. Jain KK. Textbook of Hyperbaric Medicine. 4th ed. Cambridge, MA: Hogrefe & Huber; 2004.
5. Kindwall EP. A history of hyperbaric medicine. In: Kindwall EP. Hyperbaric Medincine Practice. North Palm Beach, FL: Best Publishing Company; 1994. p. 1-16.
6. Krishnamurti C. Historical aspects of hyperbaric physiology and medicine. In: Nemsadze K. Respiratory Physiology. London: IntechOpen; 2019; p. 1-18.
7. Richmond Hyperbaric Health Center [Internet]. c1999. History of Hyperbaric Oxygen Therapy; 2013 [cited 2019 Jun 13]. Available from: http://www.richmond-hyperbaric.com/history_of_hbot.html
8. Stewart J. Exploring the History of Hyperbaric Chambers, Atmospheric Diving Suits and Manned Submersibles: the Scientists and Machinery. Bloomington: Xlibris; 2011. p. 68.

CHAPTER 02

고압산소치료시설 소개

Introduction of Hyperbaric Facilities: Equipment, Technique, Safety, Organization, Patient Management

전남대학교 의과대학 응급의학교실 **이 성 민**

Department of Emergency Medicine, Chonnam National University Medical School
Lee sungmin M.D., PhD.

개요

이 장에서는 고압산소치료 시설의 장비, 보조 장비, 안정성, 조직 운용, 환자 치료에 대해 다루고 있다. 특히 치료적 고압의 정의 도입과 고압산소치료 시설의 안전한 운용을 위한 필요 장비와 인력 배치에 대한 부분을 기술하고 있다.

주요사진

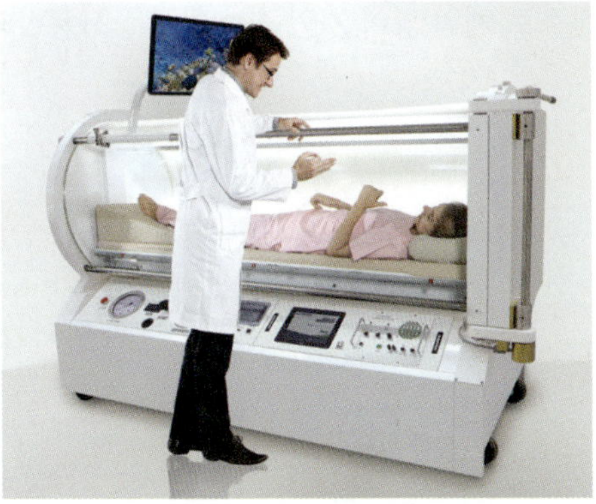

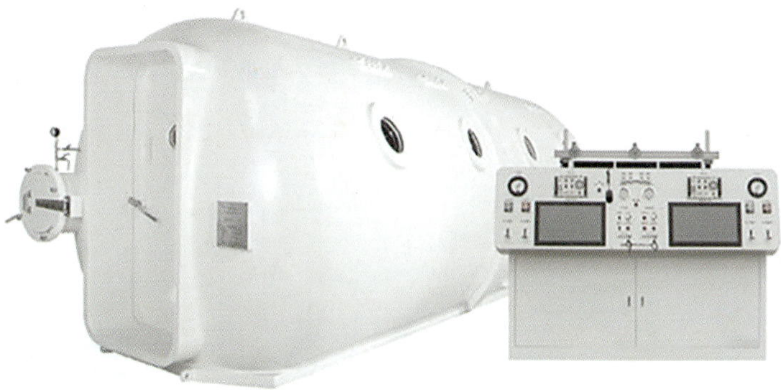

Keywords

단실(일인용) 고압산소치료기 • 복실(다인용) 고압산소치료기 • 치료적 고압 • 고압산소치료기 안전 • 고압산소치료 시설 인력

I. 고압산소치료 시설

1. 서론

고압 의학에 필요한 주요 시설은 물론 고압산소치료기 자체이다. 고압산소치료기는 크게 연성 치료기(soft chamber)와 강성 치료기(hard chamber)로 나누고 있고 본질적으로 압력을 견디도록 구성된 치료기로, 산소는 해수면보다 더 큰 압력에서 내부로 투여될 수 있다. 연성 치료기는 천(fabric)이나 연성 플라스틱으로 제작된 것으로 가압시킬 수 있는 범위가 0.5 기압 이하(환자에게 1.5 절대 압력[absolute pressure, ATA]) 수준이다. 그리고 고압산소치료기는 일인용 치료기 mono-chamber HBO와 다인용 치료기로 나누어져 있고, 일반적으로 일인용은 3 ATA, 다인용은 6 ATA까지 가능하다.

강성 치료기는 철 또는 강화 아크릴로 제작이 되고 있다. 강성 치료기의 필수 부품은 아크릴로 만든 창과 압력 및 가스 함량은 물론 환자의 상태를 모니터링하고 치료기 외부에서 내부로의 양방향 통신을 위한 제어 시스템이 포함되어 있다. 고압산소치료기의 크기, 모양 및 압력 기능은 다양하다. 이 고압산소치료기 분류는 **표 2-1**에서 확인할 수 있다.

표 2-1. 고압산소치료기의 종류(Type of Hyperbaric oxygen therapy equipment)

1. 단실(일인용) 고압산소치료기(monoplace hyperbaric chamber)
2. 복실(다인용), 사람이 서서 들어갈 수 있을 정도로 크게 제작된 고압산소치료기(multiplace hyperbaric chamber)
3. 이동 또는 휴대용 고압산소치료기(portable hyperbaric chamber) - 단실(일인용): 항공, 해상 육로 운송 가능 - 복실(다인용): 일정 장소에서 일정 장소로 이동할 수 있음
4. 잠수부 훈련용 및 잠수부 자격 시험용 고압산소치료기
5. 소형 고압산소치료기 - 신생아 용 - 동물실험 용

2. 고압산소치료기의 분류

1) 단실(일인용) 고압산소치료기(monoplace hyperbaric chamber)

가압실이 한 개로만 구성된 고압산소치료기로 보통 3 절대 압력(ATA) 이상 가압할 수 없게 되어 있다. 환자를 침대나 들것에 실어 치료기 내로 넣게 되어 있으며 치료기 전체를 산소로 채워 넣어 가압하는 방식을 사용한다(**그림 2-1**).

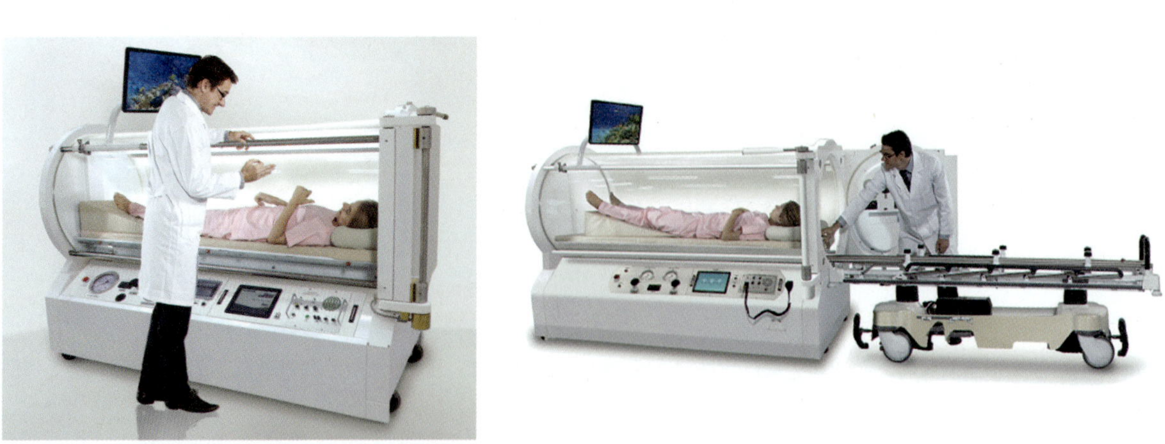

그림 2-1. 단실(일인용) 고압산소치료기(Monoplace hyperbaric chamber. ibex medical systems co. ltd 제공)

(1) 배기 방식에 따른 단실(일인용) 고압산소치료기 (monoplace hyperbaric chamber)

- 지속 배기 방식: 산소가 고정된 유속으로 치료기 내에 들어가고 치료기 내 공기는 바깥으로 배출된다.
- 재순환 방식: 치료기를 채우는데 사용했던 공기가 다시 치료기로 되돌아오는 방식으로 공기 안의 이산화탄소와 수분은 이산화탄소 흡수제로 흡수시킨다.

(2) 단실 고압산소치료기의 장점

- 개별적인 환자 처리 가능: 개인 정보 보호 및 감염 환자의 경우 격리가 가능하다.
- 고압산소치료기 내에 저장 가능한 바퀴가 달린 침대를 통해 회복실 및 병원 부서 내 이송에 이상적이다. 환자가 이송 중에 고압산소치료기에 머물 수 있기 때문에 치료가 중단되지 않는다.
- 편안하고 안면 마스크가 필요하지 않으며 산소 누출 위험이 없다.
- 급성기 질환이나 부상으로 누워있는 환자에게 이상적이다(예: 하반신 마비).
- 고압산소치료기 내부의 환자를 쉽게 관찰할 수 있다.
- 특별한 감압 절차가 필요하지 않다.
- 공간과 비용 측면에서 경제적이다.
- 고압산소치료기 운용 시 더 적은 인력이 필요하다.

(3) 단실 고압산소치료기의 단점

- 산소가 가득 찬 환경에서는 잠재적인 화재 위험이 있다.
- 환자에게 직접 접근하는 것은 매우 제한적이다. 단, 의료진을 위한 측면 공간이 있는 개조된 고압산소치료기(Reneau 이중 구획)의 경우는 예외이다.
- 단실 인공호흡기는 사용하는 데 불편하고 근육 이완제와 과도한 진정제를 사용해야 할 수 있다.
- 정맥 라인은 고압산소치료기를 통과하고 부정확한 약물 전달 위험이 있는 고압산소치료기 외부에 위치한 특별히 설계된 정맥 주사 펌프로 변경해야 한다.
- 제한된 공간에 의해 물리 치료를 할 수 없다.
- 환자에게 air break를 제공하기가 어렵다.

2) 복실(다인용) 고압산소치료기 (multiplace hyperbaric chamber)

복실 고압산소치료기는 6 ATA 이상 가압할 수 있는 치료기로 동시에 여러 사람이 치료받을 수 있게 되어 있다. 이중 격실로 제작된 복실 고압산소치료기는 고압 산소 치료 중에도 고압산소치료사가 드나들 수 있게 되어 있으며 가압 공기를 일반 공기나 치료 기체를 사용하기 때문에 화재 위험이 단실 고압산소치료기에 비해 덜하다. 또한, 6 ATA 이상 가압할 수 있기 때문에 높은 압력을 필요로 하는 치료표도 수행할 수도 있고, 치료기 내부에서 환자 감시 및 간단한 처치도 할 수도 있어 중환자 치료에 적합하다(그림 2-2).

(1) 복실 고압산소치료기의 장점

- 동시에 많은 수의 환자 치료 가능하다.
- 화재의 위험성이 단실 고압산소치료기에 비해 적다.
- 스포츠 생리학 및 물리 치료를 치료기 내에서 시행 가능하다.
- 고압산소치료 중 컴퓨터 기반 정신 운동과 심리 테스트를 이용한 “뇌 조깅”을 시행할 수 있고 인지 장애가 있는 환자의 치료 및 평가에 유용하다.
- 공기색전증이나 잠수병 같은 특수한 상황에서 6 ATA까지 압력을 높일 수 있다.
- 복실 고압산소치료기가 중환자 의학 분야에서 고압산소치료를 하는데 더 적합하다.

(2) 복실 고압산소치료기의 단점

- 복실 고압산소치료기 설치 시 더 많은 공간과 비용이 필요하다.

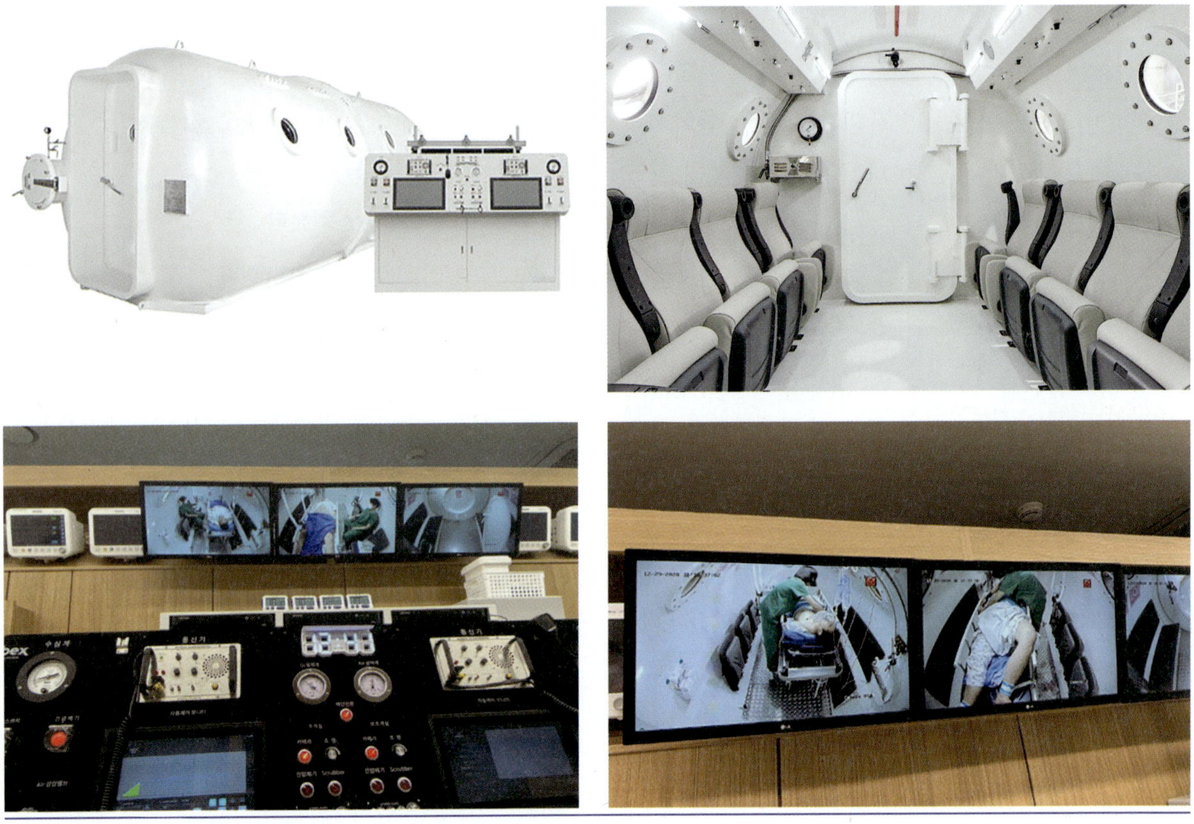

그림 2-2. 복실(다인용) 고압산소치료기(Multiplace hyperbaric chamber, ibex medical systems co. ltd 제공)

- 수술실처럼 내부 운용 의료진과 특수 고압인증 장비가 복실 고압산소치료 시에는 필요하다.
- 내부 운용 의료진이 잠수병에 걸릴 수 있다.

(2) 중환자 의학과 복실 고압산소치료기

이 다인용 치료기는 있는 중환자 고압산소치료에 더 적합하다. 우선적으로 동반 입실한 의료진이 적절하게 중환자 장비들을 조정할 수 있기 때문이다. 고압산소치료 중에도 중환자실에 있는 것처럼 중환자 케어를 유연하게 시행할 수 있다. 인공호흡기 치료, 기관 내 흡인술, 생체 징후 지속 관찰, 혈액 가스 측정 및 심폐소생술과 같은 표준적인 중환자 치료를 이 치료기 내에서 시행할 수 있다.

이러한 유연성은 고압산소치료기 운용에 여러가지 고민을 하게 만든다. 대표적인 예를 들면, 제세동기는 심정지나 위험한 부정맥 환자의 소생에 중요한 역할을 한다. 하지만 고압상태에서 제세동기의 안정성과 기능에 대한 우려로 실제 임상 고압산소치료기에서는 일상적인 사용이 불가능하다. 하지만, 현재 점점 더 많은 중환자가 이 시설에서 치료를 받고 있는 상태이다.

(3) 복실 고압산소치료기와 수술

간단한 수술은 일반적인 복실 고압산소치료기에서 수행할 수 있지만 심장수술과 같은 주요 수술에는 특별히 설계된 치료기가 필요하다. 이러한 중요 수술이 가능한 고압산소치료기는 미국과 일본에 존재하고, 유럽에 소수가 있다. 하지만 고압산소치료기 내에서 수술도 몇 가지 기술적인 문제가 있다(예: 지혈을 위한 전기 소작술).

(4) 이동형 복실(다인용) 고압산소치료기

최초로 일본 나고야에 이동형 복실 고압산소치료기가 설치되었으나 현재는 사용되지 않고 있다. 미국의 경우 OxyHeal 4,000 triple lock (6 ATA, 18명)라는 제품은 트레일러에 실려서 사용되었다가 휴스턴에 있는 병원에 영구히 설치된 적이 있다.

이동형 고압산소치료기의 장점은 다음과 같다.

- 필요한 곳으로 이동 가능하다. 예를 들어 병원 주차장에서 작동할 수 있다.
- 임상용 및 연구용으로도 이상적으로 사용 가능하다.
- 군진의학에 적합하고 전쟁 시 기지 병원으로 옮겨져 사용될 수 있다.
- 뇌졸중, 심근경색, 중추신경계 손상이 있는 환자에서 장거리 이송에서도 치료가 수행될 수 있다.

3) 잠수 의학과 고압산소치료기

다이빙 고압산소치료기는 시뮬레이션 된 수심으로 다이버를 테스트하고 훈련하는 데 사용된다. 이러한 시설은 일반 고압산소치료시설과 결합하여 고압산소치료센터에서 환자를 치료할 수 있다.

4) 소형 고압산소치료기

고압산소치료기는 소동물 실험에도 사용하기 위해 제작되었다. 또한 신생아 소생을 위해 소형 휴대용 고압산소치료기를 사용한다. 압력, 가스, 온도, 습도를 제어할 수 있는 고압산소치료기는 세포 연구 및 줄기세포 유도 연구에도 사용된다. 그리고 컴퓨터 단층 촬영, 양전자 방출 단층 촬영 및 자기 공명 영상과 호환되고, 고압에 노출되는 동안 지속적으로 손상되지 않고 최소 침습적으로 데이터 수집이 가능한 새로운 전임상 설치류 크기의 고압산소치료기도 개발되어 있다.

3. 고압산소치료기의 선택

전통적인 고압산소치료기 분류는 압력, 크기, 용도에 따라 분류된다. 대부분의 경우(90%) I, II 유형의 고압산소치료기에 의해 치료되고 있다. 최대 2.5 ATA의 압력은 대부분의 임상응용분야에서 상한선이 아니고, 고압산소치료기의 기술 점검의 시작점이다. 이러한 분류는 구매자와 생산자 모두에게 치료기 선택에 도움이 될 수 있다. 6 ATA까지 필요한 공기색전증이나 잠수병 적응증 외에는 6 ATA까지 가능한 고압산소치료기는 비경제적인 측면이 있다. 그래서, 최근에는 이 적응증들도 최대 3 ATA 만으로

표 2-2. 사용 용도와 압력에 따른 고압산소치료기의 분류
(Classification of hyperbaric oxygen therapy equipment according to usage and pressure).

	압력	유형	대표 적응증
I	최대 1.5 ATA까지	이동형 및 복실 (다인용)	허혈성 장애(ischemic disease): 대뇌, 심장 말초 혈관: 물리 치료 및 스포츠 의학 보조 치료 피부 이식(skin graft): 음향 외상
II	최대 2.5 ATA까지	단실 (일인용) 및 휴대용	가스 괴저(gas gangrene) 화상(burn)
	최대 3.0 ATA까지		사지의 압궤 손상(crush injury) 잠수병(decomprerssion sickness)
III	최대 6.0 ATA까지	복실 (다인용)	공기 색전증(air embolism) 잠수병(decomprerssion sickness)

치료하는 방향으로 변경되고 있다(표 2-2).

고압산소치료기는 내구성이 뛰어난 장비이며 많은 오래된 치료기들도 여전히 잘 작동하고 안전 사고도 거의 없다. 그러나 다른 의료기기와 마찬가지로 지속적인 발전과 개선이 있었고, 고압산소치료기 제품 군에 가장 최근에 추가된 것은 이동식 복실 치료기다. 이 치료기는 특히 재활 및 스포츠 의학 분야 연구를 시행하는데 이상적인 기회를 제공한다. 이동식 고압산소치료기의 또 다른 장점은 장비를 설치 절차 없이 원하는 위치로 짧은 시간 내에 이동할 수 있다는 것이다. 고정형 고압산소치료기는 넓은 설치 공간과 많은 설치 비용이 추가되기 때문에 이동형 고압산소치료기는 경제적인 측면에서 대안이 될 것이다.

1) 고압산소치료의 일반적인 운용 기술

고압 인증 운용사는 고압 인증 전문의의 처방(치료의 압력, 기간 및 빈도)에 따른다. 많은 고압산소치료센터에서 한 세션에 45분, 1.5ATA-2.5ATA으로 방식으로 치료한다. 1.5기압으로 치료하는 경우 가압하는데 10분 감압하는데 5분이 필요하다. 그러므로, 최대 산소 포화도는 약 30분 정도 유지된다. 감염 케이스의 경우에는 치료 시간은 두 배다. 대부분 만성질환은 주말을 포함한 날마다 시행한다. 복실 고압산소치료기는 환자는 적응증에 따라 치료를 진행한다. 고압 인증 운용사는 세션의 전체 일정을 관리하고 데이터를 컴퓨터로 기록하고 재생할 수 있다.

가압과 감압은 부드럽게 진행해야 하며, 환자가 귀통증과 같은 불편함을 호소할 경우 시술을 중단할 수 있다. 치료 중 심한 합병증이 발생한 경우, 환자는 전실로 옮겨서 감압을 시작하고 두 공간 사이의 문을 잠가서 기존 고압산소치기의 공간에 있는 남아 있는 환자들은 지속적으로 치료를 받는다.

단실 고압산소치료기는 산소가 유입되면서 압력이 상승하게 된다. 복실 고압산소치료기는 계획된 압력에 도달했을 때만 산소마스크를 사용해 산소를 흡인하게 된다. 산소 분압은 일상적으로 측정되지 않고 연구 목적이나 일부 특수한 경우에만 측정된다. 대부분의 산소 분압 측정값은 1.5 ATA에서 약 1,000 mmHg이다.

2) 치료적 고압의 정의

미국 잠수 및 고압의학회(Undersea and hyperbaric medicine society, UHMS)의 position statement에 low-pressure fabric hyperbaric chamber (r-7/10/2018)는 단지 고산병에만 허가되었고, 1.4 이하의 압력은 치료적 고압산소요법의 압력에 도달하지 않으며, 학회 적응증에 맞지 않다고 발표하였다. 미국 학회에서는 고압산소치료 적응증은 모두 2기압 이상이고, 경도의 고압 노출은 해발 zero 압력에서 산소마스크를 통해 산소를 투여하는 것과 차이가 없다" 라고 안내하고 있다. 그러나, 아직까지 고압의 정의는 일반적으로 1.4 ATA 이상으로 정의되고 있어서 이러한 정의에 맞춘 제품들이 지속적으로 출시되어, 전문가가 아닌 이상 혼란을 받을 수밖에 없는 상황이다.

(1) 저압산소치료기(low pressure chamber)는 어떻게 할 것인가?

저압산소치료실을 사용하고 있는 기관은 알려진 대로 130여 개가 존재하고 있으며, 이는 의학적 또는 적응증에 맞는 치료적 용도에 맞지 않는 치료를 하고 있는데 피부미용, 웰빙 등 비치료적인 사용이 최근 급증하는 실정이다. 그러나, 수가의 기준이 치료적 고압을 정하고 있지 않은 만큼 수정해야 할 필요성이 있다. 그러므로 먼저 치료적 고압을 정하고, '그 기준 시점 + 저압치료기의 연한' 이후부터는 장비를 사용하는 것은 어쩔 수 없으나 급여 적용을 하지 않는 방향으로 변경되어야 할 것이다.

4. 고압산소치료기 보조 장비

다음 표 2-3에서 확인할 수 있다.

표 2-3. 고압산소치료기를 위한 보조 장비들 (Auxiliary equipment for hyperbaric oxygen therapy)

1. 산소마스크와 후드
2. 인공호흡기
3. 기타 치료 장비 - 심폐소생술 기구 - 기관 내 튜브, 흡입 장비 - 정맥 주입기
4. 진단 장비 - 기본 건강 진단 트레이, 경피적 산소 측정 방비 - 뇌파 검사장비, 심전도 측정장비 - 혈액 내 가스 및 출혈 분석 장비 - 두개 내압 및 뇌척수액 산소 분압, 모니터, 혈압 측정 커프
5. 신경학적 측정 장비 - 검안경, 경직 관련 측정계
6. 운동장비: 트레드밀
7. 경추 손상 환자를 위한 경추 견인기와 같은 치료 장비

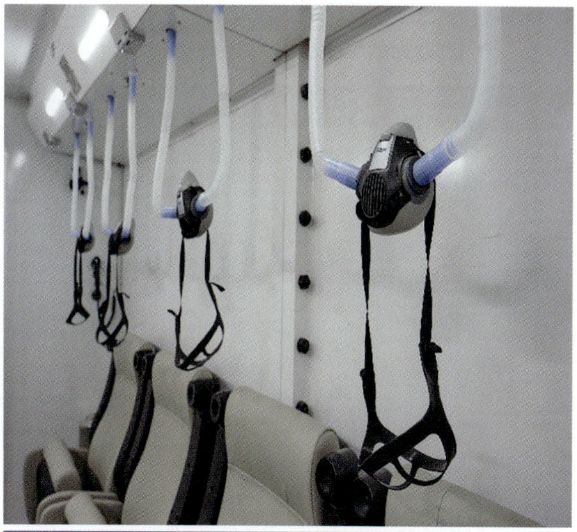

그림 2-3. 고압산소치료기 안의 산소마스크(Oxygen mask in hyperbaric chamber. ibex medical systems co. ltd 제공)

1) 산소마스크와 후두

산소마스크는 복실 고압산소치료기에서 주로 사용되고 있고, 일부 단실고압산소치료기에서도 사용되고 있다. 마스크는 꼭 맞아야 하며 산소가 누출되지 않아야 한다. 미 공군 비행사 마스크는 제대로 장착되었을 때 최종 흡기 산소 수준이 96.9~99%이고, 산소 분압은 2.4 ATA에서 1,640 mmHg에 도달한다. 일반적으로 사용되는 마스크 유형 중 하나가 다음에 그림에서 확인할 수 있다.

마스크는 고무 또는 실리콘으로 만들어지면 쉽게 소독 및 청소를 할 수 있다. 마스크의 머리띠는 쉽게 위치 조정을 할 수 있다. 산소 후드와 텐트는 마스크의 대안으로 사용되었으며, 특히 두경부 병변이 있는 환자에게 유용하다 (그림 2-3).

2) 인공호흡기

다양한 인공호흡기가 6 ATA까지 가압이 되는 고압 환경에서도 효과적이다.

- Sechrist 단실 고압산소치료기와 함께 사용하기 위한 Sechrist 모델 500A 기계식 인공호흡기. 호흡부전 환자들도 그 안에 배치할 수 있으며 고압산소치료기 내부의 압력 변화를 보상한다. 사양은 **표 2-4**에 나와 있다.

(1) 이상적인 고압용 인공호흡기 특징

① 전기 구동 부품이 없다.

② 압력의 모든 변화에도 부피와 속도는 안정적이다.

③ 내부 공기의 오염을 방지하기 위해 낮은 산소가 치료기 내로 배출된다.

④ 간헐적 필수 환기의 지속적인 흐름은 흡기 작업을 최소화하고 일정한 기도 압력을 유지하므로 수요 밸브보다 우수하다.

3) 진단 장비

기본적인 신경 반응 검사용 망치, 청진기, 검안경과 같은 장비가 고압산소치료기에서 사용할 수 있어야 한다.

표 2-4. 고압 인증 인공호흡기 사양
(Certified ventilator in hyperbaric chamber)

Model 500A (Sechrist)	
기능 원리	고압산소치료기의 압력 변화에 따른 환기 전달 압력 자동 조정
시스템 조정	두가지 구성요소: 고압산소치료기의 호흡 회로와 외부의 제어 모듈
호흡 빈도	8~30회/분
호흡 분량	0~15 L/min at 3ATA
일회 호흡량 범위	0~1.5 L at 3 ATA
호흡 시간 비례정도 (호기, 흡기)	1:5~3.5:1
호흡 흐름 범위	0~100 L/min at ambient/0~60 L/min at 3 ATA
흡기 압력	20~80 cm water limit

(1) 심전도(electrocardiogram, ECG)와 뇌파검사(electroencephalography, EEG)

심전도 및 뇌파검사는 특별한 문제를 일으키지 않으며 심혈관 및 뇌혈관 질환 환자를 치료하기 위한 고압산소치료기의 기본 진단 장비다. 뇌파검사의 파워 스펙트럼 결과는 고압산소치료기에서 매우 만족스럽게 수행될 수 있다. 하지만, 심전도는 고압상태에서 신호의 품질 변화가 발생할 수 있다.

(2) 경피적 산소분압측정기(Transcutaneous Oxygen Tension [$tcpO_2$])

경피적 산소분압 측정기는 피부에 전극을 부착시키는 비침습적인 방법으로 조직 내 산소 분압을 측정할 수 있는 기구이다. 이 장비는 단 실(일인용) 고압산소치료기에는 전극에 의한 화재 위험이 있어 사용할 수 없다. 공기를 호흡하는 시험자의 $tcpO_2$ 측정 결과와 최대 4 ATA의 고압산소치료기 내부에서 동맥 혈액에서 직접 측정된 pO_2 값과 밀접한 상관관계를 보여주었다.

말초혈관질환을 가지고 있는 환자에서 $tcpO_2$ 값이 대조군에 비해 떨어져 있다.

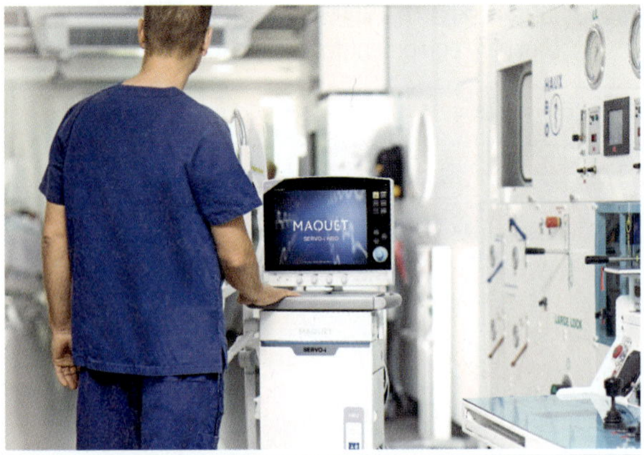

그림 2-4. 고압 인증 인공호흡기(Certified ventilator in hyperbaric chamber [MAQUET Servo-I HBO]. https://www.getinge.com/ 제공)

혈액 가스 분석은 샘플이 해수면 압력인 외부로 이동하는 경우 가스 방출 문제로 인해 치료기 내부에서 이상적으로 측정되어야 한다. 여러 혈액 가스 분석 시스템이 고압산소치료기 내부에서 작동하도록 수정되었다. 가스의 혈액 샘플은 특별히 교정된 장비를 사용하여 측정 압력에서 분석할 수도 있다. 동맥 대 폐포 산소 분압의 비율은 흡기 산소 농도와 무관하게 일정하다. 이것은 또한 건강한 지원자와 환자의 대기압 상승에서도 마찬가지다(그림 2-5).

(3) 혈당-모니터링 장비

허혈성 비 치유 상처를 가지고 있는 당뇨 환자들은 고압산소치료 중 당뇨 수치의 변화가 심하다. 따라서, 치료 중 혈당 수치를 모니터링 해야 한다. 현재 시판되는 대부분의 포도당 모니터링 장치(혈당계)는 포도당 산화 효소 또는 포도당 탈수소 효소 기반 방법으로 포도당을 측정한다. 포도당 탈수소 효소 방법은 산소를 사용하지 않지만, 지면과 2.36 ATA에서 측정 사이에 부정확성이 보고되었다. 포도당 산화 효소가 포함된 시약 스트립은 고압 및 저압의 산소 치료 중 산소를 사용하는 관련 효소 반응을 방해하기 때문에 영향을 받는다.

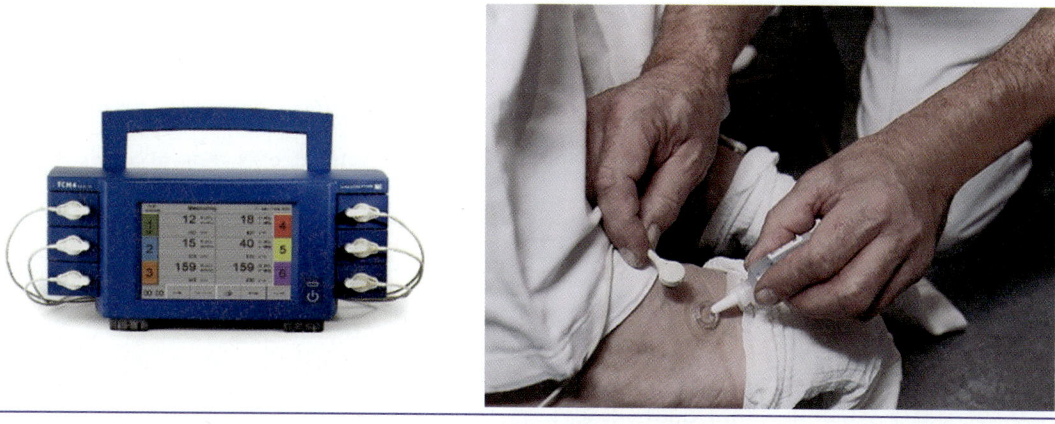

그림 2-5. 경피적 산소분압측정기(TcpO_2 radiometer. ibex medical systems co. ltd 제공)

(4) 고압산소치료기 관련 기타 의료장비

① 심폐소생술 관련 장비

기본 심폐소생술 장비는 고압산소치료기 안에서 사용 가능해야 한다. 기도 내 삽관 튜브나 폴리 카테터의 커프는 공기 대신 물로 채워주어야 한다. 흡입은 압축 공기에 의해 챔버에서 생성되거나 감압 조정기를 통해 외부에서 사용할 수 있다. 정맥 주입용 특수 주입 키트는 고압산소치료기 용으로 제조업체를 통해 이용할 수 있다. 고압산소치료기 압력과 외부 압력의 차이로 인해 정맥 주입을 실행할 때 특별한 주의가 필요하다.

② 고압산소치료기 내 제세동기 사용

제세동기는 몇 가지 주의를 하면 화재의 위험성을 가지고 있는 고압 환경에서 효과적으로 사용될 수 있다. 고압 의료용으로 새로운 제세동기가 도입되어 안전성이 조금 더 확보되었지만, 정상 압 상태에서도 제세동 중에 스파크와 화재가 관찰되었다. 따라서 고압 환경에서 제세동 시행은 여전히 위험한 절차로 간주되고 있다.

③ 흉수 흡입 배수

흉수 흡인 배수 시스템도 몇 가지 주의를 하면 고압 환경에서 사용 가능하다.

- 흡인은 가압 중에는 시도하지 말아야 한다.
- 가압은 10 kPa/min 또는 미만으로 느리게 진행해야 한다.
- 흡인은 공기 누출이 5 L/분 이상 있을 경우 감압 시에 시행해야 하고, 그렇지 않은 경우는 흡입이 필수적이지 않다.

④ 기관 내 튜브

고압산소치료기 내의 인공호흡기가 장착된 환자에게 흡인 가스의 습도는 매우 중요하다.

기관 내 튜브가 8 mm 미만이면 고압산소치료기 내에서 기도 압력, 최고 압력, 기계적인 호흡 노력이 증가하고 가스 농도가 증가하게 된다. 치료기 내에서 되도록 제일 큰 사이즈의 기관 내 튜브를 사용해서 호흡 노력을 감소시켜 주어야 한다.

⑤ 기관 절개술 처치

고압산소치료는 기관 절개술 후에 해부학적 합병증이 발생한 경우에도 치료효과를 보이고 있다. 기관절개술을 시행한 환자는 고압산소치료기 안에서는 호흡 가스의 농도 증가와 기도가 좁아지면서 호흡 곤란이 증가할 것이다.

기관 절개술이 시행된 환자는 얼굴 마스크를 사용할

수 없기 때문에 복실 고압산소치료기 내에서는 두 가지 산소 공급 방법이 있다.

첫 번째는 후드의 사용이다. 하지만 목의 기관지 절개술 부위를 고려하면 후드가 밀봉하기에는 적합하지 않다.

두 번째 방법은 기관지 절개술 부위에 T-tube(호기와 흡기를 분리해서 제공)를 사용하는 방법이 있다. 하지만 이 방법은 기도 저항이 급진적으로 증가하기 때문에 환자가 호흡하기가 매우 어렵다. 그러나 단실 고압산소치료기에서는 압력 산소를 사용해 아무런 방해 없이 호흡할 수 있기 때문에 기관절개술 환자에게 적합하다. 기관 절개술 환자는 효과적으로 중이 손상을 방지하기 위한 압력증가 행위를 할 수 없기 때문에 고막 천공술을 미리 시행할 필요가 있다(**그림 2-6**).

마지막으로 기관 절개 커프도 압력 때문에 커프 내용물을 공기 대신에 미리 물로 바꿔주어야 한다.

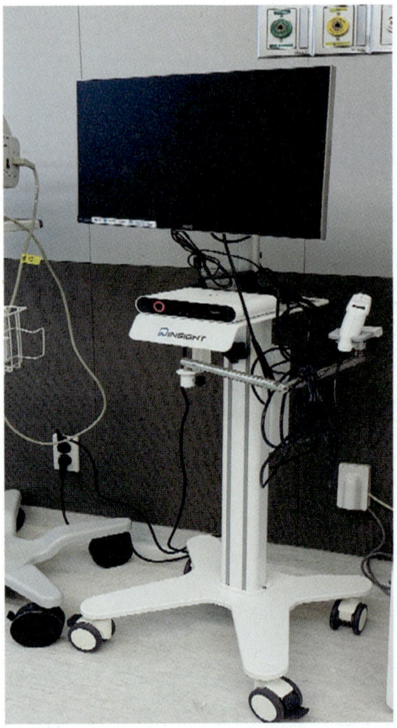

그림 2-6. 귀의 압력 손상 확인을 위한 이경 내시경(Otoscope to check for barotrauma [Insight-i : Endoscope Camera]. (주) 메디아나 제공)

⑥ 고압산소치료기 내 지속 방광 세척술

방사선에 출혈성 방광염의 경우 고압산소치료가 상처 회복에 도움이 된다. 지속 방광 세척술은 혈전의 형성, 응집, 막힘을 방지하기 위해 종종 필요하다. 고압산소치료 중에는 지속방광세척술은 멈추면 안 되고 단실 고압산소치료기에서 제공 가능한 방법이다. 배출된 소변은 초대형 (2~5 L) 백에 수집된다. 소변 배출 속도가 설정되어 볼륨이 가방의 용량을 초과하지 않는다. 백은 유출을 방지하고 유출을 모니터링 할 수 있는 방식으로 배치된다.

⑦ 고압산소치료기와 약물 투입을 위한 경피용 패치

고압산소치료 안전 프로토콜은 일반적으로 고압산소치료기에 들어가기 전에 모든 경피용 제품을 제거하도록 요구하며, 제거된 패치는 다시 적용하지 않아야 한다고 많은 기관 정책에 명시되어 있다. 당뇨병으로 인한 치유되지 않는 상처 및 골수염과 같은 상태로 고압산소치료를 겪는 고통스러운 상태의 환자의 경우 펜타닐 패치를 매일 교체해야 한다. 비록 72시간 간격으로 사용하라고 되어 있지만 일부 환자에서는 더 짧은 간격에서도 사용 가능하다. 고압산소치료 중에 펜타닐 경피용 제품을 매일 사용했더니 통증 조절이 성공적으로 이루어졌다.

⑧ 환자의 이식 장치

이러한 장치는 고압환경에서 고장 날 수도 있다. 예를 들어, 심부 뇌 자극기는 변형될 때 203 kPa를 초과하는 압력을 받지 않아야 한다. 그러나 이러한 이식 관련 장치들은 고압환경에 대한 이용 표준 지침이 없다. 일부 제조업체는 환자와 의료 종사자에게 증가된 압력 하에서 장치가 어떻게 작동하는지에 대한 정보를 지원하며, 장치가 치료 압력과 시간에 안전하게 노출될 수 있는지 확인하기 위해 연락해야 한다. 어떤 경우에는 환자의 임상 상태, 적응증, 고압산소치료 및 치료기 내에서 모니터링 및 개입을 위한 고압시설의 기능을 고려하여 환자와 특정 이식 장치에 대해 개별 위험-혜택 분석을 수행해야 한다.

4) 고압산소치료기 내에서 환자 관찰

(1) 고압산소치료기 내에서 환자와 운용자는 다음과 같이 환자를 관찰할 수 있다.

① 시각: 단실 고압산소치료기는 직접 관찰/복실 고압산소치료기는 폐쇄 회로 TV

② 청각: 단실 및 복실 고압산소치료기는 쌍방향 통신

③ 고압산소치료기 내외부에서 진단 및 모니터링 장비 사용 가능함: 복실 고압산소치료기의 경우 운용자에 의해 직접 관찰

(2) 환자 관찰 수준은 질병의 종류와 중증도에 의해 결정됨

① 중증환자의 경우 중환자실에서 일상적으로 관찰하는 수준으로 고압산소치료기 내에서 관찰

② 직접 옆에서 관찰이 필요하지 않은 환자의 경우, 대부분의 필수적인 모니터링 장비가 적절하게 장착된 단실 고압산소치료기 같은 경우도 환자 관찰을 수행할 수 있다.

③ 두부 손상 환자의 경우에는 단 실(일인용) 고압산소치료기에서는 몇 가지 환자 관찰 문제가 있다.

- Arterial-line으로 혈압 관찰 중이라면 헤파린 처리된 용액을 사용하여 라인을 개방상태로 유지하려면 압력 주입기를 사용해야 한다. 압력 변화 중에 카테터가 막히면 파형이 약해지거나 평평해질 수 있다.
- 중심 정맥 압력은 라인을 변환기와 모니터링 모듈에 연결하여 측정할 수 있다.
- Swan-Ganz catheter. 폐동맥 혈압은 고압산소치료 중에 관찰 가능하다. 고압환경에서 폐동맥 혈압의 만족스러운 파형을 관찰할 수 있다.
- 뇌파 모니터링을 위해서는 고압산소치료기에 들어가기 전에 전극을 부착해야 하며, 콜로디온은 젖었을 때 인화성이 있기 때문에 건조되도록 해야 한다. 적절한 위치에 전극이 있는 경우 5일 동안 유지 가능하다.
- 고압산소치료 중에는 기도 내 튜브의 커프는 공기 대신에 normal saline으로 대신해야 한다. 치료 후에는 normal saline을 제거하고 공기를 채워 넣어야 한다.
- 동맥혈 분석: 고압산소치료기에서 Arterial-line을 통해 혈액을 흡인하여 검체를 검사할 수 있다. 단실 고압산소치료기 내에서 경피적 산소측정은 전극에 의해 화재 위험성이 있어 사용할 수 없다.
- 두개 내압을 측정하는 것은 두부 손상이나 부종 환자에서 중요한 지표다. 유리 미세 전극과 미세 조작기를 사용하여 화재 위험 없이 세포 내 전류 통과 및 고압산소치료기 내부 기록을 수행할 수 있다. 뇌척수액은 뇌의 산소 장력을 반영한다. 수조 천자(Ommaya CSF) 저장소에서 제거한 후 뇌척수액검사를 통해 뇌 조직의 산소 공급 상태를 파악할 수 있다. 고압산소치료기에서 대뇌 혈류를 측정하는 만족스러운 실제 방법이 없기 때문에 이것은 중요하다.

II. 고압산소치료기 운영

1. 안전 주의 사항

고압산소치료기 운용의 안전을 위해 다음과 같은 주의사항을 권고하고 있다.

- 산소 공급통의 압력을 항상 100 psi 이상 유지한다.
- 걸쇠가 잘 작동하고 공기 밀폐를 잘 형성하는지 확인한다.
- 불꽃이나, 흡연 도구, 기타 가연성 물질들을 고압산소치료기 내로 반입하지 않는다.
- 고압인증이나 규정에 맞지 않는 전기 기구는 고압산소

치료기 내로 반입하지 않는다.

- 고압산소치료기 시스템을 승인 없이 임의로 수리하거나 변형시키지 않는다.
- 고압산소치료기 내 공기를 오염시킬 수 있는 물질은 반입하지 않는다.

1) 고압산소치료기 공기 조절

공기 조절이란 고압산소치료기 내에 공급되는 공기를 불순물 없이 안전한 상태로 유지시키는 것을 말한다. 고압산소치료기 내에 주입하는 공기는 반드시 주기적으로 그 순도와 구성 성분에 대해 점검을 받아야 한다. 높은 압력으로 고압산소치료기 내에 공급되기 때문에 독성 가스나 불순물이 조금이라도 섞여 있으면 환자에게 치명적인 손상을 야기할 수 있다.

2) 마스크 및 호흡 조절 시스템.

호흡 제어 시스템은 복실 고압산소치료기에서 BIBS (built in breathing system)라고도 한다. 고압산소치료기 내부 대기 오염 시 안전하고 안전한 호흡 가스 공급원을 제공한다. 산소 공급용 마스크는 내쉬는 호흡이 고압산소치료기 밖으로 향하는 오버 헤드 덤핑 시스템에 의해 공급되고 마스크가 잘 맞아야 한다. 마스크에서 누출된 산소는 치료의 효과를 감소시킬 뿐만 아니라 고압산소치료기 공기의 산소 농도를 허용 수준 이상으로 높인다. 고압산소치료기의 산소 농도는 23 vol. %를 초과해서는 안 된다. 만료된 가스는 소위 "선외 투기 시스템"에 의해 직접 제거된다. 후드의 경우 CO_2 제거 및 과도한 습도 방지에 특별한 주의가 필요하다. 마스크로의 산소 공급은 산소의 자극 효과를 방지하기 위해 가습 되어야 한다.

3) 고압산소치료기의 화재 예방

최초의 고압산소치료기 화재는 1923년 미국 커닝햄에서 최초로 발생했다. 1923년부터 1996년까지 전 세계적

표 2-5. 고압공기에서 오염 공기의 허용 최대치(Permissible maximum reference volume of polluted gas in hyperbaric state)

산소	
이산화탄소	용적이 1,000 ppm (0.10%)
일산화탄소	용적이 20 ppm (0.002%)
기체 형태의 탄화수소	용적이 20 ppm (0.002%)
할로겐화 용매	용적이 0.2 ppm (0.00002%)
기름과 분진	0.005 mg/L, 중량/Vol
총 수분	0.3 mg/L, 중량/Vol
냄새	불쾌하거나 이상하지 않아야 한다.

으로 임상 고압산소치료기에서 25건의 화재가 발생하였다. 또 다른 미국 조사에서는 73년의 기간 동안 21개의 임상 고압산소치료기에서 60명이 사망했다. 1980년 이전의 대부분의 사망자는 전기와 관련이 있었다. 그러나 이 기간 이후에 보고된 점화원은 일반적으로 고압산소치료기 내부의 탑승자가 가지고 들어간 금지된 점화원 때문이었다. 대부분의 치명적인 화재는 산소가 풍부한 환경에서 발생했고 공기 압력 방식에 고압산소치료기에서만 생존자가 있었다. 일본의 경우에는 1967년에 단실 고압산소치료기에서 첫 번째로 화재가 발생하였고, 그 이후에 세 번 더 발생하였다. 그 이유는 모두 환자가 손난로를 소유하고 있다가 사고가 났다. 코발트 조사를 받은 환자가 단실 고압산소치료기에서 3 ATA에서 고압산소치료 중 정전기로 인한 폭발이 보고된 적도 있다.

정전기 효과와 접지에 대한 엄격한 지침은 미국 화재 예방 협회에 의해 제정되었으며 그 이후로 그러한 사고는 보고되지 않았다. 1987년 네팔에서는 어린이가 치료기 안에서 장난감 총으로 놀다가 피스톨이 점화원이 된 적이있다. 복실 고압산소치료기에서 처음으로 화재가 발생한 것은 안전 잠금장치를 통해 도입된 외부 가열 마이크로파 담요에 의해 촉발되었다. 화재는 치료기 화재 시스템으로

빠르게 진압되었다.

심각한 고압산소치료 중 화재는 다음과 같은 요소에 의해 발생한다. 풍부한 가연성 물질, 높은 산소 수준, 결함이 있는 전기 부품, 불충분한 소화 장비, 금지 품목을 고압산소치료기로 운반하는 데 대한 경계 부족 등이 원인이 된다. 고압산소치료기 내의 화재 위험들을 철저하게 찾아내서 제거하고 사전에 화재 발생을 예방해야 한다. 단실 고압산소치료기는 100% 산소를 치료기 안에 채워서 가압하기 때문에 복실 고압산소치료기에 비해 화재에 더 취약하다.

(1) 단실 고압산소치료기 화재 예방 규정

- 고압산소치료기 내에 전기 기구를 절대로 반입해서는 안 된다. 진단 관련 장비는 반드시 고압산소치료기 바깥에서 연결해야 한다. 발화 원인이 될 수 있는 모든 원인들은 고압산소치료기 내에서 완전히 제거해야 한다.
- 나일론 재질로 제작된 의복은 고압산소치료기 내로 절대로 반입해서 안 된다.
- 환자는 고압산소치료를 받기 전에 오일 성분이 첨가된 화장품이나 휘발성 있는 화장품(얼굴 크림, 바디오일, 헤어 스프레이 등)을 사용해서는 안 된다.
- 화재가 발생했을 경우에는 응급 감압을 시행하고 고압산소치료기를 개방한다. 환자 아래에 있는 옷가지나 침대 등에 스며 있는 산소가 전부 없어질 때까지는 화재 주의를 지속하도록 한다.

(2) 복실 고압산소치료기 화재 예방 규정

- 휘발성, 가연성 액체는 고압산소치료기 내로 반입할 수 없다.
- 기계장치의 윤활제는 반드시 할로겐화 중합체-탄화수소 계열을 사용해야 한다. 가연성 윤활제는 절대로 사용하지 않는다.
- 전기로 작동하는 모터는 압축공기 힘이나 수력으로 작동하는 모터로 교체한다.
- 복실(다인용) 고압산소치료기 내 산소 농도는 반드시 23% 미만으로 유지한다. 고압산소치료기 내 산소 농도가 25% 이상 상승하면 산소가 누출되는 곳을 발견될 때까지 산소 공급을 차단한다.
- 화재 감시 장치를 반드시 설치한다. 화재경보가 오작동했을 경우에 대한 안전 장치도 갖추고 있어야 한다.
- 소화 장치가 반드시 있어야 한다. 화재 진압에 가압된 물을 사용할 수 있는 휴대용 호스가 연결된 고압산소치료기 내 살수 소화 시스템이 갖추어야 한다.
- 매트리스는 불연성 커버로 포장하여 사용하고 모포나 베개는 100% 면으로 제작된 것을 사용한다.
- 환자들은 모두 100% 면으로 만든 옷이나 면과 폴리에스터가 섞인 화염 내성 옷감의 옷을 입어야 한다.
- 흡연 도구, 성냥, 라이터, 또는 다른 모든 가연성 물질들의 챔버내 반입을 허용해서 안 된다. 반드시 경고판을 고압산소치료실에서 확인할 수 있도록 한다.

2. 고압의학과 관련된 규제 문제

어느 나라에서도 고압 의학을 규제하는 명확한 단일 기관은 없는 것으로 보인다. 하지만 미국에서는 지역 소방서에서 미국 소방 협회의 안전 규정에 따라 고압의학을 규제한다. 그리고 미국식품의약국 FDA (Food and Drug Administration)에 의해 산소는 약으로 분류되고 있다. 또한, 고압산소치료기는 산소가 투여되는 의료 기기이며 1976년 이후부터는 미국식품의약국 통제 대상이다.

1) 미국식품의약국(Food and Drug Administration, FDA)의 의료기기 등급

의료 기기는 FDA에 의해 등급에 따라 FDA 참여 수준이 다른 세 가지 등급으로 나누어진다.

(1) 클래스 I: 일반 통제

설압자처럼 성능이 그다지 중요하지 않은 간단한 장치이다. 1976년에 제정된 안전한 의료 기기 개정안의 섹션 510K에 따라 기기의 판매 의사에 대한 통지가 필요하다. 기기를 판매하거나 상업적 배포 전에 FDA의 사전 판매 통지 승인이 필요하다.

(2) 클래스 II: 특수 컨트롤

성능이 문제가 될 수 있는 복잡한 장치이지만 다소 일반적인 수준이다. 클래스 II 장치는 일반 제어 및 일부 적용 가능한 표준의 요구 사항을 준수해야 한다. FDA에 대한 510K 시판 전 통지가 필요하다. 장치를 판매하거나 상업적으로 배포하기 전에 FDA의 시판 전 고지가 필요하다.

(3) 클래스 III: 시판 전 승인

이들은 일반적으로 오작동 발생 시 상당한 부상 위험이 있고 환자 생명 유지와 직접 관련된 장치다. 예를 들면, 심장 박동기다. FDA의 시판 전 승인이 필요하다. 그 결과 설계 및 제조 제어는 매우 엄격하다.

고압산소치료기는 클래스 II 장치로 간주되며 적용 가능한 산업 표준은 ASME의 안전 코드위원회에서 발행한 NFPA 99 및 "인간 거주용 압력 용기에 대한 안전 표준(PVHO-1)"이다.

모든 등급의 의료 기기에는 FDA의 GMP (Good Manufacturing Practice) 규정이 적용된다. 이는 최근에 널리 사용되는 국제 품질 보증 규정(ISO 9000, ISO 9001 등)과 유사하다.

주요 요구 사항은 다음과 같다.

- 합리적인 사람이 승인 한 제품(예: 도면)의 기존 설계
- 설계에 따른 생산
- 설계 요구 사항에 따라 성능을 확인하기 위한 테스트
- 입고 관리 및 입고 자재 검사
- 문제 및 고객 불만 해결을 위한 절차 수립
- 생산 문서는 책임을 유지하고 위의 요구 사항이 충족되는지 확인하기에 충분하다.
- 제조 시설과 제품은 매년 FDA에 등록되어야 한다.

불량 기기는 FDA에 의해 금지된다.

3. 고압산소치료 시설의 인력 배치

고압 시설에 고용된 모든 직원은 적절한 교육을 받고 모든 관련 안전 예방 조치 및 감압 절차에 익숙해야 한다. 고압 운용사는 고압 안전 관리자, 응급구조사 및 간호사이다. 고압 안전 관리자들은 대부분 고압산소치료기의 작동과 안전에 관심이 많지만, 고압 의학에 대한 기본지식도 있어야 한다. "24시간" 응급 서비스에서 담당 간호사 및 고압의학 전문의는 안전한 치료 및 가압 및 감압 절차를 위해 고압산소치료의 물리 및 생리학을 이해해야 한다. 간호사는 주로 고압산소치료 전, 치료 중, 치료 후 환자를 돌보는 데 관심을 가져야 한다. 고압산소치료 대한 충분한 의학적 지식이 있어야 하고 고압산소치료기의 작동법에 대해서도 잘 알고 있어야 한다.

고압 운용사의 산업 보건 및 안전은 고압 의학 부서 직원에게 중요한 문제다. 고압 운용사에서 보고된 감압병(Decompression illness) 발생률은 0.01~1.3%다. 이것은 주로 압력 노출 깊이와 관련이 있다. 감압병은 산소 호흡과 고압 운용사의 순환 근무로 예방할 수 있다. 귀의 압력 손상은 자주 운용자에게 발생하고 있다. 몇 주 동안 매일 1.5 ATA에서 환자를 치료하는 물리 치료사로부터 합병증이 보고된 바는 없다. 대부분의 고압 챔버 운용자의 건강 및 안전 기록은 매우 좋았으며 단 한 명만 사망이 보고된 적이 있다.

1) 국내 고압산소치료 시설 적정 인력 기준

2019년도에 발표된 국내 보고서에 의하면 다음과 같이 고압산소치료 시설 수준 및 필요한 인력을 제시하였다.

표 2-6. 고압산소치료를 위한 적정 인력 제안(Proposal of appropriate manpower for Hyperbaric chamber)

센터 종류	Level 1	Level 2	Level 3
가용 시간	24시간/365일	24시간/365일	제한적
응급 환자 수용 여부	가능	가능	불가능
중증 환자 수용 여부	가능	제한적	불가능
고압산소치료센터 운영 전문의(센터장)	1명	1명	1명
교육 센터	가능	불가능	불가능
		최소 운영 인력	
고압의학 인증 전문의	5명	4명	2명
고압의학 인증 운용사(간호사/응급구조사)	10명	4명	2명
고압산소치료센터 안전관리자	1명	-	-
교육 코디네이터 (교육/인증/관리)	1명	-	-
		치료 진행 시 필수 전담 인력	
인증 전문의	1명 이상	1명 이상	1명 이상
인증 운용사	2명 이상	일인용: 1명 이상 다인용: 2명 이상	일인용: 1명 이상 다인용: 2명 이상
치료 시 필수 직종: 복실 고압산소치료기(한 근무시간)	필수 인력 중 최소 간호사 1명 이상 포함 권고	-	-
치료 시 필수 직종: 단실 고압산소치료기(한 근무시간)	인증 운용사 1명당 3대	인증 운용사 1명당 3대	인증 운용사 1명당 3대

(1) 적정 인력의 산출 근거는 24시간 운영 및 주간

52시간 근무 원칙에 기반으로 하였고, 대기 근무 또한 근무 시간으로 포함하였다.

(2) Level에 따른 기관별 정의 및 역할 범위

- Level 1 기관은 중증 환자의 치료가 24시간/365일 가능한 시설
- Level 2 기관은 치료는 24시간/365일 가능하나, 중증 환자의 치료는 제한적인 시설
- Level 3 기관은 치료가 24시간 불가능한, 외래 기반의 시설

(3) 복실 고압산소치료기에서는 내부 보조자(Inside attendant) 필요

(4) 인력 종류별 역할 등

① 의사

- 고압산소치료센터장(운영 전문의)은 인증 전문의 중 지정하여 센터 운영 총괄
- 고압의학 인증전문의는 환자 치료 시 센터 상주하며 발생 가능한 응급상황에 대비하며, 환자 발생 시 치료 여부 결정 및 적정 치료 프로토콜을 처방

② 인증 운용사(간호사, 응급구조사)

- 간호사: 기본적인 간호 활동, 내부보조자(Inside attendant), 고압산소치료기 조작 등 수행, Level 1 센터에서는 한 근무시간에 최소 1명 이상 근무 권고
- 응급구조사: 내부보조자(Inside attendant), 기기 작동, 진료 보조 등의 역할

③ 교육 코디네이터

- 고압산소치료센터 교육 및 시설 인증과 관리에 대한 행정업무를 담당

④ 고압산소치료센터 안전관리자

- 가스안전관리자격증(한국가스안전공사) 보유자 중 학회 지정 교육을 이수
- 고압산소치료센터(Level 1~3)에 근무하는 모든 직종은 효과적인 환자 치료와 안전을 위해 직종별 특정 교육을 이수하고 일정 기간마다 보수 교육 실시

III. 결론

매우 다양한 고압산소치료기를 이용할 수 있으며 고압의학 의사는 본인이 속한 의료기관의 필요와 경제적 사정에 따라 적합한 장비를 잘 선택해야 한다. 그리고 의료진의 요구 조건에 따라 보조 장비의 선택도 달라진다. 일반적으로 고압산소치료기의 작동은 안전 예방 조치를 준수하면 안전하다. 고압산소치료기의 기본 기술은 잘 확립되어 있지만 필요에 따라 계속해서 개선의 여지가 남아있다. 가스 공급, 치료기 선체, 제어 시스템, 모니터링 장비 및 안전 장치는 최신 기술 개발에 따라 지속적으로 조정되고 있다. 치료, 훈련, 실험을 위한 고압 산소치료기의 하위 유형에 따라 다른 기술 장치가 필요하다. 경보 시스템뿐만 아니라 모니터링 시스템, 소방 장비 및 압력 잠금장치는 고압산소치료기에 대한 절대적으로 필요한 사항이다. 마지막으로, 효과적이고 안전한 환자 치료를 위해 기본적으로 2.0 ATA 이상의 치료가 가능한 고압산소치료 시설과 안전하게 운용할 수 있는 인증된 인력이 필요하다.

REFERENCE

1. Arieli R, Daskalovic Y, Ertracht O, Arieli Y, Adir Y, Abramovich A, et al. Flow resistance, work of breathing of humidifiers, and endotracheal tubes in the hyperbaric chamber. Am J Emerg Med 2011;29:725-30.
2. Cooper JS, Allinson P, Winn D, Keim L, Sippel J, Shalberg P, et al. Continuous bladder irrigation in the monoplace hyperbaric chamber: two case reports. Undersea Hyperb Med 2015;42:419-23.
3. Hansen K, Hansen ES, Tolbod LP, Kristensen MC, Ringgaard S, Brubakk AO, et al. A CT-, PET- and MR-imaging-compatible hyperbaric pressure chamber for baromedical research. Diving Hyperb Med 2015;45:247-54.
4. Kot J. Medical devices and procedures in the hyperbaric chamber. Diving Hyperb Med 2014;44:223-7.
5. Lind F. A pro/con review comparing the use of mono-and multiplace hyperbaric chambers for critical care. Diving Hyperb Med 2015;45:56-60.
6. Ministry of Health and Welfare [Internet]. c2019. Study of the optimal allocation of hyperbaric oxygen therapy center in South Korea; 2021 Sept 1 [cited 2022 Sept 23]. Available from: http://www.prism.go.kr/homepage/entire/retrieveEntireDetail.do;jsessionid=0C66CCBBFFF9A65AEAF-8B824A75338C3.node02?cond_research_name=&cond_research_start_date=&cond_research_end_date=&research_id=1351000-201900321&pageIndex=24&leftMenuLevel=160.
7. National Fire Protection Association. Standard for health care facilities. Boston: National Fire Protection Association; 2013.
8. Pawasauskas J, Perdrizet G. Daily application of transdermal fentanyl patches in patients receiving hyperbaric oxygen

therapy. J Pain Palliat Care Pharmacother 2014;28:226-32.

9. Sheffi eld PJ, Desautels DA. Hyperbaric and hypobaric chamber fi res: a 73-year analysis. Undersea Hyperbaric Med 1997;24:153-64.

10. Sheffi eld PJ, Desautels DA. Hyperbaric chamber fires: an up-date. Undersea Hyperb Med 1998;25:26.

11. Tobin DA. Explosive decompression in a hyperbaric oxygen chamber. AJR 1978;111:622-4.

12. UHMS Position Statement in full: low-pressure fabric hyperbaric chambers. Undersea Hyperb Med 2018;45(4):486-7.

13. Uzun G, Mutluoglu M. Clinical challenges in the treatment of patients with tracheostomy in a hyperbaric chamber. J Thorac Cardiovasc Surg 2015;149:646-7.

14. Walker KJ, Millar IL, Fock A. The performance and safety of a pleural drainage unit under hyperbaric conditions. Anaesth Intensive Care 2006;34:61-7.

15. Youn BA, Kozikowski RJ, Myers RAM. The development of treatment algorithm in methylene chloride poisoning based on a multicase experience. Undersea Biomed Res. 1989;12(Suppl):20.

CHAPTER 03

고압의학의 기초

Physical and Physiological Bases of Hyperbaric Medicine

대한민국 해군 잠수군의관 **박 선 균**, 세종충남대학교병원 중환자의학과 **김 근 수**, 원주세브란스기독병원 응급의학과 **차 용 성**

Diving Medical Officer, Republic of Korea Navy
Park Sunkyun M.D., Ph.D.
Department of critical care medicine, Chungnam National University Sejong Hospital
Keun Soo Kim, M.D.
Department of Emergency Medicine, Yonsei University Wonju College of Medicine
Yong Sung Cha, M.D., PhD.

개요

고압의학은 자연스러운 대기압을 초과하는 환경에서 나타나는 신체 반응의 의학적인 측면을 다룬다. 의학에서는 생명 활동과 관련되는 부분이 관심사이므로 고압의학에서는 고압환경에서의 산소 공급을 주로 다루게 된다. 즉, 고압의학의 핵심은 고압산소치료이다. 이 치료는 고압환경을 조성하여 높은 분압의 산소를 환자에게 흡입시킴으로써 비활성 기체 방울 크기의 감소 및 빠른 제거, 산소부족 해소, 기타 특별한 효과의 유도가 목적이다. 실제 환자를 치료할 때도 챔버에서 대기압보다 2~3배 높은 고압환경을 조성하여 100% 산소를 흡입시키는데, 이러한 고압산소치료의 원리를 이해하기 위해선 '고압환경'과 '산소의 역할', '산소 전달체계'를 숙지하고, '고압산소가 인체에 미치는 영향'을 잘 알아야 한다.

참고로 고압의학은 잠수의학과 밀접한 관련성이 있다. 인간은 20세기 들어서 잠수장비 및 기술이 발달함에 따라 수중에서 더 깊이, 더 오래 머물 수 있게 되었다. 하지만 그 대가로 이전에는 알려지지 않았던 여러 가지 의학적 문제가 발생하였으며, 이러한 문제들의 해결을 위해 챔버를 이용한 재가압 및 여러 종류의 압축 기체를 이용하였다. 그 과정에서 다양한 압력 및 다양한 기체를 적용하였으며, 결국 고압의학에서는 가장 효율적인 치료기체로 고압산소를 이용하게 되었다. 이처럼 고압의학의 기원은 잠수의학에서 찾을 수 있으며, 이는 고압의학 기초 이론의 많은 부분이 잠수의학과 겹치는 이유이기도 하다.

주요사진

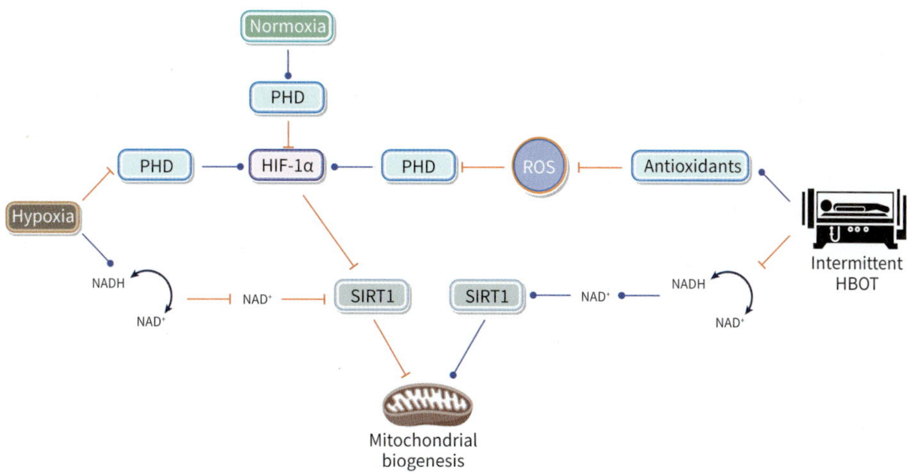

Keywords

고압물 • 기체법칙 • 과산소-저산소 역설 • 살균 • 숙주 방어 메커니즘

I. 고압물리

고압환경에서 접하게 되는 여러 가지 상황을 이해하기 위해선 기초적인 물리 지식이 필요하며, 특히 압력과 기체 법칙에 대해 잘 알아야 한다. 이러한 고압물리 이론은 잠수물리 이론과 일맥상통하여 많은 부분을 공유한다. 또한 챔버 내 고압환경은 몸 주변이 물이 아니라 공기로 둘러싸였을 뿐, 거의 잠수와 유사한 상황이다. 따라서 고압산소치료에서도 잠수의학에서 사용하는 단위를 이용하는 경우가 많으며, 우리나라를 포함한 여러 나라의 해군에서도 마치 실제 잠수 임무를 수행하는 것처럼 챔버를 운용한다.

1. 압력

압력은 단위면적에 가해지는 힘이다. 우리는 평소 1 기압(atmosphere, atm)의 압력 속에서 살아가고 있는데, 이는 지구로부터 약 150 km 높이의 공기층이 지표면을 누르는 힘과 같다. 이러한 대기의 압력은 1 절대압(atmosphere absolute, ATA)으로도 표현할 수 있으며, 대략 1.013 bar, 101.3 kPa, 1.033 kg/cm^2, 14.7 lb/in^2 (psi), 760 mmHg (torr)와 동일하다. 또한 특정 깊이에서의 수압의 크기를 나타내는 10 msw, 33 fsw로도 표현할 수 있다. 잠수 임무를 수행하는 것처럼 챔버를 운용한다.

물속에서는 두 가지 압력을 동시에 받게 된다. 하나는 수면 위의 공기 기둥의 무게(대기압)이며, 다른 하나는 물기둥의 무게(수압)이다. 그러면 66 피트(약 20 m) 깊이에 있는 다이버는 얼마의 압력을 받게 될까? 공기기둥의 무게 1 ATA는 수중에서도 항상 적용되며, 66 피트(약 20 m) 높이의 물기둥 무게는 2 ATA와 같다. 따라서 이 다이버는 대기압 1 ATA와 수압 2 ATA를 합친 3 ATA의 압력을 받게 된다.

실생활에서는 절대압보다 계기압을 더 자주 접하게 된다. 게이지 압력 눈금은 평상시의 1 기압 상태를 0 계기압(atmosphere gauge, ATG)으로 조정하였기 때문에, 절대압에서 1을 빼면 계기압이 되며 식으로는 다음과 같다.

계기압 (ATG) = 절대압 (ATA) − 1

예를 들어 고압산소치료를 위해 챔버를 가압하면, 실제 챔버 내에는 1 ATA의 공기가 존재하므로 절대압은 1부터 시작하여 올라가지만, 게이지 눈금은 0부터 시작하여 점차 올라간다. 결국 3 ATA에서 치료한다면 이때 게이지는 2 ATA를 가리키게 된다.

표 3-1. 압력 단위(Units of pressure)

단위	줄임말	해수면에서의 평균 기압
atmosphere	atm	1 atm
atmosphere absolute	ATA	1 ATA
bar	bar	1.01325 bar
kilopascal	kPa	101.325 kPa
kilograms per square centimeter	kg/cm^2	1.03323 kg/cm^2
pounds per square inch (psi)	lb/in^2 (psi)	14.696 lb/in^2 (psi)
millimeters of mercury (torr)	mmHg (torr)	760 mmHg (torr)
meters of sea water	msw	10.0786 msw
feet of sea water	fsw	33.066 fsw

2. 기체 법칙

전통적으로 기체의 운동을 알기 위해선 압력(Pressure, P), 부피(Volume, V), 온도(Temperature, T)를 측정한다. 이 세 가지 변수를 동시에 적용하면 복잡하기 때문에 보통 한 변수를 고정시키고 다른 두 변수의 변화 관계를 제시한다. 이러한 법칙을 아는 것은 중이, 부비동, 폐와 같은 인체 내의 공간에 기체가 미치는 영향을 이해하기 위해 중요하다. 또한 여러 기체가 혈액에 녹아 들어와서 일어나는 생리적, 병리적 현상을 이해하는 데도 중요하다.

표 3-2. 기체법칙(Gas laws)

구분	설명
보일의 법칙	압력과 부피는 반비례
샤를의 법칙	부피는 온도에 비례
게이뤼삭의 법칙	압력은 온도에 비례
일반 기체의 법칙	온도, 압력, 부피 사이의 관계를 설명
돌턴의 법칙	혼합기체 전체 압력은 각각의 기체들의 분압의 총합과 같음
헨리의 법칙	액체에 용해되는 기체의 양은 그 기체의 분압에 비례

1) 보일의 법칙

보일의 법칙이란 기체의 온도가 일정하다면 압력과 부피는 반비례한다는 법칙이다.

$$P_1 V_1 = P_2 V_2$$

예를 들면 해수면(1 ATA)에서 1 L의 공기덩어리는 수심 10 m (2 ATA)에서 부피가 0.5 L로 줄어든다. 실제로 고압산소치료를 하기 위해선 환자는 챔버 내로 들어가 목표 압력(보통 2~3 ATA)에 도달할 때까지 압력 변화를 겪게 된다. 이러한 가압 중에 가장 많이 발생하는 의학적 문제인 중이압착증은 보일의 법칙과 관련이 많다.

참고로 해변에서 폐용적이 6 L인 사람이 숨을 참고 수심 30 m (4 ATA)로 잠수하면, 주변압력이 4배 높아지면서 폐용적은 1.5 L가 된다. 이때 장비를 이용한 잠수 상황 또는 고압산소치료처럼 숨을 쉴 수 있는 상황이라면, 주위 압력이 4배 높아져도 폐용적은 6 L 그대로 유지된다. 다만 폐 안의 기체 분자 수는 4배 많아지게 된다.

2) 돌턴의 법칙

돌턴의 법칙이란 혼합기체 전체 압력은 각각의 기체들의 분압의 총합과 같다는 법칙이다.

$$P_{total} = P_1 + P_2 + \cdots + P_n$$

응용하면 특정 기체의 분압도 구할 수 있다.

$$P_n = P_{total} \times \text{Fraction gas}(n)$$

대기는 20.94%의 산소, 78.08%의 질소, 0.04%의 이산화탄소 등으로 이루어져 있지만, 이 장에서는 실용적인 관점에서 대기가 21% 산소와 79% 질소로 구성되어 있다고 간주하겠다. 그렇다면 공기 1 ATA (760 mmHg)는 질소 0.79 ATA (600 mmHg)와 산소 0.21 ATA (160 mmHg)의 합과 같다. 2 ATA (1,520 mmHg)의 공기는 질소 1.58 ATA (1,200 mmHg)와 산소 0.42 ATA (320 mmHg)의 합과 같게 된다.

3) 헨리의 법칙

헨리의 법칙이란 액체에 용해되는 기체의 양은 그 기체의 분압에 비례한다는 법칙이다. 이 법칙은 우리 주변에서 흔히 볼 수 있는 탄산음료에서도 관찰할 수 있다. 탄산음료 내부는 고압환경이 형성되어 많은 양의 이산화탄소가 액체에 녹아 있다. 이 음료를 마시기 위해 뚜껑을 제거하면 급격히 내부 압력이 감소하면서 초과된 이산화탄소가 대기 중으로 빠져나오게 된다.

챔버 내에서 고압의 압축공기를 마시게 되면 헨리의 법칙에 의해 질소 기체가 몸 안에 더 많이 녹아 들어오게 된다. 이에 따라 질소마취 현상을 경험할 수도 있으며 치료 종료 후에는 감압병(decompression sickness)이 발생할 수도 있다.

II. 고압산소치료의 생리적 기초

높은 분압의 산소는 산소독성을 유발할 수 있지만 독성이 발현되기까지 시간이 필요하다. 따라서 고압산소치료의 목적은 흡입 산소의 분압과 시간을 적절하게 조절하여 독성 증상 발현을 억제하면서 환자에게 최대한의 편익이 생기도록 하는 것이다. 이러한 목적을 위해 여러 질환에서 다양한 압력과 시간을 적용한 치료표가 시도되어 왔으며, 현재도 전 세계적으로 적절한 고압산소치료 프로토콜을 찾기 위한 노력이 지속되고 있다.

고압산소치료의 효과는 크게 두 가지로 구분할 수 있다. 하나는 생리적 효과이며 다른 하나는 이차적으로 발생하는 약리적 효과인데 이는 서로 연결되어 있다. 생리적 효과는 흡입하는 산소 분압을 증가시킴으로써 더 많은 산소를 조직세포에 공급할 수 있게 되는 것이다. 이는 저산소증, 허혈과 같은 산소요구량이 많은 상태를 해결함으로써 세포호흡을 정상적으로 유지시켜 준다. 약리적 효과는 말 그대로 산소가 다양한 기전을 통해 약물처럼 작용하는 것이다. 예를 들면 혈관 신생 촉진, 부종 감소, 면역 활성화 등이 있다.

기체의 분압을 표시할 때는 약자로 P를 사용한다. 이 장에서 자주 등장할 산소의 분압을 예로 들면 PO_2로 표시할 수 있다. 그 외에도 폐포에서의 산소 분압은 PAO_2, 동맥혈에서의 산소분압은 PaO_2, 정맥혈에서의 산소분압은 PvO_2와 같이 표기하겠다.

1. 폐포의 산소 분압

흡입한 공기의 산소 분압을 계산하면 760 mmHg × 0.21 = 159.6 mmHg로 약 160 mmHg이다. 인체로 들어온 공기는 가습되어, 폐포에 도달하기 전에 사강 dead space의 공기와 혼합된다. 그리고 폐포에 도달하면 이산화탄소가 많고 습한 공기와 섞인다. 결국 돌턴의 법칙에 따라 총 폐포압 $P = PN_2 + PAO_2 + PCO_2 + PH_2O$이다.

기관으로 들어온 공기는 가습되기 시작하지만, 전체 기체 압력 760 mmHg는 일정하게 유지된다. 즉, 큰 기도를 지나면서 수증기압은 47 mmHg까지 증가하며 다른 기체들이 대신 희석된다. 폐포에 공기가 도달하면 이산화탄소 분압이 40 mmHg인 공기와도 혼합되지만, 수증기압은 47 mmHg로 계속 유지되어 다른 기체들이 더욱 희석된다. 그리고 정상 상태에서 PAO_2는 102 mmHg이며 나머지를 질소가 대신 차지하게 되는데 분압은 약 570 mmHg이다.

만약 1 ATA에서 폐포에 질소가 제거될 만큼 100% 산소를 충분히 흡입한다면, 총폐포압 P (760 mmHg) = PAO_2 (673 mmHg) + PCO_2 (40 mmHg) + PH_2O (47 mmHg)이다. PCO_2와 PH_2O는 주변압의 영향을 거의 받지 않고 고정된다. 예를 들어 3 ATA (2,280 mmHg)에서 100% 산소를 흡입하면, PCO_2 (40 mmHg)와 PH_2O (47 mmHg)를 제외한 나머지 2,193 mmHg가 PAO_2가 된다.

표 3-3. 폐포 산소분압(Alveolar oxygen pressures)

총폐포압		공기 흡입 시 폐포 산소분압	100% O_2 흡입 시 폐포 산소분압
ATA	mmHg	mmHg	mmHg
1	760	102	673
2	1520	262	1433
3	2280	422	2193
4	3040	582	100% 산소 금지> 3 ATA
5	3800	742	
6	4560	902	

2. 동맥의 산소분압과 산소함유량(그림 3-1)

흡입된 산소는 폐포와 폐모세혈관 사이의 얇은 막을 통과하여 혈액과 만나게 된다. 이론상으론 PAO_2와 PaO_2가 일치해야 하나, 실제 PaO_2는 95 mmHg 정도이며 PAO_2보다는 약간 낮다. 이는 폐 환기와 관류가 100% 일치하지 않기 때문으로 생각된다. 동맥의 산소함유량(arterial oxygen content, CaO_2)은 혈액에서 운반되는 산소의 총량이다. 이는 헤모글로빈과 결합한 산소의 양과 혈장에 녹아 있는 산소의 양을 합한 값이며, 식으로는 다음과 같다.

$$CaO_2 = (1.36 \times \text{헤모글로빈 농도} \times \text{산소포화도}) + (0.0031 \times PaO_2)$$

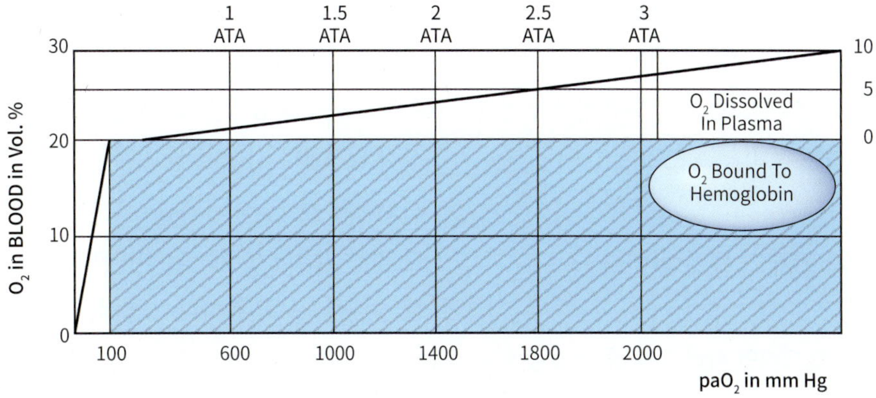

그림 3-1. 고압산소치료 중 산소함유량(Arterial oxygen content under hyperbaric oxygen therapy)

일반적으로 동맥혈의 산소 대부분은 적혈구의 헤모글로빈과 결합하여 조직까지 운반되며, 나머지는 혈장에 녹아 운반된다. 1 g의 헤모글로빈은 1.36 mL의 산소와 결합하며, 성인 남성에서는 혈액 100 mL에 약 15 g의 헤모글로빈이 있다. 혈장에는 PaO_2 1 mmHg당 0.0031 mL의 산소가 녹으며 PaO_2가 95 mmHg일 경우 용해된 산소량은 약 0.3 mL이다. 산소포화도가 97%라고 가정하면, 결론적으로 혈액 100 mL는 약 20 mL(20 vol%)의 산소를 운반한다. 고압산소치료를 통해 인체에 추가 공급되는 산소는 돌턴의 법칙과 헨리의 법칙에 의해 대부분 혈장에 녹게 된다. 그 이유는 헤모글로빈과의 결합을 통한 산소운반 능력은 이미 대기압에서도 한계에 가까운 상태지만, 혈장에 산소가 용해되는 양에는 제한이 없기 때문이다. 3 ATA에서 100% 산소를 흡입하면 헤모글로빈에 추가적으로 결합하는 산소는 거의 없지만, 혈장에는 6 vol%의 산소가 더 용해되어 운반될 수 있다. 이 6 vol%는 헤모글로빈을 통한 운반량의 30%에 달하며 헤모글로빈 약 4.5g 분량에 해당한다. 결론적으로 고압산소치료를 하면 평소 부족했던 산소 공급량을 해소해 주거나, 추가된 여분의 산소가 약물처럼 작용하는 효과를 기대할 수 있다.

3. 조직으로의 산소전달

동맥혈은 모세혈관에 진입하는 순간부터 주변 세포들에게 산소를 공급하기 시작한다. 그리고 조직으로 공급되는 산소량은 혈류량 및 조직의 산소 흡수 정도와 관계가 있다. 헤모글로빈은 조직에 일정한 PO_2를 유지해 주는데, 그 범위는 20~40 mmHg이다. 고압산소치료에서는 흡입기체의 PO_2가 15배 정도 높아지지만 조직의 PO_2는 거의 변화가 없다.

혈액이 모세혈관을 통과하면 PO_2는 100 mmHg에서 40 mmHg로 줄어들며 CaO_2는 20 vol%에서 15 vol%로 감소하는데, 이는 5 vol%의 산소가 조직에 전달됨을 의미한다. 즉, 일반적인 상태에서는 5 vol%의 산소만으로도 신체 활동 에너지를 생산하는 대사의 유지가 가능하다. 만약 2,000 mmHg의 고압산소가 공급되는 상황이라면 혈장만으로도 6 vol%의 산소를 지속적으로 조직에 전달해 줄 수 있기에, 이론적으로는 온몸의 적혈구를 제거하더라도 생명 유지가 가능하다. 참고로 격렬한 운동 중에는 간질액의 PO_2가 15 mmHg까지 감소하며 15 vol%의 산소가 조직에 전달된다. PO_2가 2,000 mmHg인 기체를 흡입하면 약 25 vol%의 산소가 혈액을 통해 운반되며, 조직으로 5 vol%가 전달되면 1,900 mmHg만큼의 PO_2 감소가 일어난다. 이러한 고압산소치료 상황에서의 5 vol% 전달도 동일한 산소 분자가 조직으로 이동했음을 의미하는데, 일반적인 상황과의 차이점은 헤모글로빈 대신 혈장에서 우선적으로 산소가 추출된다는 점이다.

4. 고압산소치료 시 인체의 생리적 변화

고압환경에서 산소를 마시면 특히 순환계 및 호흡계의 변화가 일어난다. 이러한 변화는 고농도의 산소가 일으키는 독성을 방어하는 방향으로 움직인다. 고압산소에 대한 심혈관 계통의 가장 잘 알려진 변화는 심박수 감소이며 이로 인해 심박출량도 약간 감소한다. 혈압 변화에 대해서는 논란이 있지만 혈관 수축으로 말초혈관저항이 증가한다는 점에서는 대부분 동의한다. 심박출량 감소에 비례해서 각 장기로의 혈류도 감소하지만, PO_2가 높아서 장기의 기능 장애를 초래하진 않는다. 또한 고압산소는 적혈구의 탄력성을 향상시키고 혈소판 응집을 감소시킨다. 이 반응은 혈장을 통한 추가 산소전달 효과와 합쳐져서 평소 적혈구가 도달하지 못하던 곳의 저산소증을 개선하는데 기여한다. 호흡계의 변화는 다음과 같다. 고압산소는 이산화탄소에 대한 호흡 반응을 억제한다. 처음에는 호흡이 억제되다가 이어서 과호흡이 나타난다. 또한 경동맥 소체에도 직접 영향을 줘서 호흡 충동을 가역적으로 억제한다. 또한 장기간 고압산소치료가 지속되면 폐 독성 증상이 나타나기도 한다.

5. 산소독성

산소는 생명을 유지하는데 필수불가결한 기체이며, 의학적으로는 추가 산소를 공급함으로써 완화시킬 수 있는 질환도 많다. 이러한 역할을 하는 산소가 유해하다고는 일반적으로 생각하기 어려우며, 자연 상태에서는 독성증상을 경험하기도 쉽지 않다.

하지만 고압환경에서 높은 분압의 산소를 흡입하면 급성 산소독성 증상이 발생할 수 있으며, 대기압에서 낮은 분압의 산소를 장시간 흡입하면 마찬가지로 산소독성 증상이 발생한다. 증상 발생 기전은 명확하지 않지만, 당연히 PO_2가 높아질수록 흡입 시간이 길어질수록 잘 발생한다. 가장 민감한 부위는 뇌이며, 폐와 눈도 다른 기관에 비해 상대적으로 민감하다. 가장 심각한 급성 증상은 발작이며 그 외 시각 이상, 청각 이상, 어지러움, 오심, 불안, 미세 근육 수축 등이 있다.

결국 고압산소치료는 급성 산소독성 증상이 일어나기 직전까지의 PO_2를 한계로 설정하여 신체 조직들에 최대한 산소를 공급함으로써 환자의 편익을 추구한다. 따라서 일반적으로 잠수 상황에서는 PO_2를 2 ATA 이내로, 고압산소치료에서는 3 ATA 이내로 제한한다. 다행히 산소독성 증상이 발생하려면 어느 정도 시간이 필요하기에 고압산소치료 중에 발현은 드문 편이며 발생하더라도 대부분 특별한 후유증 없이 회복될 수 있다.

6. 질소 및 이산화탄소 독성

질소도 다른 기체들처럼 폐와 혈액 사이에서 확산이 일어난다. 하지만 비활성 기체이기 때문에 인체에서 화학적 반응에 참여하진 않는다. 따라서 평소에는 폐와 혈액 사이에 분압 차이는 거의 없지만, 고압환경에서 공기를 마시는 경우는 분압차가 발생하여 폐포에서 혈액으로 이동이 일어난다.

PN2가 3.2 ATA (약 4 ATA에서 공기 흡입 시) 이상의 기체를 흡입하면 질소마취라 불리는 증상이 나타날 수 있다. 잠수사들은 30 m 이상의 깊이에서 자주 경험하는데, 몸이 술에 취한 것 같은 증상이 발현된다. 육상에서도 고압산소치료 시 가끔 경험할 수 있는데, 실제로 동맥혈 기체 색전증이나 심한 감압병을 치료할 때 6 ATA까지 가압할 수 있으며 이때 챔버 내 환자 및 치료진이 증상을 느끼게 된다. 이러한 질소마취 증상은 대기압 상태로 복귀하면 후유증 없이 회복된다.

이산화탄소는 혈액에서 3가지 형태로 이동하는데 70%는 HCO_3^-이온 형태, 23%는 헤모글로빈과 결합, 7%는 혈장에 녹아서 운반된다. 만약 고압산소에 의해 정맥혈이 100% 산소포화도를 보인다면, PCO_2가 상승하고 pH가 감소하게 된다. 이는 이산화탄소를 운반해야 될 가용 헤모글로빈이 감소하기 때문이며, 따라서 HCO_3^- 이온이나 혈장에 녹은 형태로의 운반이 더욱 증가한다.

이산화탄소 중독 증상이 일어나는 경로는 두 가지인데, 첫 번째는 흡입 기체의 PCO_2가 높은 경우이며 두 번째는 생성된 이산화탄소를 몸 밖으로 적절하게 배출하지 못하는 경우이다. 첫 번째 상황은 고압산소치료 중 챔버 내 기체 교환이 불충분하여 PCO_2가 0.025 ATA 이상일 때 일어날 수 있으며 이는 환기만 잘 시켜주면 해결된다. 두 번째 상황은 불안으로 인해 호흡이 얕고 빈번해져 이산화탄소 배출이 줄어드는 경우, 또는 격렬한 활동으로 인해 이산화탄소 생성이 많아지는 경우이다. 다행히도 혈류가 지속적으로 유지된다면 이산화탄소는 어느 시점까지만 상승하며 심각한 문제를 일으키진 않는다.

III. 고압산소치료의 인체 생화학적 변화

인체를 유지하기 위해서는 산소를 이용한 신진 대사가 필수적이다. 따라서 인체에는 산소 수준 저하에 따른 방어 기전이 다수 존재한다. 체내 산소 수준이 떨어지게 되면 다양한 기전을 통해 혈관 신생이 자극되며 줄기세포의 증식과 이동, 분화 자극이 유도된다. 이에 따른 필요한 유전자의 발현과 대사 작용의 변화가 저산소에 의해 유발되게 된다.

1. 과산소-저산소 역설(Hyperoxic-Hypoxic Paradox)

고압산소치료 프로토콜은 대부분 높은 기압에서 100% 산소를 공급하게 되고, 산소독성을 방지하기 위해 일반 농도의 산소를 흡입하는 air break가 존재한다. 더불어 다회의 고압산소치료가 이루어지며 인체 세포는 높은 농도의 산소와 대기압 하의 일반적인 산소농도로의 변화를 반복적으로 경험하게 된다. 치료 중 변동과 각 고압산소치료 사이에 100% 산소 노출과 21%의 산소 농도 노출이 번갈아 이루어지며 세포는 상대적 고산소 상태와 상대적 저산소 상태를 오가는 것이다. 저산소증은 미토콘드리아 대사 변화 및 신호 전달을 자극하여 대사 활동의 변화를 일으킨다. 이러한 변화의 감지는 특별한 chemoreceptor cell들과 대사 과정의 변화를 통해 감지되며 절대 산소 수치가 아닌 산소 농도의 변화를 저산소 상태로 받아들이기도 한다. 이러한 변동은 실제 저산소로 인한 손상을 유발하지는 않지만, 상대적 산소 부족 상태의 자극을 유도함으로서 다양한 대사 매개체와 세포 수준의 메커니즘의 변화를 일으키게 되고 이를 과산소-저산소 역설 Hyperoxic-Hypoxic Paradox라고 불리며 고압산소치료가 가지는 긍정적 효과의 핵심이라 할 수 있다.

따라서 고압산소치료를 통한 과산소 상태와 인체가 정상 대기압 상태로 돌아왔을 때의 상대적 저산소 상태는 미토콘드리아에 자극을 유도하게 된다. 물론 이러한 미토콘드리아의 변화는 적은 횟수의 고압산소치료를 통해 이루어지지는 않는다. 이미 여러 선행 연구를 통해 20~60회의 반복적인 고압산소치료가 미토콘드리아 기능에 상당한 개선을 보이는 것이 알려져 있다. 이렇듯 고압산소치료를 통한 반복적인 과산소 상태와 정상 대기압에서의 상대적 저산소 노출은 실제 저산소 상태에 빠지지 않고 아래에서 설명할 다양한 변화를 기대할 수 있도록 한다.

이 과정에 hypoxia inducible factor (HIF)가 중요한 역할을 한다. HIF-1은 저산소증에 대한 전사 반응의 주요 조절자로서 기능한다고 알려져 있다. HIF-1α 유전자는 정상 산소 조건에서는 낮은 수준으로 발현되지만 저산소 상황에 노출되며 이에 대한 반응으로 상향 조절 up-regulation 되어 발현되기 시작한다. Prolyl hydroxylase domain (PHD) protein은 효소의 일종으로 활성화를 위해서는 ROS가 필요한 단백질 구조이다. 정상 산소 농도 조건에서 활성화 상태의 PHD는 HIF의 α-subunit을 하이드록실화(hydroxylation) 시킨다. 하이드록실화된 HIF-1α는 von Hippel-Lindau protein (VHLp)로도 알려진 E3 ubiquitin ligase에 의해 ubiquitination 및 분해가 이루어진다. 즉, 정상 산소 상태에서 PHD는 HIF를 억제하게 되며, 저산소 환경에서 ROS의 감소로 인해 PHD의 활성화가 감소하게 되어 HIF가 신호를 전달하여 저산소 환경에 필요한 유전자의 전사인자 역할을 한다. HIF-1는 저산소 조건에서 의해 활성화 된다면 산소 결핍 조건에서 생존에 필요한 100개 이상의 유전자를 조절하는 전사 인자 역할을 한다.

HIF의 발현은 절대적인 산소 농도보다는 상대적인 변화가 더 주요한 영향을 미치는 것으로 제시되고 있다. 연구들에 따르면 세포는 정상 산소 환경에서 저산소로 변화될 때 HIF-1이 조절하는 유전자가 활성화되지만 과산소 환경에서 정상 산소 농도로 변화하는 환경에 대해서도 같은 변화가 일어나는 것이 확인된다.

앞서 설명했듯이 정상산소 농도에서 산소와 ROS가 충분히 유지되어 PHD가 활성화 상태로 존재하게 된다. 이에 따라 대부분의 HIF-1α subunit은 PHD에 의해 하이드록실화 되어 VHLp에 의한 ubiquitination과 그로 인한 분해가 유도된다. 저산소 상태에서 산소 및 ROS가 감소하게 되면 HIF-1α는 VHLp에 의해 하이드록실화 되지 않고 ubiquitination이 이루어지지 않게 된다. 따라서 더 많은 HIF-1α가 핵에 접근하게 되고, HIF-1β와 이합체화 되어 다양한 유전자를 발현시킬 수 있는 활성화된 HIF promotor를 형성한다. 이러한 일련의 과정 속에 반복적인 고압산소치료에서 나타나는 변화가 이루어진다. 세포가 과산소 상태에 노출되게 되면 초기에 ROS 생성이 증가하게 된다. 하지만 이와 더불어 glutathione synthase와 superoxide dismutase (SOD) enzyme과 같은 활성산소종 제거제(ROS scavengers)의 농도 증가가 함께 이루어진다.

단 회의 과산소 환경 노출은 ROS를 증가시키기 때문에 ROS/ROS scavengers의 비율이 높아지게 된다. 이러한 과산소 환경에서의 ROS의 증가는 HIF의 불활성화를 초래하게 된다. 하지만 반복적으로 과산소-정상 산소의 노출이 이루어지게 되면 반복적 ROS의 증가로 ROS scavengers 역시 증가하기 시작한다. 따라서 충분히 ROS scavengers가 증가하게 된 이후로는 과산소 환경에서 정상 산소 환경에 돌아온 세포의 ROS/ROS scavengers 비율이 저산소에 노출된 상태의 비율과 유사하게 변하는 것이다. ROS scavengers의 증가는 PHD에 결합하는 ROS의 감소를 일으키고 이에 따라 HIF-α subunit의 증가와 저산소 환경에서 발현되는 여러 유전자들의 해석을 유도하게 된다. 이러한 ROS scavengers의 증가는 과산소 노출 후 정상 산소로 돌아오는 과정에서 단기간에 이루어지지 않으며 점진적으로 누적되어 이루어진다. 즉 고압산소치료의 반복적인 노출이 있어야 ROS/ROS scavengers 비율 감소가 이루어지고 실제 저산소 환경이 아님에도 저산소 환경과 유사한 세포 대사 변화를 일으킬 수 있는 것이다. 만일 이미 저산소에 노출된 허혈 상태의 조직에 고압산소치료가 적용된다면 이미 HIF가 과발현되어 있는 상태에서 저산소가 교정되면서 HIF는 다시 감소하게 되고 저산소로부터 유발되는 여러 유해작용들이 감소하게 될 것이다. 반면 저산소 노출 전 반복적 고압산소치료가 이루어진다면 허혈성 손상에 대해 조직은 더 잘 견디게 될 것이며 허혈성 손상이 더 적게 유발된다. 고압산소치료의 반복적 노출에 대한 효과는 다양한 조직과 세포에서 확인되었다. 고압산소치료는 손상된 뇌조직과 위장관계 조직, 간에서 HIF를 발현하며 이에 따른 세포 재생 작용을 유도한다. HIF-1가 조절하는 수많은 반응 중 VEGF 생산은 조직의 혈관 신생에

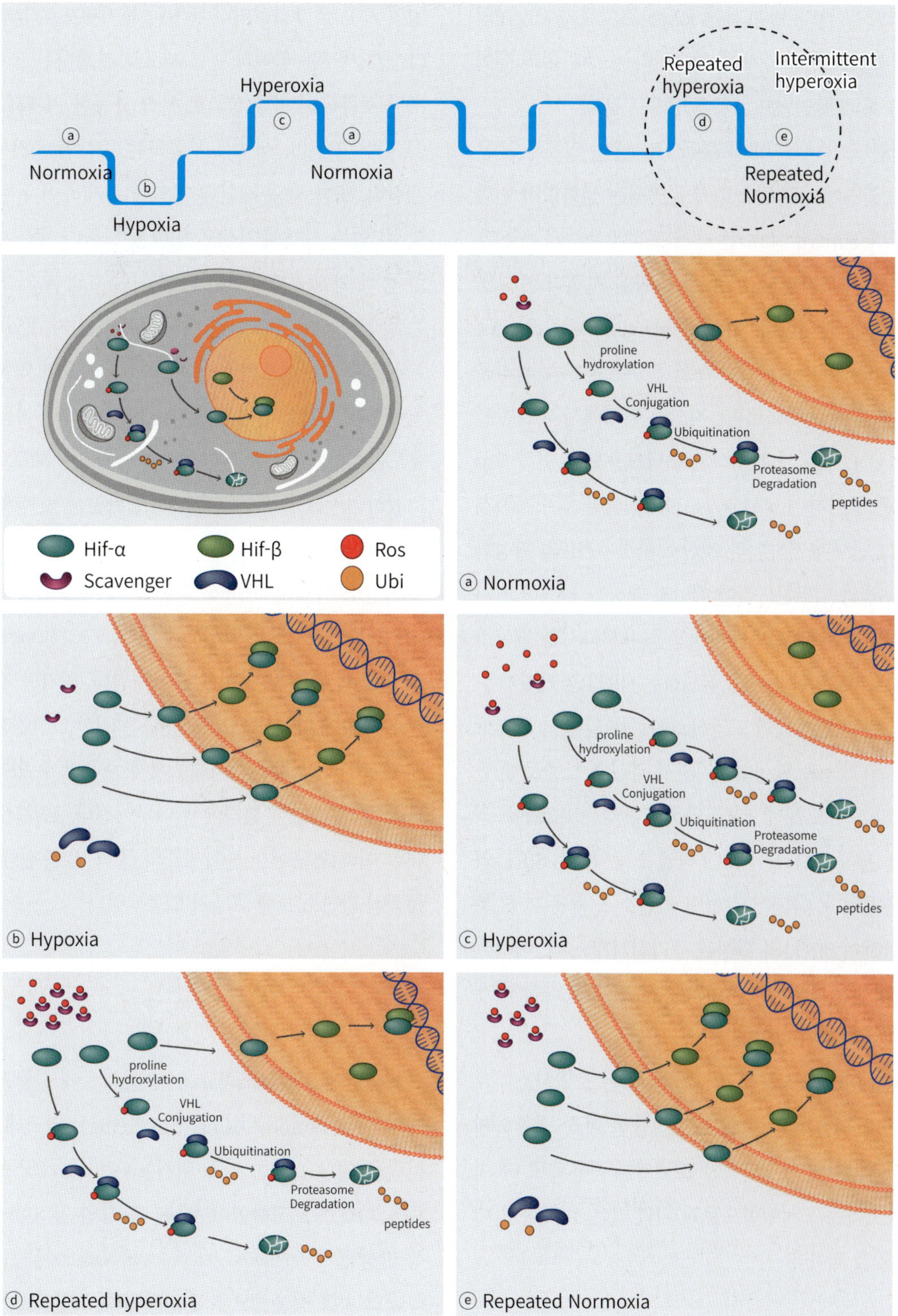

그림 3-2. The intracellular cascade of HIF-1 alpha. Legend: HIF-1 is a heterodimer composed of cytoplasmatic HIF-1α and the nuclear HIF-1β subunits. (a) Under normal oxygen environments, the ratio of ROS/scavenger is high and the free ROS molecules initiate HIF-1α hydroxylation, HIF-1α subunits become a target for VHLp (von Hippel-Lindau protein) protein which facilitates HIF-1α subunits ubiquitination and degradation. (b) Under hypoxic conditions, less oxygen and ROS

중요한 역할을 한다. 반복적인 고압산소치료가 VEGF의 발현을 유도하고 혈관 신생을 일으킨다는 것이 여러 실험실 연구를 통해 확인됨으로써 증명되고 있다.

반복적인 고압산소치료를 통한 HIF 발현 외에도 높은 산소 농도 환경에 노출됨으로써 유발되는 생화학적 변화도 존재한다. Sirtuins (SIRTs)는 대사 조절에 관여하는 신호 단백질로서, 세포자멸사, 염증 및 노화를 조절하는 다양한 메커니즘에 관여한다. SIRT1은 nicotinamide adenine dinucleotide (NAD+)를 기질로 활용하며 저산소 환경은 NAD+의 수준을 감소시킨다. 저산소 환경에서 미토콘드리아는 NADH 소비가 감소하고 해당작용으로 인한 NADH 생성은 증가하여 NAD+/NADH 비율을 감소시키게 되어 SIRT1 전사가 저하된다. 저산소 환경은 HIF의 활성화로 세포 재생과 미토콘드리아 에너지 대사를 억제하고 저산소에 대응하는 세포의 대사적용을 유도하지만 항산화 작용과 미토콘드리아 신생을 유도하는 SIRT1의 억제가 이루어진다. 반면 반복적인 고압산소치료는 앞에서 설명했듯이 HIF의 기능은 활성화시키면서 과산소 노출로 인한 SIRT1 증가를 유도할 수 있다. 과산소 환경은 미토콘드리아 대사를 통해 NAD+/NADH 비율을 증가시켜 SIRT1의 발현이 유발된다. 더불어 간헐적 과산소 노출은 ROS 분자를 생성하여 SIRT1의 활성을 증가시키게 된다. 이러한 SIRT1의 발현은 고압산소치료의 신경 보호 효과를 매개하는 것으로 확인되고 있다.

인체에서 이러한 작용을 유도할 수 있는 고압산소치료의 압력이나 적용 시간 등의 프로토콜이 아직 명확하게 정립되지는 않았지만 경험적인 프로토콜 적용으로 다 회의 고압산소치료를 시행함으로써 위와 같은 효과를 기대해 볼 수 있을 것이다.

2. 줄기세포에 대한 효과

줄기세포는 분화가 정지되어 있는 세포로, 다양한 유형의 세포로 분화하거나 동일한 줄기세포로 분열 가능하다. 줄기세포는 혈액과 면역 세포로 분화하는 조혈 줄기세포를 포함하여 피부 상피로 분화 가능한 기저세포, 뼈, 연골, 근육 및 지방 세포로 분화하는 중간엽 줄기세포가 존재한다. 또한 뇌의 제한된 영역에 존재하여 뉴런을 생성할 수 있는 신경 줄기세포 또한 존재한다. 줄기세포는 분화 능력 외에도 다양한 질환에 치료 효과를 기대할 수 있는 항염증 작용을 포함한 여러 특정을 가지고 있다.

산소는 줄기세포의 증식과 분화에 중요한 역할을 한다. 일시적인 저산소 환경은 줄기세포의 증식과 이동, 분화를 유도할 수 있다. 또한 저산소는 중간엽 줄기세포의 활성을 조절하여 VEGF 생성을 유도해 혈관신생 및 항염증 효과를 나타낼 수 있다.

저산소 환경뿐 아니라 간헐적 과산소에 노출은 모두 HIF를 증가시키고 줄기세포 인자(stem cell factor, SCF)와 같은 요소의 유전자 발현을 증가시킨다. 하지만 간헐적 과산소 노출에 따른 줄기세포 자극은 저산소 환경과는 다르게 충분한 에너지를 줄기세포에게 공급할 수 있어 증식과 분화에 더 적합한 환경에서 이루어진다. 고압산소치료에 대한 여러 연구에서 줄기세포의 증식 및 동원에 대한 반복적인 과산소 노출 효과가 입증되었다.

IV. 세균에 대한 고압산소치료의 효과

1961년에 고압산소치료를 감염 치료에 사용하기 시작했다. 이때, Brummelkamp와 Boerema는 암스테르담에서 사람을 대상으로 한 가스 괴저(gas gangrene)의 성공적 치료를 최초로 보고하였다. 몇 년 후 감염 병리학에서 난치성 만성 골수염(refractory chronic osteomyelitis)을 HBO의 또 하나의 치료 적응증으로 인정하였다. 고압산소치료의 세균에 대한 직접적인 영향과 인체 방어 기전에 작용하는 효과들이 밝혀지고 있으며 몇 가지 인체 감염 질환에 대한 이로운 효과들이 주목받고 있다.

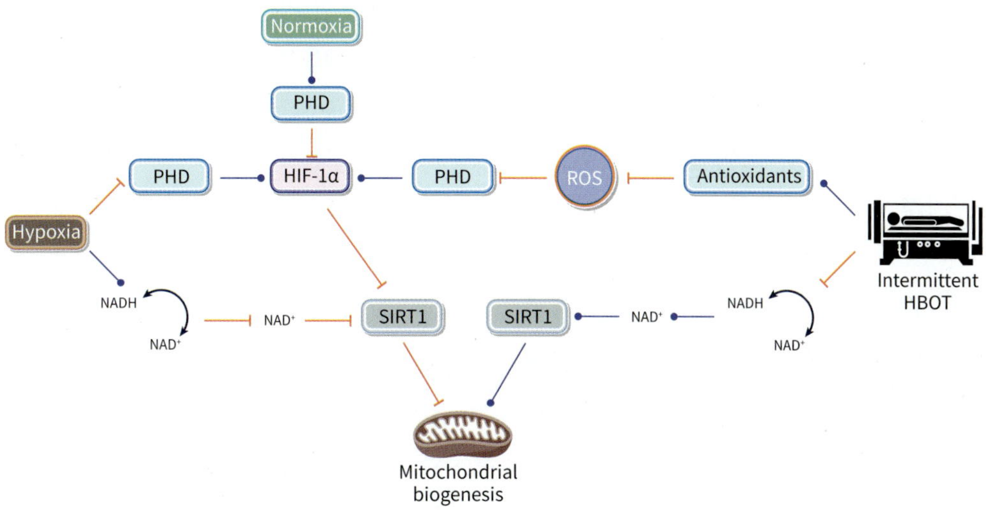

그림 3-3. Interplay between SIRT1, HIF-1α and ROS during HBOT. Under normoxia, PHD senses oxygen and leads to the degradation of HIF-1α. Hypoxia inhibits PHD, leading to an increase in HIF-1α, while intermittent HBOT elevates antioxidants, which leads to inhibition of PHD, therefore mimicking a hypoxic state and also activating HIF-1α. In a parallel by interwind pathway, hypoxia causes inhibition of SIRT1 via changes in NADH/NAD+ ratio that can lead to inhibition of mitochondrial biogenesis, while intermittent HBOT activates SIRT1, leading to an activation of mitochondrial biogenesis.

1. 세균의 산소 내성에 따른 분류

산소에 대한 내성에 근거하여 세균을 다음과 같이 분류할 수 있다.

1) 편성호기성균(strictly aerobic bacteria): 산소가 필수적인 전자 수용체이므로 절대적으로 산소 분자가 필요함.
2) 미호기성균(microaerophiles): 산소를 사용할 수는 있으나 공기보다 더 낮은 산소 농도에서 잘 성장함.
3) 호기-혐기균(aero-anaerobes) 또는 조건무산소성균(facultative anaerobes): 대사작용이 호흡(respiration) 또는 발효(fermenting) 과정을 통해서 이루어지므로 산소 유무와 관계없이 성장함(Staphylococci 및 Enterobacteriaceae).
4) 공기내성 혐기성균(aerotolerant anaerobes): 산소 분자가 있어도 잘 성장하지만, 산소가 없으면 더 잘 성장함(Streptococci 및 enterococci).
5) 무산소생물대사를 가진 편성혐기성균(strictly anaerobic bacteria with anoxybiotic metabolism): 이들에게는 산소 분자가 치명적이다. 발효 과정(fermenting process)을 통해서 대사를 한다(최종 전자 수용체가 산소가 아닌 organic 또는 mineral이다). 그리고 대부분 호흡계(respiratory systems)에서 흔히 사용되는 효소들인 과산소디스뮤타제(superoxide dismutase), 카탈라아제(catalase), 과산화효소(peroxidase)가 없다.

산소 분자는 다양한 독성 효과가 있다: 어떤 세균들은 극도로 산소에 민감하여(Extremely Oxygen Sensitive) 아주 짧은 산소 노출에도 사멸하게 된다. 이들은 산소 농도 0.1% 미만의 환경에서만 생존할 수 있다. 인체 대상 연구에서 극도의 산소 민감 세균(EOS 세균)은 소화 기관 및 피부의 공생 세균으로서 질환을 유발하는 효과가 없다.

특정 *strictly anaerobic bacteria*는 산소 농도 0.5% 이상에서는 성장할 수 없다(*C. haemolyticum*). 감염성 병리에 관여된 혐기성 균들의 대부분은 산소 농도 0.5~5%에 대한 내성을 갖는 중간 정도의 혐기성 균들이다. 여기에는 *B.*

fragilis, *C. noyvi*, *P. melaninogenica*, *Peptostreptococcus* 가 있다.

2. 살균 및 정균에 대한 산소 분압 증가의 영향: 작용 메커니즘

산소 분자는 상대적으로 불활성이지만 유기 분자들과 반응하여 매우 반응성이 높은 중간물질(intermediate)을 생성한다: 자유 라디칼 또는 활성 산소종(reactive oxygen species, ROS). 자유 라디칼의 생성과 축적으로 인해 산소 압력의 증가는 살균(bactericidal) 및 정균(bacteriostatic) 효과를 일으킨다. 일반적으로 자유라디칼에 대한 방어 기전이 없는 세균은 산소 분압이 증가되면 더 민감하게 반응하는 것으로 보인다.

자유 라디칼은 하나 이상의 자유 전자를 가지고 있는 분자이다. 산소분자들은 두 개의 다른 오비탈(orbital)에 두 개의 자유 전자를 가지고 있으며 이들은 서로 평행을 이루면서 회전하고 있다. 다른 분자들과 반응하여 산소를 수용(산화)하기 위해서는 이 두 전자들은 서로 반대 방향으로 회전해야 한다. 이런 이유로 인해 산소 분자는 잘 반응하지 않는다. 그렇지만, 산소 분자들이 전자 한 개를 수용하게 되면 산소 초과산화물(superoxide) 라디칼(O_2^*)이 된다.

$$O_2 + e^- = O_2^*$$

초과산화물(superoxide) 라디칼은 산화환원 작용 동안 주로 미토콘드리아에서 만들어진다. 생성되는 라디칼(O_2^*)의 양은 산소 농도에 비례하여 증가한다. 수성 매질에서 O_2^*은 불변화 반응(dismutation reaction)에 의해 과산화수소(H_2O_2)가 된다.

과산화수소는 그 자체로는 독성이 없다. 그러나 둘 다 수산기(hydroxyl) 라디칼을 생성할 수 있기 때문에 잠재적으로 매우 위험하다. 수산기(hydroxyl) 라디칼은 즉각적으로 DNA, 단백질, 탄수화물과 같은 여러 분자들과 반응을 한다. 또한, 지질 과산화 과정(연쇄 반응)에서 막 지질(membrane lipid)을 파괴한다. 자유 라디칼은 세포막에 대해 활성을 가지고 있으므로 디아실글리세롤(diacylglycerol) 또는 포스파티드산(phosphatidic acid) 같은 2차 전달자의 생성을 증진시킬 수 있으며 이는 특정 세균에 있어서 치명적인 손상의 원인이 된다.

3. 숙주 방어 메커니즘에 대한 산소 압력의 영향

신체는 감염에 대해 두 가지로 반응하게 된다: 하나는 공격하는 미생물(microorganism)을 표적하는 하는 것으로 면역 체계에서 이루어진다. 다른 하나는 비특이적인 것으로 염증 반응 및 그에 따른 결과들로 이루어진다. 세균에 대한 직접적인 작용을 넘어, 고압산소치료는 조직에 충분히 산소를 공급함으로써 방어기전들이 갖는 본래의 효능을 회복시킨다.

1) 포식작용

포식세포들 특히, 다형핵백혈구(polymorphonucleocytes)와 대식세포의 기능은 미생물을 섭식, 파괴, 분해하는 것이다. 먼저 세균이 포식세포들에 붙는다. 그러면 포식세포들은 위족(pseudopod)으로 세균을 둘러싸고 함입(invagination)에 의해 세포질 내로 그들을 끌어넣는다. 세균을 담고 있는 소포(vesicle)의 세포 내에 형성되며, 이를 포식소체(phagosome)라고 한다. 자유 라디칼이 포식소체에 들어가면 세균은 자유 라디칼의 살균 효과의 영향을 받게 된다.

포식작용은 산화 파열(oxidative burst)이라는 포식세포의 엄청난 산소 소비 증가(정상보다 30배 이상)를 동반한다. 육탄당 일인산염 회로(hexose monophosphate shunt)에 의한 NAPDH 생성이 크게 증가하여 NADPH 산화효소(oxidase)가 포식소체(phagosome)에 침투해서 들어간다. NADPH 산화효소는 포식소체(phagosome) 내에서 산소 분자를 과산소 라디칼(superoxide radical)로 환원시킨다. 과산소디스뮤타제(Superoxide Dismutase, SOD)는 이들 과산소 이온들을 살균효과가 매우 높은 과산화수소로 전환한다. 과산화수소는 골수세포형과산화효소(myeloperoxidase)와 반응하여 살균력이 높은 치아염소산염(ClO-) 등을 생성하여 산화 작용을 일으킨다.

2) 저산소증과 감염

오래전부터 허혈성 창상과 조직은 감염에 취약하다고 인지되어 왔다. 국소적 관류 감소는 산소, 다형핵백혈구(polymorphonucleocytes, PMNs), 혈장-매개 중재물질들의 투입을 감소시켜 정상적인 염증 반응이 나타날 수 없게 한다. 이렇듯 저산소증은 신체가 세균을 파괴하지 못하는데 있어 가장 중요한 원인이 된다. 산소의 압력은 감염 병소의 중심에서 현저하게 감소되는데 때로는 3 mmHg까지 내려가기도 한다. 이러한 저산소증은 국소적 관류 감소에 따른 산소 투입의 감소, 염증 현상 및 세균 침투에 따른 산소 소비의 증가에 기인한다.

3) 다형핵 살균 활성에 대한 저산소증의 영향

저산소증은 포식작용에 있어 유해한 효과를 갖는다는 것이 입증되었다. 저산소 환경하에서, 창상 및 농양에서 발견되는 다수의 세균들, 예컨대, *Proteus vulgaris*, *S. typhi murium*, *K. pneumoniae*, *S. albus*, *P. aeruginoa*, *E. coli* 등에 대한 다형핵백혈구세포의 살균 작용의 감소가 관찰되었다. 따라서, 다형핵백혈구세포에 의한 자유 라디컬의 생성은 정상 산소 환경과 비교하여 무산소 환경에서 90% 감소된다. 무산소 상태는 산화 파열(oxidative burst)이 나타나지 않게 하여 용해소체(lysosome) 내에서 자유 라디칼 생성이 중단되고 산소-의존성 살균 작용도 중단된다.

4) 고압산소치료가 숙주 방어 메커니즘에 미치는 영향

Hamblen은 쥐(rats)를 대상으로 최초로 골수염에 대한 고압산소치료의 효과를 실험적 연구를 통해 확인하였다. 1980년 골수염에 대한 쥐 모델에서, Mader는 고압산소치료(100% 산소 2ATA)가 다형핵백혈구세포의 Staphylococci에 대한 살균 작용을 어떻게 증진시켰으며 골수내의 산소분압을 정상 산소 상태인 20 mmHg로부터 2 ATA의 104 mmHg까지 증가시켰는지를 밝혀냈다. 동시에 시행된 한 in vitro 연구에서, 2시간 동안 산소 압력을 45 mmHg에서 150 mmHg까지 증가시켰을 때, *S. aureus*에 대한 다형핵백혈구세포의 살균 작용은 44%에서 71%까지 증가하였다. 따라서, 고압산소치료의 살균 효과는 산화 파열(oxidative burst)이 나타나는 데 필요한 산소 압력의 회복 때문이라고 결론지을 수 있다.

고압산소치료의 저산소 조직의 감염에 대한 치료 효과를 증명하는 이러한 연구들과는 대조적으로 고압 산소에 지속적으로 노출되는 것이 다형핵백혈구세포 및 대식세포(macrophage)의 부착(adhesion), 화학주성(chemotaxis), 화학운동성(chemokinesis), 포식작용(phagocytosis)과 같은 면역반응에 필요한 기능들에 대해 유해한 영향을 줄 수도 있다.

5) 대식세포 활동에 대한 산소의 영향

혐기생활(anaerobiosis)은 복막 대식세포(macrophage)의 포식 작용을 감소시키지 않지만, 과잉 산소(hyperoxia)에 또는 고압산소치료에 대해 24시간 이상 지속적인 in vitro 노출은 대식세포(macrophage)에서 포식작용, 살균 작용, 세포의 이동성, DNA 합성의 감소를 초래한다. 이러한 변화들은 NADPH 산화효소(oxidase) 작용과 O_2*의 생성 감소 때문에 산화 작용에서 나타나는 변이 때문일 수도 있다. 하지만 식세포의 생존능은 고압산소치료에 대한 짧은 노출에 의해 변화되지 않는다. 이러한 현상들은 지속적으로 고압산소치료를 받는 환자에서 나타나는 대부분의 호흡기 감염과 관련이 있다.

6) 림프구 기능에 대한 산소의 영향

림프구(lymphocyte)는 저산소(hypoxia) 및 과잉 산소(hyperoxia) 상태 모두에서 잘 생존한다. 그러나, in vitro에서 식물성적혈구응집소(phytohemagglutinin)에 의해 자극받은 사람의 림프구에 대해 48시간 동안 3~9% 농도의 산소 결핍을 주면 RNA 합성이 감소되고 48시간의 산소 결핍 후 멈추게 된다. 마찬가지로, 과잉 산소(hyperoxia, 70~100% 산소 48시간 이상)는 림프구에서 DNA 합성을 억제한다. 과잉 산소는 B 및 T 림프구의 발달을 억제한다(용량- 및 기간-의존적 효과들). 이러한 효과들은 잠복기(latency period) 후 회복된다.

4. 고압산소치료의 항생제 활성 향상

고압산소치료가 항생제 작용에 대해서 하는 역할은 적어도 다음의 3가지 기전들로 설명할 수 있다.

1) 허혈성 조직들에서 산소 압력의 증가: 아미노글리코시드(aminoglycoside), 몇몇 설폰아미드(sulfonamides), 플루오로퀴놀론(fluoroquinolone), 반코마이신(vancomycin), 트리메소프림(trimethoprim)과 같은 항생제의 작용을 증진시킴.
2) 세균의 생합성(biosynthesis)에 관여하는 일부 반응들을 억제: Pseudomonas에 의해 유도된 감염에서 설폰아미드(sulfonamide) 작용의 증진 및 아미노글리코시드(aminoglycoside)의 항생제 투여 후 효과(post-antibiotic effect)의 증가된 지속시간.
3) 세균의 변화된 산화환원전위(redox potential): 니트로푸란토인(nitrofurantoin)과 같은 반응중간물질(reactive intermediate) 증가 및 메트로니다졸(metronidazole)과 같은 항생제의 감소된 작용과 결합되어 낮은 산화환원전위를 필요로 함.

REFERENCE

1. Hu Q, Liang X, Chen D, Chen Y, Doycheva D, Tang J, et al. Delayed hyperbaric oxygen therapy promotes neurogenesis through reactive oxygen species/hypoxia-inducible factor-1α/β-catenin pathway in middle cerebral artery occlusion rats. Stroke 2014;45(6):1807-14.
2. Avril JL, Dabernat H, Denis F, Monteil H. Bactériologie clinique. Île-de-France: Ellipses; 2000.
3. Bai X, Sun B, Pan S, Jiang H, Wang F, Krissansen GW, et al. Down-Regulation of Hypoxia-Inducible Factor-1α by hyperbaric oxygen attenuates the severity of acute pancreatitis in rats. Pancreas 2009;38(5):515-22.
4. Bai X, Yao L, Ma X, Xu X. Small molecules as SIRT modulators. Mini reviews in medicinal chemistry 2018;18(13):1151-7.
5. Baldim LB, Nejo Jr R, Souza MEJ, Gomes MCJ, Picinato MANC, Fina CF, et al. Effect of hyperbaric oxygen therapy on liver function during intermittent ischemia. Acta Cirúrgica Brasileira 2013;28:61-5.
6. Balestra C, Germonpré P. Hypoxia, a multifaceted phenomenon: the example of the "Normobaric Oxygen Paradox". European journal of applied physiology 2012;112(12):4173-5.
7. Balestra C, Lambrechts K, Mrakic-Sposta S, Vezzoli A, Levenez M, Germonpré P, et al. Hypoxic and hyperoxic breathing as a complement to low-intensity physical exercise programs: A proof-of-principle study. International journal of molecular sciences 2021;22(17):9600.
8. Boerema I. Life without blood. Arch Chir Neer 1959;11:70-83.
9. Brubakk AO, Bennett PB, Neuman TS, Elliott DH. Bennett and Elliott's physiology and medicine of diving. New South Wales: Saunders Limited; 2003.
10. Calvert JW, Cahill J, Yamaguchi-Okada M, Zhang JH. Oxygen treatment after experimental hypoxia-ischemia in neonatal rats alters the expression of HIF-1α and its downstream target genes. Journal of Applied Physiology 2006;101(3):853-65.
11. Choudhury R. Hypoxia and hyperbaric oxygen therapy: a

review. International journal of general medicine 2018:431-42.

12. Cimino F, Balestra C, Germonpre P, De Bels D, Tillmans F, Saija A, et al. Pulsed high oxygen induces a hypoxic-like response in human umbilical endothelial cells and in humans. Journal of Applied Physiology 2012;113(11):1684-9.

13. Cui GH, Wu J, Mou FF, Xie WH, Wang FB, Wang QL, et al. Exosomes derived from hypoxia-preconditioned mesenchymal stromal cells ameliorate cognitive decline by rescuing synaptic dysfunction and regulating inflammatory responses in APP/PS1 mice. The FASEB Journal 2018;32(2):654-68.

14. Das R, Jahr H, van Osch GJ, Farrell E. The role of hypoxia in bone marrow-derived mesenchymal stem cells: considerations for regenerative medicine approaches. Tissue Engineering Part B: Reviews 2010;16(2):159-68.

15. De Gioia R, Biella F, Citterio G, Rizzo F, Abati E, Nizzardo M, et al. Neural stem cell transplantation for neurodegenerative diseases. International journal of molecular sciences 2020;21(9):3103.

16. Duan S, Shao G, Yu L, Ren C. Angiogenesis contributes to the neuroprotection induced by hyperbaric oxygen preconditioning against focal cerebral ischemia in rats. International Journal of Neuroscience 2015;125(8):625-34.

17. Feng Z, Liu J, Ju R. Hyperbaric oxygen treatment promotes neural stem cell proliferation in the subventricular zone of neonatal rats with hypoxic-ischemic brain damage. Neural Regeneration Research 2013;8(13):1220.

18. Finegold SM. Anaerobic bacteria in human disease. Cambridge: Academic Press; 1977.

19. Finegold SM. Anaerobic bacteria: general concepts. Principles and practice of infectious diseases 2000.

20. Fratantonio D, Cimino F, Speciale A, Virgili F. Need (more than) two to Tango: Multiple tools to adapt to changes in oxygen availability. BioFactors 2018;44(3):207-18.

21. Fratantonio D, Virgili F, Zucchi A, Lambrechts K, Latronico T, Lafère P, et al. Increasing oxygen partial pressures induce a distinct transcriptional response in human PBMC: A pilot study on the "normobaric oxygen paradox". International journal of molecular sciences 2021;22(1):458.

22. Gill Aá, Bell CN. Hyperbaric oxygen: its uses, mechanisms of action and outcomes. Qjm 2004;97(7):385-95.

23. Gu GJ, Li YP, Peng ZY, Xu JJ, Kang ZM, Xu WG, et al. Mechanism of ischemic tolerance induced by hyperbaric oxygen preconditioning involves upregulation of hypoxia-inducible factor-1⊠ and erythropoietin in rats. Journal of applied physiology 2008;104(4):1185-91.

24. Hadanny A, Efrati S. The hyperoxic-hypoxic paradox. Biomolecules 2020;10(6):958.

25. Haddad JJ. Antioxidant and prooxidant mechanisms in the regulation of redox (y)-sensitive transcription factors. Cellular signalling 2002;14(11):879-97.

26. HAMBLEN DL. Hyperbaric oxygenation: its effect on experimental staphylococcal osteomyelitis in rats. JBJS 1968;50(6):1129-41.

27. Han G, Liu K, Li L, Li X, Zhao P. Effects of hyperbaric oxygen therapy on neuropathic pain via mitophagy in microglia. Molecular Pain 2017;13:1744806917710862.

28. Han Y, Ren J, Bai Y, Pei X, Han Y. Exosomes from hypoxia-treated human adipose-derived mesenchymal stem cells enhance angiogenesis through VEGF/VEGF-R. The international journal of biochemistry & cell biology. 2019;109:59-68.

29. Han Z-B, Ren H, Zhao H, Chi Y, Chen K, Zhou B, et al. Hypoxia-inducible factor (HIF)-1⊠ directly enhances the transcriptional activity of stem cell factor (SCF) in response to hypoxia and epidermal growth factor (EGF). Carcinogenesis 2008;29(10):1853-61.

30. Heyboer III M, Milovanova TN, Wojcik S, Grant W, Chin M, Hardy KR, et al. CD34+/CD45-dim stem cell mobilization by hyperbaric oxygen—changes with oxygen dosage. Stem cell research 2014;12(3):638-45.

31. Hohn DC, MacKay RD, Halliday B, Hunt TK. Effect of O_2 tension on microbicidal function of leukocytes in wounds and in vitro. Surg Forum 1976;27(62):18-20.

32. Hsu SL, Yin TC, Shao PL, Chen KH, Wu RW, Chen CC, et al. Hyperbaric oxygen facilitates the effect of endothelial progenitor cell therapy on improving outcome of rat critical limb ischemia. American journal of translational research 2019;11(4):1948.

33. Kamat SM, Mendelsohn AR, Larrick JW. Rejuvenation through oxygen, more or less. Rejuvenation Research 2021;24(2):158-63.

34. Klempner M. Phagocytes: normal and abnormal neutrophil host defenses. Infectious diseases 1998.

35. Labrouche S, Javorschi S, Leroy D, Gbikpi-Benissan G, Freyburger G. Influence of hyperbaric oxygen on leukocyte functions and haemostasis in normal volunteer divers. Thrombosis research 1999;96(4):309-15.

36. Lee YS, Chio CC, Chang CP, et al. Long course hyperbaric oxygen stimulates neurogenesis and attenuates inflammation after ischemic stroke. Mediators Inflamm. 2013;2013:512978.

37. Li Y, Zhou C, Calvert JW, Colohan AR, Zhang JH. Multiple effects of hyperbaric oxygen on the expression of HIF-1⊠ and apoptotic genes in a global ischemia-hypotension rat model. Experimental neurology 2005;191(1):198-210.

38. Li Z, Li M, Li X, Zhang M, Zhao Y, Ren W, et al. Hyperbaric

oxygen inhibits venous neointimal hyperplasia following arteriovenous fistulization. International Journal of Molecular Medicine 2017;39(5):1299-306.

39. Loesche WJ. Oxygen sensitivity of various anaerobic bacteria. Applied microbiology 1969;18(5):723-7.

40. Mandell GL. Bactericidal activity of aerobic and anaerobic polymorphonuclear neutrophils. Infection and immunity. 1974;9(2):337-41.

41. Mathieu D, Wattel F. Physiologic effects of hyperbaric oxygen on microorganisms and host defences against infection. Handbook on Hyperbaric Medicine 2006:103-19.

42. Matsushima S, Sadoshima J. The role of sirtuins in cardiac disease. American Journal of Physiology-Heart and Circulatory Physiology 2015;309(9):H1375-H89.

43. McRipley R, Sbarra A. Role of the phagocyte in host-parasite interactions XI. Relationship between stimulated oxidative metabolism and hydrogen peroxide formation, and intracellular killing. Journal of bacteriology 1967;94(5):1417-24.

44. Milovanova TN, Bhopale VM, Sorokina EM, Moore JS, Hunt TK, Hauer-Jensen M, et al. Hyperbaric oxygen stimulates vasculogenic stem cell growth and differentiation in vivo. Journal of applied physiology 2009;106(2):711-28.

45. Minet E, Ernest I, Michel G, Roland I, Remacle J, Raes M, et al. HIF1A gene transcription is dependent on a core promoter sequence encompassing activating and inhibiting sequences located upstream from the transcription initiation site and cis elements located within the 5′ UTR. Biochemical and biophysical research communications 1999;261(2):534-40.

46. Mohammad K, Dakik P, Medkour Y, Mitrofanova D, Titorenko VI. Quiescence entry, maintenance, and exit in adult stem cells. International Journal of Molecular Sciences 2019;20(9):2158.

47. Nemoto S, Fergusson MM, Finkel T. SIRT1 functionally interacts with the metabolic regulator and transcriptional coactivator PGC-1⊠. Journal of Biological Chemistry 2005;280(16):16456-60.

48. Novak S, Drenjancevic I, Vukovic R, et al. Anti-Inflammatory Effects of Hyperbaric Oxygenation during DSS-Induced Colitis in BALB/c Mice Include Changes in Gene Expression of HIF-1⊠, Proinflammatory Cytokines, and Antioxidative Enzymes. Mediators Inflamm 2016;2016:7141430.

49. Palzur E, Zaaroor M, Vlodavsky E, Milman F, Soustiel JF. Neuroprotective effect of hyperbaric oxygen therapy in brain injury is mediated by preservation of mitochondrial membrane properties. Brain research 2008;1221:126-33.

50. Park M, Muhvich K, Myers R, Marzella L. Effects of hyperbaric oxygen in infectious diseases: basic mechanisms. Hyperbaric Medicike Practice, Best publishing company, Flagstraff (USA) 1999:205-43.

51. Park MK, Myers RA, Marzella L. Oxygen tensions and infections: modulation of microbial growth, activity of antimicrobial agents, and immunologic responses. Clinical infectious diseases 1992;14(3):720-40.

52. Pittenger MF, Discher DE, Péault BM, Phinney DG, Hare JM, Caplan AI. Mesenchymal stem cell perspective: cell biology to clinical progress. NPJ Regenerative medicine 2019;4(1):22.

53. Poulose N, Raju R. Sirtuin regulation in aging and injury. Biochimica et Biophysica Acta (BBA)-Molecular Basis of Disease 2015;1852(11):2442-55.

54. Ren P, Kang Z, Gu G, Liu Y, Xu W, Tao H, et al. Hyperbaric oxygen preconditioning promotes angiogenesis in rat liver after partial hepatectomy. Life sciences 2008;83(7-8):236-41.

55. Rister M. Effects of hyperoxia on phagocytosis. Blut 1982;45(3):157-66.

56. Rocco M, Ditri L, De Bels D, Corazza F, Balestra C. The" normobaric oxygen paradox": a new tool for the anesthetist? Minerva anestesiologica 2014.

57. Salhanick SD, Belikoff B, Orlow D, Holt D, Reenstra W, Buras JA. Hyperbaric Oxygen Reduces Acetaminophen Toxicity and Increases HIF-1⊠ Expression. Academic emergency medicine 2006;13(7):707-14.

58. Selvaraj R, Sbarra A. Relationship of glycolytic and oxidative metabolism to particle entry and destruction in phagocytosing cells. Nature. 1966;211:1272-6.

59. Semenza GL. Oxygen sensing, homeostasis, and disease. New England Journal of Medicine 2011;365(6):537-47.

60. Shandley S, Wolf EG, Schubert-Kappan CM, et al. Increased circulating stem cells and better cognitive performance in traumatic brain injury subjects following hyperbaric oxygen therapy. Undersea Hyperb Med 2017;44(3):257-69.

61. Silver I. Cellular microenvironment in healing and nonhealing wounds. Soft and hard tissue repair New York: Praeger 1984:50-66.

62. Sun L, Marti HH, Veltkamp R. Hyperbaric oxygen reduces tissue hypoxia and hypoxia-inducible factor-1⊠ expression in focal cerebral ischemia. Stroke 2008;39(3):1000-6.

63. Suttorp N, Simon LM. Decreased bactericidal function and impaired respiratory burst in lung macrophages after sustained in vitro hyperoxia. American Review of Respiratory Disease 1983;128(3):486-90.

64. Thom SR, Bhopale VM, Velazquez OC, Goldstein LJ, Thom LH, Buerk DG. Stem cell mobilization by hyperbaric oxygen. Am J Physiol Heart Circ Physiol 2006;290(4):H1378-86.

65. Thom SR, Milovanova TN, Yang M, Bhopale VM, Sorokina EM, Uzun G, et al. Vasculogenic stem cell mobilization and wound recruitment in diabetic patients: increased cell num-

ber and intracellular regulatory protein content associated with hyperbaric oxygen therapy. Wound Repair and Regeneration 2011;19(2):149-61.

66. Wang XL, Yang YJ, Xie M, Yu XH, Liu CT, Wang X. Proliferation of neural stem cells correlates with Wnt-3 protein in hypoxic-ischemic neonate rats after hyperbaric oxygen therapy. Neuroreport 2007;18(16):1753-6.

67. Warren J, Sacksteder MR, Thuning CA. Oxygen immunosuppression: modification of experimental allergic encephalomyelitis in rodents. The Journal of Immunology 1978;121(1):315-20.

68. Wei L, Wang J, Cao Y, Ren Q, Zhao L, Li X, et al. Hyperbaric oxygenation promotes neural stem cell proliferation and protects the learning and memory ability in neonatal hypoxic-ischemic brain damage. International journal of clinical and experimental pathology 2015;8(2):1752.

69. Yan W, Fang Z, Yang Q, Dong H, Lu Y, Lei C, et al. SirT1 mediates hyperbaric oxygen preconditioning-induced ischemic tolerance in rat brain. Journal of Cerebral Blood Flow & Metabolism 2013;33(3):396-406.

70. Yao H, Chung S, Hwang JW, et al. SIRT1 protects against emphysema via FOXO3-mediated reduction of premature senescence in mice. J Clin Invest. 2012;122(6):2032-45.

71. Yeo E-J. Hypoxia and aging. Experimental & molecular medicine 2019;51(6):1-15.

72. Yu Q-h, Zhang P-x, Liu Y, Liu W, Yin N. Hyperbaric oxygen preconditioning protects the lung against acute pancreatitis induced injury via attenuating inflammation and oxidative stress in a nitric oxide dependent manner. Biochemical and biophysical research communications 2016;478(1):93-100.

73. Zhang H-n, Dai Y, Zhang C-h, Omondi AM, Ghosh A, Khanra I, et al. Sirtuins family as a target in endothelial cell dysfunction: implications for vascular ageing. Biogerontology 2020;21:495-516.

74. Zhang Q, Chang Q, Cox RA, Gong X, Gould LJ. Hyperbaric oxygen attenuates apoptosis and decreases inflammation in an ischemic wound model. Journal of Investigative Dermatology 2008;128(8):2102-12.

75. Zhou Z, Daugherty WP, Sun D, Levasseur JE, Altememi N, Hamm RJ, et al. Protection of mitochondrial function and improvement in cognitive recovery in rats treated with hyperbaric oxygen following lateral fluid-percussion injury. Journal of neurosurgery 2007;106(4):687-94.

CHAPTER 04

고압산소치료에서 약물상호작용

Drug Interactions with Hyperbaric Oxygenation Environment

순천향대학교 부천병원 응급의학과 **한 상 수**

Department of Emergency Medicine, Soonchunhyang University Bucheon Hospital
Sangsoo Han M.D., PhD.

개요

고압산소치료와 다른 약물 간의 상호 작용은 부작용 예방과 치료효과 향상을 위해 반드시 고려해야 할 사항이다. 이 챕터에서는 고압환경에서 약물로서의 산소와 흔히 사용되는 약물과의 상호 작용을 살펴보고자 한다. 고압산소치료 중 약물 투여의 실질적인 요점을 중심으로, 산소독성을 향상시키는 약물과 산소독성으로부터 보호하는 약물에 대한 설명도 포함하였다. 특히, 중추신경계(CNS)에 영향을 미치는 약물은 더욱더 주의를 기울여야만 한다.

주요사진

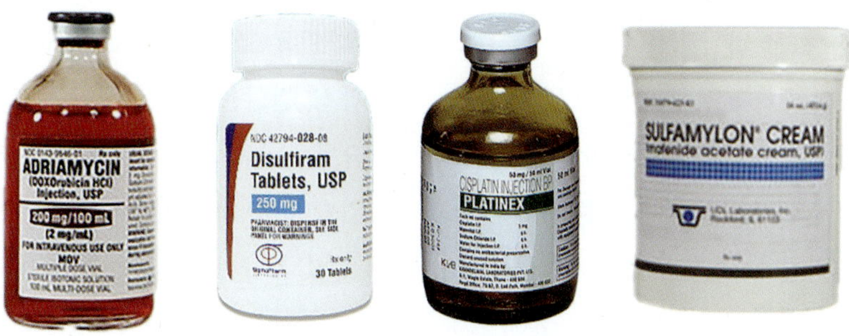

Adriamycin, disulfiram, cisplatin, sulfamylon cream

Keywords

약물상호작용 • 항생제 • 항암제 • 심혈관약물 • 중추신경약물

I. 약물로서의 산소

대기 중 산소농도보다 높은 농도의 산소를 환자에게 투여할 경우 산소는 약물로 간주된다. 그러므로 고압산소 치료에서의 산소도 약물로 판단해야 하며, 약물로서의 산소는 다른 약물 간의 상호 작용을 일으킬 수 있다.

1. 약물간 상호작용

약물간 상호작용은 처음 투여한 약물의 약리 작용이 두 번째 약물에 의해 변했을 때 발생한다. 두 약물의 알려진 효과는 원래보다 강화되거나 감소할 수 있으며, 알려지지 않은 새로운 효과가 발생할 수도 있다. 약물간 상호작용은 다음과 같은 메커니즘에 따라 분류된다(**그림 4-1**).

- 약동학적(Pharmacokinetic) 상호작용은 약물이 작용하는 부위로 이동하는 동안 발생하며, 그 결과 약물의 혈장 수준 또는 조직분포의 변화가 발생한다.
- 약력학적(Pharmacodynamic) 상호작용은 생물학적 활성 부위(수용체)에서 발생하며, 약물의 혈장 수준에서 약리학적 효과의 변화를 초래한다.
- 특이질(Idiosyncratic) 상호작용은 예측할 수 없을 정도의 소수의 환자에서 발생하며, 약물의 약리 작용에서 예상치 못한 것이다. 메커니즘은 일반적으로 불분명하지만 유전적 영향으로 생각된다.

2. 고압산소와 다른 약물의 상호작용

고압산소는 다른 약물의 효과를 강화하거나 감소시킬 수 있기 때문에 다른 약물을 투여받는 환자에서 이러한 상호 작용을 인지하는 것은 매우 중요하다. 반대로 고압산소의 효과를 감소시키거나 촉진시키는 약물도 있다. 이들은 각각 산소 독성에 대한 보호제(protector) 및 증진제(enhancer)에 해당한다.

비처방 약물을 포함한 많은 약물들은 고압 환경에서 원치 않는 부작용이 있을 수 있다. 어떤 약물은 효과가 증진되고 어떤 약물은 길항제로 작용할 수 있다. 일부 약제는 대기압 환경에서와 완전히 다른 효과를 낸다.

II. 고압산소치료 중 약물 관리의 고려사항

1. 약물용기

약물용기에 대한 압력의 기계적 영향을 고려해야 한다. 다인용 고압산소치료기 내에서 사용하는 반복적인 가압 및 감압을 받는 약물은 반드시 내압용기에 넣어야 한다.

압력이 3 ATA 미만일 때 작은 바이알에서는 폭발의 문제가 없다. 유리 바이알은 최대 6기압의 압력에 버틸 수

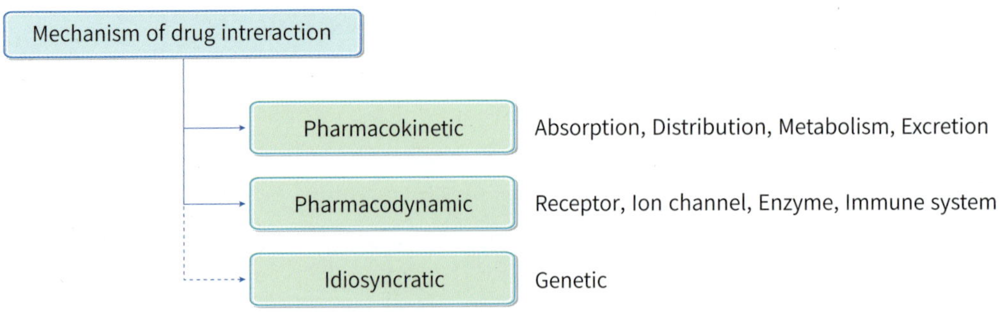

그림 4-1. 약물간 상호작용의 메커니즘

있다. 3기압 이상의 압력에서 10 mL 이상의 유리 바이알을 열 때는 거즈로 싸서 주의하여 열어야 한다. 혹은 고압산소치료기 외부에서 주사기에 넣고 치료기 내부에 가져오도록 한다. 상단이 고무로 되어있는 여러 번 사용이 가능한 바이알의 경우에는 약물을 꺼내는 도중 오염 가능성이 있기 때문에 고압 챔버에서는 한 번만 사용해야 한다.

엘라스토머 약물전달장치(Elastomeric drug delivery devices)는 일반적으로 정맥으로 투여하는 약물을 일정한 속도로 오랫동안 투여하기 위해서 사용된다. 고압산소치료 시에도 이 장치를 이용할 수 있다. 한 연구에 따르면 243 kPa의 압력에서 엘라스토머 장치의 성능을 비교한 결과 대기압에서와 장치의 전달 속도에 큰 차이가 관찰되지 않았다.

다인용 고압산소치료기에서 배터리 전원이 공급되는 경우에는 의약품 주입펌프(infusion pump)를 사용할 수 있다. 단, 배터리가 라인 전압에서 공급되는 경우에는 플러그가 반드시 방폭형(explosion-proof type)이어야 한다.

2. 약물 투여 경로

정맥투여가 가장 신뢰할 수 있는 선택이다. 근육내주사 및 피하주사의 경로로의 약물 투여는 약물의 혈중 최대 흡수가 지연되거나 감소될 것으로 예상된다. 이는 고압산소치료로 인해 심박출량을 10~20% 감소가 되고 과산소증이 혈관수축을 일으켜 혈류를 최대 20% 감소시키기 때문이다. 경구투여 시 내장 혈류 감소로 인해 최대 경구 투여 흡수가 지연되거나 감소될 수 있다. 모든 패치와 크림은 고압산소치료 전에 제거해야 한다(그림 4-2).

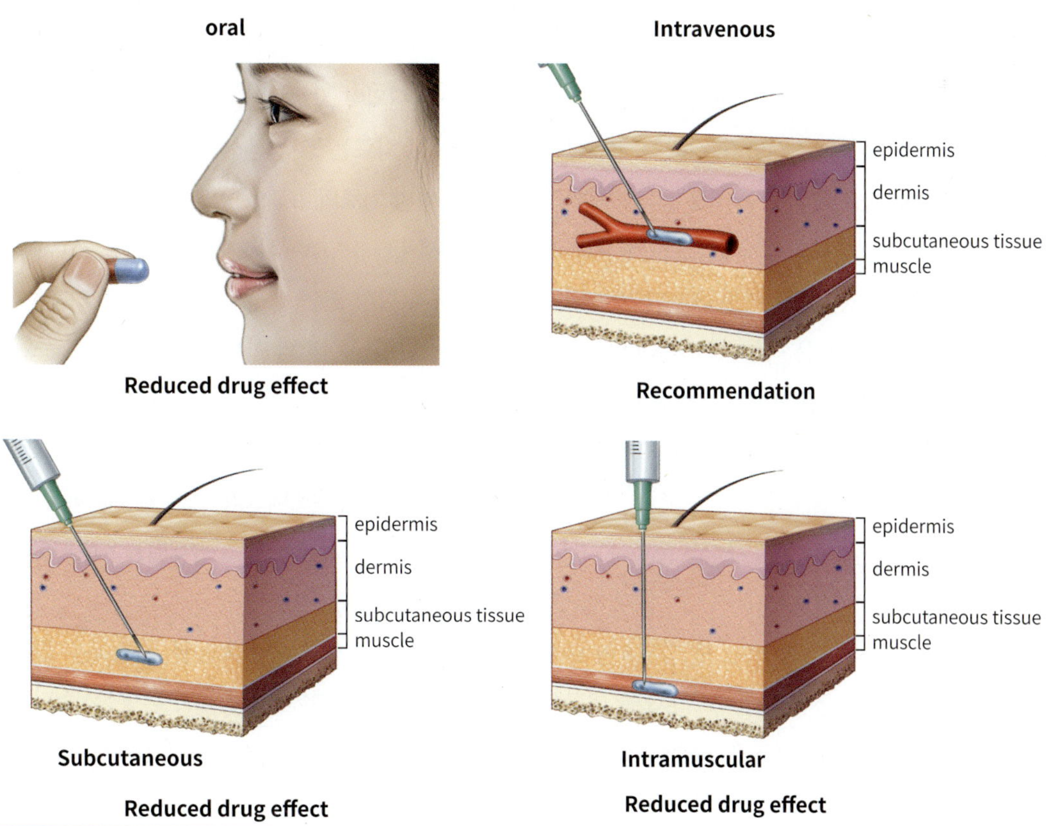

그림 4-2. 고압산소치료에서의 약물 투여 경로

III. 고압산소와 항생제의 상호작용

고압산소는 자체적으로 항균 효과가 있으므로 항생제의 효과를 향상시킨다. 고압산소에 의해 발생한 자유라디칼(free radical)은 미생물에 독성이 있을 수 있다. 고압산소는 항생제와 시너지 효과가 있는 것으로 여겨진다.

1. 카바페넴(Carbapenem)

이미페넴(Imipenem, primaxin)은 정맥용 베타-락탐(β-lactam) 항생제로써 카바페넴 계열의 항생제이다. 화상에 의한 상처는 고압산소치료의 적응증이며, 화상 상처에는 주로 녹농균(Pseudomonas aeruginosa)이 감염되기 때문에 이미페넴은 화상 상처에 사용하기 적절하다. 그러므로 고압산소와 이미페넴과의 상호 작용에 대해서 여러 연구가 진행되었다. 고압산소(100% 산소, 3기압, 5시간)와 이미페넴의 상호작용에 대한 한 실험실 연구에서 감염된 대식세포(macropharge)를 고압산소에 노출시키고 활성산소종(reactive oxygen species, ROS)의 생성을 감시했다. 결과는 고압산소가 이미페넴의 효과를 향상시킬 뿐 아니라 대식세포에 의한 슈퍼옥사이드 음이온 생성을 증가시킴으로써 산화 메커니즘에 의해 살균의 가능성을 보여주었다. 따라서, 이미페넴과 고압산소의 동시 사용은 녹농균을 체외에서 죽이기 위해 사용될 수 있으며, 이러한 치료는 녹농균이 잘 발생할 수 있는 상처를 입은 환자에게 유익할 수 있다.

2. 아미노글리코시드(Aminoglycoside)

동물실험(토끼)실험에서 고압산소하 토브라마이신(tobramycin)은 뇌척수액(cerebrospinal fluid, CSF) 농도를 변화시키지 않았다. 반면, 혈액뇌장벽(blood-brain barrier, BBB)을 손상시킬 수 있는 이산화탄소는 토브라마이신의 CSF/혈액 비율을 2배 이상 증가시켰다. 또한, 겐타마이신의 약동학에서는 고압산소에 노출된 건강한 성인에게서 약물의 농도는 변화가 없었다.

3. 설파메톡사졸(Sulfonamides)

산소분압의 증가는 일반적 제균작용(bacteriostatic)보다는 설파메톡사졸을 함께 사용 시 상승적인 살균효과를 나타낸다. 화상 환자에게 사용되는 아세테이트 마페니드 아세테이트(상품명: Sulfamylon)는 탄산 탈수 효소 억제제(carbonic anhydrase inhibitor)이며, 이산화탄소를 정체하고 혈관 확장을 촉진하는 경향이 있다. 그러므로 이 약물을 사용하는 환자가 고압산소치료기에 들어가기 전에는 약물의 사용을 중단해야만 한다.

IV. 고압산소와 항암제의 상호작용

저산소증은 화학 요법 및 방사선 요법 내성, 재발 및 전이와 관련되어 고형 종양의 일반적인 현상 중 하나이다. 고압산소치료는 조직 산소 함량을 증가시켜 저산소증을 막고 항암 치료의 효과를 높일 수 있다.

암세포를 3 ATA에서 2시간 동안 고압산소에 노출시키면 DNA 합성 또는 유사분열(mitosis)을 억제하는 것으로 나타났다. 고압산소와 아드리아마이신(Adriamycin)이 동시에 노출되면 세포독성이 감소한다. 그러나 고압산소 전후 2~8시간 동안 아드리아마이신에 노출되면 약물 효과가 증가한다. 또한, 질소머스타드(nitrogen mustard) 투여 전, 도중 또는 후에 고압산소에 노출되었을 때 세포독성이 증가한다.

고압산소는 세포 배양과 동물 모델 모두에서 독소루비신(doxorubicin)의 화학 요법 효과를 향상시켰다. 또한, 고압산소는 미소니다졸(misonidazole)의 대사율을 감소시킴으로써 종양에서의 미소니다졸 농도를 증가시켜 방사선 감수성을 향상시킨다. 그러나 독소루비신은 심독성 위험이 증가하기 때문에 고압산소치료와 함께 사용하는 것은 금기이다. 단, 실험실 연구에서는 고압산소에 노출된 쥐에서 독소루비신에 의한 심장독성을 촉진하지는 않고 오히려 독소루비신에 대한 심장보호 효과를 제공한다는 결과가 있기 때문에 추가적인 연구가 더 필요하다.

소라페닙(sorafenib)은 간세포암(HCC)에 대한 1차 치료제이지만 환자들 중 일부에서만 효과가 있으며 종양의 저산소증을 유발할 수 있다. 한 연구에서 소라페닙과 함께 고압산소치료가 간세포암에 미치는 영향을 조사했다. 2 ATA에서 80분간의 고압산소치료와 함께 소라페닙 혹은 시스플라틴(cisplatin)을 사용하였다. 그 결과 소라페닙과 고압산소치료를 동시에 시행한 경우에 간암세포에서 시너지 효과가 나타났는데, 간암세포의 성장억제 및 세포 자멸사를 초래하여 간세포암 환자에서 잠재적인 적용을 시사하였다. 또한 고압산소가 간암세포에서 microRNA 발현을 크게 변화시킨 것으로 나타났다.

V. 고압산소와 심혈관약물의 상호작용

1. 아드레날린, 항아드레날린, 신경절 차단 작용제 (Adrenomimetic, Adrenolytic, and Ganglion Blocking Agents)

고압산소에서는 α- 및 β-차단제, 신경절 차단제 및 β-아드레날린 작용제의 저혈압 효과가 상당히 감소하고, 중추 아드레날린 작용제의 효과가 제거된다. 또한 고압산소에 의해 α-아드레날린 효과와 β-아드레날린 차단제의 카디오트로픽(cardiotropic) 효과가 강화된다. 따라서 이러한 약물은 고압산소치료 세션 이전에 투여해서는 안되며, 치료 이후에 투여해야 한다.

2. 디기탈리스/디곡신(Digitalis/Digoxin)

고압산소는 심장 글리코사이드(glycoside)의 효과를 감소시키는 것으로 알려져 있다. 또한 고압산소가 디지탈리스의 독성 효과를 줄일 수 있다는 연구도 있다.

3. 협심증 치료제(Antianginal Drugs)

협심증 치료제를 사용하는 NYHA (New York Heart Association) 등급 II-III인 허혈성 심장 질환 및 협심증 환자에서 단일 고압산소치료 세션(1.5 ATA, 40분간)의 효과가 연구되었다. 그 결과 고압산소는 니페디핀(nifedipine)에서 간접적으로 혈역학적 효과의 정도를 감소시키고, 프로프라놀롤에서는 반변시성 및 반변력성(negative chronotropic and inotropic effect)를 강화하지만, 니트로글리세린(nitroglycerin)의 혈역학적 효과에는 영향을 미치지 않는다.

4. 헤파린(Heparin)

헤파린을 사용한 동물들에게서 고압산소치료를 시행했을 때 헤파린과 산소에 의한 항응고효과로 인해 폐출혈이 발생하였다. 실험에서 압력과 노출시간이 임상에서보다 훨씬 높고, 동물연구이기 때문에 사람에게 적용될 수는 없으나, 헤파린을 사용하면서 고압산소치료를 받는 사람에게서는 반드시 잠재적 합병증이 발생할 수 있음을 염두에 두어야 한다. 아직까지 사람에게서 합병증이 발생했다는 보고된 바는 없다.

VI. 고압산소와 중추신경계(CNS)에 작용하는 약물의 상호작용

1. 마취제(Anesthetics)

고압산소 환경에서 마취제를 사용하는 것은 이례적이다. 만약에 꼭 사용해야 한다면 IV 마취제(ketamine, benzodiazepine)가 고압산소시 유용한 것으로 증명되었다. 또한 중이의 압력손상을 예방하기 위해서 예방적 고막절개술(myringotomy)를 시행해 주어야 한다.

2. CNS 자극제(CNS Stimulants)

암페타민(amphetamine)과 같은 CNS 자극제는 고압산소와 함께 사용 시 좋지 않은 상호작용을 한다. 또한, 카페인에 취약한 사람이 커피를 과도하게 마시면 고압산소치료 시 산소독성이 발생할 수 있다.

3. 에탄올(Ethanol)

동물실험(생쥐)에서 고압의 공기는 에탄올과 시너지 효과가 있어 수면 시간을 증가시켰다. 이는 알코올을 섭취한 사람들에게서 가압 및 감압 효과에 대한 민감성이 증가하는 것으로 설명할 수 있다. 술에 취한 상태에서 일산화탄소 중독으로 내원한 환자에게 고압산소가 미치는 특별한 부작용은 없다. 고압산소가 술 취한 사람들에게 "술 깨는" 신진대사를 촉진한다는 증거는 없다.

4. 마약성 진통제(Narcotic Analgesics)

마약성 약물은 일반적으로 연수(medulla) 중추의 일산화탄소에 대한 반응성을 감소시켜 호흡을 억제한다. 이는 호흡에 대한 고압산소의 억제효과와 결합하여 $PaCO_2$를 증가시켜 혈관 확장을 유발하고 산소 독성을 향상시킬 수 있다.

동물실험(개)에서 메페리딘(meperidine, 데메롤)의 약동학은 1 ATA에서 공기에서와 2.8 ATA에서 또는 6 ATA에서 모두 바뀌지 않았다. 물론 동물실험이기 때문에 사람에게 적용될 수는 없다. 또한, 모르핀(morphine)의 작용도 고압산소에 의해 변하지 않았다.

5. 펜토바르비탈(Pentobarbital)

동물실험(쥐)에서 펜토바르비탈의 마취가 고압산소하에서 더 잘 회복됨을 확인했다. 회복의 기전을 파악하기 위하여 동물실험(개)에서 고압산소하 펜토바르비탈의 약동학을 연구하였으나, 고압산소가 총 혈장 청소율, 약물분포, 펜토바르비탈의 반감기에 영향을 미치지 않았다. 따라서 중추신경계 억제의 회복에 대한 원인이 약물분포의 재배치는 아닌 것으로 밝혀졌다.

6. 스코폴라민(Scopolamine)

스코폴라민은 멀미 치료에 널리 사용되는 항콜린성 화합물이며, 특히 다이버들에게 고압산소와 함께 사용될 수 있다. 5 ATA에서 스코폴라민과 고압산소의 상호 작용을 쥐에서 시험하였으며, 과산소성 경련이 시작되기 전 잠복기는 변하지 않았다. 하지만, 스코폴라민을 고압산소와 함께 사용하는 경우 약물의 안과적(visual) 및 심혈관 부작용을 고려해야 한다. 또한, 스코폴라민은 경피 패치로도 사용되며 2 ATA 이상의 압력에 노출된 다이버에서 그 작용의 변화가 관찰되지 않았다.

VII. 고압산소와 기타 약물의 상호작용

- **인슐린**(Insulin): 당뇨병에 필요한 인슐린 용량은 고압산소치료 중 감소하므로 재조정해야 한다.
- **로사르탄**(Losartan): 안지오텐신 수용체 차단제인 로사르탄은 고압산소치료 시 약물효과가 증가하고 단백뇨 관리에 상당한 이점이 있다.
- **레세르핀 및 구아네티딘**(Reserpine and guanethidine): 고압산소치료와 불리한 상호작용을 보인다.
- **살리실산염**(Salicylates): 동물연구(개)에서 2.8 ATA의 고압산소하 청소율이 크게 증가하였다. 사람연구에 대한 결과는 없다.
- **테오필린**(Theophylline): 동물연구(개)에서 2.8 ATA의 고압산소하 약동학에 변화가 없었다. 사람연구에 대한 결과는 없다.

VIII. 산소독성을 향상시키는 약물

체온과 신진대사의 상승은 산소 독성에 대한 감수성을 증가시키며, 반대로 저체온증은 산소 독성에 대한 보호 효과가 있다. 뇌하수체 절제술을 받은 경우에 산소독성에 의한 발작의 위험이 높으며, 활동성 그레이브스병(Grave's disease) 또한 발작을 일으키기 쉽다. 정상 갑상선 상태를 유지하기 위해 갑상선 보충제를 복용하는 환자에서 산소독성의 위험이 없다.

- **아세타졸아마이드**(Acetazolamide): 아세타졸아마이드는 탄산탈수효소저해제(carbonic anhydrase inhibitor)로서, 고압산소 하에서 산소에 의한 혈관수축을 방지하고 혈류를 증가시킨다. 이는 뇌가 산소독성에 취약하게 한다. 그러므로 아세타졸아마이드는 2 ATA 이상의 압력에서 사용해서는 안 된다.
- **중추신경계 자극제**(CNS stimulants): 암페타민이나 카페인과 같은 중추신경계 자극제는 고압산소치료 시 산소독성의 감수성을 증가시킬 수 있다.
- **다이설피람**(Disulfiram): 알코올 기피 요법으로 사용되는 약물이다. 디에틸디티시오카르바메이트(diethyldithiocarbamate)의 감소와 후속적인 과산화 디스뮤타아제(superoxide dismutase) 억제를 통해 산소독성을 촉진할 수 있다.
- **퍼플루오로카본**(Perfluorocarbon, PFC): 감압병의 치료에는 PFC가 사용될 수 있으며 감압병 환자는 고압산소치료를 받을 수도 있다. 하지만, PFC가 고압산소 조건에서 중추신경계 산소독성의 위험을 잠재적으로 증가시킬 수 있다는 가설이 제기되었다. 동물실험(쥐)에서 6 ATA의 고압산소하 PFC를 투여하여 뇌 피질과 해마에서 말론디알데히드(malondialdehyde, MDA), 산화질소(NO) 및 과산화수소(H_2O_2)의 농도를 정량화했다. 또한, 뇌 피질과 해마에서 superoxide dismutase (SOD), glutathione peroxidase (GPx), catalase (CAT) 및 NO synthase (NOS)의 활성 변화도 확인하였다. 뿐만 아니라, 강력한 항산화 제인 에다라본(Edaravone)을 사용하여 PFC로 인한 중추신경계 산소독성을 예방했다. 결과는 PFC 투여 후 뇌파에서 첫 번째 방전까지의 대기 시간이 크게 단축되었고, MDA, H_2O_2 및 NO 레벨과 NOS 활동이 증가했다. 그리고 SOD, GPx 및 CAT 활동이 감소했다. 에다라본은 중추신경계 산소독성 및 PFC의 부작용으로부터 효과적으로 보호했다. 결론적으로 고압산소치료 이전에 투여된 PFC는 중추신경계 산소 독성을 촉진하며, 에다라본이 이를 예방할 수 있는 역할을 할 수 있음을 보여주었다.
- **갑상선 추출물**(Thyroid extract): 동물실험에서 고압산소하 갑상선 또는 갑상선 추출물을 투여하였을 때 산소의 독성효과가 향상되었다. 대사율의 증가로 인해 산소유발 경련을 일으키는 경향이 있는 것으로 생각되며, 이것은 사람에게도 발생할 수도 있을 것이다.

IX. 산소독성으로부터 보호하는 약물

- **항경련제**(Anticonvulsants): 페니토인(Phenytoin)과 디아제팜(diazepam)은 발작을 예방하는 데 사용되지만, 산소독성에 대한 보호효과는 없다. 바르비튜레이트(Barbiturates)는 항간질제로도 사용되며 산소독성에 대한 보호효과가 있을 수 있다. 그러나 바르비튜레이트를 사용할 때의 단점은 호흡 억제를 시킬 수 있다는 것이다. 디아제팜은 고압산소치료와 무관한 발작을 예방하고 조절하는 데 사용된다. 용량은 정맥 주사로 천천히 투여하며 5~50 mg이며, 호흡억제를 초래할 수 있다. 로라제팜(Lorazepam)은 디아제팜과 비슷하게 작용하지만 1/5의 용량만 사용하면 된다. 페니토인(phenytoin)을 사용하는 경우 장기간 고압 산소시에는 사용하지 않도록 주의해야 하는데, 경련의 징후가 없이 중추신경계 독성이 발생할 수 있기 때문이다. 카르바마제핀(Carbamazepine)은 간질환자의 고압산소치료 중 중추신경계 독성을 예방하는 데 유용한 것으로 밝혀졌다.
- **맥각 유도체**(Ergot derivatives): 동물실험(쥐)에서 리수라이드(lisuride)와 퀴인피롤(quinpirole)은 5 ATA의 고압산소에서 항경련효과가 있는 것으로 나타났다. 이 효과는 디아제팜(diazepam)의 약 50% 정도로 밝혀졌다. 하지만, 이 목적을 위해 환자에게 맥각 유도체를 사용한 보고는 없다.
- **리도카인**(Lidocaine): 저용량의 리도카인은 고압산소에 노출되는 동안 중추신경계 독성에 대한 신경보호효과를 나타낸다. 메커니즘은 알려지지 않았지만, 뇌 모노아민 시스템의 변화 또는 신경 세포막의 흥분성 변화를 일으킬 수 있는 것으로 알려져 있다.
- **마그네슘**(Magnesium): 마그네슘 이온 화합물은 항산화 효과 및 혈관확장 효과가 있는 물질이므로 산소 독성을 감소시킨다. 고압산소 세션 3시간 전에 10 mmol의 황산 마그네슘을 1회 투여할 수 있다.
- **페르페나진**(Phenothiazines): 클로르프로마진(Chlorpromazine)은 산소독성에 대한 보호작용이 있다.
- **프로프라놀롤**(Propranolol): 동물실험(쥐)에서 고압산소에 의한 경련을 줄이는 효과가 있었다. 하지만, 임상적 적용에 대한 보고는 없다.
- **비타민** E (Vitamin E): 비타민 E는 활성산소에 대항하여 산소독성으로부터 보호하는 것으로 알려져 있다. 그러므로 고압산소치료가 예정된 환자에게 치료 2일 전부터 매일 400 mg의 용량을 투여해야 한다.

X. 결론

고압산소와 약물상호작용은 중요한 주제이지만, 흔히 사용되는 많은 약물에 대한 연구가 부족한 실정이다. 동물실험이 사람에게서의 안전성을 보장할 수 없기 때문에 사람에게 적용될 수는 없다. 따라서 앞으로 고압산소를 투여받는 환자에서 흔히 사용되는 약물의 약동학 연구를 수행하여 신뢰할 수 있는 약물 부적합 목록을 작성해야 한다. 이러한 목록은 다양한 약전에 통합되어야 하며 고압 치료 시설에 표시되어야 한다. 고압산소치료 시 산소와 상호 작용하는 것으로 알려진 약물을 사용할 때 항상 주의를 기울여야 한다.

REFERENCE

1. Karagoz B, Suleymanoglu S, Uzun G, Bilgi O, Aydinoz S, Haholu A, et al. Hyperbaric oxygen therapy does not potentiate doxorubicininduced cardiotoxicity in rats. Basic Clin Pharmacol Toxicol 2008;102:287-92.
2. Lewis I, Smart D, Brown B, Baines C. Performance of the Baxter Infusor LV10 under hyperbaric conditions. Diving Hyperb Med 2015;45:37-41.
3. Lima FL, Joazeiro PP, Lancellotti M, de Hollanda LM, de Araújo LB, Linares E, et al. Effects of hyperbaric oxygen on Pseudomonas aeruginosa susceptibility to imipenem and macrophages. Future Microbiol 2015;10:179-89.
4. Liu S, Li R, Ni X, Cai Z, Zhang R, Sun X, et al. Perfluorocarbonfacilitated CNS oxygen toxicity in rats: reversal by edaravone. Brain Res 2012;1471:56-65.
5. Peng HS, Liao MB, Zhang MY, Xie Y, Xu L, Zhang YJ, et al. Synergistic inhibitory effect of hyperbaric oxygen combined with sorafenib on hepatoma cells. PLoS One 2014;9,e100814.
6. Smith RG. An appraisal of potential drug interactions regarding hyperbaric oxygen therapy and frequently prescribed medications. Wounds 2011;23:147-59.
7. Yilmaz MI, Korkmaz A, Kaya A, Sonmez A, Caglar K, Topal T, et al. Hyperbaric oxygen treatment augments the efficacy of a losartan regime in an experimental nephrotic syndrome model. Nephron Exp Nephrol 2006;104:e15-22.

뇌생리적 SPECT 뇌기능영상과 고압산소치료

CHAPTER 05

Neurophysiologic SPECT Brain Function Imaging and Hyperbaric Oxygen Therapy

(주) 인터오션 고압산소치료 연구센터 센터장 **김 철**

Director of Interocean Hyperbaric Oxygen Therapy Research Center
Chol Kim M.D., Emergency Medicine Specialist, Hyperbaric Medicine Specialist

개요

현대 의학용 영상장치는 여러 종류의 기술을 사용하고 있다. 이 중 SPECT와 PET는 기능부분 영상화에, CT와 MRI는 해부학적인 비기능부분 영상화에 가장 유용하다. SPECT 뇌기능영상은 각 개인에게 어떠한 치료를 한, 전과 후의 변화와 기능적 특징을 평가하는데 있어서 지난 25년 이상 사용하여 온, 고압산소치료 효과를 측정하는 최고의 기술이다. 이 글에서는 고압산소치료를 이용한 치료 전 후의 여러가지 뇌기능 상태평가에 쓰이는 뇌 SPECT 기능영상의 중요한 역할에 대해 다룬다.

주요사진

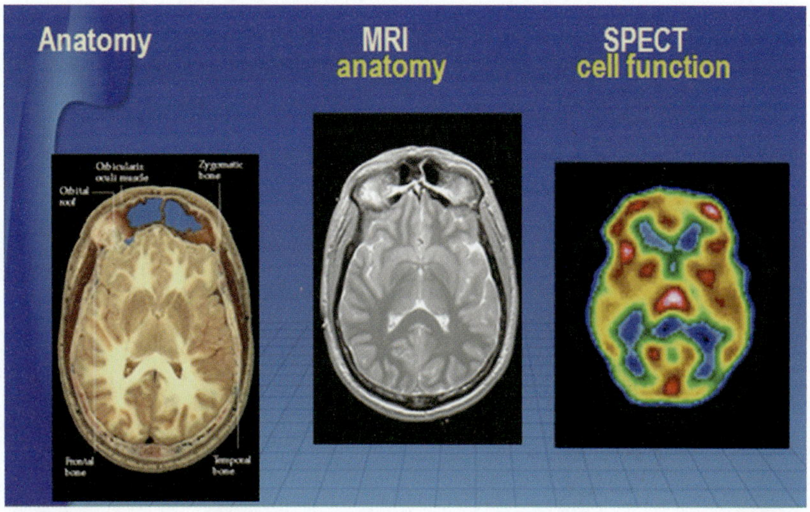

중뇌수준에서 해부학적인 상관관계를 보여주는 생체 MRI와 SPECT 단층영상과 비교한 사후 단층영상 이미지

Keywords

뇌영상 • 단일광자방출 컴퓨터단층촬영(SPECT) • 컴퓨터단층촬영(CT) • 과관류 • 저관류 • 방사성 동위원소 • 방사성 의약품 • 양전자방출 단층촬영(PET) • 자기공명영상(MRI) • 고압산소치료(HBOT)

I. 소개

핵의학 영상은 진단 및 기능검사를 위하여 특정한 장기시스템을 표적으로 하는 방사성 의약품을 정맥주사하여 만들어진다. 주입된 "극미량 표적(tracer)" 원칙을 따르는 방사성 의약품은 검사대상인 특정 장기시스템으로 퍼지게 되는데, 말 그대로 검사하려는 장기시스템의 기능을 방해하지 않을 정도의 극미량 만을 사용한다. 이렇게 극미량의 방사성 의약품을 사용한다는 것은, 10살 어린이에게 CT 촬영할 때 사용하는 방사선 량의 약 1/30 정도 만을 사용하는 것이다.

이러한 과정에서 필요한 최신 기술은 다음의 세 가지이다: 방사성 표적, 신체 장기에서 방출되는 방사선을 탐지하는 SPECT 스캐너인 영상 장치와 그리고 마지막으로 3차원적인 자료를 처리하는 소프트웨어가 필요하고, 영상을 2차원 또는 3차원 형태로 제공하거나, 또는 반정량적인 기능적 정보로 제공한다.

주목해야 할 요점은 기능적인 영상검사의 목적이 하나의 임상진단으로 결론내기 위한 것이 아니고, 장기 기능 정보를 모으면서 기능적 정보를 분석하여, 임상적으로 하나 또는 여러 동반병소를 판단하는 것이다. 예를 들면, 뇌 SPECT 영상은 임상적으로는 경미한 외상성 뇌손상으로 진단하게 해 주지만, 기능적인 스캔정보는 그와 동반하는 외상 후 스트레스장애(PTSD) 또는 신경독성 물질에 대한 노출을 의미할 수 있다.

이렇게 SPECT 뇌기능 스캔을 하는 중요한 이유는 1. 신경학적 질환과 국소적 기능장애의 존재와 확장영역을 시각화하여 표시하고, 2. 혈관성, 염증성, 외상성 또는 신경독성 질병의 원인에 의한 이차적인 다초점 기능장애를 표시하며, 3. 초기 임상 진단에서 고려하지 않은 동반병소를 밝혀 내기 위한 것이다.

뇌 SPECT 기능영상을 임상에서 이용하려면 기능하는 뉴런에 의해서만 취사 선택되는 방사성 의약품이 필요하다. 이것은 혈관조영술 같은 단순한 혈관 흐름의 과정이 아니고, 만일 정맥으로 주입한 방사성 약품이 뉴런에 의해 흡수되지 않는다면, 즉 뉴런이 기능을 하지 않는 경우는 뇌의 이 부분이 적절한 활동을 하지 않는 것을 나타낸다. "손상"에 의해 낮은 수준의 기능만을 하고 있어서 "유휴 뉴런"이라고 불리우는 곳은 실제로는 살아있지 않는 것이다. "유휴 뉴런"은 기능적으로는 완전히 정상기능을

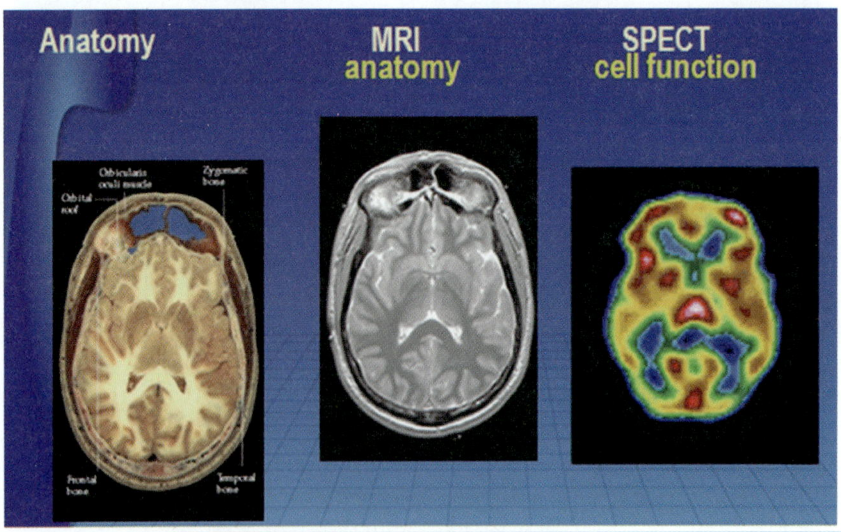

그림 5-1. 중뇌수준에서 해부학적인 상관관계를 보여주는 생체 MRI와 SPECT 단층영상과 비교한 사후 단층영상 이미지

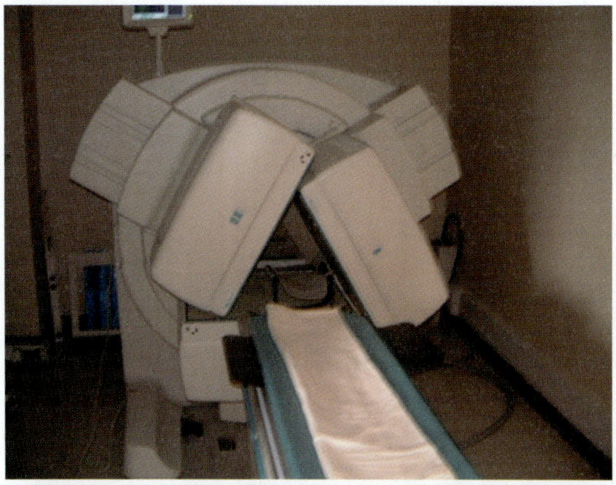

그림 5-2. 20분간 스캔하는 동안 환자의 머리 주위를 천천히 회전하는 세 개의 이미징 "헤드"가 있는 SPECT 뇌 영상화 장치의 예

할 수 있는 상태로 되돌아 갈 수 있다. 이렇게 개선된 기능적 상태는 SPECT 뇌영상에서 방사성 의약품의 흡수가 더 많이 증가하고, 개선된 상태로 보여 진다.

뇌세포가 작동하는 방식은 뇌세포의 대사산물을 저장하는 방식이 아니고, 뇌세포 기능을 끊임없이 유지하기 위해 두가지 포도당과 산소가 지속적이면서 가변적으로 공급해져야 한다는 것을 알아야 한다.

기본적으로 모든 질병 과정은 세포 단위에서 시작한다. 그리고 CT 및 MRI의 해부학적 영상은 거시적 수준이어서, CT 와 MRI는 기능장애 또는 질병 과정을 평가하거나 진단하는 데 있어서 효과적이지 않다. 커다란 병변이든 해부학적 왜곡이든 거시적 크기의 병변은 엄청나게 많은 수백만개의 세포가 관여하여 만들어 지는 것이다.

II. 연구사례

고압산소치료의 효과를 평가하는 뇌 SPECT 기능영상은: 뇌성마비, 뇌혈관질환/뇌졸중, 뇌진탕 및 외상성 뇌손상, 신경독성 물질에 의한 노출, 이것들의 발생은 환경적, 치료적 또는 쾌락적인 것에 의한 것일 수 있는데, 비정형적인 뇌기능과 임상적으로 소위 자폐범주성장애(ASD) 및 전반적 발달장애(PDD)라는 임상질환에 활용할 수 있다. 실제로 이러한 모든 상태, 기능장애의 증상과 증후 집합군을 가진 환자가 있다면, SPECT 뇌기능영상은 다발성 동반병소가 실재하는 것을 국소적인 뇌기능 정보를 통하여 명확히 보여준다. 비정형적 뇌의 국소적인 기능을 보이는 SPECT 영상에 의하면, 단순히 임상에서 진단학적인 명칭을 붙이는 것 보다 환자에게 실제 치료적 지표로 분류하는 것이 가능해진다.

다음은 "뇌졸중"에 대한 임상 실례로, 고압산소치료를 시작하기 위하여, 뇌 SPECT 기능영상을 촬영하기 약 2년 전에 오른쪽 중뇌동맥의 외상성 열상을 겪은 20세 여성 환자이다. 이와 같은 경우는 자주있는, 불행하게도 전형적인 경우로, 환자가 실제 뇌손상을 당한 지 2년 이상 경과했으며, 고압산소치료를 시작하려고 뇌기능손상의 실제 의료 영상을 촬영하기 전에 다른 모든 종류의 재활치료를 시도하였었다.

그림 5-3은 40시간의 고압산소치료를 수행하기 전과 후의 영상이다. 좌측의 영상은 우측 중뇌동맥영역에서 실제로 기능이 없는 한 곳의 국소적인 부분(검은 부분)을 포함하여, 뇌기능이 여러 다른 정도로 다양함을 보여주고 있다. 이곳은 임상적으로 좌측 대뇌반구에서 볼 수 있는 기능과 일치한다.

좌측의 이미지는 임상적으로 모든 치료가 환자의 좌측 반구에 초점을 맞추고 있지만, SPECT 기능영상은 특히 전두엽과 양측 측두엽에서 현저하게 모든 곳에서 기능장애가 나타나고 있음을 보여준다. 이렇게 시각화한 기능영상 소견은 임상의사가 이전에 주목하지 않았던 환자의 전두엽 기능장애를 알게 해준다. 전두엽 기능장애는 운전을 할 수 없고, 감정을 표현할 수 없고, 대학 수업을 계속할 수 없게 하며 그리고 직업을 가질 수 없게 하는 것에 해당한다. 환자는 단지 기능적으로 신경학적인 장애를 앓고 있는 것뿐 만 아니라 심각한 정도로 전반적인 삶의 질을 잃어버린 상태였다. 우측 영상은 고압산소치료를 40회

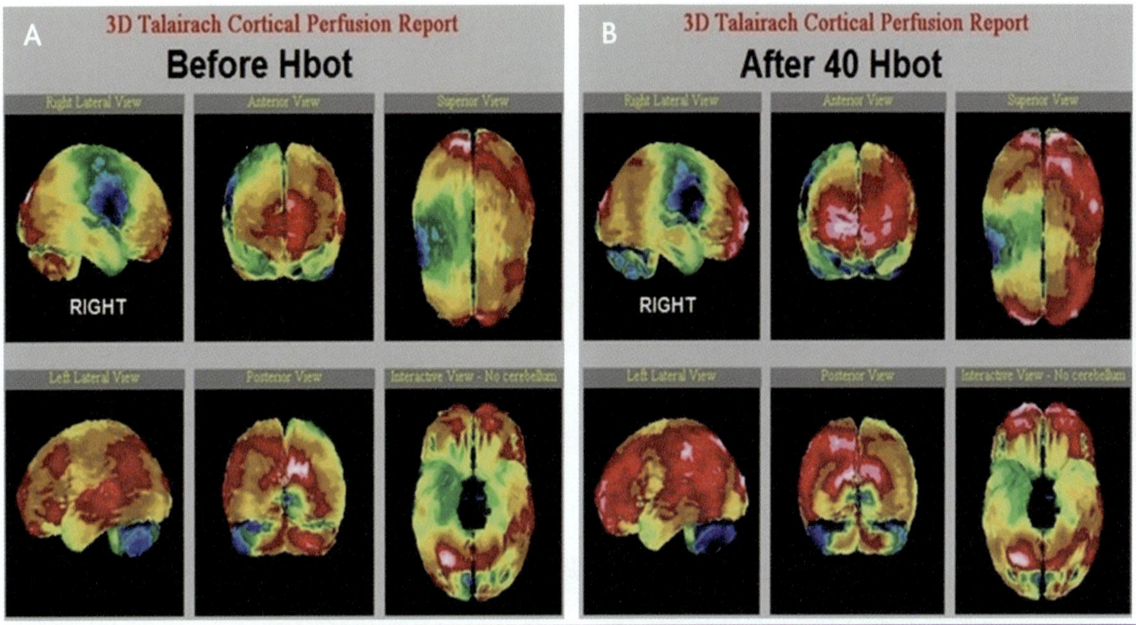

그림 5-3. 삼차원 반정량 SPECT 뇌기능영상. 100% O_2로 1.75~2.0 ATA에서 6~8주 동안 치료하기 이전(A)과 이후(B)

받은 이후의 3차원 뇌기능영상을 보여주고 있다. 치료방법은 챔버에서 1.75~2.0 ATA로 100% 산소를 투여하면서 3~5회/주 수행하였으며, 약 8주간 40회 치료를 하였다. 뇌 SPECT (우측 영상) 기능영상은 두가지 중요한 사실을 보여준다. 첫째, 살아있지 않은 우측 운동피질영역의 국소적으로 현저하게 감소한 관류는 개선되지 않았다. 둘째, 대뇌피질의 양측영역의 여러 부분에서 기능이 향상되었음을 보여준다. 그리고 임상적으로 집중력, 의사결정 능력과 자신의 감정상태를 더 잘 인식하는 것 같은 기능수행 능력이 향상되었음을 보여준다. 우측 운동피질에 있는 국소적 결함패턴은 불행하게도 좌측 대뇌반구에서 개선되지 않았다.

장기적으로 초기에 40회의 고압산소치료와 SPECT 뇌스캔 추적검사를 시행한 환자는 이후 임상 추적검사가 중단되기 전까지 최소 100회 이상의 고압산소치료를 받았다. 4~5개월을 지속하는 동안 임상적으로 의미 있는, 운전을 할 수 있었고, 대학 수업을 계속 하면서, 대학학위를 마치는, 수행기능을 회복하였다. 본질적으로 환자는 좌측 편마비가 남아있음에도 불구하고 거의 모든 정상적인 삶으로 회복하였다. 따라서 이 경우에서 뇌 SPECT 기능영상촬영은 환자에서 발생한, 그리고 임상적으로 진단하지 못해서 치료하지 않았던 양측 뇌의 기능장애 부분을 기록해 보여주었다. 이렇게 영상검사 이후의 고압산소치료는 환자가 정상적인 생활로 거의 회복하는데 중요한 양측 대뇌의 기능 향상을 이루게 하였다.

여러 동반병소를 기록한 SPECT 스캔에서는 간질 유발영역의 SPECT 증거인 부분적인 과관류 피질영역이 보인다(**그림 5-4** A, B). 소아와 젊은 성인들을 치료하는 임상의들은 이러한 과관류 "과잉 활동적" 영역은 40회의 고압산소치료 과정 중에 일시적이지만 임상적으로 증가한 과잉행동을 나타내 보이는 식으로, 일시적으로는 더 악화되는 것으로 보고 있다. 이러한 임상보고는 40회의 치료가 마무리되면서 해결되었다. 그래서 뇌 피질영역의 과도한 과관류가 있으면 일부 의사들은 고압산소치료를 시작하기 전에 과잉행동에 대해 항경련제를 사용하였다.

얼마나 자주 SPECT 뇌기능 스캔을 해야 하는지는 신경

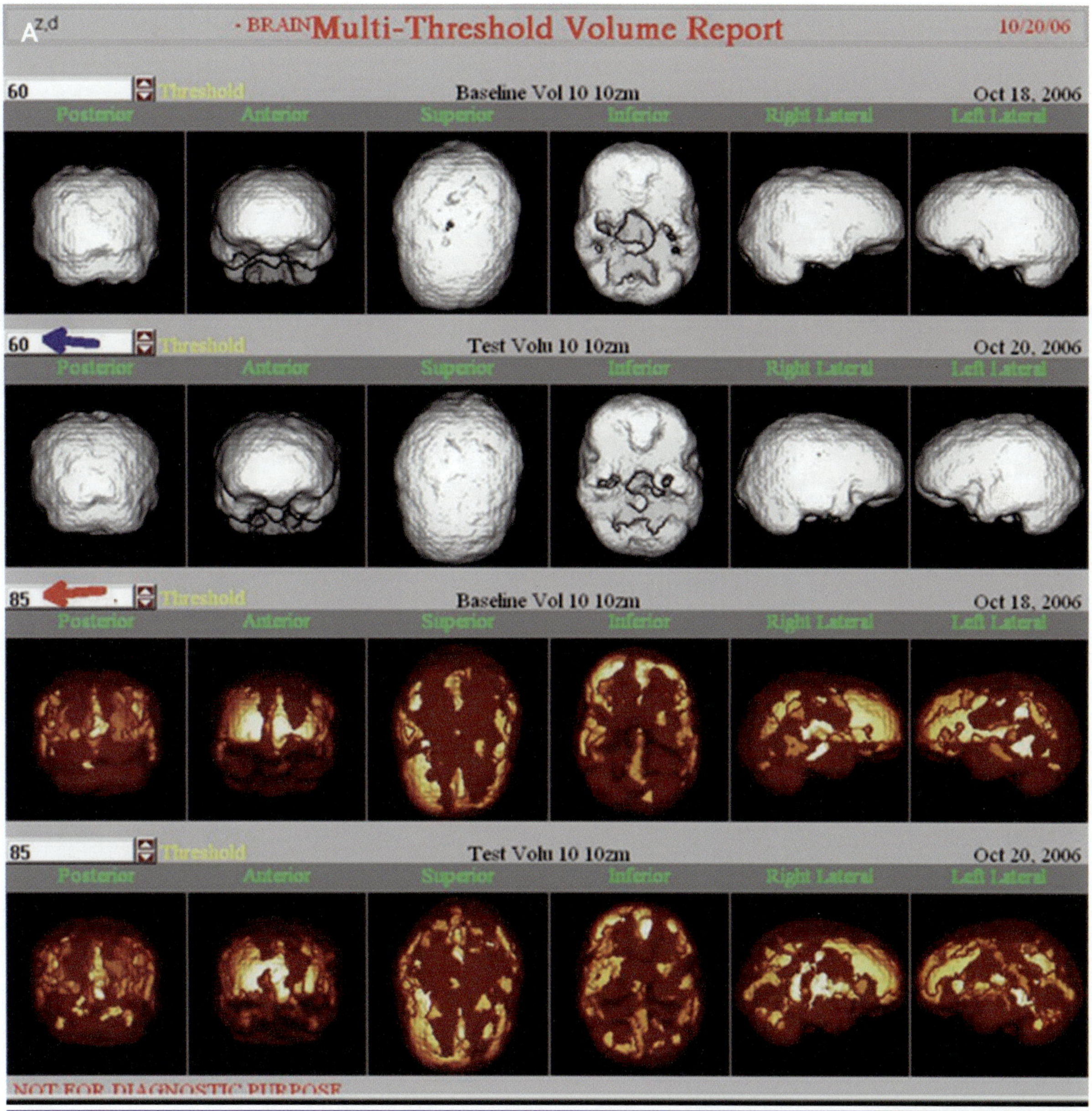

그림 5-4. (A) 삼차원 SPECT 뇌기능영상은 측두엽의 기능감소를 보여주는 그레이스케일 소견과 과잉기능 영역인 여러 피질영역에서는 컬러 스케일 소견을 보여준다. 이러한 조합은 자폐범주성장애(ASD)와 환자가 4년 동안 치료를 받은 주의력결핍 과잉행동장애(ADHD)의 원래 임상 진단에 반하는 증거이다.

(다음 페이지에 이어서)

학적 증상의 임상적 맥락과 관련하며, CT 또는 MRI 영상에서 해부학적 이상이 없어야 한다. SPECT는 거시적 수준이 아닌 세포수준에서 발생하는, 비정형적이고, 비정상인 신경기능에 더욱 민감하다는 것을 기억해야 한다. 외상성 뇌손상, 뇌졸중 또는 뇌신경독성 손상으로 SPECT 검사를 한 이후 SPECT는 어떤 치료를 시작하기 전의 기본적인 기록으로써 역할을 하게 된다. 후속 SPECT 검사는 임상적 호전이 있는 경우에는 필요하지 않다. 그렇지만, 부가적으로 고압산소치료를 고려하거나 임상적 개선을 위하여 또 다른 형태의 치료법을 고려할 때, 새로운 치료법에 대한

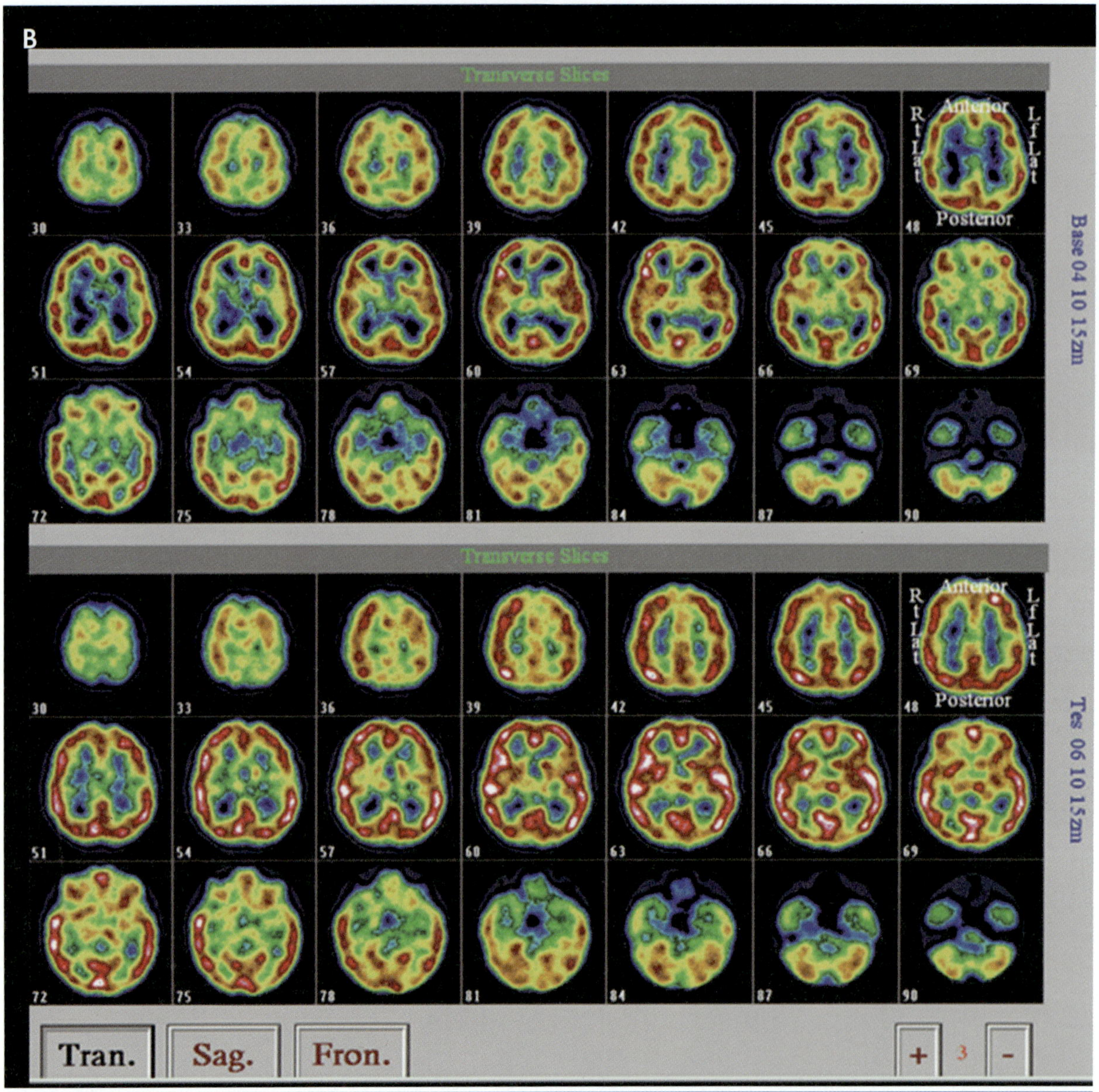

그림 5-4. (B) 간질유발(발작) 초점과 일치하는 과관류의 초점 영역(적색 및 흰색)을 보여주는 단층 촬영 단면 이미지이다.

새 기준을 잡기 위하여 후속 검사를 할 수 있다. 일반적으로 연간 3회 이하의 SPECT 뇌기능검사를 한다.

III. 결론

1. 뇌 SPECT 기능영상은 방사능 동위원소를 이용하여 국소적인(기본적으로 세포수준) 부분의 장기시스템 기능을 평가하기 위해 촬영한다. 환자의 문제에 대하여 생리학적인 기본에 의거하는 결정을 내리는 것을 목적으로 적절한 표적치료를 할 수 있게 한다. 뇌 SPECT 기능영상은 거의 30년간 임상에서 사용되어 왔으며, 연구용이거나 실험적인 방법이 아니다.
2. 세포 수준의 SPECT 뇌기능영상은 실제로 생체의 생화학적인 세포기능 또는 기능장애를 보여준다. 30년

전에는 뇌 SPECT 영상의 판독은 세포 기능장애 보다는 해부학적인 왜곡에 기반하였다. 반정량적인 분석과 삼차원 영상을 포함한 더욱 정밀한 소프트웨어를 사용하면서 어떤 해부학적 구조의 변화가 생기기 전에 세포의 기능장애를 관찰할 수 있게 되었다. 이것이 SPECT 뇌기능영상이 CT 또는 MRI를 사용한 거시적 해부학적 영상보다는 국소적 세포의 기능장애 또는 질병 과정의 감지에 훨씬 더 민감한 이유이다.

3. 치료과정 전후에 사용되는 뇌 SPECT 기능영상은 임상적으로 나타나지 않는 발작 장애를 발견하고, 외상성 뇌 손상 또는 외상후 스트레스장애를 발견하고, 측두엽 기능 장애를 발견할 수 있다. 자폐범주성장애(ASD)환자(고압산소치료를 사용하여 언어능력을 개선함)와, 소뇌 기능장애(고압산소치료로 감각통합능력을 개선할 수 있음)를 발견하고, 현재의 치료법(모든 유형)에 반응하지 않는 뇌기능 장애를 발견할 수 있게 해준다.
4. 뇌 SPECT 기능영상은 세포수준에서의 기능장애 또는 질병과정을 보여 주어서 반드시 하나의 진단 자체에 초점을 맞추는 것이 아니어서, 어떠한 원인에서든 생리학적 장애에 잇따르는 후속 기능정보를 나타낸다. 이 때문에 보통 한개의 임상진단을 고려하지만, SPECT 뇌기능영상은 문자 그대로 모든 환자에서 여러가지 동반병소 요인의 존재를 보여준다. 이러한 방식에 의해 행동으로, 해부학적 또는 생리적 기능 장애를 유발할 수 있는 임상적으로 명확한 기능장애를 일으키는 여러 요인에 대해 훨씬 더 심오한 통찰력을 제공함으로써 임상에서 매우 유용한 목적으로 사용할 수 있다.

REFERENCE

1. Boussi-Gross R, Golan H, Fishlev G, et al. Hyperbaric oxygen therapy can improve post concussion syndrome years after mild traumatic brain injury-randomized prospective trial. PLoS One 2013;8(11):e79995.
2. Chang DC, Lee JT, Lo CP, Fan YM, Huang KL, Kang BH, et al. Hyperbaric oxygen ameliorates delayed neuropsychiatric syndrome of carbon monoxide poisoning. Undersea Hyperb Med 2010;37:23-33.
3. Efrati S, Fishlev G, Bechor Y, et al. Hyperbaric oxygen induces late neuroplasticity in post stroke patients--randomized, prospective trial. PLoS One 2013;8(1):e53716.
4. Harch PG, Fogarty EF, Staab PK, Van Meter K. Low pressure hyperbaric oxygen therapy and SPECT brain imaging in the treatment of blast-induced chronic traumatic brain injury (post-concussion syndrome) and post traumatic stress disorder: a case report. Cases J 2009;2:6538.
5. Lin YT, Chen SY, Lo CP, et al. Utilizing Cerebral Perfusion Scan and Diffusion-tensor MR Imaging to Evaluate the Effect of Hyperbaric Oxygen Therapy in Carbon Monoxide-induced Delayed Neuropsychiatric Seqeulae- A Case Report and Literature Review. Acta Neurol Taiwan 2015;24(2):57-62.
6. Neubauer RA, James P. Cerebral oxygenation and the recoverable brain. Neurol Res 1998;20 Suppl 1:S33-6.
7. Raji CA, Tarzwell R, Pavel D, et al. Clinical utility of SPECT neuroimaging in the diagnosis and treatment of traumatic brain injury: a systematic review. PLoS One 2014;9(3):e91088.
8. Rossignol DA, Bradstreet JJ, Van Dyke K, et al. Hyperbaric oxygen treatment in autism spectrum disorders. Med Gas Res 2012;2(1):16.
9. Shi XY, Tang ZQ, Sun D, He XJ. Evaluation of hyperbaric oxygen treatment of neuropsychiatric disorders following traumatic brain injury. Chin Med J (Engl) 2006;119(23):1978-82.

CHAPTER 06

고압산소치료의 적응증, 급여 기준과 금기증

Indications, reimbursement standards and contraindications of HBOT

순천향대학교 부천병원 응급의학과 김 기 운

Department of Emergency Medicine, Soonchunhyang University Bucheon Hospital
Kim giwoon M.D., PhD.

개요

이 장에서는 고압산소치료의 다양한 적응증과 금기증, 그리고 합병증에 대해 다루고 있다. 우리나라의 급여기준과 미국, 일본, 유럽의 급여기준에 대해서 기술한다. 합병증에서 중이의 압력손상을 중요하게 다루며, 고압산소치료의 환자 선택에 대해서 주의를 기울일 부분을 기술하고 있다.

주요사진

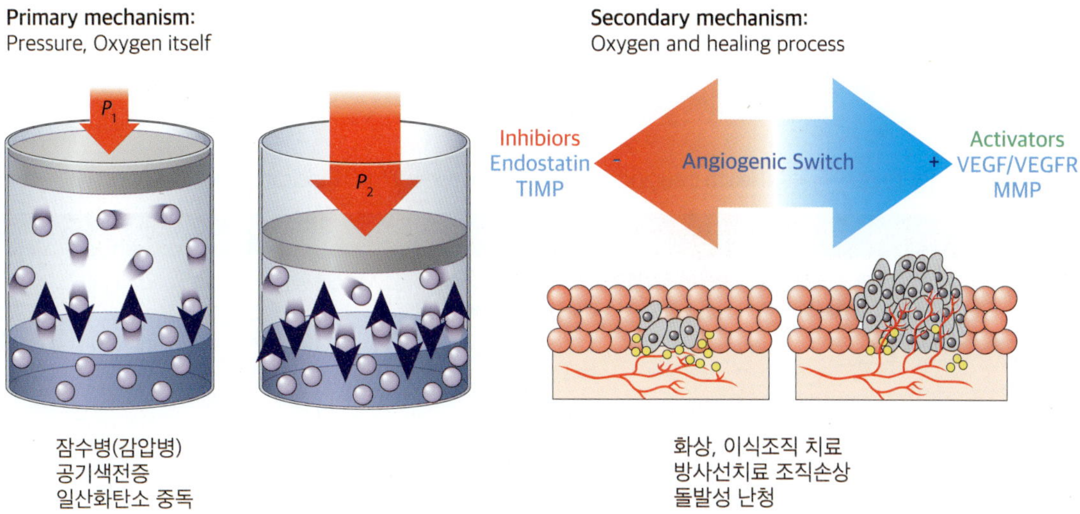

Keywords

적응증(indication) • 보험급여(insurance reimbursement) • 합병증(complication) • 치료적 압력(therapeutic pressure)

I. 우리나라의 적응증

고압산소요법(hyperbaric oxygen therapy, HBOT)의 적응증은 국가마다 다르며, 이는 국가의 보험체계에 가장 큰 영향을 받는다. 보험의 인정범위 및 급여 종류에 따라서 적응증을 다른 것은 나라별 보험체계가 다른 것에 기인하지만, 특히 우리나라에서는 큰 문제가 되고 있는 것은 그 적응증이 1980년대 이전에 만들어진 후 의학적 근거에 따라 수정 보완이 멈춘데 있다.

우리나라의 적응증을 보험기준에 따라 먼저 기술한다.

적응증의 '가, 나, 다'로 분류한 것은 크게 '응급상황'과 '만성상처, 화상, 만성 염증' 등 주로 창상과 관련된 부분으로 나눠져 있으며, 다. 돌발성 난청의 경우는 2019년 새로 중심망막동맥폐쇄와 함께 추가된 것이다.

1. 응급의 경우 일산화탄소 중독, 잠수병과 같은 "신속한 치료"가 중요하다. 이 경우 노출이나 손상부터 초기 치료까지의 시간과 압력이 중요하다.
2. 상처의 경우 화상이나 당뇨병성 족부 궤양과 같은 만성 질환의 경우는 신속성보다는 치료의 횟수와 기간이 더욱 중요하다. 이 경우 혈관/조직재생을 목표로 하기에 재생은 느리고, 꾸준함이 필요하기 때문이다.
3. 돌발성 난청의 경우 14회 정도의 치료를 권장하는 것은 의학적 근거에 기반한다. 그러나 난청의 범위가 80 dB는 그 근거가 희박하며, 보통 이러한 기준을 두지 않는다. 여러 의학저널을 기반으로 하는 경우 40 dB 정도가 일반적이며, 80 dB는 손상이 너무 커서 치료에 반응하기가 너무 어렵다.

특히, 상처의 경우 횟수의 제한을 둔 것은 매우 비의학적이며, 미국/유럽 등에서의 보험기준과 정면 배치되는 비의학적, 비치료적 보험기준이라고 할 수 있다. 상처의 재생은 시작까지 보통 1달 이상의 시간이 필요하고, 정상 상태의 조직 긴장도(tissue tensile strength)를 확보하는 데까지 1년-1년 6개월이 필요하다고 하는데, 2주 이내로 치료를 하라고 하는 것은 어떠한 근거를 가진지 그 출처를 알 수가 없다.

우리나라 급여기준에서 가장 큰 문제가 되는 부분이다.

표 6-1. 우리나라 심평원의 HBOT 적응증(Health insurance reimbursement agency HBOT indications in Korea)

구분	설명
가. 일산화탄소중독, 감압병(잠수병), 가스색전증, 혐기성세균감염증(가스괴저증), 시안화물중독증, 시력소실 24시간 이내 급성기 **중심망막 동맥폐쇄**, 수혈이 불가능한 경우의 과도한 출혈에 의한 빈혈	**응급** 압력 및 횟수의 제한이 없으나, CRAO의 경우 24시간 이내 시행, 급성 빈혈의 경우 수혈이 불가할 경우 2시간 1분 이상
나. 화상, 버거씨병, 식피술 또는 피판술 후, 수지접합수술 후, 방사선치료 후 발생한 조직괴사, 당뇨병성 족부 궤양(Wagner grade 3 이상), 치료에 반응하지 않는 만성 난치성 골수염, 두개내 농양 등에 통상 2주 이내로 실시함을 원칙으로 하며, 연장 실시가 반드시 필요한 경우에는 사례별 인정	**상처** 2주 이내 시행(14회가 아님)
다. 초기 청력역치 80 dB 이상의 돌발성 난청환자에서 고압산소요법을 1회 60~120분 이내로 실시한 경우 인정	**난청** 80 dB 이상의 청력 소실, 1시간 이상-2시간 00분 이하만 인정
(고시 제2018-254호, 2019.01.01 적용)	

심평원 고지에 따른 구분은 응급/상처/난청으로 3가지로 구분되어 있다. 우리나라의 급여기준은 크게 응급과 상처로 나눌 수 있으며, 2019년 돌발성 난청이 추가되었다.

II. 치료 기전에 따른 각 적응증의 구분

고농도 산소/압력/혈관재생 등 크게 세 가지로 구분할 수 있는데, 산소와 압력의 즉각적인 효과를 보통 primary mechanism으로 부르고, 다수의 치료로 혈관재생과 조직재생을 빠르게 유도하는 것을 보통 secondary mechanism으로 부른다. 그러나 치료기전으로써 산소/압력은 엄밀하게 구분되지 않으며, 누적효과 또는 만성효과인 혈관 및 조직재생은 고압의 산소에 의한 만성효과라고 할 수 있다. 또한 감압병에 의한 척수의 손상의 경우 처음에는 압력을 통한 질소가스의 배출이 효과성을 나타내지만, 이후부터는 질소가스에 의한 손상을 치료하는 조직재생의 효과라고 할 수 있어 분명한 경계선을 가지지 못한다. 일산화탄소 중독에 의한 뇌손상 또한 처음에는 해독제(antidote)로써 고압산소가 역할을 하지만, 뇌손상 또한 상처이므로 조직재생의 면에서 고압산소치료를 지속하게 된다(표 6-2).

위의 적응증을 미국의 적응증과 비교하여 나타낸 표 6-3이 아래에 있다.

한국과 미국의 급여기준은 거의 비슷하나, 미국의 경우 진단명을 사용하지 않고, 질환의 기전을 그대로 사용한 것이 우리와 다르다. 이렇게 기전을 적응증으로 사용하면 그 범위가 폭넓어진다. 동맥 부전증(arterial insufficiency)이 그 예인데 여기에는 버거씨병, 당뇨병성 족부 궤양, 압좌손상(crush injury) 등인데 중심망막동맥폐쇄(central retinal artery occlusion)을 동맥부전증에 포함하여 기술하고 있으나 버거씨병, 당뇨발 등도 여기에 해당된다. 압좌손상, 구획증후군(compartment syndrome) 등은 따로 기술하여, 비외상성 동맥부전 등과 구분하고 있다. 그러나 우리나라 기준에는 급성 외상성 질환에 대한 적응증 존재하지 않는다. 이는 추후 응급분야에 추가해야 할 것이다.

III. 유럽과 일본의 적응증

1. 유럽의 적응증

유럽의 적응증은 2016년 제10회 유럽 consensus conference를 통해서 알려졌다.

각 질환별로 recommendation/level of evidence를 아래와 같은 형태로 구분하여 그간 적응이 된 모든 질환을 표시하였다. 각 단계는 4단계로써 type 1~3, 그리고 type 1이나 적응증이 안되는 경우로 하였다(표 6-4).

- Type 1: strong recommendation, as primary Tx, level 1 evidence
- Type 2: recommendation, acceptable level of evidence, 2
- Type 3: suggestion, optional, not enough level of evidence

표 6-2. 치료 기전에 따른 각 적응증의 구분

산소	압력	혈관재생/조직재생
일산화탄소중독 혐기성세균감염증(가스괴저증) 시안화물중독증 빈혈(수혈이 불가)	가스색전증 감압병(잠수병)	**중심망막 동맥폐쇄(24시간 이내)** 화상 버거씨병 식피술 또는 피판술 후 수지접합수술 후 방사선치료 후 발생한 조직괴사 당뇨병성 족부 궤양(Wagner grade 3 이상) 치료에 반응하지 않는 만성 난치성 골수염 두개내 농양 돌발성 난청

표 6-3. 한국과 미국undersea and hyperbaric medicine society; UHMS의 적응증

한국	미국
1. 가스색전증	Air or gas embolism
2. 일산화탄소중독	Carbon monoxide poisoning
3. 감압병(잠수병)	Decompression Sickness
4. 혐기성세균감염증(가스괴저증)	Clostridial Myonecrosis (Gas Gangrene)
5. 시안화물중독증	Carbon monoxide poisoning complicated by cyanide poisoning
6. **중심망막 동맥폐쇄(24시간이내)**	One of Arterial insufficiency
7. 빈혈(수혈이 불가)	Severe anemia
8. 화상	Thermal burn
9. 버거씨병	One of Arterial insufficiency
10. 식피술 또는 피판술 후	Compromised Grafts and Flaps.
11. 수지접합수술 후	One of Arterial insufficiency
12. 방사선치료 후 발생한 조직괴사	Delayed Radiation Injuries (Soft Tissue and Bony Necrosis)
13. 당뇨병성 족부 궤양(Wagner grade 3 이상)	One of Arterial insufficiency
14. 치료에 반응하지 않는 만성 난치성 골수염	Refractory Osteomyelitis
15. 두개내 농양	Intracranial Abscess
16. 돌발성 난청	Sudden Sensorineural Hearing Loss
17. 외상관련 없음	Crush injury, compartment syndrome and acute traumatic ischemia Enhanced healing in selected problem wounds

- And not indicated but type 1

유럽의 HBOT 적응증은 미국보다 범위가 넓으며(표 6-5), 각 나라별로 급여(reimbursement) 기준이 다를 것이므로 이에 대하여 직접적 언급을 하고 있지 않다. 언급하고 있는 적응증의 특징은 외상, 예방적 목적의 사용, 뇌졸중에 대한 적용 등을 엿볼 수 있다.

2. 일본의 적응증

일본의 적응증은 나열식이라기 보다 포괄적이다. 의사의 소견으로 치료를 시도해 보는 것이라고 생각하는 것이 일반적이다. 아래 적응증은 일본 고압 및 해저의학회 the Japanese Society of Hyperbaric and Undersea Medicine (JSHUM)의 홈페이지에 '고압산소치료 증거보고서'로 작성된 항목을 표시한 것으로 이보다 적응증이 매우 크다.

특징적인 것은 저산소성 뇌병증, 급성두부손상, 뇌줄중, 척추 및 신경계 질환 등 대부분 난치성 질환에 대한 적응증이 확립이 되어 있다는 점이다(표 6-6). 외상은 두부외상 외 다른 적응증이 기술되어 있지 않으나, 실제로는 외상에 대하여 여러 방면에서 시행하고 있다.

표 6-4. Recommendations on the indications accepted for HBOT in EU

Condition	Level of evidence			Agreement level
	A	B	C	
Type 1				
CO poisoning		X		Strong agreement
Open fractures with crush injury		X		Strong agreement
Prevention of osteoradionecrosis after dental extraction		X		Strong agreement
Osteoradionecrosis (mandible)		X		Strong agreement
Soft tissue radionecrosis (cystitis, proctitis)		X		Strong agreement
Decompression illness			X	Strong agreement
Gas embolism			X	Strong agreement
Anaerobic or mixed bacterial infections			X	Strong agreement
Sudden deafness		X		Strong agreement
Type 2				
Diabetic foot lesions		X		Strong agreement
Femoral head necrosis		X		Strong agreement
Compromised skin grafts and musculo-cutaneous flaps			X	Strong agreement
Central retinal artery occlusion (CRAO)			X	Strong agreement
Crush Injury without fracture			X	Agreement
Osteoradionecrosis (bones other than mandible)			X	Agreement
Radio-induced lesions of soft tissues (other than cystitis and proctitis)			X	Agreement
Surgery and implant in irradiated tissue (preventive treatment)			X	Agreement
Ischaemic ulcers			X	Agreement
Refractory chronic osteomyelitis			X	Agreement
Burns, 2nd degree more than 20% BSA			X	Agreement
Pneumatosis cystoides intestinalis			X	Agreement
Neuroblastoma, stage IV			X	Agreement
Type 3				
Brain injury (acute and chronic TBI, chronic stroke, post anoxic encephalopathy) in highly selected patients			X	Agreement
Radio-induced lesions of larynx			X	Agreement
Radio-induced lesions of the CNS			X	Agreement
Limb replantation			X	Agreement
Selected non-healing wounds secondary to systemic processes			X	Agreement
Sickle cell disease			X	Agreement
Interstitial cystitis			X	Agreement

표 6-5. Recommendations on those indications for which HBOT should not be used; no Level A evidence

Condition	Level of evidence			Agreement
	A	B	C	
Autism spectrum disorders		X		Agreement
Placental insufficiency			X	Agreement
Multiple sclerosis		X		Agreement
Cerebral palsy		X		Agreement
Tinnitus		X		Agreement
Acute phase of stroke			X	Agreement

IV. 적응증의 요약

현재까지 국제적으로 시행되고 있는 적응증들을 각 카테고리별로 나누면 아래의 표(표 6-7)와 같다. 한미일 및 유럽을 모두 합친 것과 그 외 다른 나라에서 시도한 적응증들을 모아 정리한 것이다. 상당히 많은 시도와 적응증들을 포함하고 있다. 많은 부분에서 치료약제와 새로운 치료법이 사용되고 있어 고압산소치료를 꼭 해야 하는가에 대한 의문이 드는 질환도 보인다. 그러나 이러한 다양한 적응증들은 앞으로 고압산소치료가 나아가야 할 방향성과 연구 분야를 엿보는데 도움이 된다.

V. 기존의 틀을 유지한 상태에서의 급여기준 변경 및 확대(권장)

우리나라의 기존 적응증을 의학적 기반 및 효과성을 토대로 아래와 같은 적응증 확대를 권장한다. 응급에 해당하는 기준을 현실화하고, 외상(trauma)을 추가한다. 아래(표 6-8)와 같이 구분할 수 있다.

표 6-6. 일본 학회에서 근거력 제시를 위해 기술한 적응증과 학술지

- 심한 연조직 감염 (가스 괴저, 괴사 성 근막염) 및 두개 내 조직 감염 및 두개 내 농양
- 골수염 (골수염)
- 난치성 궤양 (당뇨병, 동맥 또는 **정맥혈류장애**)
- 지연성 방사선 손상
- 방사선 또는 항암제와 병용하는 악성 종양
- **저산소성 뇌병증**
- 감압병
- 가스색전증
- 일산화탄소중독
- **급성 두부손상**
- 망막동맥폐색
- **장폐쇄**
- **척수 및 신경계 질환**
- **뇌경색**
- **급성관상동맥증후군**

VI. 금기증

1. 치료하지 않은 기흉

흉관 삽관을 하지 않은 상태에서 환자를 가압 시에는 폐내 공기나 폐외 공기(기흉)는 같이 압축이 되므로 문제가 발생하지 않으나, 감압 시에는 기흉 내 공기가 압력이 줄면서 팽창하여 긴장성 기흉으로 악화될 수 있어 절대적 금기라 할 수 있다.

2. 약물

Adriamycin (cardiomyopathy), doxorubicin (cardiomyopathy), disulfiram (seizure, lung fibrosis), bleomycin (interstitial pneumonitis), cisplatin (poor wound healing), sulfamylon cream (poor wound healing) 등은 고농도 산소에서 그 활성도가 높아지거나, 이상 효과를 나타낼 수 있다.

표 6-7. 국제적으로 통용되는 고압산소치료의 적응증 요약

- Aid to rehabilitation: spastic hemiplegia of stroke, paraplegia, chronic myocardial insuffi ciency, peripheral vascular disease
- Air embolism
- Asphyxiation: drowning, near hanging, smoke inhalation
- Cardiovascular diseases: shock, myocardial ischemia, aid to cardiac surgery
- Decompression sickness
- Dentistry: refractory periodontitis, adjunctive therapy for the implants in irradiated jaws Endocrines: diabetes
- For enhancement of radiosensitivity of malignant tumors
- Gastrointestinal: gastric ulcer, necrotizing enterocolitis, paralytic ileus, pneumatosis cystoides intestinalis, hepatitis
- Head and neck surgery: osteoradionecrosis and osteomyelitis of jaws
- Hematology: sickle cell crises, severe blood loss anemia
- Lung diseases: lung abscess, pulmonary embolism (adjunct to surgery)
- Neurological: stroke, multiple sclerosis, migraine, cerebral edema, multi-infarct dementia, spinal cord injury and vascular diseases of the spinal cord, brain abscess, peripheral neuropathy, radiation myelitis, vegetative coma
- Obstetrics: complicated pregnancy—diabetes, eclampsia, heart disease, placental hypoxia, fetal hypoxia, congenital heart disease of the neonate
- Ophthalmology: occlusion of central artery of retina
- Orthopedics: nonunion of fractures, bone grafts, osteoradionecrosis
- Otorhinolaryngology: sudden deafness, acute acoustic trauma, labyrinthitis, Meniere's disease, malignant otitis externa (chronic infection)
- Peripheral vascular disease: ischemic gangrene, ischemic leg pain
- Plastic and reconstructive surgery: for nonhealing wounds as an aid to the survival of skin flaps with marginal circulation, as an aid to reimplantation surgery, and as an adjunct to the treatment of burns
- Poisoning: carbon monoxide, cyanide, hydrogen sulfide, carbon tetrachloride
- Traumatology: crush injuries, compartment syndrome, soft tissue sport injuries
- Treatment of certain infections: gas gangrene, acute necrotizing fasciitis, refractory mycoses, leprosy, osteomyelitis

표 6-8. 우리나라 심평원의 HBOT 미래 적응증(Health insurance reimbursement agency future HBOT indications in Korea)

구분	설명
가. 일산화탄소중독, 감압병(잠수병), 가스색전증, 혐기성세균감염증(가스괴저증), 시안화물중독증, 급성기 중심망막 동맥폐쇄(24시간 이내 시행), 수혈이 불가능한 급성/만성 빈혈, 압좌손상, 구획증후군, 수술 전처치	**응급** 7회 이내에서의 시행 그러나 질환의 만성화 및 효과성을 고려하여 30회 인정
나. 화상, 버거씨병, 식피술 또는 피판술 후, 수지접합수술 후, 방사선치료 후 발생한 조직괴사, 당뇨병성 족부 궤양(Wagner grade 3 이상), 치료에 반응하지 않는 만성 난치성 골수염, 두개내 농양 등 만성 창상병	**만성 상처** 효과성을 고려하여 30~60회까지 인정
다. 초기 청력역치 40dB 이상의 돌발성 난청환자	**난청** 40dB 이상의 청력 소실, 1시간 이상~ 2시간 00분 이하만 인정
라. (새로 인정) 뇌졸중, 뇌기능이상(Parkinson's disease, dementia), 정신의학적 문제(불안장애, PTSD, ADHD 등), 난치성 염증성질환(UC, CD 등)	효과성을 고려하여 30~60회 인정

*모든 경우에서 2ATA 이상의 압력을 가하는 경우에 인정한다.

3. 그 외 상대적 금기증

천식(공기의 갇힘, air trapping으로 인한 기흉), 폐쇄공포증, COPD (loss of hypoxic drive to breathe), 고열(경련위험 증가), pacemaker 또는 epidural pain pump (기계 오작동), 임신(태아에 대한 알려지지 않은 효과), 간질(경련의 역치 감소), 감기 등 상기도 감염(barotrauma) 등이 있다.

VII. 급여기준에서 시간 외 압력 기준 신설

현재 처방의 기준은 시간과 횟수로만 나뉜다. 그러나 앞서 기술하였듯이 시간은 그렇게 중요하지 않으며, 압력과 횟수가 치료의 효과를 나타내게 된다.

치료의 효과를 내는 압력은 정확한 것은 목표조직의 산소분압이지만, 이를 일일이 측정하기 어렵고, 번거로우며 또한 비용이 수반되어 아직까지 전부 활용되고 있지 않다. 대신에 치료에 효과를 내는 압력은 모두 통틀어서 2 ATA 이상이며, 잠수병과 같이 5 ATA 이상을 요구하는 매우 극단적인 압력이 필요한 경우도 있다.

우리나라의 보험체계는 너무나 이상해서 압력은 무시되고, 시간과 횟수만으로 급여를 인정하고 있어서, 급여기준을 위한 새로운 압력기준을 제시할 필요가 있다.

즉, 치료효과를 내는 "치료적 압력(therapeutic pressure)"에 대해서는 의료적인 부분을 인정하여 급여를 하고, 그 이하의 압력은 가정용이나 스포츠선수의 자가치료용 비의료적 압력으로 구분할 필요가 있다. '치료적 압력은 2기압 이상으로 한다'로 하고, 그 부분에서만 급여를 시행한다.

표 6-9. Contraindications for HBO therapy

- Absolute Untreated tension pneumothorax
- Relative
- Upper respiratory infections
- Emphysema with CO 2 retention
- Asymptomatic air cysts or blebs in the lungs seen on chest X-ray
- History of thoracic or ear surgery
- Uncontrolled high fever
- Pregnancy
- Claustrophobia

표 6-10. Complications of hyperbaric oxygen therapy

- Middle ear barotrauma
- Sinus pain
- Ophthalmological complications
- Pulmonary barotrauma
- Oxygen seizures
- Decompression sickness
- Genetic effects
- Claustrophobia

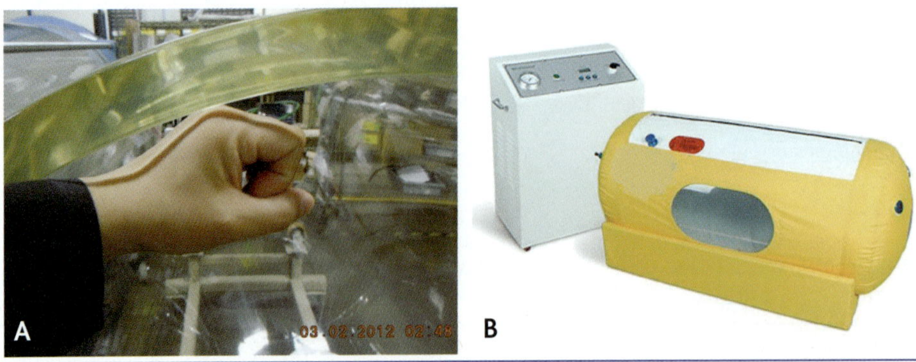

그림 6-1. 저압챔와 고압챔버(Soft vs. hard chamber). 고압챔버는 제질이 철이나 강화 PVC로써 투명하지만 매우 두껍고 견고하다. 반면에 저압챔버의 경우는 대부분 천이나 얇은 플라스틱으로써 고압에 견딜 수 없다. **(A)** 강화 PVC, 철(다인용챔버), **(B)** 천, 플라스틱

표 6-11. Ophthalmological complications of HBO therapy

- Aggravation of pre-existing ocular diseases
- Keratoconus
- Age-related macular degeneration
- Cataract
- Myopia
- Retinal oxygen toxicity
- Retrolental fibroplasia

VIII. 저압챔버의 급여기준 축소 및 삭제

앞서 기술한 바와 같이 모든 적응증이 되는 질환에 대한 압력은 최소 2 ATA이다.

그러나 우리나라 심평원의 급여 실태를 조사하면 나오겠지만, 실제로 상당수의 급여가 치료적 효과를 보이지 않거나 되려 위험할 수 있는 저압챔버를 사용한 경우에도 인정되고 있다. 이는 급여기준에서 압력이 빠져 있기 때문이다.

미국이나 일본, 유럽 모두 질환에 대한 치료적 목적의 압력은 2 ATA 로 기술하고 있으며, 보통 1.4 ATA 정도를 최대 압력으로 하는 저압챔버의 경우 개인의 자유의사로 사용하는 것에 대해서까지 against recommendation 하고 있다.

급여기준은 과학적으로, 임상적으로 그 효과를 인정받아야 한다. 그러나, 현재까지 이에 대한 기준이 없어서 지속적으로 비과학적, 비임상적 장비가 계속 구매되고, 사용되고 있으므로 이에 대한 대안을 마련해야 한다.

장비를 모르고 현재 구매를 했다면, 이를 급여에서 바로 배제하는 것은 불가능하다. 보통의 경우 저압챔버의 사용기간은 고압챔버에 비해 짧아서 5년 정도 보고 있다.

그러므로 기준을 마련한 날로부터 5년까지는 급여를 하고, 이후부터는 제대로된 치료를하기 위하여 저압챔버를 배제하는 것을 권장한다.

REFERENCE

1. Commons KH, Blake DF, Brown LH. A prospective analysis of independent patient risk factors for middle ear barotrauma in a multiplace hyperbaric chamber. Diving Hyperb Med 2013;43:143-7.
2. Demchenko IT, Zhilyaev SY, Moskvin AN, Piantadosi CA, Allen BW. Autonomic activation links CNS oxygen toxicity to acute cardiogenic pulmonary injury. Am J Physiol Lung Cell Mol Physiol 2011;300:L102-11.
3. Duydu Y, Ustündag A, Aydin A, Eken A, Dündar K, Uzun G. Increased sensitivity to mitomycin C-induced sister chromatid exchange in lymphocytes from patients undergoing hyperbaric oxygen therapy. Environ Mol Mutagen 2006;47:185-91.
4. Register SD, Aaron ME, Gelly HB. Hyperbaric oxygen therapy and optic neuritis: case report and literature review. Undersea Hyperb Med 2011;38:557-9.
5. Richter K, Löblich HJ, Wyllie JW. Ultrastructural aspects of bubble formation in human fatal accidents after exposure to compressed air. Virchows Arch 1978;380:261-72.
6. Toklu AS, Korpinar S, Erelel M, Uzun G, Yildiz S. Are pulmonary bleb and bullae a contraindication for hyperbaric oxygen treatment? Respir Med 2008;102:1145-7.
7. UHMS Position Statement in full: low-pressure fabric hyperbaric chambers. Undersea Hyperb Med 2018;45(4):486-7.
8. Üstündağ A, Şimşek K, Ay H, Dündar K, Süzen S, Aydın A, et al. DNA integrity in patients undergoing hyperbaric oxygen (HBO) therapy. Toxicol In Vitro 2012;26:1209-15.
9. Vahidova D, Sen P, Papesch M, Zein-Sanchez MP, Mueller PH. Does the slow compression technique of hyperbaric oxygen therapy decrease the incidence of middle-ear barotrauma? J Laryngol Otol 2006;120:446-9.
10. Witte J, Kähler W, Wunderlich T, Radermacher P, Wohlrab

C, Koch A. Dose-time dependency of hyperbaric hyperoxia-induced DNA strand breaks in human immune cells visualized with the comet assay. Undersea Hyperb Med 2014;41:171-81.

11. Yamamoto Y, Noguchi Y, Enomoto M, Yagishita K, Kitamura K. Otological complications associated with hyperbaric oxygen therapy. Eur Arch Otorhinolaryngol 2015;273(9):2487-93.

12. Yildiz S, Aktas S, Cimsit M, Ay H, Toğrol E. Seizure incidence in 80,000 patient treatments with hyperbaric oxygen. Aviat Space Environ Med 2004;75:992-4.

13. Yuan J, Handy RD, Moody AJ, Smerdon G, Bryson P. Limited DNA damage in human endothelial cells after hyperbaric oxygen treatment and protection from subsequent hydrogen peroxide exposure. Biochim Biophys Acta 2011;1810:526-31.

14. Zhang Q, Banks C, Choroomi S, Kertesz T. A novel technique of otic barotrauma management using modified intravenous cannulae. Eur Arch Otorhinolaryngol. 2013;270:2627-30.

고 / 압 / 의 / 학

Textbook of
Hyperbaric Oxygen Therapy

고 / 압 / 의 / 학

P / A / R / T II

T e x t b o o k o f

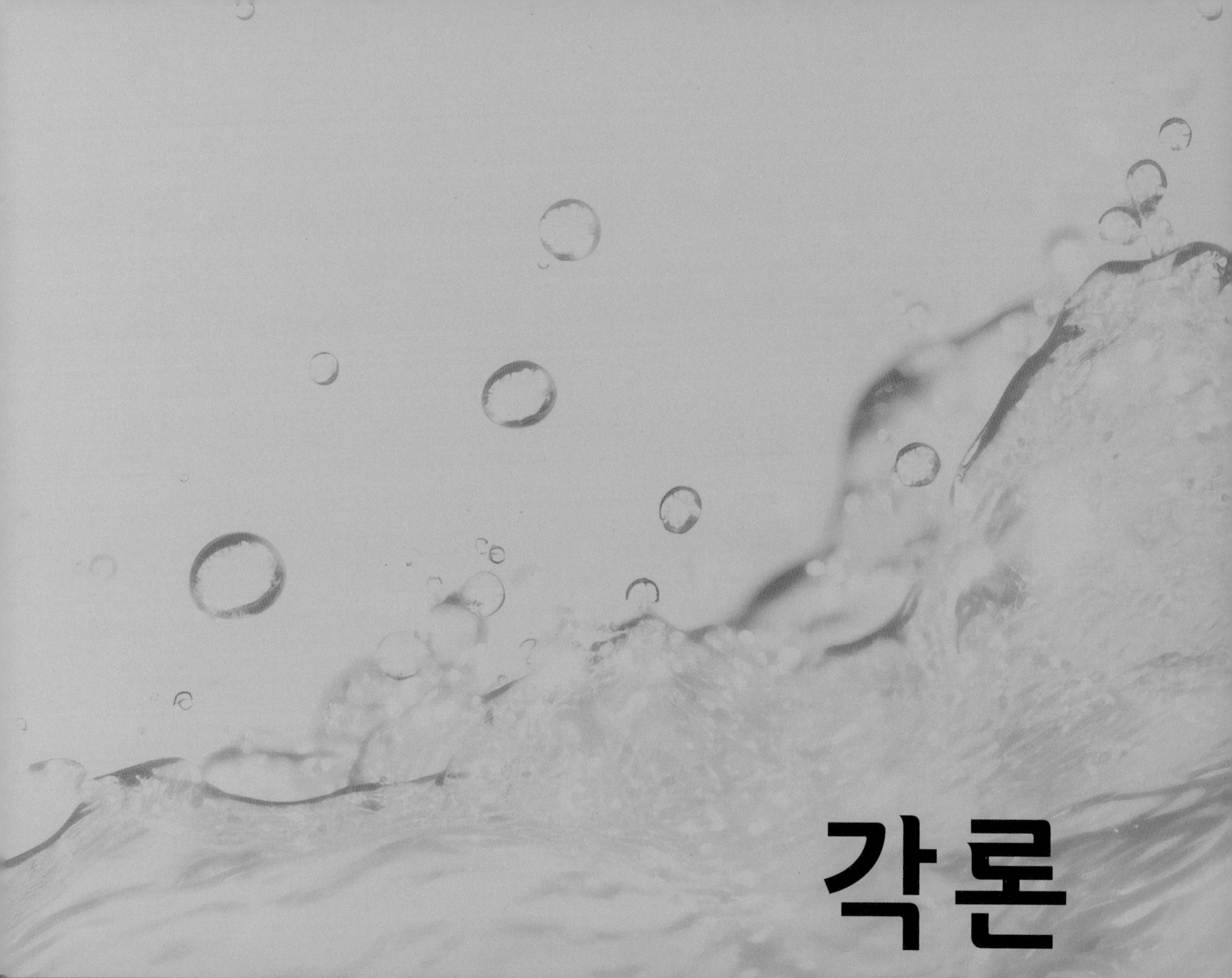

각론

Hyperbaric Oxygen Therapy

CHAPTER 01

일산화탄소 중독

Carbon Monoxide Poisoning

원주세브란스기독병원 응급의학과 **차 용 성**

Department of Emergency Medicine, Yonsei University Wonju College of Medicine
Yong Sung Cha, M.D., PhD.

○ 개요

안전에 관련된 법 제정과 사회적 인지도 증가, 경보기의 확산에도 불구하고, 국내 일산화탄소 중독 환자는 매년 증가하는 추세이다.

일산화탄소(CO) 중독은 오심, 구토, 흉통, 어지러움과 같은 증상에서부터 호흡 부전, 의식 소실, 경련 등의 주의를 요하는 증상까지 발생할 수 있다. 더불어 중증의 경우 쇼크, 사망까지 발생 가능하다. 인체에 대한 영향은 심혈관계과 중추신경계에서의 손상이 가장 치명적인 것으로 보고되고 있다. 심혈관계 영향은 급성기의 흉통이나 심근 손상, 심전도의 변화는 물론, 급성기 일산화탄소 중독 10년 후 심혈관계질환에 의한 사망 위험성이 높아지는 것으로 보고된다. 중추신경계에 미치는 영향은 만성적인 두통, 어지러움 증상이나 불안증, 우울증, 수면장애, 운동장애, 보행장애, 난청, 이명 및 파킨슨병과 같은 인지기능장애를 남기기도 하기 때문에 환자 본인은 물론, 가족과 사회에 끼치는 영향이 지대하다.

일산화탄소는 인체에서 잘 알려진 것처럼 헤모글로빈에 결합하여 카르복시헤모글로빈(carboxyhemoglobin, COHb)을 형성하게 되고, 이로 인해 발생하는 저산소 손상 외에도, 미토콘드리아 억제와 활성산소, 혈소판 활성화와 백혈구의 혈관 벽 접착 등을 통해 염증을 유발하는 손상 기전들이 밝혀지고 있다. 더불어 일산화탄소 중독 이후 재산소화가 이루어지며 필연적으로 허혈-재관류 손상(ischemic-reperfusion injury)과 같은 독성 효과를 유발하게 된다.

일산화탄소 중독의 급성기 치료는 빠른 고농도의 산소 공급을 통해 체내 일산화탄소의 배출을 촉진시키는 것이 우선이 된다. 더불어 고압산소치료는 경미한 일산화탄소 중독에 대한 효과는 논란이 남아 있더라도 중증도의 일산화탄소 중독에 대한 치료로 널리 적용되고 있다. 급성 일산화탄소 중독 환자에서 고압산소치료의 효과는 1962년 Lancet에 Dr. Smith와 Sharp에 의해 최초로 보고되었으며, 2.0기압 이상 압력의 산소 투여는 환자들의 심장과 신경학적 손상의 회복에 도움이 됨을 제시하였다. 고압산소치료는 체내의 COHb의 제거를 촉진시키고 일산화탄소 중독으로 유발된 염증 과정을 차단하여 치료적 효과를 나타낸다. 체내 일산화탄소의 반감기는 일반 대기압에서의 단순 공기 흡입 시에는 5~6시간가량으로 알려져 있으며, 대기압에서 고농도의 산소를 흡입할 시에는 약 74분으로 알려져 있다. 고압산소치료 시 일산화탄소의 반감기는 20~30분 정도로 알려져 있어 빠른 체내 배출을 기대할 수 있다. 산소의 체외 배출 외에 밝혀진 고압산소치료의 효과는 미토콘드리아의 기능 회복과 더불어 일산화탄소 중독으로 인한 지질과 산화(lipid peroxidation)를 억제하고 백혈구의 혈관벽 접착을 방지하여 미세혈관 손상 예방, 미엘린 염기 단백질(myelin base protein, MBP) 생성에 의한 중추신경계 손상 방지 등이 밝혀지고 있다.

고압산소치료는 대기압에서 산소를 공급하는 치료보다 신경학적 후유증 예방에 효과적이라는 것이 입증되었다. 무엇보다, 일산화탄소 중독에 대하여 고압산소치료 외에 적용 가능한 효과적인 치료는 아직 정립되지 않은 실정이다.

주요사진

일산화탄소 중독 환자 치료의 흐름도

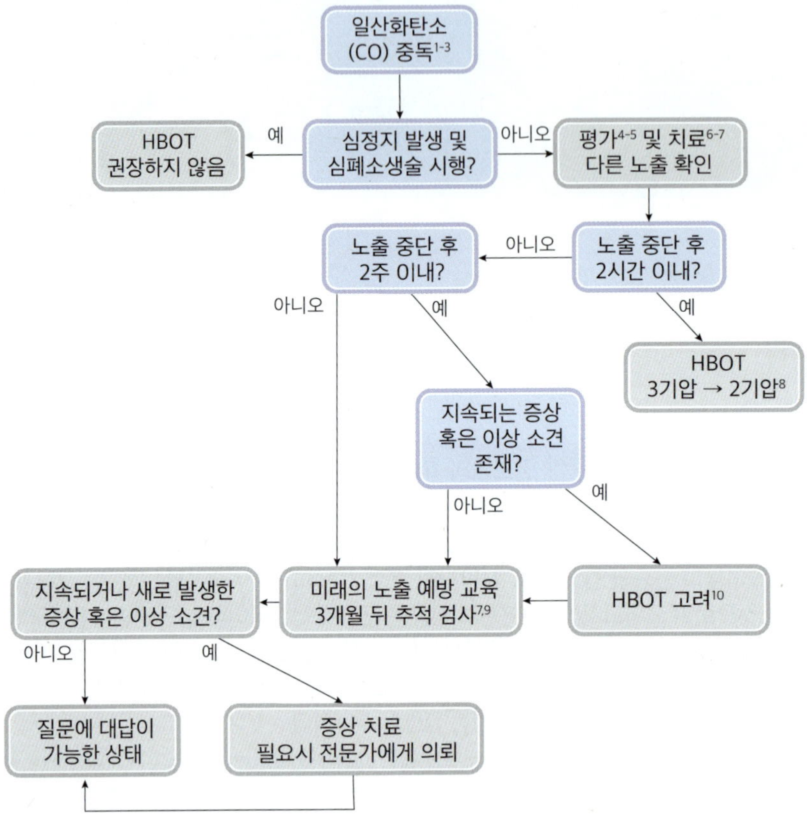

NOTES

[1] 일산화탄소 중독 - 일산화탄소 노출 + 관련 증상

[2] 급성 혹은 만성(24시간 이상 노출, 간헐적으로)

[3] COHb와 SpCO는 중독으로부터의 시간 경과와 산소 투여로 인해 상승되어 있거나 혹은 정상화될 수 있음

[4] 신경학적 평가 : rapid alternating movement, finger-to-nose, heel/shin, 서 있을 수 있다면 tandem gait, Sharpened Romberg test

[5] 검사실 평가 : COHb, pregnancy test Troponin I, electrocardiogram. 필요시 CBC, lactate, CMP, CK, drug screen, liver function test, Chest radiograph, echocardiogram. HBOT를 지연시키지 말 것.

[6] 비재호흡 마스크 산소, 고유량 비강 캐뉼라 산소 투여(가열 습윤된 산소들 문당 60 L까지 투여 혹은 필요시 기도 삽관하여 100% 산소 투여 연기 흡입 시 시안화물 해독제 사용, 빠른 기도 삽관, 화상 지료 고려

[7] 호흡곤란, 두근거림, 흉통, 피로가 있을 경우 심장 검사 의뢰

[8] 이 프로토콜은 합병증을 줄이는 것으로 알려진 (Weaver LK, et al. N Engl J med. 2002;347:1057-67): 3.0 ATA로 60분간 치료하며 두 번의 5분 공기 흡입 시기를 가진 후 2.0 ATA를 60분간 한 번의 5분 공기 흡입 시기를 가짐. 2.5~3.0 ATA의 다른 치료 스케줄도 비슷하게 효과적일 수 있음.

[9] 인지, 감정, 신체, 신경학적 합병증은 필요시 신경과, 신경정신과, 정신과에 의뢰됨

[10] 일부는 임상적인 평형에 이를 때까지 매일의 HBOT를 옹호

Keywords

일산화탄소 중독 • 고압산소치료 • 지연성 신경정신학적 장애 • 고압산소치료 기전 • 치료 흐름도 • 치료 프로토콜

I. 역학

일산화탄소 중독은 전 세계적으로 사망 및 부상의 주요 원인 중 하나로 간주되며 공중 보건 상으로 논의되는 주요 문제 중 하나이다. 일산화탄소는 다양한 방식으로 중독이 이루어질 수 있으며 비의도적으로 발생 가능하여 진단되지 않는 경우도 존재하며, 비특이적인 증상으로 나타나기 때문에 발생 빈도가 과소평가되고 있다. 매년 50,000명이 미국의 일산화탄소 중독으로 응급실을 방문하며 매년 평균 1,500명 이상이 일산화탄소 중독으로 사망한다. 국내의 일산화탄소 중독은 1980년대 전까지 대부분 난방에서 발생한 비의도적 중독이었다. 비의도적 중독은 난방 방법의 변화와 일산화탄소 중독에 대한 인식의 변화 등으로 감소하였으나 2000년대 유명인의 일산화탄소 중독 자살 사건이 매스컴에 노출되며 의도적인 일산화탄소 중독의 비율이 증가하였다. 이에 가스 중독에 의한 사망 환자 수가 2004년에는 50명으로 보고되었으나 2008년 292명으로 증가하며, 2014년에는 급증하여 2,125명의 사망이 보고되었다. 통계청 자료에 따르면 일산화탄소 중독에 의한 인구 10만명당 자살률은 2006년에서 2012년 사이 30배 이상 증가했다. 이렇듯 국내 일산화탄소 중독 환자는 지속적으로 증가하는 추세이다.

II. 증상

일산화탄소 중독의 비특이적인 증상들을 일으킨다. 경미한 증상으로는 두통이나 어지러움, 근육통, 피로, 메스꺼움, 구토 등이 나타날 수 있다. 심한 경우에는 흉통이나 호흡 곤란, 의식 저하, 경련과 같은 심각한 증상을 유발하기도 하며 중증의 급성 일산화탄소 중독 환자는 사망에 이르기도 한다. 일산화탄소 중독의 전형적인 징후라고 알려져 있는 체리 색의 입술(cherry-red lips)과 말초 청색증, 망막 출혈의 실제 빈도는 매우 드물다.

알려진 바로는 10,000~20,000 ppm 농도의 일산화탄소에 노출될 시 위와 같은 증상이 나타나기 전 의식 소실이 발생하게 되며 사망에 이를 수 있다고 한다. 저농도의 일산화탄소라 할지라도 35 ppm 이상에서 8시간 이상 노출될 경우 인체에 손상을 일으킬 수 있으며 500~1,000 ppm 농도에서 수 시간가량 일산화탄소에 노출될 경우 사망할 가능성이 있다고 알려져 있다.

급성 일산화탄소 중독 환자는 횡문근 융해증, 급성 신장 손상, 폐 부종 등 인체 전반적인 손상을 일으킬 수 있으며 부정맥과 심근허혈 및 심근병증과 같은 심혈관계 이상을 야기할 수 있다.

이러한 인체 전반적인 급성기 손상 이상으로 임상의에게 있어서 일산화탄소 중독의 가장 큰 관심은 신경정신과적 증상일 것이다. 이러한 신경정신과적 증상은 두통, 어지러움과 같은 경미한 형태에서부터 불안, 우울, 수면장애, 운동장애, 균형장애, 난청, 이명 및 파킨슨병과 같은 인지기능장애, 의식 저하 등의 수많은 증상을 포함한다. 환자는 일반적으로 일산화탄소 중독 후 신경 심리학적 후유증을 앓고 있다. 이러한 신경정신과적 증상은 중독 직후 발생하여 장기적으로 지속되기도 하며 급성기에는 나타나지 않지만 중독 발생 수일 후부터 3주 이상 지나 발현되는 지연성으로 나타나기도 하기 때문에 일산화탄소 중독의 가장 무서운 점이라 할 수 있겠다. 지연성 신경정신학적 장애은 대기압에서 고농도 산소 치료를 시행받은 일산화탄소 중독 환자 중 46%가 중독 발생 6주 후에 인지 장애를 겪는다고 하며, 45%가량은 정서적인 문제점을 호소하고, 보행 및 운동 장애, 말초신경병증, 치매와 같은 형태로 환자에게 영구적 장애를 남기기도 한다(표 1-1).

또한 일산화탄소 중독은 심혈관계에 장기적이고 주요한 영향을 미칠 수 있다. 일산화탄소 중독은 심혈관계의 다양한 변화를 유발하여 심근 손상, 심전도의 허혈성 변화, 심근효소의 상승, 부정맥, 심실 기능의 저하 등을 일으키는 것으로 알려져 있다. 일산화탄소 중독으로 발생하는

표 1-1. 일산화탄소 중독에서 발생 가능한 지연성 신경정신학적 장애(Possible delayed neuropsychological sequelae in carbon monoxide poisoning)

• Akinetic mutism • Apallic syndrome • Apraxia, ideomotor as well as constructional • Ataxia • Convulsive disorders • Cortical blindness • Deafness (neural) • Delirium • Dementia • Depression • Diminished IQ • Dysgraphia • Gilles de la Tourette syndrome	• Headaches • Memory disturbances • Movement disorders • Parkinsonism • Choreoathetosis • Optic neuritis • Peripheral neuropathy • Personality change • Psychoses • Multiple sclerosis-like symptoms • Temporospatial disorientation • Urinary incontinence • Visual agnosia

심전도의 변화는 다양하게 보고되어 있다. 심방세동과 같은 부정맥과 ST 분절의 변화, QT 간격의 증가, PR 간격의 증가나 방실차단 A-V block과 같은 변화가 그 예이다. 심초음파를 통해 확인 가능한 심근병증은 일산화탄소 중독에서 자주 나타날 수 있다. 이러한 심근병증은 좌심실 기능 장애를 초래하고 폐부종과 혈압 저하의 원인이 될 수 있다. 드문 경우에는 심근경색과 같은 심각한 합병증을 유발한다는 증례 보고가 있어 일산화탄소 중독의 심장 독성에 대해 지속적인 논의가 이루어지고 있다. 중등도 이상의 일산화탄소 중독 환자의 최대 1/3에서 심근의 손상이 확인되며, 일부 환자에서는 심근의 섬유화를 유발할 수 있다. 이러한 신경정신과적 후유증 및 심혈관계의 손상은 결국 환자의 장기 사망률 증가와 관련이 있다.

III. 기전

일산화탄소에 의한 손상은 혈중 COHb의 상승으로 인해 산소-헤모글로빈 해리 곡선이 왼쪽으로 이동하여 말초 조직의 산소 유리를 저하시켜 인체의 저산소증을 유발한다. 이는 헤모글로빈에 대한 일산화탄소의 친화력이 산소의 200배 이상 높기 때문인 것으로 알려져 있다. 더불어 헤모글로빈에 일산화탄소가 결합하게 되면 R-state라고 불리는 안정화 상태로 변하여 헤모글로빈의 다른 부위에 결합된 산소 역시 방출되지 못하게 하여 말초 조직으로의 산소 공급을 더욱 저하시킨다. 그러나 심혈관계 및 신경계의 손상은 저산소증만의 원인이 아닌 다른 생화학적 반응에 의한 면역, 염증 반응으로 인해 나타나는 것으로 알려져 왔다. 이는 한 동물 실험에서 흡입 기체 중 일산화탄소에 노출이 된 경우 비슷한 농도의 일산화탄소에 노출된 적혈구를 수혈받았을 때에 나타나는 경우보다 더 높은 독성 효과를 보였다는 사실에서도 미루어 짐작할 수 있다.

일산화탄소는 산소의 헤모글로빈 결합 위치에 우선적으로 결합하고 마이오글로빈 myoglobin, 미토콘드리아의 ATP 생산을 담당하는 cytochrome c oxidase (COX; complex IV) 과 같은 인체의 다른 heme-containing protein에 결합한다. COX에 결합하는 일산화탄소는 산화적 인산화 oxidative phosphorylation를 차단하여 미토콘드리아 호흡을 억제한다. 일산화탄소는 COX에도 산소와 경쟁적으로 결합하기 때문에 저산소 환경에서 미토콘드리아 억제가 더 잘 이루어진다. 억제된 COX의 기능은 전자전달계가 전달한 전자의 축적을 야기하게 되고, 이는 과산화물의 생성을 유도하여 추가적인 세포 손상을 일으킨다. 더불어 세포 호흡의 저하는 reactive oxygen species (ROS) 생성을 유발하여 과도한 일산화탄소 노출에 따른 독성 효과를 나타내어 hypoxia-inducible factor 1α (HIF-1α) 활성화와 같은 스트레스 반응을 유발한다.

세포 내 일산화탄소의 외인성 증가는 추가적인 내인성 일산화탄소 생성을 유도하여 악순환을 불러일으킬 수 있다. 외인성 일산화탄소의 증가는 뇌세포 내에 heme 합성을 증가시키며, heme-containing protein의 손상을 유도하고 미토콘드리아로부터 heme을 방출하게 하여 세포질 내의 heme 농도를 증가시킨다. 이러한 heme 농도의 증가는 세포의 산화 스트레스를 증가시키고 염증 반응이 일어나도록 한다. 또한 heme 증가에 따라 일산화탄소 중독 후 6~24시간 내에 heme oxygenase 1 (HO-1)의 발현을 유도한다. HO-1은 유리된 heme을 산화하는 과정에서 추가적인 일산화탄소를 생성하여 외인성 일산화탄소 공급이 중단되더라도 지속적으로 세포 내 일산화탄소 농도를 높게 유지한다.

혈중 일산화탄소는 혈소판 표면 hemoprotein에서 NO를 유리시켜 혈소판을 활성화시킨다. 유리 NO는 과산화물 superoxide과 반응하여 peroxynitrite를 생성하여 미토콘드리아 기능을 더욱 억제하고 혈소판 활성화를 증가시킨다. 이어서 활성화된 혈소판은 호중구 활성화와 혈관, 내벽 부착을 유도하게 되고 호중구에서는 myeloperoxidase (MPO)가 방출된다. MPO는 더 많은 호중구 활성화, 부착 및 탈과립을 유발하여 염증을 증폭시킨다. 호중구의 protease는 ROS 생성을 유도하는 것으로 알려져 있으며, MPO와 ROS는 지질과산화(lipid peroxidation)를 유발하여 신경세포의 괴사 및 세포자멸사를 유발한다. 이러한 염증 진행은 급성기 일산화탄소 중독 이후에도 지속적으로 진행되어 지연성 합병증들을 유발하는 것으로 생각되어진다.

IV. 위험 요소

중증의 급성 일산화탄소 중독 환자는 사망에 이르기도 한다. 환자의 초기 혈액검사에서 pH가 7.20 미만의 산증을 보이거나 높은 COHb 수치를 보이는 경우, 환자가 의식소실이 있었거나 기도 삽관이 필요했던 경우, 화재로 인한 일산화탄소 중독이 발생한 경우 사망의 위험성이 크다고 알려져 있다. 또한 심혈관계 질환(cardiovascular disease, CVD)의 과거력을 가지고 있는 환자나 빈혈, 임산부, 태아와 유아, 노인에게서 불량한 예후의 위험도가 높다고 알려져 있다.

심혈관계 질환을 가지고 있는 환자에게 일산화탄소 노출이 이루어졌을 때 더 쉽게 협심증 증상이 발생하였으며 흉통의 지속 기간을 연장시킨다는 것이 확인되었다. 혈액의 산소운반 능력이 저하되어 있는 빈혈 환자의 경우 일산화탄소에 더욱 민감한 변화를 나타낼 수 있다. 임신중에는 내인성 일산화탄소의 생성이 증가하여 기저 COHb 수치가 증가한다. 산모에게 치명적이지 않은 농도의 일산화탄소 노출에 태아가 사망한 경우도 보고되었다. 이는 태아의 헤모글로빈이 성인의 헤모글로빈보다 일산화탄소와의 결합력이 높기 때문으로 여겨진다. 유아의 경우에서도 성인에 비해 산소 소비량이 많기 때문에 일산화탄소 중독에 더 취약한 것으로 알려져 있다. 노인의 경우 저산소 환경에 대한 보상 반응이 저하되어 있으며 심혈관계 질환이나 호흡기계 질환의 빈도가 높아 일산화탄소 중독에 대한 위험도가 증가한다.

V. 진단

일산화탄소 중독은 다음과 같은 세 가지 조건을 고려하여 진단된다. 1. 일산화탄소 중독에 부합하는 증상, 2. 일산화탄소 노출 이력, 3. COHb 수치 상승.

대부분의 급성 일산화탄소 중독은 문진과 증상을 통해서 진단 가능하다. 혈중 COHb 수치 상승은 환자의 문진과 증상과 더불어 중독을 확인하는데 보조적 역할을 할 수 있으며, 환자 문진이 어렵거나 임상 상황이 불명확한 경우에 일산화탄소 중독을 진단할 수 있는 측정 도구로 이용된다.

도시 지역 외에 거주하는 비흡연자는 내인성 일산화탄소의 존재로 0.4~1.0%의 COHb 수치를 보일 수 있다. 반면, 도시에서는 정상적으로 COHb 수치가 최대 5%까지 나타날 수 있으며 흡연자는 더욱 높은 수치를 보인다. 따라서 비흡연자에서 5% 이상, 흡연자에서 10% 이상의 COHb 수치가 확인될 때 급성 일산화탄소 중독으로 진단할 수 있다. 하지만 병원 도착 후 측정된 COHb 수치는 진단과 중증도 예측에 유용하지 않은 경우가 많다. 환자의 구조 후 병원 도착 전까지 시간 차를 고려해야 하며 대부분 병원 전단계에서 고동도의 산소를 흡입하며 이송되기 때문이다. 따라서 낮은 COHb 수치가 일산화탄소 중독을 배제하는 근거가 되지는 못하며 환자의 노출 당시 일산화탄소 수준을 가늠하기에 상관 관계가 좋지 않다.

COHb은 동맥혈 또는 정맥혈 분석을 통해 검사 가능하며 일산화탄소 포화도 측정기 Pulse CO-oximeter와 같은 장비를 이용하여 비침습적인 측정이 가능하다. 하지만 일산화탄소 포화도 측정기는 위음성률이 높아 해석에 주의가 필요하다.

저산소증과 일산화탄소에 의한 신경계, 심혈관계 등의 신체 손상의 확인을 위한 추가 검사가 필요할 수 있다. 기본적인 혈액 검사와 더불어 심전도 및 심근 효소 검사, 심초음파 등과 같은 심장기능검사가 이루어질 수 있으며 필요 시 적절한 뇌 영상검사 평가가 필요하다. 급성 일산화탄소 중독 환자의 심전도, 심근 손상 생체표지자, 심초음파의 확인은 급성 심근손상의 진단을 위해 필요하며 이는 환자의 불량한 예후를 예측하는 것에 도움을 줄 수 있다.

급성기와 추적 관찰 시기에 환자에게 해당하는 신경정신과적 증상이 존재한다면 일산화탄소가 중추신경계에 미치는 영향을 확인하기 위한 검사들이 시행될 수 있다. 급성기에 시행되는 뇌 CT 영상은 양측의 균일한 저음영 소견을 보일 수 있다. 중증의 일산화탄소 중독이 일어난 경우에는 상대적으로 허혈 손상에 저항성이 있는 것으로 알려진 뇌간이나 소뇌와 같은 영역도 함께 영향을 받는 소견이 나타날 수 있다. 뇌의 자기공명영상 MRI에서는 T2 강조 이미지에서 고강도 병변을 보일 수 있다. 그 외에 기저핵의 globus pallidus와, putamen, caudate nucleus에 병변이 확인될 수 있으며, 해마의 위축을 볼 수 있다. 이러한 소견은 중독 1개월가량 이후 검사에서 확인될 수 있으며 수개월 이후에 나타날 수도 있다. 영상검사 외에도 실제 환자의 일상생활에 미치는 장애 여부를 확인하기 위한 치매 진단 검사와 인지기능 검사, 운동 기능 검사들이 수행되어 적절한 재활 치료 선택에 도움을 받을 수 있을 것이다.

VI. 표준 치료

응급실을 내원한 일산화탄소 중독 환자는 우선적으로 생체징후 확인과 기도 확보, 정맥 혈관 수액 주입로 확보 등의 기본적 처치가 이루어져야 한다. 일산화탄소 중독에 대한 현재 알려진 치료법은 100% 농도의 산소 투여 혹은 2.8~3기압의 고압산소치료이다. 정상 대기압에서 100% 농도의 산소치료가 이루어질 때에는 환자의 COHb이 정상화되고 일산화탄소 중독으로 인한 증상이 호전될 때까지 산소 공급이 유지되어야 한다. 체내 COHb의 감소는 높은 산소분압으로 공급됨에 따라 빠르게 제거되는 것으로 알려져 있으며 대기압에서 일반 산소로 호흡하였을 때에는 320분가량의 반감기를 가지지만 100% 산소로 호흡을 하였을 때에는 74분 정도의 반감기를 보이는 것으로 알려져 있다. 고압산소치료는 체내 COHb의 반감기를 20분으로 급격히 줄이는 것으로 밝혀져 저산소로 인한 손상을 줄여줄 뿐만 아니라 일산화탄소로 인한 인체의 염증 반응과 세포 호흡 장애에 대한 치료효과가 있음이 알려져 있다. **그림 1-1**은 미국잠수고압의학회에서 발간한 고압산소치료 적응증 13판에 소개된 급성일산화탄소중독 환자의 치료 흐름도이다.

VII. 고압산소치료의 기전

흔히 일산화탄소 중독에 있어서 고압산소치료의 효과를 일산화탄소의 제거와 저산소증의 해결만으로만 생각하는 경우가 많다. 하지만 고압산소치료는 상당히 다양한 기전으로 일산화탄소 중독에서 연속하여 발생하는 염증 반응을 차단하고 조직을 보호하는 역할을 한다.

일산화탄소 중독 환자 치료의 흐름도

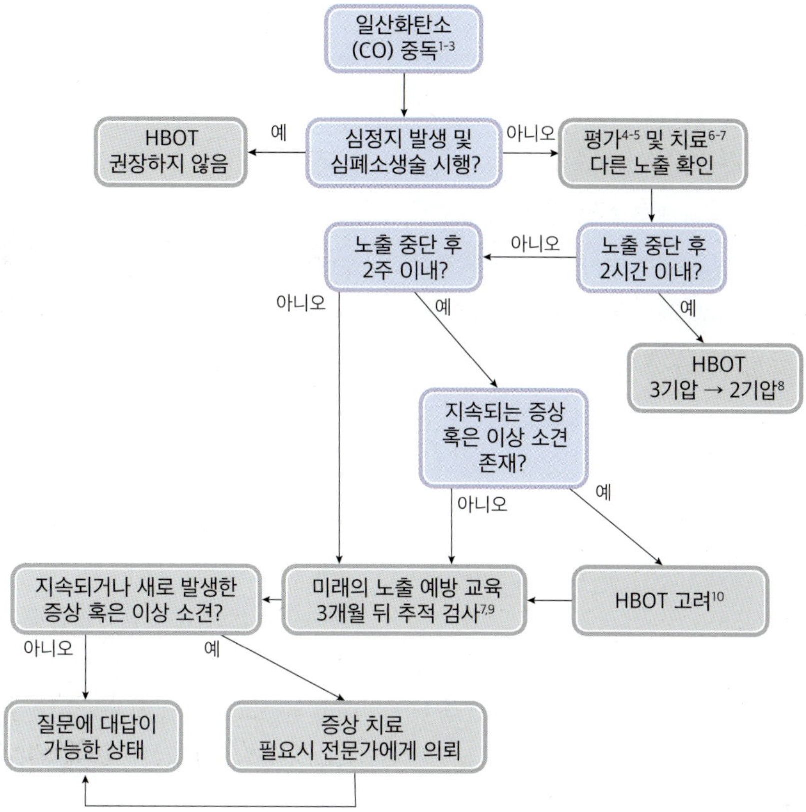

NOTES

[1] 일산화탄소 중독 - 일산화탄소 노출 + 관련 증상
[2] 급성 혹은 만성(24시간 이상 노출, 간헐적으로)
[3] COHb와 SpCO는 중독으로부터의 시간 경과와 산소 투여로 인해 상승되어 있거나 혹은 정상화될 수 있음
[4] 신경학적 평가 : rapid alternating movement, finger-to-nose, heel/shin, 서 있을 수 있다면 tandem gait, Sharpened Romberg test
[5] 검사실 평가 : COHb, pregnancy test Troponin I, electrocardiogram. 필요시 CBC, lactate, CMP, CK, drug screen, liver function test, Chest radiograph, echocardiogram. HBOT를 지연시키지 말 것.
[6] 비재호흡 마스크 산소, 고유량 비강 캐눌라 산소 투여(가열 습윤된 산소들 분당 60 L까지 투여 혹은 필요시 기도 삽관하여 100% 산소 투여 연기 흡입 시 시안화물 해독제 사용, 빠른 기도 삽관, 화상 지료 고려
[7] 호흡곤란, 두근거림, 흉통, 피로가 있을 경우 심장 검사 의뢰
[8] 이 프로토콜은 합병증을 줄이는 것으로 알려진 (Weaver LK, et al. N Engl J med. 2002;347:1057-67): 3.0 ATA로 60분간 치료하며 두 번의 5분 공기 흡입 시기를 가진 후 2.0 ATA를 60분간 한 번의 5분 공기 흡입 시기를 가짐. 2.5~3.0 ATA의 다른 치료 스케줄도 비슷하게 효과적일 수 있음.
[9] 인지, 감정, 신체, 신경학적 합병증은 필요시 신경과, 신경정신과, 정신과에 의뢰됨
[10] 일부는 임상적인 평형에 이를 때까지 매일의 HBOT를 옹호

그림 1-1. 일산화탄소 중독 치료 흐름도(Flow chart of carbon monoxide poisoning treatment).

고압산소치료는 체내 COHb 제거 속도를 높여 반감기를 23분가량으로 상당량 줄인다. 이는 정상산소 산소를 호흡할 때 관찰되지 않는 효과이다. 또한 고압산소치료 중 헤모글로빈과 결합하지 않고 혈장에 녹아 드는 산소량을 높여 헤모글로빈의 역할 없이도 충분한 용존 산소량을 유지시킬 수 있게 한다. 고압산소치료는 일산화탄소의 cytochrome 결합을 억제하고 ATP 생산을 유지하여 미토콘드리아 기능을 개선하고 HIF-1α 발현을 감소시켜 세포 대사를 활성화시킨다.

일산화탄소 중독으로 인해 발생하는 산화스트레스에

대해서도 고압산소치료는 이점이 있다. 고압산소치료는 일산화탄소 중독 이후에 endogenous CO 발생과 추가적인 ROS 생성을 일으키는 HO-1에 적응하고 손상을 방지하는 효과를 보인다. 더불어 여러가지 항산화 효소를 증가시켜 산화스트레스에 대한 보호 효과를 나타낸다.

일산화탄소 중독 손상에서 호중구의 역할도 고압산소치료를 통해 억제할 수 있다. 고압산소치료는 기본적으로 조직의 염증 반응을 억제하는 것으로 알려져 있다. 이와 더불어 호중구의 혈관내벽 부착을 억제하는 것으로 알려져 있으며 호중구가 분비하는 myeloperoxidase 활성을 감소시킨다. 호중구가 혈관내벽에 부착하여 내피세포의 xanthine dehydrogenase (XD)가 xanthine oxidase (XO)로 변환되는 것을 차단하여 추가적인 ROS 생성을 막는다.

신경세포에 대한 고압산소치료의 보호 효과 또한 알려져 있다. 뉴런의 myelin basic protein 손상에 특히 주요한 역할을 하는 lipid peroxidation 과정을 막아주는 역할을 하며 손상된 myelin basic protein에 대한 염증 반응을 줄여준다. 이러한 효과는 결국 지속적으로 발생하는 세포괴사를 줄이고 세포자멸사 apoptosis를 방지하는 역할을 한다.

VIII. 고압산소치료의 적응증

병원에서 확인된 COHb 수치와 무관하게 중증의 일산화탄소 중독이 의심되는 경우에 고압산소치료가 고려되어야 한다. 환자가 의식 소실의 증상이 있거나 동반되는 신경학적 이상 징후를 보이는 경우, 심혈관 기능 이상의 소견이나 중증의 산증을 나타내는 경우 등으로 중증의 일산화탄소 중독 양상을 보인다면 고압산소치료가 의뢰되어야 한다.

더불어 몇몇 역학적 연구에 따르면 기저 심혈관 관련 과거력이 있는 경우, 60세 이상의 연령, 일산화탄소 노출 후 발생한 의식 소실, 중증의 산증이 있는 경우 환자의 신경학적 예후가 불량함이 알려져 있기 때문에 적극적인 치료가 필요하다. 또한 불량한 예후를 보일 가능성이 높은 임산부, 노인, 유아 그리고 심혈관계 질환 과거력이 있는 환자에게 고압산소치료가 적극적으로 고려되어야 하겠다. 더불어 병원에서 수행된 COHb 수치로는 환자의 중증도를 판단하기에는 제한적이지만, 특별한 신경학적 이상 소견을 보이지 않더라도 환자의 COHb 수치가 25% 이상을 보인다면 고압산소치료가 권고된다.

2007년 Weaver 등의 연구에 따르면 6주간의 인지 후유증에 대한 잠재적 위험 요인을 조사한 결과 연령 36세 이상의 경우, 24시간 이상의 CO 노출 환자의 경우, 의식 상실이 발생한 경우, COHb 수치가 25% 이상을 나타내는 경우에 고압산소치료를 받지 않은 환자군에서 더 높은 인지장애 후유증 발생 비율을 보였다. 동일한 연구내에서 다변량 로지스틱 회귀 분석을 시행한 결과에서는 36세 이상의 연령만이 고압산소치료를 통해 6주 인지 후유증 비율이 감소한 것으로 분석되었다. CO 노출 기간이 24시간 이상인 경우 역시 고압산소치료를 통해 후유증 비율이 감소하는 것으로 나타났지만 해당 연구에서의 표본 크기가 부족하여 판단에는 제한이 있다. 다만 CO 노출 기간이 24시간 이상인 5명의 환자 중 고압산소치료를 받은 환자들은 6주 후 인지장애 후유증이 나타나지 않아 고압산소치료의 적응증 중 하나로 고려될 수 있을 것이다.

Apolipoprotein E4는 뇌 손상에 좋지 않은 예후 인자로 알려진 유전적 마커이다. 일산화탄소 중독에 있어서도 해당 유전자가 존재하지 않는 환자들은 고압산소치료에 더 효과적인 결과를 보였다. 하지만 해당 유전자는 인류의 14~25%만이 보유하고 있으며 해당 유전자의 보유 여부를 단기간에 확인할 수 없기 때문에 해당 유전자와 별개로, 적응증에 해당하는 유증상 일산화탄소 중독 환자들은 고압산소치료가 이루어져야 하겠다.

IX. 고압산소치료

1. 고압산소치료 시 적정 압력

고압산소치료 시 적용 압력은 2.8~3.0 기압으로 2시간가량 진행하는 치료 프로토콜 사용을 권장하며, 초기 치료 후에도 증상이 지속될 시 2.0 기압의 치료를 6~12시간 간격으로 시행한다(그림 1-2).

2002년 Weaver 등의 무작위 대조 연구에서 24시간 이내에 고압산소치료 받은 군의 신경학적 예후가 좋은 것으로 보고되고 있다. 고압산소치료의 효과에 부정적인 결과를 나타내는 연구들은 모두 2.5 기압 미만에서 고압산소치료가 진행되었기 때문에 해석에 주의를 요한다. 동물실험에서는 3.0 기압이 우월하다는 결과가 제시되기도 하였다. 아직은 논란이 있기는 하지만 기존의 비교 연구들을 종합하였을 때 2시간가량 2.8~3.0 기압으로 진행하는 고압산소치료가 권장된다.

2. 일산화탄소 중독 노출부터 고압산소치료까지의 시간

급성 일산화탄소 중독 환자를 치료하기 위해 24시간 이내의 고압산소치료 시행이 권고되며, 가능하면 6시간 이내 첫 번째 치료가 이루어지는 것을 권장한다.

앞서 언급한 2002년 Weaver 등의 일산화탄소 중독에 대한 고압산소치료의 효과를 분석한 연구에서 24시간 이내 고압산소치료를 시행하였고 해당 결과에서 환자들의 신경학적 예후 호전이 보고되었다. 2021년 수행된 한 후향적 연구에서는 6시간 이내 고압산소치료를 시행한 군의 경우 6시간 이후에 시행한 군보다 좋은 신경학적 예후를 보이는 것으로 분석되었다.

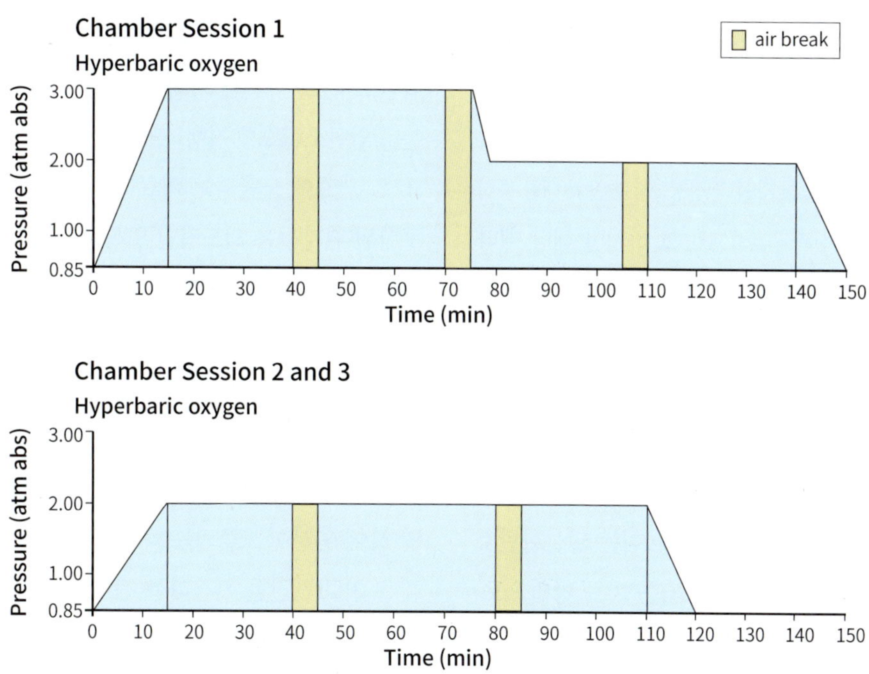

그림 1-2. 일산화탄소 중독에 적용되는 대표적인 고압산소치료 프로토콜(An example of a hyperbaric oxygen therapy protocol applied to carbon monoxide poisoning).

3. 고압산소치료의 횟수

고압산소치료의 신경학적 예후 호전 효과를 나타낸 2002년 Weaver의 연구에서 시행된 치료 프로토콜은 24시간 이내 3회 고압산소치료를 수행하였다(그림 1-2). 하지만 아직까지는 1회의 고압산소치료와 다회 치료의 효과를 비교한 높은 근거의 연구는 없다. 2023년 한 코호트 연구에서 고압산소치료 횟수에 따른 환자의 신경학적 예후에 대해 분석한 연구에서는 치료 횟수에 따라 환자의 예후에 차이를 보이지 않았다. 따라서 현재까지의 근거로는 중독 이후 24시간 이내, 가능한 6시간 이내에 첫 고압산소치료가 시작되어야 하며 환자의 증상이 호전되지 않는 경우 24시간 이내에 시행하는 추가 고압산소치료는 임상의의 판단이 필요할 것이다.

X. 최근 연구 검토

2011년 Buckley 등은 7개의 무작위 대조군 실험 논문을 취합하여 총 1,361명의 환자를 대상으로 하는 메타 분석을 시행하였다(표 1-2). 해당 메타 분석에서는 일산화탄소 중독의 신경학적 예후에 대해 고압산소치료가 이점을 나타내지 못하였다고 결론지었다(신경학적 결손에 대한 승산비 odds ratio; 0.78, 95% 신뢰 구간 0.54~1.12). 하지만 해당 메타 분석에 포함된 연구들은 실험 과정과 결과 확인에서 매우 다양한 기준으로 진행되었으며 통계적 이질성 역시 고려되어야 하기 때문에 이를 하나의 결과로 도출하기는 어려웠을 것으로 생각되며 해석에 주의를 요할 것이다.

위 연구들 중 3건의 연구에서는 최대 압력 2.0 기압의 고압산소치료 프로토콜을 사용하였다. 이는 일산화탄소 중독에 적합하지 않은 것으로 사료되는 치료 방법으로, 해당 연구 결과를 포함하여 고압산소치료의 효과에 대해 논하기는 제한이 있을 것으로 생각된다.

1996년 Mathieu 등은 의식저하가 없는 일산화탄소 중독 환자에게 2.5 기압 90분의 고압산소치료 효과를 확인하는 실험 결과를 발표하였다. 해당 결과에서 고압산소치료와 100% 산소만 투여받은 환자의 예후를 확인하였을 때 3달째 측정된 신경학적 검사에서 고압산소치료군에서 더 양호한 예후를 보였으나 1달, 6달 12달 측정된 신경학적 검사에서는 차이를 보이지 않았다. 하지만 해당 연구는 요약된 형태로 밖에 공개되지 않았으며 정확하게 맹검된 실험 수행이 이루어지지 않았다. 또한 일차 예후의 정의에 대해 제시되지 않았다. 환자들은 퇴원 시 신경학적으로 정상이라고 언급하고 있지만 예후 결과에서는 두 군 간의 지속적인 신경인지 장애(persistent neurological sequelae, PNS)에 대해 비교하였다고 말하고 있으며 정확한 신경학적 사정 방법에 대해 제시되지 않았다는 제한점들이 있다.

1999년 Scheinkestel 등이 발표한 이중맹검법 무작위 대조군 실험 논문에서 일산화탄소 중독에 대한 고압산소치료는 환자에게 이득을 보이지 않았으며 오히려 더 나쁜 예후를 나타내기도 하였다. 해당 연구에서는 심각도나 의도적 노출 여부를 고려하여 환자들을 분류하였다. 고압산소치료군에서는 최대 2.8 기압, 총 100분 동안 진행되는 고압산소치료를 진행하였으며, 대조군은 1기압 하에서 100% 산소에 노출되는 치료를 진행하였다. 해당 연구에 포함된 환자들은 의도적인 일산화탄소 노출 환자가 많은 수(69%)를 차지한다는 제한점이 있으며 환자들의 치료까지 걸리는 시간 경과가 7.1시간으로 지연이 있었다는 점들이 있지만, 이러한 요소들은 층화 무작위 배정을 통해 보정되어 분석되었다고 하여 결과에 대한 근거를 높이고 있다. 하지만 해당 연구에서 진행된 고압산소치료는 2.8 기압 하에 60분이 노출되는 치료 프로토콜로서 상대적으로 짧은 치료 시간을 가진다는 점이 다른 연구와 보이는 차이로 고려되어야 할 것이다.

일산화탄소 중독의 신경인지 예후에 대해서는 중독 초기부터 나타나는 경우도 있지만 지연성으로 나타나며 시간 경과에 따라 증상이 호전되는 경우도 보고된다. 제시된 여러 무작위 대조군 실험 중에서 신경학적 검사 방법에 대해 명확히 제시되어 있으면서 1개월 이상, 1년 예후를 추적관찰한 연구는 오직 한 연구뿐이었다. 또한 해당 연구만이 모든 Consolidated Standards of Reporting Trials 기준을 충족하여 진행된 연구로 확인된다.

다양한 기초 연구를 통해 고압산소치료의 효과에 대한 여러 근거가 밝혀져 오고 있다. 하지만 위에서 언급했듯이 고압산소치료에 대한 임상 효과 결과는 아직 논란이 있다. 하지만 분명한 것은 몇몇 무작위 대조군 연구에서 고압산소치료가 환자의 예후에 긍정적인 결과를 보여주었다는 것이다. 지금까지 일산화탄소 중독 환자에게 시행된 무작위 대조군 연구들은 모두 환자 선택의 적응증과 시행한 고압산소치료 압력, 시간, 횟수가 다르며 심지어 예후를 평가하는 수단과 기준 모두 다르게 설정되어 진행되었다. 따라서 이를 통합하여 하나의 결과로 도출하기에는 어려울 것이다. 따라서 우리는 일산화탄소 중독에 있어서 고압산소치료는 적절한 방법으로 시행할 수 있다면

표 1-2. 현재까지 보고된 급성 일산화탄소 중독환자에서 고압산소치료의 효과에 대한 무작위 대조군 연구 결과(Randomized controlled trials on the effects of hyperbaric oxygen therapy in patients with acute carbon monoxide poisoning)

임상 시(환자 수)	환자군 및 치료	예후 기준	결과	연구 해석의 주의점	효과
Cochrane Meta-analysis (Buckley et al, 2011) (n = 1361)	고압산소치료(HBO) 및 대기압산소치료(NBO) 무작위 대조군 실험에 분석된 일산화탄소 중독 환자	일차 분석 시 지속적으로 존재하거나 지연성으로 발현된 신경학적 증상 유무	두 군간 신경학적 증상의 유무에 차이가 없음(HBO: 202/705 [28.7%] vs NBO: 219/65 [633.4%]; OR, 0.78; 95% CI, 0.54~1.12)	연구들 사이에 환자군과 치료방법에 있어 차이가 큼. 중대한 방법론적 결함이 있는 연구 포함.	없음
Raphael et al, 1989 (n = 343)	의식상실이 없는 환자들 대상. 2.0 ATA에서 60분간 HBO 진행 후 4시간 NBO vs 6시간 NBO	1개월 후 자가 평가 설문지 및 신경과 전문의의 신체 검사	신경학적 증상의 발생에 차이를 보이지 않음 NBO군에서 50/158 (32%) vs HBO군에서51/159 (32%)	환자 및 예후 평가자 모두에게 맹검법이 적용되지 않음 일산화탄소 중독에게 적합하지 않은2.0 ATA의 압력으로 치료 진행	없음
Thom et al, 1995 (n = 65)	일산화탄소 노출 중단 후 6시간 이내의 환자 2.8 ATA에서 30분 후 2.0 ATA에서 90분 HBO vs 증상이 호전될 때까지 NBO	DNS 발생 여부 반복되거나 새로 발생하는 신경학적 증상 또는 신경학적 검사에서 악화 소견	NBO군에서 7/30 환자가 DNS 발생 vs HBO군에서 0/30	환자 및 예후 평가자 모두에게 맹검법이 적용되지 않음 연구 전에 primary outcome이 설정되지 않았음	있음
Ducasse et al, 1995 (n = 26)	2.5 ATA에서 2시간 HBO + 100% NBO 4시간 + 50% NBO 6시간 vs 100% NBO 6시간 + 50% NBO 6시간	임상 징후 및 증상 EEG 이상 소견 acetazolamide 대한 뇌혈류 반응	Incidence of both PNS and DNS was zero, no difference in EEG and cerebral blood flow. Follow-up EEG was worse in the NBO group, but clinically normal PNS와 DNS는 발생하지 않음 EEG 및 뇌혈류에는 차이를 보이지 않음 임상 증상은 없었지만 NBO 그룹에서 추적 EEG상 이상 소견 확인	적은 수의 환자 경미한 일산화탄소 중독 환자만 포함 맹검법이 적용되지 않음 이상 EEG의 기준이 명확하지 않음 31%가량의 환자가 추적 관찰이 이루어지지 못함.	있음

(다음 페이지에 계속 ···)

임상 시(환자 수)	환자군 및 치료	예후 기준	결과	연구 해석의 주의점	효과
Mathieu et al, 1996 (n = 575)	COHb 10% 이상이 확인되며 동반되는 다른 중독이 없는 noncomatose 환자 2.5 ATA에서 90분 HBO vs 12시간 NBO	1, 3, 6 및 12개월에 신경심리학적 검사를 통해 확인된 지속적인 신경학적 증상(PNS)	3개월 째의 검사에서 PNS 발생에 유의미한 차이(HBO: 9.5%, NBO: 15%; P = 0.016)를 보이지만 1개월(HBO: 23%, NBO: 26%), 6개월(HBO: 6.4%, NBO: 9.5%) 1년(4.3%, 5%) 검사에서는 차이를 보이지 않음	중간분석 초록으로만 보고가 이루어짐. 임상시험이 등록되지 않음 독립적 검토를 위한 전체 데이터 확인이 불가	없음
Scheinkestel et al, 1999 (n = 191)	하루 3회의 치료 2.8 ATA에서 60분 HBO vs 1 ATA에서 100분 NBO (sham treatment) 모든 환자는 각 치료 사이에 NBO 진행	퇴원 시 PNS 여부, 퇴원 시 보이지 않았던 DNS 증상 발현 여부, 신경심리학적 테스트 점수가 1 표준 편차 이상 악화	PNS 발생에 차이를 보이지 않으며(HBO: 75% vs NBO 68%, P = 0.19), 1개월 후 DNS에서도 차이를 보이지 않음 (HBO: 65% vs NBO: 59%, p = NS)	다수의 환자가 자살 시도로 인한 일산화탄소 중독(69%) 46%만이 1개월 추적관찰이 이루어짐	없음
Weaver et al, 2002 (n = 152)	HBO 3 sessions - 1 session 3 ATA에서 1시간 이후 2 ATA에서 1시간, 추가 2 sessions은 6~12시간 간격으로 2 ATA에서 2시간 진행 vs 1ATA에서 NBO 3 sessions (sham treatment)	구조화된 설문지, 일련의 신경학적 검사 및 기타 정형화된 평가 수행(Geriatric Depression Scale, Katz index of activities of daily living, Short Form-36 등) 첫번째와 세번째 치료 후 평가, 2주 6주 추적 평가 수행	HBO군에서 더 낮은 6주 인지기능 장애 확인(HBO: 25.0% vs NBO: 46.1%; unadjusted odds ratio, 0.39 (95% CI, 0.20~0.78; P = 0.007)	명백한 이점을 보여 조기 실험 중단 평균 일산화탄소 노출 시간이 NBO군에서 더 길었으며 (22 h vs 13 h) 초기 소뇌기능 평가에서 더 많은 수의 환자가 이상 소견을 보임(15% vs 4%) 초기 연구 계획과 최종 보고된 연구의 primary outcome이 변경되었음	있음
Raphael et al, 2004 (n = 153)	일시적인 의식소실이 있는 환자와 comatous 환자로 나누어 HBO군과 NBO군에 배정하여 총 4개 그룹으로 진행 2.0 ATA에서 60분 HBO 후 NBO 4시간 vs NBO 6시간	1달 후 신경학적 평가(자가평가 설문지 및 맹검되어 수행된 신경학적 검사	1개월에 회복된 비율이 HBO 그룹이 더 적게 확인; 일시적인 의식소실 그룹의 NBO에서 61%, HBO에서 58% 환자가 회복, comatous 환자군의 NBO에서 68%, HBO에서 47%가 회복	17%의 환자에서 추적관찰이 이루어지지 못함 진정한 실험 통제가 이루어지지 않음 일산화탄소 중독에게 적합하지 않은 2.0 ATA의 압력으로 치료 진행	없음
Annane et al, 2011 (n = 179)	일시적 의식 소실을 경험한 환자 대상 4시간 NBO 후 2.0 ATA에서 2시간 HBO vs 6시간 NBO	1개월 후 자가 평가 설문지 및 neuropsychological 검사를 포함한 신체 검사를 통해 완전한 회복이 이루어졌는지 여부	primary outcome에 차이를 보이지 못함 1개월 추적에서 HBO군의 33/79 (42%)의 환자와 29/74 (39%) 환자가 증상 지속을 호소	환자와 치료자에게 모두 맹검법이 적용되지 않음 대조군에게 sham HBO가 수행되지 않음 일산화탄소 중독에게 적합하지 않은 2.0 ATA의 압력으로 치료 진행	없음

환자에게 해가 되지는 않으며 조건이 맞는 경우 환자에게 도움이 될 것을 기대해 볼 수 있으므로 가능하다면 적극적으로 시도해보는 것이 적절할 것이다.

XI. 치료효과 검토

일산화탄소 중독 환자는 수주 후 지연성으로 발생하거나 장기적으로 지속되는 후유증 발생에 대한 추적 관찰이 필요하다. 앞서 언급했듯이 일산화탄소 중독은 환자에게 장기적으로 심근의 섬유화를 남길 수 있으며 다양한 신경정신과적 증상을 남기게 된다. 이는 결국 환자와 환자 가족들에게 앞으로의 삶의 질에 큰 영향을 끼치게 되며 환자의 장기적 예후와도 관련이 있다.

아직까지 일산화탄소 중독 후 발생하는 신경인지 후유증에 대해 효과가 증명된 명확한 치료법은 없는 실정이다. 하지만 경험적 접근을 통해 신경인지 증상을 호소하는 환자들은 인지, 직업, 언어, 신체적 재활 치료를 시행해 볼 수 있다. 정신건강의학적인 후유증에 대해서는 호소 증상에 맞는 적절한 전문 진료가 이루어져야 할 것이다. 일산화탄소 중독이 남기는 심근 섬유화의 장기적인 영향에 대해서는 밝혀진 바가 없으나 환자의 장기 생존률에 악영향을 미칠 것이라 생각되며 신경정신과적 후유증과는 별개로 추적관찰이 필요할 수 있겠다.

XII. 비용 효과

국내 고압산소치료의 환자 부담 비용은 상대적으로 낮은 편이다. 고압산소치료로 발생하는 부작용의 위험성과 발생 가능성은 낮지만, 고압산소치료의 정신신경학적 후유증 예방 효과를 고려하였을 때 의료 시스템과 사회에서 상당한 비용 절감이 기대된다. 국내 고압산소치료의 접근성은 아직 미흡한 수준이지만 적응증에 해당하는 일산화탄소 중독 환자는 적극적으로 고압산소치료 진행을 고려해야 함이 적절하겠다.

알림

교과서 집필에 도움을 주신 현재 군의관으로 복무중인 이제섭 선생님께 감사드립니다.

REFERENCE

1. Akşit E, Yildirim ÖT, Aydin F, Bardakci O, Aydin AH. Transient ST segment elevation caused by intracoronary thrombus after acute carbon monoxide poisoning. Prehospital and disaster medicine 2019;34(6):677-80.
2. Allred EN, Bleecker ER, Chaitman BR, Dahms TE, Gottlieb SO, Hackney JD, et al. Short-term effects of carbon monoxide exposure on the exercise performance of subjects with coronary artery disease. New England Journal of Medicine 1989;321(21):1426-32.
3. Alonso JR, Cardellach F, López S, Casademont J, Miró O. Carbon monoxide specifically inhibits cytochrome c oxidase of human mitochondrial respiratory chain. Pharmacol Toxicol 2003;93(3):142-6.
4. Anderson EW, Andelman RJ, Strauch JM, FORTUIN NJ, KNELSON JH. Effect of low-level carbon monoxide exposure on onset and duration of angina pectoris: A study in ten patients with ischemic heart disease. Annals of internal medicine 1973;79(1):46-50.
5. Annane D, Chadda K, Gajdos P, Jars-Guincestre MC, Chevret S, Raphael JC. Hyperbaric oxygen therapy for acute domestic carbon monoxide poisoning: two randomized controlled trials. Intensive care medicine 2011;37:486-92.
6. Ayvaz S, Kanter M, Aksu B, Sahin SH, Uzun H, Erboga M, et al. The effects of hyperbaric oxygen application against cholestatic oxidative stress and hepatic damage after bile duct ligation in rats. Journal of Surgical Research 2013;183(1):146-55.
7. Benaissa M, Baud F. Relation entre la carboxyhémoglobine, la sévérité immédiate et le pronostic de l'intoxication oxycarbonée aiguë: Revue critique de la littérature. Réanimation Urgences 1999;8(3):231-41.
8. Boerema I. Life without blood. Ned Tijdschr Geneeskd 1960;7(104):949-54.
9. Bosco G, Yang Zj, Nandi J, Wang J, Chen C, Camporesi EM. Effects of hyperbaric oxygen on glucose, lactate, glycerol and anti-oxidant enzymes in the skeletal muscle of rats during ischaemia and reperfusion. Clinical and experimental pharmacology and physiology 2007;34(1-2):70-6.

10. Brown S, Piantadosi C. In vivo binding of carbon monoxide to cytochrome c oxidase in rat brain. Journal of Applied Physiology 1990;68(2):604-10.

11. Brown S, Piantadosi C. Reversal of carbon monoxide-cytochrome c oxidase binding by hyperbaric oxygen in vivo. Oxygen Transport to Tissue XI 1989:747-54.

12. Brown SD, Piantadosi CA, Gorman D, Fred Gilligan JE, Clayton D, Neubauer R, et al. HYPERBARIC OXYGEN FOR CARBON MONOXIDE POISONING. The Lancet 1989;334(8670):1032-3.

13. Brown SD, Piantadosi CA. Recovery of energy metabolism in rat brain after carbon monoxide hypoxia. The Journal of clinical investigation 1992;89(2):666-72.

14. Brvar M, Luzar B, Finderle Ž, Šuput D, Bunc M. The time-dependent protective effect of hyperbaric oxygen on neuronal cell apoptosis in carbon monoxide poisoning. Inhalation toxicology 2010;22(12):1026-31.

15. Calvert JW, Cahill J, Yamaguchi-Okada M, Zhang JH. Oxygen treatment after experimental hypoxia-ischemia in neonatal rats alters the expression of HIF-1⊠ and its downstream target genes. Journal of Applied Physiology 2006;101(3):853-65.

16. Calvert JW, Zhou C, Nanda A, Zhang JH. Effect of hyperbaric oxygen on apoptosis in neonatal hypoxia-ischemia rat model. Journal of Applied Physiology 2003;95(5):2072-80.

17. Cardellach F, Miro O, Casademont J. Hyperbaric oxygen for acute carbon monoxide poisoning. N Engl J Med 2003;348:557-560.

18. Cha YS, Cha KC, Kim OH, Lee KH, Hwang SO, Kim H. Features and predictors of myocardial injury in carbon monoxide poisoned patients. Emergency medicine journal 2014;31(3):210-5.

19. Chenoweth JA, Albertson TE, Greer MR. Carbon monoxide poisoning. Critical care clinics 2021;37(3):657-72.

20. Chin BY, Jiang G, Wegiel B, Wang HJ, Macdonald T, Zhang XC, et al. Hypoxia-inducible factor 1alpha stabilization by carbon monoxide results in cytoprotective preconditioning. Proc Natl Acad Sci USA 2007;104(12):5109-14.

21. Cho DH, Ko SM, Son JW, Park EJ, Cha YS. Myocardial Injury and Fibrosis From Acute Carbon Monoxide Poisoning: A Prospective Observational Study. JACC Cardiovasc Imaging 2021;14(9):1758-70.

22. Cho SH, Shin YS, Lee DH, Kim YI, Yun DR. A study on the incidence of carbon monoxide poisoning. Journal of Preventive Medicine and Public Health 1985;18(1):1-11.

23. Cho SH, Yun DR, Kim ID. Epidemiological Studies on the Acute Carbon Monoxide Poisoning. Korean J Prev Med 1974;7(2):359-66.

24. Choi BH, Jeon J, Ryoo SM, Seo DW, Kim WY, Oh BJ, et al. Recent epidemiologic features of carbon monoxide poisoning in Korea: a single center retrospective cohort study. Journal of the Korean Society of Clinical Toxicology 2012;10(2):80-5.

25. Choi IS. Delayed neurologic sequelae in carbon monoxide intoxication. Arch Neurol 1983;40(7):433-5.

26. Choi YR, Cha ES, Chang SS, Khang YH, Lee WJ. Suicide from carbon monoxide poisoning in South Korea: 2006-2012. Journal of affective disorders 2014;167:322-5.

27. Coburn R, Williams W, Kahn S. Endogenous carbon monoxide production in patients with hemolytic anemia. The Journal of Clinical Investigation 1966;45(4):460-8.

28. Cramer CR. Fetal death due to accidental maternal carbon monoxide poisoning. Journal of Toxicology: Clinical Toxicology 1982;19(3):297-301.

29. Cronje FJ, Carraway MS, Freiberger JJ, Suliman HB, Piantadosi CA. Carbon monoxide actuates O_2-limited heme degradation in the rat brain. Free Radical Biology and Medicine 2004;37(11):1802-12.

30. Daugherty WP, Levasseur JE, Sun D, Rockswold GL, Bullock MR. Effects of hyperbaric oxygen therapy on cerebral oxygenation and mitochondrial function following moderate lateral fluid-percussion injury in rats. J Neurosurg 2004;101(3):499-504.

31. Durak AC, Coskun A, Yikilmaz A, Erdogan F, Mavili E, Guven M. Magnetic resonance imaging findings in chronic carbon monoxide intoxication. Acta Radiol 2005;46(3):322-7.

32. Dziewierz A, Ciszowski K, Gawlikowski T, Rakowski T, Kleczyński P, Surdacki A, et al. Primary angioplasty in patient with ST-segment elevation myocardial infarction in the setting of intentional carbon monoxide poisoning. The Journal of Emergency Medicine 2013;45(6):831-4.

33. Ernst A, Zibrak JD. Carbon monoxide poisoning. N Engl J Med 1998;339(22):1603-8.

34. Farrow J, Davis G, Roy T, McCloud L, Nichols 2nd G. Fetal death due to nonlethal maternal carbon monoxide poisoning. Journal of forensic sciences 1990;35(6):1448-52.

35. Gale SD, Hopkins RO, Weaver LK, Bigler ED, Booth EJ, Blatter DD. MRI, quantitative MRI, SPECT, and neuropsychological findings following carbon monoxide poisoning. Brain Inj 1999;13(4):229-43.

36. Garg J, Krishnamoorthy P, Palaniswamy C, Khera S, Ahmad H, Jain D, et al. Cardiovascular abnormalities in carbon monoxide poisoning. American journal of therapeutics 2018;25(3):e339-e48.

37. Garrabou G, Inoriza JM, Morén C, et al. Mitochondrial injury in human acute carbon monoxide poisoning: the effect of oxygen treatment. J Environ Sci Health C Environ Carcinog Ecotoxicol Rev 2011;29(1):32-51.

38. Gnaiger E, Lassnig B, Kuznetsov A, Rieger G, Margreiter R. Mitochondrial oxygen affinity, respiratory flux control and excess capacity of cytochrome c oxidase. The Journal of experimental biology 1998;201(8):1129-39.

39. Godman CA, Joshi R, Giardina C, Perdrizet G, Hightower LE. Hyperbaric oxygen treatment induces antioxidant gene expression. Annals of the New York Academy of Sciences 2010;1197(1):178-83.

40. Goldbaum L, Orellano T, Dergal E. Mechanism of the toxic action of carbon monoxide. Annals of Clinical & Laboratory Science 1976;6(4):372-6.

41. Gregorevic P, Lynch GS, Williams DA. Hyperbaric oxygen modulates antioxidant enzyme activity in rat skeletal muscles. European journal of applied physiology 2001;86:24-7.

42. Haldane JBS. Carbon monoxide as a tissue poison. Biochemical Journal 1927;21(5):1068.

43. Hampson NB, Hauff NM. Risk factors for short-term mortality from carbon monoxide poisoning treated with hyperbaric oxygen. Critical care medicine 2008;36(9):2523-7.

44. Hampson NB, Piantadosi CA, Thom SR, Weaver LK. Practice recommendations in the diagnosis, management, and prevention of carbon monoxide poisoning. Am J Respir Crit Care Med 2012;186(11):1095-101.

45. Hampson NB, Weaver LK. Carbon monoxide poisoning: a new incidence for an old disease. Undersea Hyperb Med 2007;34(3):163-8.

46. Hampson NB. Emergency department visits for carbon monoxide poisoning in the Pacific Northwest. The Journal of emergency medicine 1998;16(5):695-8.

47. Hampson NB. U.S. Mortality Due to Carbon Monoxide Poisoning, 1999-2014. Accidental and Intentional Deaths. Ann Am Thorac Soc 2016;13(10):1768-74.

48. Hardy KR, Thom SR. Pathophysiology and treatment of carbon monoxide poisoning. Journal of Toxicology: Clinical Toxicology 1994;32(6):613-29.

49. Henry CR, Satran D, Lindgren B, Adkinson C, Nicholson CI, Henry TD. Myocardial injury and long-term mortality following moderate to severe carbon monoxide poisoning. Jama 2006;295(4):398-402.

50. Heo IY, Choi SC, Lee CA, Ahn JH, Min YG, Jung YS, et al. Influence of the Werther effect: an increase of intentional carbon monoxide poisoning. Journal of The Korean Society of Clinical Toxicology 2009;7(2):143-9.

51. Hirayama A, Noronha-Dutra AA, Gordge MP, Neild GH, Hothersall JS. S-nitrosothiols are stored by platelets and released during platelet-neutrophil interactions. Nitric Oxide 1999;3(2):95-104.

52. Hopkins RO, Weaver LK, Valentine KJ, Mower C, Churchill S, Carlquist J. Apolipoprotein E genotype and response of carbon monoxide poisoning to hyperbaric oxygen treatment. American journal of respiratory and critical care medicine 2007;176(10):1001-6.

53. Huang CC, Chung MH, Weng SF, Chien CC, Lin SJ, Lin HJ, et al. Long-term prognosis of patients with carbon monoxide poisoning: a nationwide cohort study. PloS one 2014;9(8):e105503.

54. Iacono LL, Boczkowski J, Zini R, Salouage I, Berdeaux A, Motterlini R, et al. A carbon monoxide-releasing molecule (CORM-3) uncouples mitochondrial respiration and modulates the production of reactive oxygen species. Free Radical Biology and Medicine 2011;50(11):1556-64.

55. Işik T, Tanboğa IH, Güvenç TS, Uyarel H. ST-elevation myocardial infarction after acute carbon monoxide poisoning. Anadolu Kardiyol Derg 2012;12(3):278-9.

56. Jasper BW, Hopkins RO, Duker HV, Weaver LK. Affective outcome following carbon monoxide poisoning: a prospective longitudinal study. Cogn Behav Neurol 2005;18(2):127-34.

57. Jordan BD, Relkin NR, Ravdin LD, Jacobs AR, Bennett A, Gandy S. Apolipoprotein E∈ 4 associated with chronic traumatic brain injury in boxing. Jama 1997;278(2):136-40.

58. Jung YS, Lee JS, Min YG, Park JS, Jeon WC, Park EJ, et al. Carbon Monoxide-Induced Cardiomyopathy-Epidemiology, Clinical Characteristics and Prognosis-. Circulation Journal 2014;78(6):1437-44.

59. Jurič DM, Finderle Ž, Šuput D, Brvar M. The effectiveness of oxygen therapy in carbon monoxide poisoning is pressure- and time-dependent: a study on cultured astrocytes. Toxicology letters 2015;233(1):16-23.

60. Juurlink DN, Buckley N, Stanbrook MB, Isbister G, Bennett MH, McGuigan M. Hyperbaric oxygen for carbon monoxide poisoning. Cochrane database of systematic reviews 2005(1).

61. Kim CH, Choi H, Chun YS, Kim GT, Park JW, Kim MS. Hyperbaric oxygenation pretreatment induces catalase and reduces infarct size in ischemic rat myocardium. Pflügers Archiv 2001;442:519-25.

62. Kleinman MT, Davidson DM, Vandagriff RB, Caiozzo VJ, Whittenberger JL. Effects of short-term exposure to carbon monoxide in subjects with coronary artery disease. Archives of Environmental Health: An International Journal

1989;44(6):361-9.

63. Kuroda H, Fujihara K, Kushimoto S, Aoki M. Novel clinical grading of delayed neurologic sequelae after carbon monoxide poisoning and factors associated with outcome. Neurotoxicology 2015;48:35-43.

64. Lee J, Song J, Lim B. Characteristics of suicide by carbon monoxide poisoning in Korea. J Korean Off Stat 2016;21:57-83.

65. Lee JS, Cha YS, Lim J. Association between number of hyperbaric oxygen therapy sessions and neurocognitive outcomes of acute carbon monoxide poisoning. Frontiers in medicine 2023;10.

66. Lee KH, Choi YO, Kim CH, Yun DR. An Epidemiological Study on the Incidence of CO poisoning in Korea. Korean J Prev Med 1971;4(1):95-105.

67. Lee Y, Cha YS, Kim SH, Kim H. Effect of hyperbaric oxygen therapy initiation time in acute carbon monoxide poisoning. Critical care medicine 2021;49(10):e910-e9.

68. Li L, Bao Y, He S, Wang G, Guan Y, Ma D, et al. The association between apolipoprotein E and functional outcome after traumatic brain injury: a meta-analysis. Medicine 2015;94(46).

69. Li Y, Zhou C, Calvert JW, Colohan AR, Zhang JH. Multiple effects of hyperbaric oxygen on the expression of HIF-1⊠ and apoptotic genes in a global ischemia-hypotension rat model. Experimental neurology 2005;191(1):198-210.

70. Lippi G, Rastelli G, Meschi T, Borghi L, Cervellin G. Pathophysiology, clinics, diagnosis and treatment of heart involvement in carbon monoxide poisoning. Clinical biochemistry 2012;45(16-17):1278-85.

71. Lo CP, Chen SY, Lee KW, Chen WL, Chen CY, Hsueh CJ, et al. Brain injury after acute carbon monoxide poisoning: early and late complications. American Journal of Roentgenology 2007;189(4):W205-W11.

72. Longo LD. The biological effects of carbon monoxide on the pregnant woman, fetus, and newborn infant. American journal of obstetrics and gynecology 1977;129(1):69-103.

73. Lou M, Chen Y, Ding M, Eschenfelder CC, Deuschl G. Involvement of the mitochondrial ATP-sensitive potassium channel in the neuroprotective effect of hyperbaric oxygenation after cerebral ischemia. Brain research bulletin 2006;69(2):109-16.

74. Mathieu D, Wattel F, Mathieu-Nolf M, Durak C, Tempe J, Bouachour G, et al. Randomized prospective study comparing the effect of HBO versus 12 hours NBO in non comatose CO poisoned patients: results of the interim analysis. Undersea Hyperb Med 1996;23(7).

75. Miljkovic-Lolic M, Silbergleit R, Fiskum G, Rosenthal RE. Neuroprotective effects of hyperbaric oxygen treatment in experimental focal cerebral ischemia are associated with reduced brain leukocyte myeloperoxidase activity. Brain research 2003;971(1):90-4.

76. O'donnell P, Buxton P, Pitkin A, Jarvis L. The magnetic resonance imaging appearances of the brain in acute carbon monoxide poisoning. Clinical radiology 2000;55(4):273-80.

77. Ostrowski RP, Colohan AR, Zhang JH. Mechanisms of hyperbaric oxygen-induced neuroprotection in a rat model of subarachnoid hemorrhage. Journal of Cerebral Blood Flow & Metabolism 2005;25(5):554-71.

78. Özden TA, Uzun H, Bohloli M, Toklu AS, Paksoy M, Simsek G, et al. The effects of hyperbaric oxygen treatment on oxidant and antioxidants levels during liver regeneration in rats. The Tohoku journal of experimental medicine 2004;203(4):253-65.

79. Pace N, Strajman E, Walker EL. Acceleration of carbon monoxide elimination in man by high pressure oxygen. Science 1950;111(2894):652-4.

80. Parkinson RB, Hopkins RO, Cleavinger HB, Weaver LK, Victoroff J, Foley JF, et al. White matter hyperintensities and neuropsychological outcome following carbon monoxide poisoning. Neurology 2002;58(10):1525-32.

81. Peterson JE, Stewart RD. Absorption and elimination of carbon monoxide by inactive young men. Archives of Environmental Health: An International Journal 1970;21(2):165-71.

82. Piantadosi CA, Zhang J, Levin ED, Folz RJ, Schmechel DE. Apoptosis and delayed neuronal damage after carbon monoxide poisoning in the rat. Exp Neurol 1997;147(1):103-14.

83. Prockop LD, Chichkova RI. Carbon monoxide intoxication: an updated review. Journal of the neurological sciences 2007;262(1-2):122-30.

84. Pulsipher DT, Hopkins RO, Weaver LK. Basal ganglia volumes following CO poisoning: A prospective longitudinal study. Undersea Hyperb Med 2006;33(4):245-56.

85. Raphael J, Chevret S, Driheme A, Annane D. Managing carbon monoxide poisoning with hyperbaric oxygen. J Toxicol Clin Toxicol 2004;42:455-6.

86. Raphael JC, Elkharrat D, Jars-Guincestre MC, Chastang C, Vercken JB, Chasles V, et al. Trial of normobaric and hyperbaric oxygen for acute carbon monoxide intoxication. The Lancet 1989;334(8660):414-9.

87. Raub JA, Mathieu-Nolf M, Hampson NB, Thom SR. Carbon monoxide poisoning-a public health perspective. Toxicology 2000;145(1):1-14.

88. Rose JJ, Wang L, Xu Q, McTiernan CF, Shiva S, Tejero J, et al.

Carbon Monoxide Poisoning: Pathogenesis, Management, and Future Directions of Therapy. Am J Respir Crit Care Med 2017;195(5):596-606.

89. Rosenthal RE, Silbergleit R, Hof PR, Haywood Y, Fiskum G. Hyperbaric oxygen reduces neuronal death and improves neurological outcome after canine cardiac arrest. Stroke 2003;34(5):1311-6.

90. Rothfuss A, Radermacher P, Speit G. Involvement of heme oxygenase-1 (HO-1) in the adaptive protection of human lymphocytes after hyperbaric oxygen (HBO) treatment. Carcinogenesis 2001;22(12):1979-85.

91. Ryter SW, Alam J, Choi AM. Heme oxygenase-1/carbon monoxide: from basic science to therapeutic applications. Physiological reviews 2006;86(2):583-650.

92. Ryter SW, Tyrrell RM. The heme synthesis and degradation pathways: role in oxidant sensitivity. Heme oxygenase has both pro- and antioxidant properties. Free Radic Biol Med 2000;28(2):289-309.

93. Scheinkestel CD, Myles PS, Cooper DJ, Millar IL, Tuxen DV, Bailey M, et al. Hyperbaric or normobaric oxygen for acute carbon monoxide poisoning: a randomised controlled clinical trial. Medical journal of Australia 1999;170(5):203-10.

94. Shiva S, Brookes PS, Patel RP, Anderson PG, Darley-Usmar VM. Nitric oxide partitioning into mitochondrial membranes and the control of respiration at cytochrome c oxidase. Proceedings of the National Academy of Sciences 2001;98(13):7212-7.

95. Shiva S, Huang Z, Grubina R, Sun J, Ringwood LA, MacArthur PH, et al. Deoxymyoglobin is a nitrite reductase that generates nitric oxide and regulates mitochondrial respiration. Circulation research 2007;100(5):654-61.

96. Smollin C, Olson K. Carbon monoxide poisoning (acute). BMJ Clin Evid. 2010;2010:2103.

97. Speit Gn, Dennog C, Eichhorn U, Rothfu⊠ A, Kaina B. Induction of heme oxygenase-1 and adaptive protection against the induction of DNA damage after hyperbaric oxygen treatment. Carcinogenesis 2000;21(10):1795-9.

98. Stewart R, Yamaguchi K, Mason S. Tissue ATP levels in burn injured skin treated with hyperbaric oxygen, abstracted. Undersea Biomed Res 1989;16:53.

99. Stewart RD, Baretta ED, Platte LR, Stewart EB, Kalbfleisch JH, Van Yserloo B, et al. Carboxyhemoglobin levels in American blood donors. Jama 1974;229(9):1187-95.

100. Terajima K, Igarashi H, Hirose M, Matsuzawa H, Nishizawa M, Nakada T. Serial assessments of delayed encephalopathy after carbon monoxide poisoning using magnetic resonance spectroscopy and diffusion tensor imaging on 3.0T system. Eur Neurol 2008;59(1-2):55-61.

101. Thom S. Effects of hyperoxia on neutrophil adhesion. Undersea & Hyperbaric Medicine 2004;31(1):123.

102. Thom SR, Bhopale VM, Fisher D. Hyperbaric oxygen reduces delayed immune-mediated neuropathology in experimental carbon monoxide toxicity. Toxicology and applied pharmacology 2006;213(2):152-9.

103. Thom SR, Bhopale VM, Han ST, Clark JM, Hardy KR. Intravascular neutrophil activation due to carbon monoxide poisoning. Am J Respir Crit Care Med 2006;174(11):1239-48.

104. Thom SR, Ohnishi ST, Ischiropoulos H. Nitric oxide released by platelets inhibits neutrophil B2 integrin function following acute carbon monoxide poisoning. Toxicology and applied pharmacology 1994;128(1):105-10.

105. Thom SR, Xu YA, Ischiropoulos H. Vascular endothelial cells generate peroxynitrite in response to carbon monoxide exposure. Chemical research in toxicology 1997;10(9):1023-31.

106. Thom SR. Antagonism of carbon monoxide-mediated brain lipid peroxidation by hyperbaric oxygen. Toxicology and applied pharmacology 1990;105(2):340-4.

107. Thom SR. Carbon monoxide pathophysiology and treatment. Physiology and medicine of hyperbaric oxygen therapy 2008;321:347.

108. Thom SR. Functional inhibition of leukocyte B2 integrins by hyperbaric oxygen in carbon monoxide-mediated brain injury in rats. Toxicology and applied pharmacology 1993;123(2):248-56.

109. Tsuang D, Kukull W, Sheppard L, Barnhart RL, Peskind E, Edland SD, et al. Impact of sample selection on APOE∈ 4 allele frequency: A comparison of two Alzheimer>s disease samples. Journal of the American Geriatrics Society 1996;44(6):704-7.

110. Vlodavsky E, Palzur E, Soustiel J. Hyperbaric oxygen therapy reduces neuroinflammation and expression of matrix metalloproteinase-9 in the rat model of traumatic brain injury. Neuropathology and applied neurobiology 2006;32(1):40-50.

111. Wagener FA, Eggert A, Boerman OC, Oyen WJ, Verhofstad A, Abraham NG, et al. Heme is a potent inducer of inflammation in mice and is counteracted by heme oxygenase. Blood, The Journal of the American Society of Hematology 2001;98(6):1802-11.

112. Wald G, Allen DW. The equilibrium between cytochrome oxidase and carbon monoxide. The Journal of General Physiology 1957;40(4):593-608.

113. Weaver L. Technique of Swan-Ganz catheter monitoring in patients treated in the monoplace hyperbaric chamber. Journal of hyperbaric medecine 1992;7(1):1-18.

114. Weaver LK, Hopkins RO, Chan KJ, Churchill S, Elliott CG, Clemmer TP, et al. Hyperbaric oxygen for acute carbon monoxide poisoning. N Engl J Med 2002;347(14):1057-67.

115. Weaver LK, Howe S, Hopkins R, Chan KJ. Carboxyhemoglobin half-life in carbon monoxide-poisoned patients treated with 100% oxygen at atmospheric pressure. Chest 2000;117(3):801-8.

116. Weaver LK, Howe S, Snow GL, Deru K. Arterial and pulmonary arterial hemodynamics and oxygen delivery/extraction in normal humans exposed to hyperbaric air and oxygen. Journal of Applied Physiology 2009;107(1):336-45.

117. Weaver LK, Valentine KJ, Hopkins RO. Carbon monoxide poisoning: risk factors for cognitive sequelae and the role of hyperbaric oxygen. Am J Respir Crit Care Med 2007;176(5):491-7.

118. Weaver LK. Clinical practice. Carbon monoxide poisoning. N Engl J Med 2009;360(12):1217-25.

119. Yasar M, Yildiz S, Mas R, Dundar K, Yildirim A, Korkmaz A, et al. The effect of hyperbaric oxygen treatment on oxidative stress in experimental acute necrotizing pancreatitis. Physiological Research 2003;52(1):111-6.

120. Zamboni WA, Roth AC, Russell RC, Graham B, Suchy H, Kucan JO. Morphologic analysis of the microcirculation during reperfusion of ischemic skeletal muscle and the effect of hyperbaric oxygen. Plastic and reconstructive surgery 1993;91(6):1110-23.

121. Zhang Y, Lv Y, Liu Y-J, Yang C, Hu H-J, Meng X-E, et al. Hyperbaric oxygen therapy in rats attenuates ischemia-reperfusion testicular injury through blockade of oxidative stress, suppression of inflammation, and reduction of nitric oxide formation. Urology 2013;82(2):489.

CHAPTER 02

돌발성 감각신경성 난청

Sudden Sensorineural Hearing Loss

전남대학교 의과대학 응급의학교실 **이 성 민**

Department of Emergency Medicine, Chonnam National University Medical School
Sung min Lee M.D., PhD.

○ 개요

돌발성 감각신경성 난청(Sudden sensorineural hearing loss, SSHL)은 갑작스러운 청력 손실의 시작으로 나타난다. 돌발성 감각신경성 난청의 약 88%는 특별한 원인이 없으며 특발성 돌발성 감각신경성 난청(idiopathic SSHL)이라고도 한다. 돌발성 감각신경성 난청은 일반적으로 한쪽에 발생하고 깨어 났을 때 갑자기 발생하는 청력 상실로, 최소 3개의 연속 주파수에서 3일 이내에 발생한 최소 30 dB의 청력 상실을 보이는 경우이다. 대부분의 환자는 증상 발현 전 청력검사 결과를 가지고 있지 않기 때문에 청력 손실 정도는 일반적으로 정상 귀의 제시 임계 값에 의해 정의된다. 다른 관련 증상으로는 이명, 귀의 충만감, 현기증 등이 나타난다. 돌발성 감각신경성 난청의 발생률은 인구 십만 명당 5~20건이고 최근 문헌에 따르면 미국에서 연간 ISSHL 발생률은 십만 명당 27건이고, 소아 발생률은 십만 명당 11건 정도로 알려져 있다. 질환 발생 평균 연령이 46~49세이며 연령에 따라 발생률이 다양하고 성별 분포가 차이가 없고, 계절적 변화나 증상 발병 전이나 후 상기도 감염은 연관성이 없다고 알려져 있다. 돌발성 감각신경성 난청의 자발적 회복 비율은 현재 30~60% 로 추정된다.

○ 주요사진

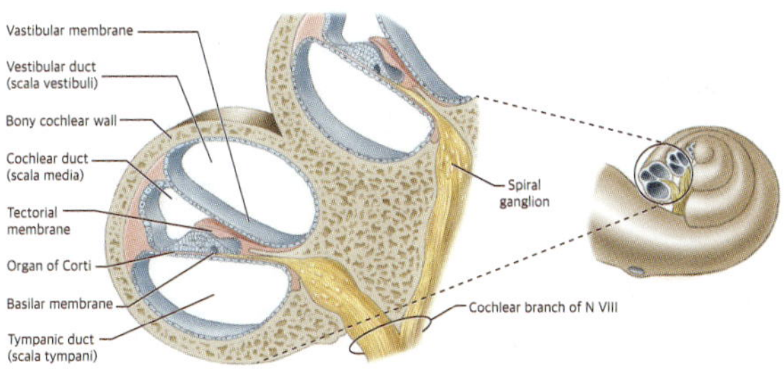

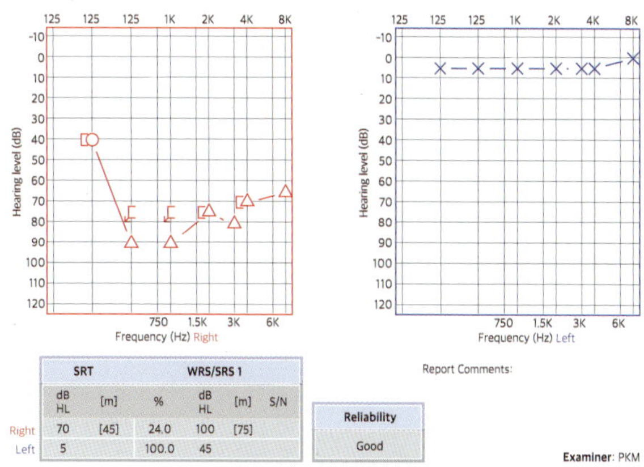

○ Keywords

감각신경성 난청(sensorineural hearing loss) • 코르티 기관(organ of Corti) • inner ear oxygen tension • 스테로이드(steroids) • 고압산소치료(hyperbaric oxygen therpay)

I. 돌발성 감각신경성 난청의 병인

돌발성 감각신경성 난청에 대한 최초의 과학적 보고는 1944년 De Kleyn이 Acta Oto-Laryngologica에서 한 발표이다. 현재까지 이 질환의 원인으로 순환 장애, 이독성, 외상, 신생물, 혈관 폐색, 바이러스 감염, 미로막 누출, 면역 관련 질병, 비정상적인 달팽이관의 스트레스 반응, 비정상적인 조직 성장 및 달팽이관 막 손상을 포함한 많은 기전이 연구되었다.

1. 돌발성 감각신경성 난청 유발 동반 질환

돌발성 감각신경성 난청은 동반 질환 중 주로 당뇨병, 고혈압, 죽상 동맥 경화증 및 이상 지질혈증이 있는 경우와 관련 있다. 수축기 혈압, 죽상 동맥 경화증 만이 청력 손실과 유의한 관계를 나타냄을 발견했다. 반대로, 돌발성 감각신경성 난청은 뇌졸중 위험 증가에 대한 초기 지표로 알려져 있다. 뇌졸중 위험은 돌발성 감각신경성 난청 환자의 경우에 대조군에 1.64배 더 컸다.

2. 진단

- 양측성이거나 돌발성 감각신경성 난청의 경험이 있었는지 또는 신경학적 이상 소견이 있는지를 추정해 SSNHL 환자를 대상으로 평가해야 한다.
- 청력 측정으로 3개의 연속 주파수에서 30 dB 청력 손실이 확인되고 병력 및 신체 검사로 기저 상태를 확인할 수 없는 경우 추정 돌발성 감각신경성 난청으로 진단한다.
- 자기 공명 영상, 청각 뇌간 반응 또는 청력 측정 후속 조치를 통해 돌발성 감각신경성 난청 환자의 후 와우 병리를 평가한다.

3. 돌발성 감각신경성 난청의 감별 진단

돌발성 감각신경성 난청환자에서 감별할 질환은 많다.

1) 전염성 원인으로는 뇌수막염(meningitis), 볼거리(mumps), 풍진(rubeola), 매독(syphilis), 라임병(Lyme's disease), 헤르페스 바이러스(herpesvirus), 라사열(Lassa fever), HIV, AIDs, 단핵구증(mononucleosis), 마이코플라스마(mycoplasma), 톡소플라스마증(toxoplasmosis) 및 거대 세포 바이러스(cytomegavirus)가 있다.
2) 외상성 원인은 측두골 골절, 음향 외상, 압력 상해, CSF 압력에 의한 요추 천자 영향, 외 림프 누공 등이 있다.
3) 순환기 병인에는 겸상 적혈구 질환(sick cell disease), 심폐 우회, 관류 저하 상태 및 척추관 부전이 포함될 수 있다.
4) 신경 학적 원인은 뇌졸중, 다발성 경화증(multiple sclerosis) 및 신경 육종증(neurosarcoidosis)을 포함할 수 있다.
5) 종양성 원인에는 청신경종(acoustic neuroma), 전정신경초종(vestibular schwannoma), 림프종(lymphoma), 수막종(meningioma), 백혈병, 골수종 및 수막암종증(myeloma), 전이성 질환이 포함된다.
6) 기타 다른 원인으로는 뱀 물림, 이 독성 약물, 경구피임약, 코건 증후군(Cogan's syndrome), 베게너 육아종증(Wegener's granulomatosis), 일차 면역 내이 질환, 달팽이관 막 파열, 가성 저산소증, 내부 두개골 과다증, 메니에르병(Meniere's disease), 내림프수종(endolymphatic hydrops), 대사 장애 및 달팽이관 기능 장애가 있다.
7) 성인의 청력 상실의 약 88%가 원인을 찾기가 어려운 특발성이다.

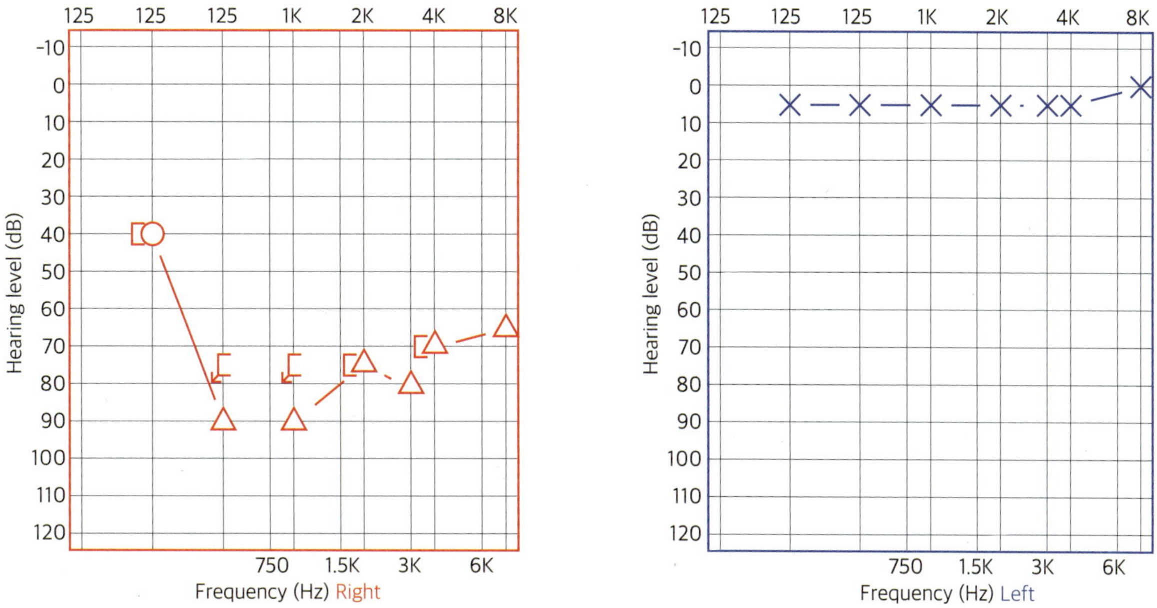

	SRT		WRS/SRS 1			
	dB HL	[m]	%	dB HL	[m]	S/N
Right	70	[45]	24.0	100	[75]	
Left	5		100.0	45		

Reliability
Good

Report Comments:

Examiner: PKM

그림 2-1. 돌발성 감각신경성 난청 환자의 순음청력검사(pure tone audiometry)

4. 치료

1) 코티코스테로이드 요법(Corticosteroid Therapy)

코티코스테로이드 요법에 대한 금기 사항이 없는 환자는 고막내 코티코스테로이드 또는 전신 경구 코티코스테로이드로 치료한다. 진단을 확인하기 위해 이비인후과에 의뢰를 하고 진단이 확정되면 경구 스테로이드 치료를 시작하는 것이 좋다. 프레드니손(1 mg/kg/일)으로 2~3주에 걸쳐 천천히 감량하여 치료를 시작하는 것이 합리적이다. 수십 년 동안 치료의 표준은 경구용 코티코스테로이드였다. 그러나 많은 연구에서 고막내 스테로이드 주사 요법의 효능이 입증되었으며 고막 내 코티코스테로이드를 사용하면 경구 스테로이드 요법에 비해 외 림프 내 스테로이드 농도가 높아진다. 또한, 고막내 코티코스테로이드 주사 요법은 전신 스테로이드 요법에서 가능한 부작용 발생을 줄인다. 고막 내 코티코스테로이드 요법은 이러한 부작용의 유병률에 관한 데이터가 부족하지만 전신스테로이드 요법보다 짧은 치료과정으로 전신 스테로이드 치료를 거부하거나 할 수 없는 환자에게서 더 나은 선택일 수 있다.

2) 고압산소치료(Hyperbaric Oxygen Therapy)

선택 기준을 충족하고 HBO_2 요법에 대한 금기 사항이 없는 SSNHL 진단을 받은 환자는 치료의 혜택을 받을 수 있다. 권장 치료 프로토콜은 10~20세션 동안 매일 90분 동안 2.0~2.5 ATA에서 100% O_2이다.

3) 기타 약물 치료(Other Medical Therapies)

미국이비인후과 학회에서는 돌발성 감각신경성 난청 환자에게 항바이러스제, 혈전 용해제, 혈관확장제, 혈관

활성 물질 또는 항산화 제의 일상적인 사용을 권장하지 않는다. 돌발성 감각신경성 난청 치료에 있어 다양한 의학적 치료를 포함하는 60개 이상의 프로토콜이 있다. 그러나 코티코스테로이드와 고압산소치료요법 두 가지 치료법의 효과가 대표적으로 알려져 있다. 이 두 가지 치료법은 미국 이비인후과 학회에서 발표한 돌발성 감각신경성 난청 치료 지침에서 가장 높은 의학적 치료 권고를 받았고, 또한 돌발성 감각신경성 난청 치료에 관한 미국잠수고압의학회 위원회 보고서가 승인한 유일한 두 가지 치료법이다.

4) 돌발성 감각성 신경성 난청의 다양한 치료방법

(1) 혈액 점도 감소 관련 치료 방법: osmotic diuretics, volume expanders, hydroxyethyl starch, rheologic agents, dextran, pentoxifylline, plasmapheresis, therapeutic phlebotomy, and normovolemic hemodilution

(2) 혈관 확장제 관련 치료 방법: histamine, papaverine, verapamil, procaine, cyclandelate, nifedipine, carbogen, dorsal sympathectomy

(3) 항바이러스제: acyclovir 및 valaciclovir

(4) 항응고제: sodium enoxaparin and heparin

(5) 자유라디칼제: scavenging vitamins B, C, E

(6) 항생제, gingko biloba, magnesium, benzodiazepines, xanthinonictone, probanthine, lipoprostaglandin El, lidocaine IV, repeated smallpox vaccinations, interferon alpha, betahistine, thrombolytics (tissue plasminogen activator, batroxibin), vinpocetine

(7) 생활 요법: 침대 휴식, 소금 제한, 수분 섭취 증가, 심혈관 위험 인자의 수정

(8) 조영제: diatrizoate meglumine

(9) 코티코스테로이드(corticosteroids): Intra-tympanic or high dose PO 1 mg/kg/day up to 70 mg/day for minimum 7 days

(10) 고압산소치료(Hyperbaric Oxygenation Treatment)/HBOT요법

5) 코티코스테로이드 치료 사용의 근거

돌발성 감각신경성 난청 치료에서 코티코스테로이드(corticosteroids)를 사용하는 초기 이론적 근거는 염증과 부종을 모두 줄이는데 있다. 달팽이관 손상이 염증 유발 요인으로 인해 발생하며 코티코스테로이드 가 염증성 연쇄 반응을 막고 달팽이관의 추가 손상을 방지하며 손상의 일부를 되돌린다고 추정한다. 그러나 현재 코티코스테로이드는 염증 매개체, 특히 tumor necrosis factor alpha (TNF-α)와 nuclear factor kappalight-chain-enhancer (NF-KB)로부터 달팽이관을 보호하는 데 주요 역할을 하는 것으로 알려져 있다. 또한 코티코스테로이드는 달팽이관 혈류를 증가시키고 달팽이관 허혈을 개선하여 내이 환경을 유리하게 변화시킨다. 코티코스테로이드는 또한 내이 내의 단백질 합성을 조절한다. 글루코코티코이드(glucocorticoid) 및 미네랄코티코이드(mineralocorticoid) 수용체가 내이 내에서 발견되었으며 스테로이드 요법이 내이 전해질 및 체액 균형에 영향을 미칠 수 있다. 그것은 내이, 특히 혈관 선조에 있으며, 나트륨과 칼륨 분비가 모두 조절되어 내구막 전위를 유지한다. 이 기관은 돌발성 감각신경성 난청 환자에게 가장 빈번한 손상 부위이다. 전신 코티코스테로이드는 선조 혈관 기능을 개선하며 이는 결국 청력 회복에 도움이 되는 것으로 알려져 있다.

6) 미국 이과 학회의 돌발성 감각신경성 난청 2019년 임상 치료 가이드라인

(1) 초기 치료

- 전신 스테로이드는 초기 치료에 사용되면 2주만 사용(option)
- 고압산소치료는 스테로이드 치료와 증상 발현 2주 이내의 경우에만 초기 치료로 병용 요법을 권고(option)

(2) 구제 요법

- 고압산소치료는 스테로이드 치료와 증상 발현 1달 이내의 환자에게 적용(option)
- 증상 발현 2~6주 사이에 불완전하게 회복한 환자에서 고막내 스테로이드 치료(recommendation)

II. 돌발성 감각신경성 난청의 고압산소치료 기전

돌발성 감각신경성 난청 치료에 고압산소치료 사용하는 이유는 달팽이관의 빠른 신진대사 및 혈관 부족과 그 안의 구조에 대한 이해가 필요하다. 특히 혈관 선조체(stria vascularis)와 코르티 기관(organ of Corti)은 매우 높은 산소 공급을 필요하다. 게다가, 코르티 기관에 대한 직접적인 혈관 공급은 매우 적다. 달팽이관으로의 조직 산소화는 달팽이관 모세관 네트워크에서 외림프와 피질 림프로의 산소 확산을 통해 이뤄진다. 1983년 연구에서 외림프액의 PO_2가 돌발성 감각신경성 난청을 가진 사람들에서 더 낮은 경향이 있음을 발견했다. 이후의 동물 연구에서는 정상압 산소가 외림프 pO_2를 3.4배 증가시키는 반면 HBO_2는 외림프 pO_2를 9.4배 증가시키는 것으로 확인되었다. 고압산소치료만이 청력 회복에 필요한 매우 높은 동맥 외림프 산소 농도 차이를 달성하여 혈관 선조체 와 코르티 기관에 많은 양의 산소를 확산시킬 수 있다. 그리고, 고압산소치료의 이차기전으로 인한 허혈성 재관류 손상, 부종 감소 및 항염증 효과 등으로 인한 청력 회복에 도움이 될 수 있다.

III. 돌발성 감각신경성 난청의 고압산소치료의 적응증

1. 미국 Selection criteria

- Moderate or worse range of >40 dB
- Presenting within 2 weeks (14 days) of onset (UHMS Guidelines)
- May be treated up to 1 month after symptom onset (AAO Guidelines)
- Best evidence suggests early treatment with HBO therapy is associated with improved outcomes

2. 국내 Selection criteria

"초기 청력 역치 80 dB 이상의 돌발성 감각신경성 난청 환자에서 고압산소치료를 1회 60~120분 이내로 실시한 경우" 건강 보험 적용하고 있음.

IV. 돌발성 감각신경성 난청의 고압산소치료 방법

Treatment profile 2.0~2.5 ATA for 90 minutes daily for approximately 10~20 treatments

V. 돌발성 감각신경성 난청 치료에 HBO_2의 사용 문헌 검토

1. 돌발성 감각신경성 난청 치료를 위한 문헌 요약

표 2-1은 돌발성 감각신경성 난청 치료에 대한 후향적 및 전향적 사례 통제 연구를 요약한 것이다. 이 15개의 연구는 HBO_2 또는 둘 다의 다양한 약물 요법으로 치료받

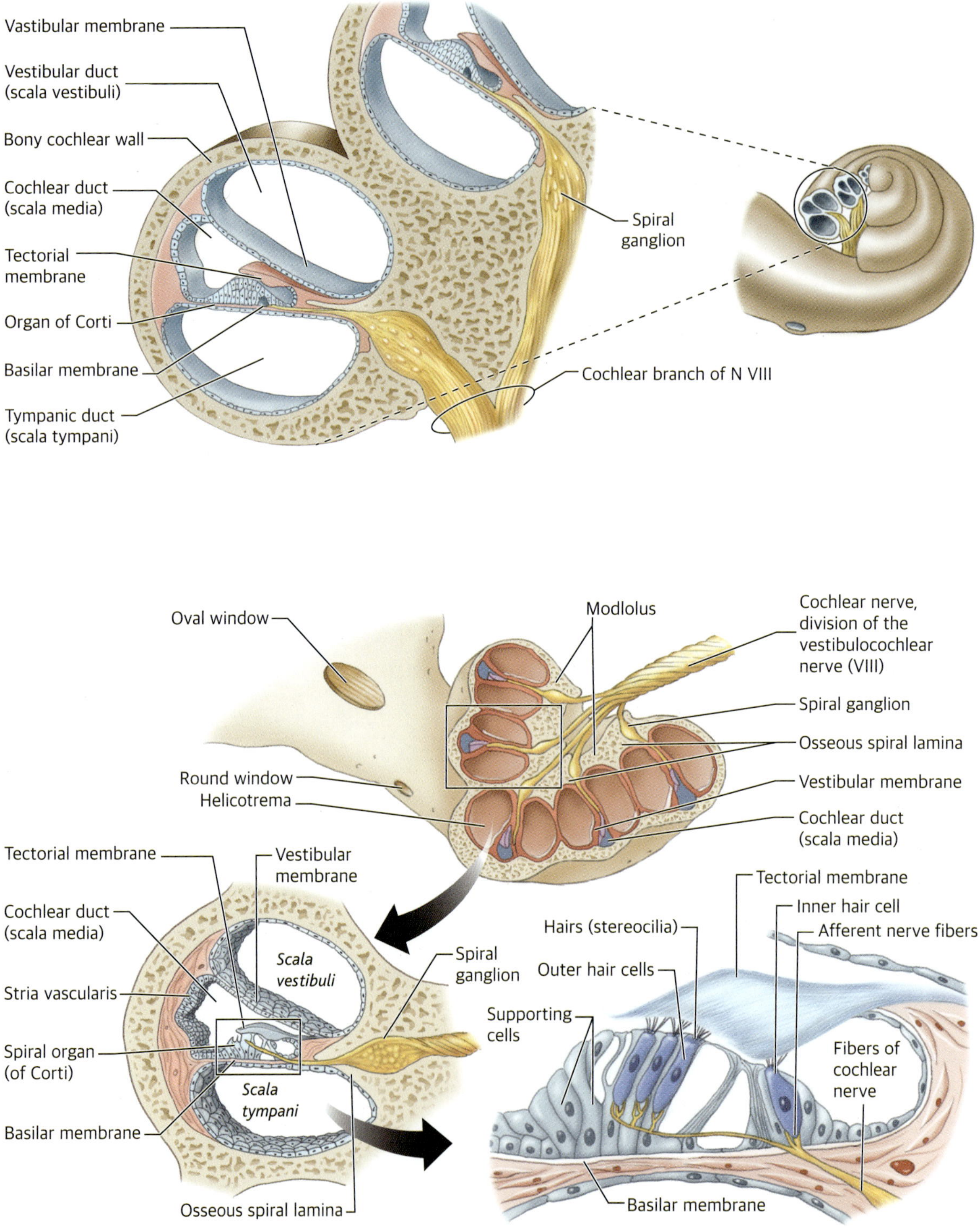

그림 2-2. 달팽이관 및 코르티기관의 해부학적 구조(Anatomy of cochlea and organ of Corti)

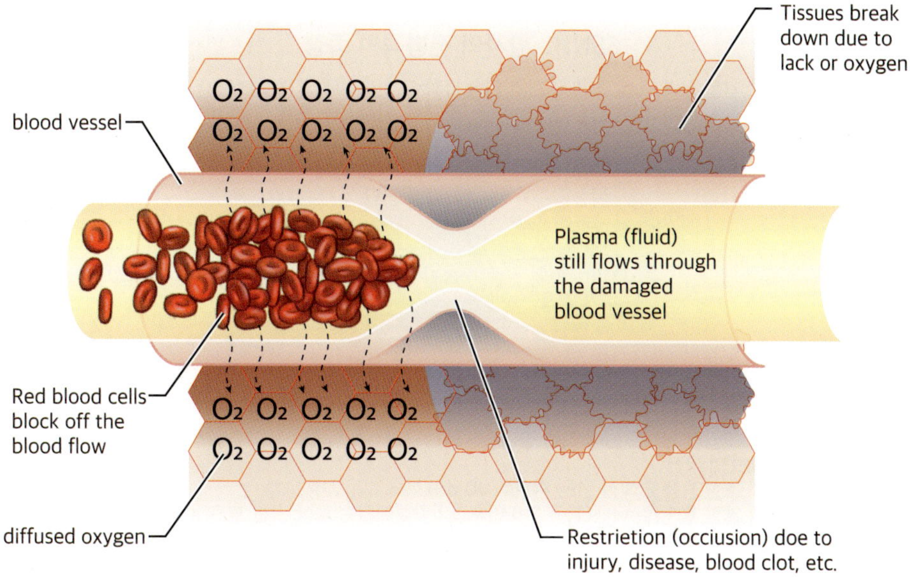

A. Restricted blood flow

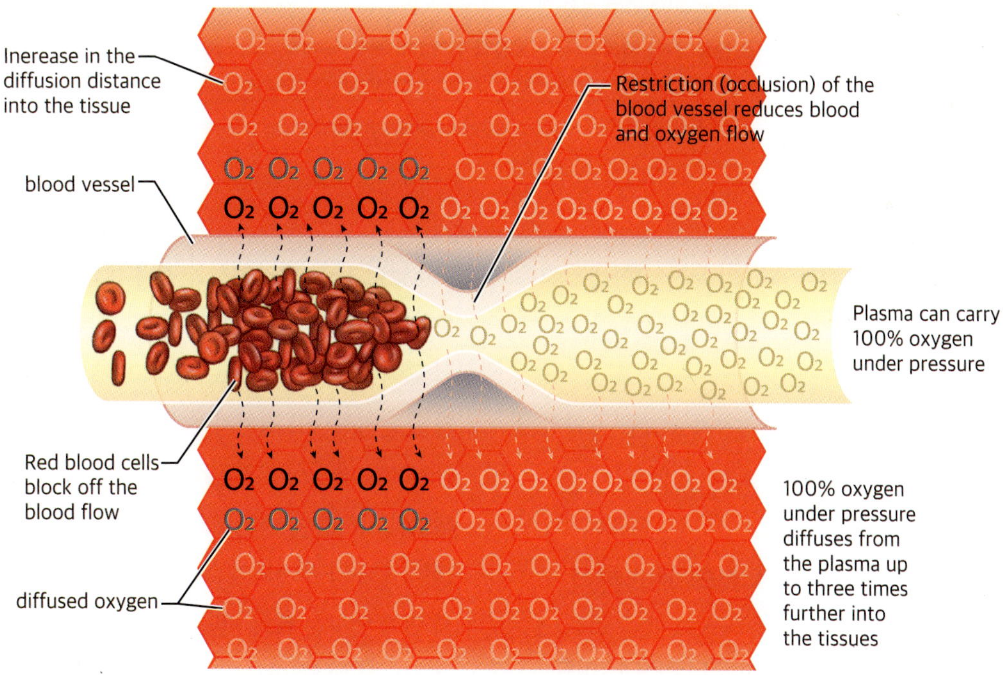

B. Hyperbaric Oxygenation

그림 2-3. Mechanisms of action of hyperbaric oxygen therapy.

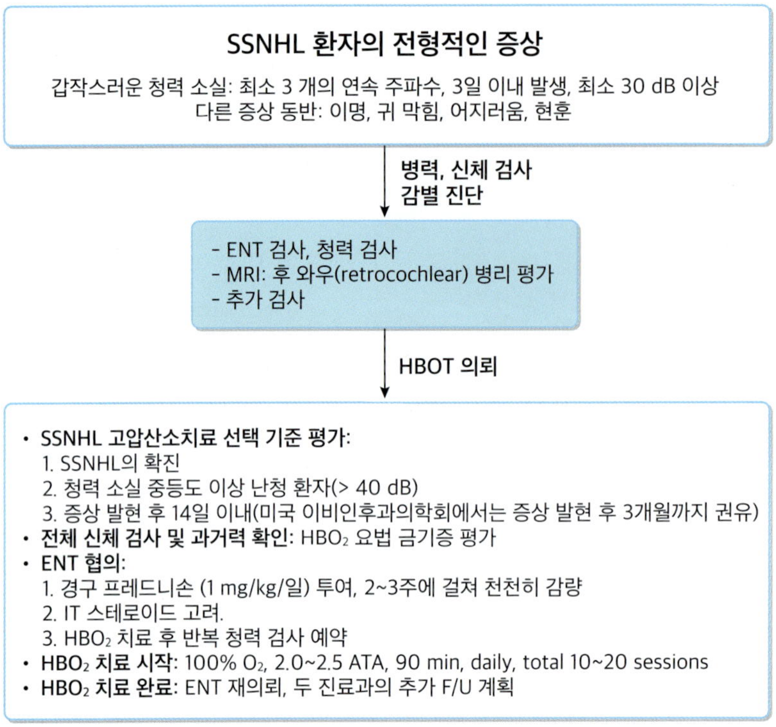

그림 2-4. 돌발성 감각신경성 난청 환자의 치료 과정(Flowchart of Sudden Sensorineural Hearing Loss)

은 2,343명의 환자들의 결과이다. 이 모든 시험은 근거 레벨 2이다.

표 2-2는 HBO_2 사용에 대한 8가지 RCT를 요약한 것이다.

2. 돌발성 감각신경성 난청 치료의 메타 분석

1) 돌발성 감각신경성 난청을 위한 코티코스테로이드 사용

2006년 Wei와 동료들은 돌발성 감각신경성 난청 치료에서 전신 코티코스테로이드 사용에 대한 Cochrane 리뷰를 발표했다. 두 가지 연구가 검토되었다. 하나는 경구용 코티코스테로이드를 투여 받은 돌발성 감각신경성 난청 환자 청력이 각각 61% 대 32%로 현저하게 개선된 것으로 나타났다. 다른 연구에서는 청력 개선에 대한 코티코스테로이드의 효과가 부족한 것으로 나타났다. 저자들은 돌발성 감각신경성 난청 치료에서 코티코스테로이드의 가치가 불분명하다고 결론지었다. 2013년에 Cochrane Collaboration은 돌발성 감각신경성 난청에 대한 전신 코티코스테로이드 사용에 대한 2006년 리뷰 업데이트를 수행했다. 1건의 연구가 추가되었고 3건의 연구(n=267)가 평가되었다. 세 번째 연구는 또한 위약 대조군에 비해 청력 향상에 경구 코티코스테로이드의 효과가 부족하고 엄격한 포함 기준의 부족, 환자의 상당한 탈락 및 치료 프로토콜에 대한 환자의 순응도 부족으로 최종 분석이 방해를 받았다. 저자들은 돌발성 감각신경성 난청의 치료에서 코티코스테로이드의 가치가 RCT의 모순적인 결과와 적은 수의 환자로 인해 불분명하다고 결론지었다. 2009년에 Plontke 등은 돌발성 감각신경성 난청 치료를 위한 고막내 코티코스

표 2-1. 돌발성 감각신경성 난청과 고압산소치료의 전향적 및 후향적 환자 대조군 연구

연구	환자 군	고압산소치료방법	청력 회복
Capuano 2015	N=300 IVS (n=100) HBO_2 (n=100) IVS + HBO_2 (n=100)	2.5 ATA 90분 16회	Complete Recovery Regardless of initial levels - 58% IVS + HBO_2 - 24% HBO_2 - 20% IVS Response rate to therapy - 84% IVS + HBO_2 - 70% HBO_2 - 68% IVS
Pezzoli 2014	N=44 MT 치료 실패 후 POS (n=21) POS + HBO_2 (n=23) POS group (controls)	2.5 ATA 60분 15회	청력 회복 - 15.6 dB POS +HBO_2 - 5.0 dB POS 증상 시작 시간하고 상관없이 심도 난청 환자에서 고압산소치료 시행 시 가장 좋은 효과를 보임
Yang 2013	N=103 MT 치료 실패 후 ITS (n=35) HBO_2 (n=22) ITS + HBO_2 (n=19) 관찰 대조군 (n=27)	2.5 ATA 120분 10회	대조군 비해 청력회복 도움 - ITS ($p=0.02$) - HBO_2 ($p=0.036$) - ITS + HBO_2 ($p=0.003$) 그룹 간의 차이는 없음 Word Recognition Scoring ITS+HBO_2 ($p=0.05$)
Alimoglu 2011	N=219 HBO_2 (n=57) POS (n= 58) ITS (n=43) POS + HBO_2 (n=61) POS & ITS (대조군)	2.5 ATA 120분 20회	Response rate to therapy - 86.9% POS+ HBO_2 - 63.8% POS - 46.5% ITS - 43.9% IVS Complete Recovery - 42.6% POS + HBO_2 - 19.0% POS - 17.5% HBO_2 - 11.6% ITS Highest Mean Hearing Gain - POS +HBO_2
Liu 2011	N=465 IVS & POS (n=76) IVS & POS +Dex (n=277) IVS & POS+ Dex+HBO_2 (n=112)	2.5 ATA 60분 10~20회	심도 난청 환자에서 추가적인 고압산소치료가 좋은 효과를 보임
Liu 2010	N=120 Treated<14 d MT + HBO_2 (n=60) MT only (n=60) MT control (type unknown)	Unknown	- 83.3% HBO_2 - 60% MT

(다음 페이지에 계속 ···)

연구	환자 군	고압산소치료방법	청력 회복
Ohno 2010	N=92 HBO_2 (n=48) MT only (n=44) MT control (IVS, POS, vitamins, ATP) HBO_2 applied (mean 7.4Wks) following MT failure	2.0 ATA 120분 평균 13회	고압산소치료에 의한 평균 청력 회복 정도 - 심도 난청 18.3 dB ($p<0.05$) - 고도 난청 4.4 dB - 중도 난청 2.1 dB - 경도 난청 2.3 dB
Suzuki 2008	N=196 POS + HBO_2 (n=101) PEG 1 & HBO_2 (n=95) Hearing loss> 40dB for <30days unaffected ears (controls)	2.5 ATA 60분 10회	각 군별 통계학적 의의는 없음 PGE1는 steroid 대체제로 고려
Suzuki 2008	N=205 PGE1 + HBO_2 (n=95) SBG & HBO_2 (n=110) Hearing loss> 40dB for <30days unaffected ears (controls)	2.5 ATA 60분 10회	80dB 이상 난청 환자 효과 -SGB + HBO_2 53.0% ($P<0.05$) -PGE1 + HBO_2 35.3%
Dundar 2007	N=80 MT + HBO_2 (n=55) MT only (n=35) Hearing loss> 40dB for <30days MT type unknown unaffected ears (controls)	unknown	고압산소치료를 추가적으로 시행한 이명을 가진 난청환자에서 모든 주파수에서 청력 회복 소견을 보임
Fujimura 2007	N= 130 POS + HBO_2 (n=67) POS only (n=63) Hearing loss> 40dB for <30days unaffected ears (controls)	unknown	심한 난청 (>80dB)에서 청력 향상 비율 -51.1% HBO_2 -27.1% 대조군 청력 회복 비율 -59.7% HBO_2 -39.7% 대조군
Narozny 2004	N=133 MT + HBO_2 (n=52) MT only (n=81) HBO_2 + MT (VD, high dose steroid, vitamins & histamine analog)	2.5 ATA 60분 평일 5일, 횟수 모름	MT + HBO_2 군에서 청력 회복이 모든 주파수에서 이뤄짐
Racic 2003	N=115 HBO_2 (n=51) MT (n=64) MT control group (varying pentoxifylline infusion dosages)	2.8 ATA	청력 회복 수준 - 46.4 dB HBO_2 - 21.5 dB MT 생리학적 청력 값 - 47.1% HBO_2 - 6.2% MT 중도 난청 회복 - 41.2% HBO_2 12.5% MT

(다음 페이지에 계속 ···›)

연구	환자 군	고압산소치료방법	청력 회복
Aslan 2002	N=50 MT + HBO_2 (n=25) MT only (n=25) MT (betahistine HCl, prednisone, SGB)	2.4 ATA 90분 20회 (BID X 7일 14회, daily 6회)	청력 회복 수준 - 37.9 dB MT + HBO_2 - 20.0 dB MT 평균 청력 회복(나이) - 51.4 dB (50세 미만) - 23.3 dB (50세 초과) - 48.9 dB (60세 미만) - 14.5 dB (60세 이상) 증상 발현 후 14일 이내 효과적
Goto 1979 [53]	N=91 MT + SGB + HBO_2 (n=20) SGB + HBO_2 (n=49) MT (n=22) MT =VD, corticosteroids, and vitamins	2.4 ATA 90분 20회	7일 이내 치료시작(PTA >10 dB) - 100% MT+SGB+ HBO_2 - 83% SGB + HBO_2 - 69% MT only 14일 이내 치료시작(PTA >10 dB) - 100% MT+SGB+ HBO_2 - 69% SGB + HBO_2 - 33% MT only 심도 난청 - 100% MT+SGB+ HBO_2 - 83% SGB + HBO_2 - 33% MT only

MT = Medical Therapy, POS = Oral Steroid, VS = Vasodilator, HBO_2 = Hyperbaric Oxygen, Dex = Dextran, ATP = Adenosine Tri Phosphate, IVS = Intravenous Steroid, PGE1 = Prostaglandin E1, ITS = Intratympanic Steroid, SGB = Stellate Ganglion Block

표 2-2. 돌발성 감각신경성 난청과 고압산소치료의 무작위 대조군 연구

연구	환자 군	고압산소치료방법	청력 회복	연구 결함
Cvorovic 2013	N=50 MT 실패 후 + 구제요법 HBO_2 MT 실패 후 + 구제요법 ITS MT 실패 후 = IVS	2.0 ATA 60분 20회	- 고압산소치료는 5개의 주파수에서 효과 - ITS는 4개의 주파수에서 효과(2 kHZ 제외) - 고압산소치료는 81dB 미만과 60세 미만에서 더효과가 좋았음.	- Unblinded - 비교 환자군 자체가 비슷하지 않고 일치하지도 않음
Filipo 2012	N =48 중고도 난청 (n=25) 심도 난청 (n=23) 중고도 난청 IVS + HBO_2 (n=13) 심도 난청 IVS + HBO_2 (n=13) 중고도 난청 ITS + HBO_2 (n=12) 심도 난청 ITS+HBO1 (n=10) 증상 발현 15일 이내	2.4 ATA 75분 10회	중고도 난청 - ITS + HBO_2 83.3% - IVS + HBO_2 53.8% 심도 난청 - ITS + HBO_2 60.0% - IVS + HBO_2 52.8%	- Unblinded
Cekin 2009	N=57 MT + HBO_2 (n=36) MT control (n=21) 증상 발현 10일 이내 MT=prednisolone, famotidine	2.5 ATA 90분 10회	- 79.0% HBO_2 - 71.3% 대조군	- Unblinded - 치료의향 분석 없음

(다음 페이지에 계속 ···)

연구	환자 군	고압산소치료방법	청력 회복	연구 결함
Topuz 2004	N=51 MT + HBO_2 (n=30) MT control (n=21) 증상 발현 14일 이내 선행 치료 없는 환자 MT=prednisolone, diazepam, rheom-acrodex, 소금제한, pentoxiphylline	2.5 ATA 90분 25회	경도 난청 - 차이 없음 중도 난청 - 35.4 dB HBO_2 - 16.2 dB 대조군 고도 난청 - 50.7dB HBO_2 - 13 dB 대조군	- Unblinded -불확실한 무작위 배정
Fattori 2001	N=50 MT + HBO_2 (n=30) MT control (n=20) 증상 발현 2일 이내 MT=IV VD (buflomedil)	2.2 ATA 90분 10회	- 61.3 dB HBO_2 - 24 dB 대조군 Good response - 73.0% HBO_2 - 55% 대조군	- Unblinded - 불확실한 무작위 배정
Schwab 1998	N=75 HBO_2 (n=37) 치료 없이 단순 관찰 control (n=38) 증상 발현 14일 이내 선행치료 없는 환자	1.5 ATA 45분 10~20회	- 15.6 dB HBO_2 - 10.7 dB 대조군	- Unblinded - 불확실한 무작위 배정
Hoffman 1995	N=20 MT + HBO_2 (n=10) MT control (n=10) MT=hydroxyethyl starch, pentoxifyl-line, and cortisone	1.5 ATA 45분 10~20회	급성 청력회복 - 7.5 dB HBO_2 - 0.7 dB 대조군	- Unblinded - 불확실한 무작위 배정 - Proceedings 출판물
Pilgramm 1985	N=37 MT + HBO_2 (n=18) MT control (n=19) 증상 발현 14일 이내 MT=10% Dex, 비타민 B, naphtidrofu-ryl hydrogenalate	2.5 ATA 60분 10회	급성 청력회복 - 29.2 dB HBO_2 - 20.2 dB 대조군	- Unblinded - 탈락비뚤림

MT = Medical Therapy IVS = Intravenous Steroid, VD = Vasodilator, ITT = Intention to Treat, HBO_2 = Hyperbaric Oxygen, ITS = Intratympanic Steroid, Dex =Dextran.

테로이드 사용에 대한 Cochrane Collaboration 체계적인 검토를 수행했다. 저자들은 고막내 코티코스테로이드 치료가 전신 코티코스테로이드와 동등하고 임상적 중요성 자체는 명확하지 않다는 것을 발견했다.

2) 돌발성 감각신경성 난청에 대한 고압산소치료의 사용

돌발성 감각신경성 난청 치료에 HBO_2 사용과 관한 2005년 Cochrane 리뷰에서 6건의 임상 시험이 검토되었고(n=304) HBO_2가 청력을 향상시켰다고 보고되었다. 같은 저자에 의한 2007 Cochrane 리뷰에서는 6건의 임상 시험을 분석했다(n = 308). 이 검토는 HBO_2의 사용이 모든 주파수에서 대조군에 비해 통계적으로 유의미한 평균 개선을 제공한다는 것을 발견했다. 특히 HBO_2는 심각한 손실이 있는 사람의 경우 37.7 dB, 중간 수준의 손실이 있는 사람의 경우 19.3 dB, 전체적으로 15.6 dB의 청력 향상을 개선했다. 또한 돌발성 감각신경성 난청의 초기 약물 치료와 함께 HBO_2의 적용은 청력 손실이 크게 개선되었음을 확인했다. 또한, 추가 좋은 결과를 얻기 위한 필요 치료 횟수

(Number need to treat, NNT)는 5회(95% CI 3 to 20)라고 정의했다. 돌발성 감각신경성 난청용 HBO_2 사용에 대한 2010년과 2012년 Cochrane 리뷰는 동일한 7건의 시험(n=392)을 분석하고 동일한 객관적이고 긍정적인 결론을 보고했다.

VI. 돌발성 감각신경성 난청에서 고압산소치료 효과 검토

청력 상실은 환자에게 상당한 부담을 준다. 영향이 경증(26~40 dB) 사이의 경미한 장애 범위)의 경우 환자는 1 m에서 정상적인 음성으로 단어를 듣고 반복할 수 있으며 상담 만 필요할 수 있다. 그러나 중간 범위(41~60 dB) 또는 심한 범위(61~80 dB)의 청각 장애가 있는 사람들에게는 보청기가 권장되며 입술 판독 및 서명이 필요할 수 있다. HBO_2 요법의 사용은 심각한 청력 결핍이 있는 사람들에게 37.7 dB의 청력 향상을 제공하고 중간 정도의 청력 결핍이 있는 사람들에게 19.3 dB의 개선을 제공할 수 있다. 이러한 청력 향상은 청력 손실을 정상 범위로 해결하고 환자의 삶의 질에 중대한 영향을 미치고 입술 읽기, 서명 또는 청력 보조 장치의 필요성을 없앨 수 있다. 보통 고압산소치료는 10~20회를 시행하는 것으로 한다. 20회까지 시행하였으나 효과가 미진하거나 없다면 멈추고 이비인후과로 전과해서 치료를 받도록 한다.

VII. 돌발성 감각신경성 난청에서 고압산소치료 비용 효과

세계 보건기구(WHO)는 전세계적으로 청력 손실의 비용 영향을 자세히 설명했다. 청력 상실은 환자가 취업, 수행 또는 유지하는 능력을 손상시킨다. 이 환자들은 종종 낙인을 찍히고 사회적으로 고립될 수 있다.

전문 교육 비용과 고용 상실은 사회적, 경제적 부담이 크다. 성인 발병 청력 손실은 장애로 인한 연수 손실의 세 번째 주요 원인이며 질병 부담의 15번째 주요 원인이다. 이는 2030년까지 7위로 올라갈 것으로 예상된다. 여유가 있는 사람들을 위해 보청기는 한 쌍당 1,500~3,000$이다. 많은 경우 3~5년 마다 교체가 필요하며 청력이 제대로 작동하지 않을 수 있다.

하지만, HBOT는 비침습적이고, 합병증이 거의 없으며, 위험-효과 비를 고려할 때 좋은 치료법으로 생각할 수 있다.

REFERENCE

1. Aimoni C, Bianchini C, Borin M, Ciorba A, Fellin R, Martini A, Scanelli G, Volpato S. Diabetes, cardiovascular risk factors and idiopathic sudden sensorineural hearing loss: a case-control study. Audio Neurotol 2010;15(2): 111-5.
2. Alexander TH, Harris JP. Incidence of sudden sensorineural hearing loss. Otol Neurotol 2013;34: 1586-9.
3. Alimoglu Y, Inci E, Edizer DT, Ozdilek A, Aslan M. Efficacy comparison of oral steroid, intratympanic steroid, hyperbaric oxygen and oral steroid and hyperbaric oxygen treatments in idiopathic sudden sensorineural hearing loss cases. Eur Arch Otorhinolaryngol 2011;268(12):1735-41.
4. Aslan I, Oysu C, Veyseller B, Baserer N. Does the addition of hyperbaric oxygen therapy to the conventional treatment modalities influence the outcome of sudden deafness? Otolaryngol Head Neck Surg 2002;126(2):121-6.
5. Battaglia A, Burchette R, Cueva R. Combination therapy (intratympanic dexamethasone + high-dose prednisone taper) for the treatment of idiopathic sudden sensorineural hearing loss. Otol Neurotol 2008;29(4):453-60.
6. Bennett MH, Kertesz T, Matthias P, Yeung P. Hyperbaric oxygen for idiopathic sudden sensorineural hearing loss and tinnitus. Cochrane Database Syst Rev 2010;(1):CD004739.

7. Bennett MH, Kertesz T, Perleth M, Yeung P, Lehm JP. Hyperbaric oxygen for idiopathic sudden sensorineural hearing loss and tinnitus. Cochrane Database Syst Rev 2012; Issue 10.

8. Bennett MH, Kertesz T, Yeung P. Hyperbaric oxygen for idiopathic sudden sensorineural hearing loss and tinnitus. Cochrane Database Syst Rev 2005;(1):CD004739.

9. Bennett MH, Kertesz T, Yeung P. Hyperbaric oxygen for idiopathic sudden sensorineural hearing loss and tinnitus. Cochrane Database Syst Rev 2007;(1):CD004739.

10. Brant LJ, Gordon-Salant S, Pearson JD, Klein LL, Morrell CH, Metter EJ, Fozard JL. Risk factors related to age-associated hearing loss in the speech frequencies. J Am Acad Audiol 1996;7:152-60.

11. Byl FM Jr. Sudden hearing loss: eight years' experience and suggested prognostic table. Laryngoscope 1984;94(5 Pt 1):647-61.

12. Byl FM. Seventy-six cases of presumed sudden hearing loss occurring in 1973; prognosis and incidence. Laryngoscope 1977;87(5 Pt 1):817-25.

13. Capuano L, Cavaliere M, Parente G, Damiano A, Pezzuti G, Lopardo D, Lemma M. Hyperbaric oxygen for idiopathic sudden hearing loss: is the routine application helpful? Acta Oto-Laryngologica 2015;135(7):692-7.

14. Cavallazzi GM. Relations between O_2 and hearing function. In : International Joint Meeting on Hyperbaric and Underwater Medicine; 1996 Sep 4-8; Milano, Italy. p. 633-45.

15. Cekin E, Cincik H, Ulubil SA, Gungor A. Effectiveness of hyperbaric oxygen therapy in management of sudden hearing loss. J Laryngol Otol 2009;123:609-12.

16. Chandrasekhar SS. Intratympanic dexamethasone for sudden sensorineural hearing loss: clinical and laboratory evaluation. Otol Neurotol 2001; 22(1):18-23.

17. Ciccone MM, Cortese F, Pinto M, et al. Endothelial function and cardiovascular risk in patients with idiopathic sudden sensorineural hearing loss. Atherosclerosis 2012;225(2):511-6.

18. Cinamon U, Bendet E, Kronenberg J. Steroids, carbogen or placebo for sudden hearing loss: a prospective double-blind study. Eur Arch Otorhinolaryngol 2001;258(9):477-80.

19. Cole RR, Jahrsdoerfer RA. Sudden hearing loss: an update. Am J Otol 1988;9(3):211-5.

20. Cvorovic L, Jovanovic MG, Milutinovic Z, Arsovic N, Djeric D. Randomized prospective trial of hyperbaric oxygen therapy and intratympanic steroid injection as salvage treatment of sudden sensorineural hearing loss. Oto! and Neurotology 2013;34(6):1021-6.

21. De Kleyn A. Sudden complete or partial loss of function of the octavus system in apparently normal persons. Acta Otolaryngologica 1994(32):407-29.

22. Dundar K, Gumus T, Ay H, Yetiser S, Ertugrul E. Effectiveness of hyperbaric oxygen on sudden sensorineural hearing loss: prospective clinical research. J Orolaryngol 2007;36(1):32-7.

23. Fattori B, Berrettini S, Casani A, Nacci A, De Vito A, De Iaco G. Sudden hypoacusis treated with hyperbaric oxygen therapy: a controlled study. Ear Nose Throat J 2001;80(9):655-60.

24. Ferri E, Frisina A, Fasson AC, Armato E, Spinato G, Amadori M. Intratympanic steroid treatment for idiopathic sudden sensorineural hearing loss after failure of intravenous therapy. ISRN Otolaryngol 2012;2012:647271.

25. Fetterman BL, Saunders JE, Luxford WM. Prognosis and treatment of sudden sensorineural hearing loss. Am J Otol 1996;17(4):529-36.

26. Filipo R, Attanasio G, Viccaro M, Russo FY, Mancini P, Rocco M, Pietropaoli P, Covelli E. Hyperbaric oxygen therapy with short duration intratympanic steroid therapy for sudden hearing loss. Acta Otolaryngol 2012;132(5):475-81.

27. Fujimura T, Suzuki H, Shiomori T, Udaka T, Mori T. Hyperbaric oxygen and steroid therapy for idiopathic sudden sensorineural hearing loss. Eur Arch Otorhinolaryngol 2007;264(8):861-6.

28. Gloddek B, Lamm K, Ainold W Pharmacological influence on inner ear endothelial cells in relation to the pathogenesis of sensorineural hearing loss. Adv Otorhinolaryngol 2002;59:75-83.

29. Goto F, Fujiita T, Kitani Y, Kanno M, Kamei T, Ishii H. Hyperbaric oxygen and stellate ganglion blocks for idiopathic sudden hearing loss. Acta Otolaryngol 1979;88(5-6):335-42.

30. Haberkamp TJ, Tanyeri HM. Management of idiopathic sudden sensorineural hearing loss. Am J Otol 1999;20:587-92.

31. Hallberg OE. Sudden deafness of obscure origin. Laryngoscope 1956; 66(10):1237-67.

32. Haynes OS, O'Malley M, Cohen S, Watford K, Labadie RF. Intratympanic dexamethasone for sudden sensorineural hearing loss after failure of systemic therapy. Laryngoscope 2007;117(1):3-15.

33. Hoffmann G, Bohmer D, Desloovere C. Hyperbaric oxygenation as a treatment for sudden deafness and acute tinnitus. Proceedings of the Eleventh International Congress on Hyperbaric Medicine. Flagstaff, AZ: Best Publishing Company; 1995. p:146-151.

34. Hughes GB, Freedman MA, Haberkamp TJ, Guay ME. Sudden sensorineural hearing loss. Otolaryngol Clin North Am 1996;29(3):393-405.

35. Jourdy DN, Donatelli LA, Victor JD, Selesnick SH. Assessment of variation throughout the year in the incidence of

idiopathic sudden sensorineural hearing loss. Otol Neurotol 2010;31(1):53-7.

36. Lamm C, Walliser U, Schumann K, Lamm K. Oxygen partial pressure measurements in the perilymph and the scala tympani in normo- and hyperbaric conditions. An animal experiment study. HNO 1988;35(9):363-6.
37. Lamm H. Der einfluss der hperbaren sauerstofftherapie auf den tinnitus und horverlust bei akuten und chronischen innenohrschaden. Otorhinolaryngol Nova 1995;5:161-9.
38. Lin HC, Chao PZ, Lee HC. Sudden sensorineural hearing loss increases the risk of stroke: a 5-year follow-up study. Stroke 2008;39(10):2744-8.
39. Lin OW, Trune DR. Breakdown of stria vascularis blood-labyrinth barrier in C3H/lpr autoimmune disease mice. Otolaryngol Head Neck Surg. 1997;117(5):530-4.
40. Liu SC, Kang BH, Lee JC, Lin YS, Huang KL, Liu DW, Su WF, Kao CH, Chu YH, Chen HC, Wang CH. Comparison of therapeutic results in sudden sensorineural hearing loss with/without additional hyperbaric oxygen therapy: a retrospective review of465 audiologically controlled cases. Clin Otolaryngol 2011;36(2):121-8.
41. Liu Y, Sun D, Shao S, Jiang W, Sun Z, Li Z. The effect of hyperbaric oxygen therapy to different degree of hearing loss and types of threshold curve in sudden deafness patients. Lin Chung Er Bi Yan Hou Tou Jing Wai Ke Za Zhi 2010; 24(19):890-4.
42. Mattox DE, Simmons FB. Natural history of sudden sensorineural hearing loss. Ann Oto! Rhinol Laryngol 1977; 86(4 Pt 1):463-80.
43. Nagahara K, Fisch U, Yagi N. Perilymph oxygenation in sudden and progressive sensorineural hearing loss. Acta Otolaryngol 1983;96(1-2):57-68.
44. Narozny W, Sicko Z, Przewony T, Stankiewicz C, Kot J, Kuczkowski J. Sudden sensorineural hearing loss: a treatment protocol including glucocorticoids and hyperbaric oxygen therapy. Otolarlyngol Pol 2004;58(4): 821-30.
45. Nosraci-Zarenoe R, Hultcrancz E. Corticosteroid Treatment of ldiopathic Sudden sensorineural hearing loss: randomized triple-blind placebo-controlled trial. Otol Neurotol 2012;22(4):523-31.
46. Ohno K, Noguchi Y, Kawashima Y, Yagishita K, Kitamura K. Secondary hyperbaric oxygen therapy for idiopathic sudden sensorineural hearing loss in the subacute and chronic phases. J Med Dent Sci 2010;57(2):127-32.
47. Parnes LS, Sun AH, Freeman DJ. Corticosteroid pharmacokinetics in the inner ear fluids: an animal study followed by clinical application. Laryngoscope 1999;109(7 Pt 2):1-17.
48. Pezzoli M, Magnano M, Maffi L, Pezzoli L, Marcato P, Orione M, Cupi D, Bongioannini G. Hyperbaric oxygen therapy as salvage treatment for sudden sensorineural hearing loss: a prospective controlled study. Eur Arch Otorhinolaryngol 2015; 272(7):1659-66.
49. Pilgramm M, Lamm H. Schumann K. Hyperbaric oxygen therapy in sudden deafness. Laryngol, Rhinol, Otol 1985;64(7):351-4.
50. Piper SM, Murphy-Lavoie H, LeGros TL. Idiopathic sudden sensorineural hearing loss. In: Hyperbaric Oxygen Therapy Indications: The Hyperbaric Oxygen Therapy Committee Report. Florida: Best Publishing Company; 2014.
51. Plontke SK, Meisner C, Caye-Thomasen P, Parnes L, Agrawal S, Mikulee T. Intratympanic glucocorticoids for sudden sensorineural hearing loss. Cochrane Database Syst Rev 2009 Oct 7(1):CD0088080.
52. Racic G, Maslovara S, Roje Z, Dogas Z, Tafra R. Hyperbaric oxygen in the treatment of sudden hearing loss. ORL J Otorhinolaryngol Relat Spec 2003;65(6):317-20.
53. Rauch SD. Idiopathic sudden sensorineural hearing loss. N Engl J Med 2008 Aug 21;359(8):833-840.
54. Schwab B, Flunkert C, Heermann R, Lenarz T. HBO in the therapy of cochlear dysfunctions - first results of a randomized study. EUBS diving and hyperbaric medicine, collected manuscripts of XXIV Annual Scientific Meeting of the European Underwater and Baromedical Society. Stockholm: EUBS 1998:40-2.
55. Seggas I, Koltsidopoulos P, Bibas A, Tzonou A, Sismanis A. lntratympanic steroid therapy for sudden hearing loss: a review of the literature. Otol Neurotol 2011;32(1):29-35.
56. Shaia FT, Sheehy JL. Sudden sensori-neural hearing impairment: a report of 1,220 cases. Laryngoscope 1976;86(3):389-98.
57. Shirwany NA, Seidman MD, Tang W Effect of transtympanic injection of steroids on cochlear blood flow, auditory sensitivity, and histology in the guinea pig. Ain J Otol 1998;19:230-5.
58. Slattery WH, Fisher LM, Iqbal Z, Friedman RA, Liu N. Intratympanic steroid injection for treatment of idiopathic sudden hearing loss. Otolaryngol Head Neck Surg 2005;133(2):251-9.
59. Stachler RJ, Chandrasekhar SS, Archer SM, et al. Clinical practice guideline: sudden hearing loss. Otolaryngol Head Neck Surg 2012;146(3 Suppl):S1-S35.
60. Stokroos RJ, Albers FW, Schirm J. The etiology of idiopathic sudden sensorineural hearing loss: experimental herpes simplex virus infection of the inner ear. Am Otol 1998;19(4):447-52.
61. Sujanc SC, Betty STD, Seth RS, Laura JB, Erynne AF, Snadra

AF, et all. Clinical Practice Guideline: Sudden Hearing Loss (Update). Otolaryngology-head and neck surgery 2019;161(1S): S1-S45.

62. Suzuki H, Fujimura T, Ikeda K, Shiomori T, Udaka T, Ohbuchi T, Nagafani G. Prostaglandin E l in combination with hyperbaric oxygen therapy for idiopathic sudden sensorineural hearing loss. Acta Otolaryngol 2008;128(1):61-5.

63. Suzuki H, Fujimura T, Shiomori T, Ohbuchi T, Kitamura T, Hashida K, Udaka T. Prostaglandin E l versus steroid in combination with hyperbaric oxygen therapy for idiopathic sudden sensorineural hearing loss. Auris Nasus Larynx 2008 Jun;35 (2):192-7.

64. Topuz E, Yigit 0, Cinar U, Seven H. Should hyperbaric oxygen be added to treatment in idiopathic sudden sensorineural hearing loss? Eur Arch Otorhinolaryngol 2004;261(7)393-6.

65. Trune DR, Wobig RJ, Kempton JB, Hefeneider SH. Steroid treatment improves cochlear function in the MRL. MpJ-Fas(lpr) autoimmune mouse. Hear Res 1999;137(1-2):160-6.

66. Tsunoo M, Perlman MB. Temporary arterial obstruction. Effects on perilymph oxygen and microphonics. Acta Orolaryngol 1969;67:460-6.

67. Wei BP, Mubiru S, O'Leary S. Steroids for idiopathic sudden sensorineural hearing loss. Cochrane Database Syst Rev 2006;25:(1):CD003998.

68. Wei BPC, Stathopoulos D, O'Leary S. Steroids for idiopathic sudden sensorineural hearing loss. Cochrane Database of Systematic Reviews 2013; Issue 7.

69. Wilson WR, Byl FM, Laird N. The efficacy of steroids in the treatment of idiopathic sudden hearing loss. A double-blind clinical study." Arch Otolaryngol 1980;106(12):772-6.

70. World Health Organization. The Global Burden of Disease: 2004 Update. WHO, Geneva, Switzerland: WHO Press;2008.

71. World Health Organization[Internet]. c2010. Deafness and Hearing Impairment. World Health Organization Fact Sheet; 2010 April[cited: 2022 Sept 23]. Available form: http://www.who.int/mediacentre/facsheets/fs300/en/index.html.

72. Yang CH, Wu RW, Hwang CF. Comparison of intratympanic steroid injection, hyperbaric oxygen and combination therapy in refractory sudden sensorineural hearing loss. Otol and Neurotology 2013;34:1411-6.

CHAPTER 03

가스색전증과 감압병

Air or gas embolism and Decompression sickness

세종충남대학교병원 중환자의학과 김 근 수, 울산의대 강릉아산병원 응급의학과 오 세 현

Department of critical care medicine, Chungnam National University Sejong Hospital
Keun Soo Kim, M.D.

Department of Emergency Medicine, Gangneung Asan Hospital, Ulsan University
Sehyun Oh M.D., PhD.

개요

수심 10 m 당 1 기압씩 증가하는 수중 환경에 의해 잠수부는 높은 압력을 받게 되어 체내에 질소가 쌓이거나, 급상승에 의해 기포가 발생될 수 있다. 공기 또는 질소방울이 조직이나 혈관내부에 쌓이게 되어 발생되는 잠수병의 발생기전과 주요증상, 중증도에 따른 치료법에 대하여 기술하였다. 모든 의료기관이 잠수병의 치료시설과 인력을 갖추고 있지 못하기 때문에 적절한 현장 응급처치와 이송방법에 대해 알고 있어야 한다. 적절한 치료 이후 비행기 탑승 가능 시기, 잠수로의 복귀 가능 시점에 대해서도 설명하였다.

주요사진

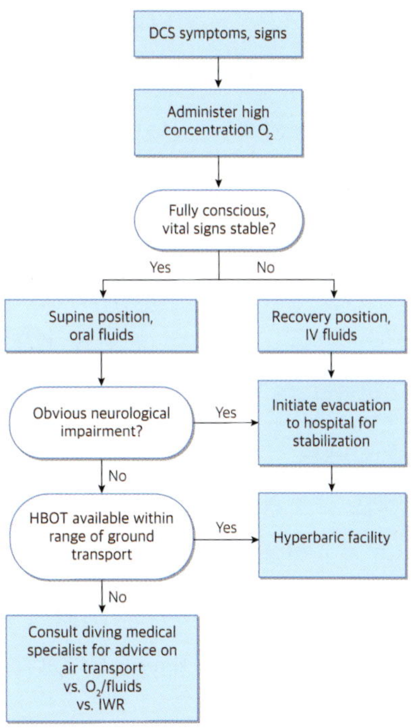

Keywords

감압병(잠수병) • 잠수병의 현장 및 병원전 응급처치 • 재가압치료 • 미해군치료표 5

I. 가스색전증(Air or gas embolism)

가스색전증은 혈류에 공기 또는 다른 기체가 들어가거나 발생하는 것과 관련된 모든 병태생리학적 현상들을 말한다.

드물고, 돌발적으로 나타나는 질환이며, 요즘에는 주로 의사가 원인이다. 여러 가지 내과적 또는 외과적 술기 중에 나타날 수 있으며 효과적인 예방 조치를 시행하기 위해서는 가스색전증의 위험이 있는 술기들을 할 때 꼭 그 가능성을 염두에 두어야 한다.

가스색전증은 응급이며, 그 예후는 HBOT를 얼마나 신속하게 시행할 수 있는지 여부에 달려 있다.

1. 병태생리학

1) 가스 색전의 발생 원인 및 경로

가스색전증은 대개 혈관벽을 통해 기체가 주입되거나 진입하여 발생한다. 그러나, 감압병은 이와는 다른 기전으로 나타난다. 감압병에서는 기체 공기 방울들은 혈류에서 자발적으로 발생한다. 공기가 진입하는 경로에 근거하여 두 개의 종류로 구분할 수 있는데, 이 둘은 서로 다른 특징적 임상 소견을 보인다.

(1) 동맥 가스색전증

기체는 폐의 필터를 넘어서 혈관계로 진입한다. 즉, 폐정맥, 좌측 심장 또는 전신 동맥을 통해 들어간다.

아주 소량의 가스 조차도 유의미한 임상적으로 소견을 일으킨다. 중증도는 가스색전이 막고 있는 각각의 영역에 따라 결정이 된다(예: 뇌동맥 또는 관상 동맥). 공기방울들은 부력의 법칙에 따라 상류로 이동한다: 41마리의 개를 대상으로 한 좌심실 공기 주입 실험 연구에서 17마리 장간막 동맥에서, 16마리는 대뇌 피질 동맥에서, 2마리는 대퇴 동맥, 1마리는 관상 동맥에서 가스가 발견되었다.

임상 소견이 비록 즉각적으로 저명하게 발현되지 않더라도, 임상 의사들은 공기방울의 이동이 일시적으로 멈출 수도 있으며 환자가 움직이거나 기침을 하면서 다시 움직이기 시작할 수 있다는 것을 알아야 한다.

(2) 정맥 가스색전증

기체는 폐 필터를 거치기 전에 혈관계로 진입한다.

기체 진입은 갑자기 일어나며(덩이 효과, bolus effect), 공기방울은 우심실의 분출실(ejection chamber)과 폐동맥의 기시부(pulmonary artery root)에 포획된다. 기체의 압축성 때문에, 공기 방울은 심실 수축에 의해 생성되는 기계적 에너지를 흡수하여 폐동맥로(pulmonary artery tract)를 차단한다. 그 결과, 순환계 정지가 발생한다.

기체가 점차 더 많이 진입하면, 우심실에 들어간 기체는 혈액과 섞여서 거품 혼합체를 형성하는데, 이것은 폐혈류로 분출되어 부분적 또는 완전히 폐혈류를 차단한다.

만일 기체의 부피가 작다면, 폐쇄는 임상적인 결과를 초래하지 않는다. 혈관내 기체는 확산에 의해서 폐포로 방출되어 제거된다. 그러나 기체의 부피가 크다면, 폐동맥 분지들이 공기방울에 의해서 막히고 혈관수축 유발 물질들(세로토닌, 히스타민, 트롬복산 A2 [thromboxane A2])과 엔도텔린-1 (endotheline-1)이 분비되면서 폐동맥 혈관 수축이 나타나고, 폐동맥 저항은 증가된다.

그 결과 폐동맥 고혈압, 호흡과 환기의 부조화(mismatch) 및 그에 따른 저산소혈증이 나타난다. 결국, 급성 우심실부전의 임상 양상을 보이게 된다.

중요한 것은 폐동맥압의 증가로 인해 기체 공기방울이 폐의 모세혈관을 지나서 폐의 정맥 순환에 들어가고, 다시 동맥순환에 진입하여 역설적 색전증(paradoxical embolism)을 초래한다는 것이다.

(3) 이 현상에 대한 다른 기전들

폐동맥 고혈압에 의한 우심방 압력의 상승 결과 개존

난원공(patent foramen ovale)을 관통하는 것과 관련해서 인구의 20~25% 정도는 개존 난원공(patent foramen ovale)을 가지고 있다는 것을 기억해야 한다.

정상적인 조건에서는 기능을 하지 않지만 폐동맥압의 증가 결과 기능을 하게 된 폐에 있는 동맥정맥 단락(arteriovenous shunt)으로도 공기방울들이 관통한다.

개를 대상으로 한 연구에서, Butler 등은 0.15 mL/kg/min 이하의 공기 양은 폐동맥압을 20 mmHg 이상으로 증가시키지 않는다. 0.3 mL/kg/min 이상의 공기 양은 폐동맥압을 34 mmHg 이상으로 증가시켜서 공기방울들이 동맥 순환으로 들어가게 한다.

2) 가스 색전 발생의 결과

(1) 혈관 폐색

색전은 단일 공기방울, 여러 개의 공기방울, 또는 심장의 작용으로 인해 혼합되면서 거품 혼합체로 나타나기도 한다. 혈관의 크기가 작아지면, 흐름에 대한 저항이 증가하고 색전은 느려져서 실린더 모양으로 형태를 바꾸고, 증가된 마찰력이 관류 압력을 능가하게 되면 결국에는 멈추게 되어 하류부 허혈(downstream ischemia)를 초래한다. 일부 공기방물만 모세혈관들을 통과하여 정맥에 도달한다. 이것은 공기방울의 부피, 혈관의 직경, 관류압이 저항을 능가하는지 여부에 의해 결정된다.

하류에서 나타나는 허혈의 중증도는 주로 순환이 말단동맥(end artery)인지 또는 측부 순환이 있는지에 따라 결정된다.

(2) 가스 색전-혈액 반응에 따른 2차 양상

색전은 하나의 이물처럼 작용한다. 혈소판, 백혈구, 섬유소원(fibrinogen), 트롬빈(thrombin)이 공기방울의 표면에 부착한다. 혈장 단백질뿐만 아니라 백혈구와 혈소판이 활성화되어, 보체, 응고, 섬유소분해, 키닌 캐스케이드(kinin cascade)의 활성화가 일어난다. 이런 현상들은 공기방울과 혈관벽 사이의 접착력을 더 강화하고 색전의 이동을 더 방해하게 된다.

시간이 흐르면서, 색전성 폐쇄는 혈전성 폐쇄로 바뀐다. HBOT는 혈전성 폐쇄에 대해서는 효과가 없기 때문에 조기 HBOT 치료가 매우 중요하다.

또한 혈관벽의 손상으로 인해 점차 혈관의 투과성이 증가되어 조직의 부종이 나타난다. 부종은 다시 허혈증을 악화시킨다. 폐에서 이런 변화가 비심인성 폐부종에 의한 ARDS 또는 기관지 과민반응에 의한 심한 기관지연축(bronchospasm)을 일으킨다. 뇌에서는 부종으로 인해 두개내압의 증가가 나타나며 뇌의 대사작용을 방해한다.

3) 중증도 요인

가스색전증의 중증도는 여러가지 요인에 의해서 결정된다.

(1) 가스 형태

기체가 혈액에 더 잘 용해될수록 손상은 더 줄어들지만, 반대로 잘 용해되지 않으면 손상은 더 크게 나타난다. 용해도가 떨어지는 순으로, 가능성이 있는 원인 기체들을 나열하면 이산화탄소, 산소, 공기, 아산화질소, nitrogen protoxide, 헬륨, 아르곤이다. 따라서, 가상의 한 단위 부피의 공기에 의한 합병증을 치료하기 위해서, 공기는 3 단위 부피, 이산화탄소는 6 단위 부피가 필요하다. 기체의 용해도가 낮을수록 그 기체가 머무는 시간이 더 길어지기 때문에 허혈증은 더 오래 지속된다.

(2) 색전의 부피

색전증이 동맥에서 나타날 경우, 작은 공기방울도 침범하는 영역에 따라서 심각한 질환을 유발할 수도 있다(예: 뇌동맥, 관상동맥).

그러나, 색전증이 정맥에서 나타나면, 몇 밀리리터 정도의 공기는 폐의 필터 작용과 폐 내부의 상당량의 혈관들이 있고 환기-관류를 유지할 수 있어서 거의 증상을 유발하지 않는다.

그러나, 10~15 mL는 이미 치명적인 가스색전증을 일으킬 정도로 많은 양이며, 100~300 mL의 부피는 대부분 치명적인 결과를 일으킨다.

(3) 주입 속도

주입 속도는 부피 보다 훨씬 더 중요하다. 치명적 부피는 주입 속도에 반비례한다. 예를 들어, 개의 정맥에 5~8 mL/kg/min의 공기 또는 3 mL/kg의 단일 공기 덩이를 주입하면 개는 죽는다. 그러나, 주입 속도가 느리다면, 개가 죽기 전까지 1,400 mL의 공기가 중심정맥계에 460분에 걸쳐 주입될 수도 있다.

사람에서는 치명적 주입 속도는 70~100 mL/sec으로 추정된다. 참고로, 5 cmH_2O의 음압이 걸리면(정상 호흡 동안 나타나는 음압), 14 G 바늘 도관을 통해 100 mL/sec의 공기가 중심정맥으로 들어갈 수 있다.

(4) 환자 자세

색전은 부력을 받기 때문에 지구 중력의 반대 방향으로 이동할 수 있다고 오랫동안 믿어왔다. 따라서, 앉거나 머리를 거상한 채로 누으면 궁극에는 색전이 뇌로 들어가는 것을 돕게 되므로 예방 목적으로 환자의 머리가 아래로 향하도록 하는 자세를 권유해 왔다. 그러나, 기체 공기 방울의 부력은 혈류의 진행을 역행할 만큼 충분히 크지 않아서, 환자의 머리를 아래로 향하게 하는 것이 그다지 도움이 되지 않는다. 더구나, 머리를 아래로 향하게 하는 자세는 이들 환자에서 뇌부종을 악화시킬 수 있다. 따라서, 현재는 이런 환자들을 편평하게 누운 자세로 있도록 권장하고 있다.

마찬가지로, 좌측면으로 눕는 자세는 좌심실의 끝에 정맥성 공기 방울을 포획하는 효과가 있어서, 분출실(ejection chamber)이 막히지 않도록 한다.

(5) 환자의 혈역학적 상태

동맥 혈압의 감소는 공기방울에 의한 폐쇄와 그로 인한 허혈성 변화들을 악화시킨다. 그러므로, 저혈압은 손상에 대한 추가적인 위험 인자이다. 동일하게, 저혈량증(hypovolemia)은 색전을 유발하는 기체의 부피의 상대적 비율을 증가시킨다.

2. 가스 색전 발생의 상황

혈관 손상이 있거나 신체 안으로 공기가 인위적으로 유입되는 경우, 가스색전증 발생 위험이 있다. 문헌에는 다수의 위험 상황들이 거론되고 있으나, 기체가 유입되는 위치와 방법에 따라서 분류할 수 있다.

1) 가스 흡인성 정맥 가스 색전 (venous embolism by gas aspiration)

정상적으로, 환자가 누워있는 자세에서 4~6 cmH_2O의 중심정맥압은 정상 대기압 하에서 공기 또는 기체가 정맥 혈류로 들어가는 것을 방지하기에 충분하다. 그러나, 어떤 상황에서는 대기압 하에서 정맥 압력이 감소될 수 있다. 예를 들면 앉은 자세에서 상대정맥(superior vena cava) 위에 위치한 정맥, 트렌델렌버그 자세(Trendelenburg position)에서 하대정맥(inferior vena cava) 밑에 위치한 정맥, 저혈량증 상태, 기계 환기 동안 중심정맥 등에서 압력 감소가 나타날 수 있다.

기체 진입의 위험은 정맥 직경에 비례한다. 따라서, 작은 말초 정맥들에서는 그 위험성이 미미하지만 경막정맥동(dural venous sinus), 허탈이 나타날 수 없는 판간정맥(diploic vein), 흉곽 내부 또는 부근에 위치한 큰 정맥줄기에서는 치명적일 수 있다.

(1) 외과적 원인

① 앉은 자세에서 시행되는 수술

신경외과 수술, 특히, 후두개와(posterior cranial fossa)에 대한 수술에서 가스색전의 위험이 있다. 질환의 초기 결과들과 구별이 쉽지 않는 심한 신경학적 후유증을 일으킬 수 있다. 곧게 앉은 자세에 대한 선호가 감소됨에 따라 발병률은 감소되는 것 같지만 발견 방법에 따라서 8~40% 사이에서 보고된다.

② 기타 외과적 원인들

가스색전증은 횡격막 위쪽에서는 경정맥, 쇄골하정맥, 상대정맥, 기정맥, 횡경막 아래쪽에서는 하대정맥, 간정맥, 신정맥, 자궁정맥과 같은 큰 정맥줄기에 대한 수술에서 나타나며, 간 또는 폐 수술, 우측 심장과 폐동맥계에 대한 외과적 처치 동안에도 나타날 수 있다.

이런 형태의 가스색전들은 다른 외상, 특히 흉곽에 대한 외상으로 인한 혈관 손상과 결합되어 분류된다.

③ 낙태 및 자궁에 대한 외과적 시술들

최근에는 거의 사라졌으나, 예전에는 불법 낙태로 인한 가스색전증이 흔하게 발생했다. 그러나, 흡인법에 의한 낙태 과정에서 가스색전증 발생의 위험은 여전히 있다. 제왕절개 이후에 발생한 가스색전증에 대한 몇몇 증례들이 보고되기도 했다.

드물지만 임신 중 구강성교를 포함한 성교 시에 가스색전증 발생의 위험이 있다. 문헌에는 11건의 증례가 보고되었으며 그중 10명이 사망하였다.

(2) 내과적 원인

최근에는 내과적 시술들의 빈도 증가에 따라 내과적 원인이 가장 빈번하다.

쇄골하정맥, 경정맥과 같은 중심정맥 줄기의 천공 및 정맥내 수액 주입이 주요 원인이다.

문헌에서는 750~3,000건의 중심정맥도관 삽입 당 1건 정도로 위험을 추정하고 있다. 가스색전증은 천공 또는 도관 삽입 중에 발생할 수 있으며, 특히 환자가 저혈량증 및/또는 환자의 자세가 내려가 있을 경우 위험성이 있다. 수액 주입 중에도 나타날 수 있는데, 80% 정도는 압력-구동 관류 펌프가 연결된 관이 밀폐되어 있지 않거나 연결이 끊어진 경우였으며, 도관 제거 시에도 발생할 수 있다.

2) 가스 주입성 정맥 가스 색전(venous embolism by insufflation of gas under pressure)

정맥 가스색전증은 높은 압력에 의해 기체가 정맥계로 유입되는 경우 발생할 수 있다. 이러한 정맥 가스색전증의 발생 원인은 신체에 채워지거나 채워졌던 기체가 높은 압력에 의해 정맥 혈관으로 우발적으로 들어가거나 혈관들 주변에 축적되기 때문이다.

(1) 외과적 원인

현재 복강경 시술이 정맥 가스색전증의 주요 원인이다. 비록 이산화탄소가 사용되지만, 가스색전증의 위험은 1,000건당 1~2건 정도로 추정된다.

우발적으로 복벽 혈관 또는 혈관이 발달된 장기(간, 비장, 자궁) 안쪽으로 기체가 직접 유입되거나 수술적 절개 또는 기복증(pneumoperitoneum)으로 인한 정맥 열상을 통해 공기가 유입될 수 있다.

한편, 기복증(pneumoperitoneum)에 의한 복부 팽창은 인접한 정맥의 허탈(collapse)을 발생시켜서 기계적 압박에 따른 보호 효과가 있으나, 수술이 종료되면서 공기 주입이 중단되어 복부 팽창이 해소되는 시기에 가스색전증 발생의 위험이 있다.

기체는 진입 부위에 축적되었다가 추후 환자가 움직임이면서 정맥 순환계로 이동할 수 있다. 바로 이런 이유로 수술이 끝나고 어느 정도 시간이 경과한 후에도 가스색전증이 발생할 수 있다.

끝으로, 수술적 목적으로 기복증(pneumoperitoneum)을 일으키는 기체 외에 다른 기체들에 의해서도 복부 팽창이 일어날 수 있다. 아르곤 가스를 사용하는 외과용 전기칼(electrosurgical knife), 가스 냉각 레이저(gas-cooled laser), 운반 기체로서 공기를 사용하는 생물학적 접착제 분사 지혈장비(hemostasis equipment)는 모두 복부 압력을 일시적으로 안전 수치 보다 더 높게 상승시켜서 가스색전증을 일으킬 수 있다.

(2) 내과적 원인

① 호흡기

흉막 또는 경흉막 또는 경기관지(transbronchial) 천공, 세척, 생검 중, 흉강내시경(thoracoscopy) 및 종격동내시경(mediastinoscopy) 중에 발생할 수 있다. 특정 기관지 암 치료에 대해 야그레이저(Yag laser)를 사용할 경우 사파이어를 냉각하기 위해 사용되는 고유량(high flow) 기체로 인해 가스색전증이 발생할 수 있다.

② 우측 심장부위에 도관을 삽입하는 중

③ 기계 환기 중

높은 압력의 기체가 주입되기 때문에 폐포 파열에 의해 간질조직(interstitial tissue), 흉막, 종격동을 경유하여 혈관계로 공기가 들어갈 수 있다. 가스색전증은 소아 및 성인에서 천식지속상태(status asthmaticus) 및 급성호흡곤란증후군(acute respiratory distress syndrome)을 치료하기 위해 기계환기 장치를 사용할 경우 합병증으로 나타날 수 있다.

흉부 외상 환자가 흉강내 정맥 손상이 있는 상태에서 기계환기장치를 적용할 경우 나타나기도 한다.

④ 기타 원인들

심장박동기 삽입, 소화기 내시경, 복강내 세척, 거품형성 소독액(특히, 과산화수소수) 사용 시 가스색전증이 보고되었다.

3) 동맥 가스 색전증

(1) 외과적 원인

① 체외순환기 사용 심장수술

동맥 가스색전증의 주요 원인이다. 특히, 우측 경동맥이 영향을 받는다. 비록 발병률은 0.1~0.3% 정도로 보고되고 있지만, 현재 더 정밀한 측정방법을 사용하게 되면서, 혈관내 공기방울의 이동이 실제로는 더 자주 발생하는 것으로 확인되고 있다. 심지어 도플러 유속계(velocimetry)로는 50~60%에 이른다.

판막치환술이 관상동맥 수술보다 가스색전증의 발생 위험이 더 높다. 3가지 원인이 될 만한 상황이 확인되었는데, 체외순환기에서 공기 또는 가스가 누출되는 경우, 수축기 동안 개방 공간(open cavity)으로 공기가 들어갔다가 동맥계로 갑자기 분출되는 경우, 급속한 가온 처치 동안 혈액에서 산소 기체방울이 생성되는 경우이다.

② 혈관 수술

특히 흉부 대동맥 또는 경동맥에 대한 수술에서 가스색전증의 위험이 있다.

(2) 내과적 원인

① 진단 술기들

좌심실 도관 삽입술, 관상동맥/대동맥/경동맥/척추동맥에 대한 조영술은 대략 1~4% 정도의 가스색전증 발생 위험이 있다.

② 치료 술기들

예를 들어, 대동맥내풍선펌프(aortic balloon pump)가 파열될 경우에 가스색전증이 발생하기도 한다.

4) 잠수 사고 관련 가스 색전증
(gas embolism in diving accidents)

잠수 활동과 직접적으로 관련되어 발생하는 신경학적 임상 소견들은 다음의 2가지 주요 기전에 의해 발생한다.

① 폐의 압력손상

상대적으로 드물게 나타나지만 매우 심각한 원인이다. 감압(상승) 중 자발적으로 또는 병리학적으로 포획되어 있던 공기가 갑자기 팽창하면서 나타난다. 보일의 법칙에 따르면, 폐에 있는 공기의 부피가 압력 감소에 의해 증가하며, 폐포를 확장시켜 손상이 발생하며 폐순환으로 공기가 침투한다.

이러한 사고들은 잠수 활동의 지속시간 또는 깊이와는 관련이 없고, 주로 경험이 부족한 잠수사들과 급격한 상승으로 인해 감압이 급하게 이루어진 경우 관찰된다.

② 감압병

신체 내부에서 불활성 기포들이 형성되어 나타난다. 흡인하는 혼합기체에 따라 다르지만, 대개는 혼합 기체에 들어 있는 질소 또는 헬륨 가스이다. 기포들은 조직내에서 형성되기도 하지만 정맥 순환으로 흔히 침투하여 도플러 또는 심초음파 검사에 의해 발견되기도 한다. 감압병에 의한 정맥 가스혈전증은 항상 증상을 유발하는 것은 아니다. 그러나 부피가 일정 수준을 넘게 되면 생물학적 손상이 나타난다. 대부분의 감압병은 잠수 활동의 시간과 깊이에 대한 감압 수칙을 따르지 않아서 발생한다.

정리하면, 가스색전증의 가장 흔한 원인들은 **표 3-1**과 같다.

대부분의 가스색전증은 이와 같은 환자에 대한 처치 과정에서 발생하며 적절한 예방 조치들을 통해 감소시킬 수 있다.

표 3-1. 가스색전증의 가장 흔한 원인

- 중심정맥에 대한 접근과 관류
- 복강경 수술
- 흉막 또는 폐에 대한 검사 술기들
- 주사액 투여를 하는 혈관 도관 삽입술
- 체외 순환술
- 심장 및 뇌 수술

3. 진단

가스색전증 진단은 두 가지 매우 다른 상황에서 이루어진다. 하나는 가스색전증의 위험과 그 증상의 발현이 명확하여 즉각적인 진단과 처치가 가능한 경우이고(예: 의식이 명료한 환자에 대한 동맥조영술), 다른 하나는 임상 증상들이 가려져 있거나 다른 병리학적 요인과 관련이 되어 있어서 진단과 치료가 늦어져서 좋지 않은 예후를 보이는 경우이다(예: 의식이 없거나 마취 중인 환자의 중심 정맥관 삽입술).

1) 임상적 징후들

가스색전증에 의해 초래되는 임상적 증상은 혈관의 폐쇄에 의한 것이다. 따라서, 폐쇄가 나타나는 부분에 따라서 다른 양상으로 나타난다. 그러나, 가스색전증이 있으면서 신경학적 및 심혈관적 징후의 조합되어 갑자기 나타나는 경우 매우 강하게 의심을 해야 한다. 비록 가스색전증의 발생이 항상 갑작스럽고 즉각적이라고 하여도 몇 분에서 몇 시간 이후에 나타나기도 한다. 지연되어 발현되는 증상들은 환자의 움직이거나 자세를 바꾸면서 기포들이 방출 및 이동하면서 발생한다.

(1) 신경학적 징후들

초기 임상적 증상발현은 갑작스러운 의식 소실, 발작성 움직임, 또는 근력 결손이다.

완전히 진행이 되면 다음과 같은 임상적 증상이 나타날 수 있다(**표 3-2**).

표 3-2. 가스색전증의 초기 임상적 징후들

- 전신성 또는 초점성 경련발작 - 활모양 강직 또는 사지 신근 동작과 같은 악화 소견을 동반하는 근력 항진증 - 추체로징후(pyramidal sign): 양측성의 발바닥 신근 반사(extensor response), 과장된 건반사(tendon reflex) - 근력 결손(편마비, 단일마비, 안면마비 등) - 즉각적으로 상태가 악화되는 신경식물성 장애(neuro-vegetative disorder)

다양한 정도의 혼수상태를 보이지만 대개는 1단계

위에 나열한 신경학적 임상 소견들은 강도 및 위치가 다양하지만 가스색전증을 강하게 시사한다(표 3-3).

표 3-3. 가스색전증 54례에서 관찰되는 신경학적 증상 및 징후들

- 의식 변화나 혼탁 - 의식 소실 - 두통 - 시력 감소 - 시야 결손 - 대화 장애 (speech disturbance) - 기억 장애 (memory impairment) - 인지 장애 - 감각기능 이상 (numbness and tingling) - 운동기능 이상 (motor dysfunction) - 근력 약화나 근 마비 - 경련

일단 의식을 회복하면 근력 결손, 감각 또는 인지 장애, 보행 장애, 시각 장애(흑암시, 편측시야결손, 암점, 피질성 시각상실)를 포함한 복잡한 임상 양상이 관찰된다.

따라서, 일반적인 임상 양상은 뇌의 후순환(posterior circulation) 영역 침범에 의하며 그에 따른 피질성 뇌 손상에 의한 것이다.

(2) 심폐 징후들

색전이 심실내로 들어가거나 관통하여 폐 또는 관상동맥 순환으로 침투하여 나타난다.

- 심정지(뇌저산소증에 따른 가스색전증에 진단적 혼란을 초래할 수 있음)
- 일과성 심혈관 허탈
- 폐 부종
- 다양한 심부정맥
- 불안장애 및 급성 폐성심(cor pulmonale) 징후를 동반한 급성 호흡곤란
- 크고 연속적인 물레방아 바퀴 소리 같은 심잡음(전흉부 청진 시 10%의 증례에서만 들리며 수축기에 더 크게 들림)

(3) 기타 임상적 현상들

① 돌연사

가스색전은 급사에서 항상 고려되는 원인들 중 하나이다. 사후 부검에서 뇌의 동맥 혈관 내부에서 거품이 있을 경우 진단에 도움이 된다.

② 전신성 염증반응증후군

기체 거품과 혈관 내피사이의 상호 작용을 통해 혈관 내피로부터 사이토카인(cytokine)이 분비된다. 그 결과, 가스색전의 다른 증상 및 징후와 연관된 전신성염증반응증후군(systemic inflammatory response syndrome)이 나타난다.

③ 전신마취하 환자의 가스색전증

전신마취로 인해 가스색전에 의한 임상 징후들이 가려지므로 주의해야 하며, 갑자기 발생하는 기침, 청색증, 저혈압, 심정지 등이 전형적인 징후이다. 특히, 이러한 징후들이 환자의 자세 변화와 연관이 있을 경우 주의 깊게 예측하고 있어야 파악할 수 있다. 기구(예: 경식도 기구)를 사용하는 경우 유용할 수 있다. 그러나 유감스럽게도 흔히 수술이 끝났을 때 진단되는 경우가 많으므로 주의해야 한다. 정상적 각성 후 갑자기 신경학적 징후들이 나타나거나 각성이 지연되기 때문에 환자는 의식이 혼란하고 불안해 보이며, 신경학적 결손 또는 경련발작을 동반한 반혼

수상태로 있게 된다. 다른 경우로 마취에 의한 수면 이후 깊은 혼수가 이어지는 경우 매우 불량한 예후를 보이게 되는데 이는 거대한 가스 색전에 의한다.

④ 잠수부에서 나타나는 가스색전증

폐의 압력손상으로 인해 잠수부에서 나타나는 임상 소견과 더불어 여러가지 임상 증상이 추가로 나타난다. 급성 흉부 통증, 객혈, 흉부 또는 경부 피하 기종, 기흉, 종격동 기종이 가장 흔하다.

정맥 가스색전에 이르는 감압병은 잠수 활동 후 올바른 감압 수칙들을 지키지 않은 채 수면으로 올라온 직후에 나타나는 심폐 허탈(cardiopulmonary collapse) 그리고/또는 신경학적 징후들이며 신속히 확인된다.

(4) 특수 검사

일단 가스색전이 발생하면 특수 검사는 그다지 도움이 되지 않는다. 그러나, 다음의 검사들은 의미가 있다.

① **흉부 X-선**: 심실 내의 색전 발견에 그다지 도움은 되지 않지만 관련된 병리 소견들(폐 부종, 흡인성 폐렴; 압력손상)을 확인할 수 있다.

② **맥혈검사**(aBGA): 환자의 소생과 관련된 치료 노력들을 평가하여 치료 방향을 안내할 수 있다(예: 증례의 50%에서 초기 심혈관 허탈 및 저산소혈증에 따른 대사성 산증).

③ **심전도**: 심장의 관련성과 보상작용에 대한 위험을 평가할 수 있다(증례의 30%에서 부정맥이 관찰됨).

다음의 몇몇 검사들이 진단을 보강하기 위해서 제안되었지만 이들은 주로 색전 자체를 발견하는 데 유용하다.

④ **뇌파검사**(EEG): 초기 단계에서 시행될 때, 3개의 다른 단계들을 보여준다. i) 색전과 동시에 depression, ii) 일시적인 recovery, iii) 다양한 위치의 irritable 비대칭적 요소들을 동반한 후속 악화, iv) 회복 - 임상상에 비해 점진적이고 항상 지연된다.

⑤ **우심방에 도관 삽입**: 보통의 또는 스완간즈 도관은 우심방에서 공기를 흡인할 수 있기 때문에 진단과 치료에 유용하다.

⑥ **이산화탄소분압측정**(capnography): 흡기의 이산화탄소 값이 급격히 하락하면 폐의 혈역학적 장애가 있음을 의미한다.

⑦ **도플러 초음파**(Doppler ultrasonography): 전흉부 또는 경식도 초음파는 아주 작은 공기방울도 발견할 수 있는 민감도가 높은 검사 방법이다. 가스색전이 나타났을 때는 소용이 없다.

⑧ **뇌 CT scan**: 뇌혈관을 막고 있는 공기방울의 직접적인 영상과 부종 또는 허혈에 대한 간접적 영상을 제공한다. 그러나, 진단에는 거의 도움이 되지 않으며 (영상을 통해서 5% 이하에서 공기 방울이 발견) 그러므로 정상적인 영상이어도 가스색전을 배제할 수 없다.

⑨ **심초음파**: 심실에 있는 공기 방울을 확인할 수 있다.

비록 여러 검사들이 제안되었지만, 가스색전 진단은 주로 임상적으로 하게 되는데, 가스색전의 위험과 그에 상응하는 징후들이 함께 있을 때 진단을 하게 된다. 그러므로 특수 검사에 대한 필요성으로 인해 HBOT가 지연되어서는 안 된다.

(5) 가스색전의 진행과 예후

가스색전의 사망률은 23~78% 정도로 매우 높지만, 임상적 호전은 놀라울 정도이며 개별적인 예후는 초기 징후에 근거하여 예단할 수 없다. 광범위 뇌병증(혼수, 발작, 사지마비)을 보이는 경우 국소적 징후(반맹, 반신마비)만 나타나는 경우 보다 더 예후가 좋지 않을 가능성이 높다.

4. 치료

여기에는 즉각적인 조치들과 HBOT가 있다.

1) 응급 치료

(1) 색전 자체에 대한 치료

손상된 혈관을 압박하여 즉시 추가 진행을 막아야 한다. 환자는 가능하면 좌측면으로 눕게 하여 우심실의 끝에 가스의 덩어리를 모아야 하며 폐 동맥의 경로를 자유롭게 해야 한다. 질소 제거를 가능한 일찍 하려면 100% 산소로 환기를 해야 한다. 일산화질소로 전신 마취를 한 경우, 색전에 의한 폐쇄를 더 악화시키기 때문에 즉각 중단해야 한다.

도관이 우심방에 삽입된 경우, 때로는 신속한 흡인을 통해 다량의 공기 제거가 가능하다. 심장 또는 흉부 수술에서는 우심실 천공, 폐의 누두부(pulmonary infundibulum) 개방, 대동맥 클램핑(aortic clamping)과 같은 방법들을 고려할 수도 있다.

(2) 심정지

즉각적으로 통상적인 소생술인 흉부 압박, 환기 등을 시행한다.

(3) 심혈관 허탈(cardiovascular collapse)

혈압이 낮을 경우 색전이 혈관내에 남게 될 수 있으므로 신속하게 혈압을 상승시켜야 한다. 혈관내 용적을 회복해야 관류 압력이 유지되며, 필요한 경우 승압제를 투여한다.

(4) 발작(convulsions) 또는 동요(agitation)

혈액 순환 장애가 생기지 않도록 주의하면서 벤조다이아제핀 또는 바비튜레이트를 투여한다.

2) 고압산소치료

HBOT는 높은 기압 효과에 의해 색전의 부피를 감소시키며, 과산소화(hyperoxygenation)에 따른 질소 제거에 의해 가스를 제거한다.

동물 모델에서 공기를 주입 후 어느 정도 시간이 경과한 후 HBOT를 적용하면 두개내 압력 및 뇌대사에 대한 가스색전의 해로운 효과를 감소시키는 것이 확인되었다.

기술적으로 두 개의 HBOT 치료법을 흔히 사용한다. 하나는 6 ATA까지 공기 또는 혼합 가스로 짧은 시간 가압한 후 100% 산소를 2.8 ATA에서 여러 시간 동안 공급하는 것(US Navy treatment table 6A)이며 다른 하나는 100% 산소로 여러 시간 동안 가압(예: US Navy treatment table 6 또는 9: 각각 2.8 그리고 2.5 ATA)하는 것이다. 이 두 가지 치료법 모두 임상적인 효과는 비슷한 것으로 보인다.

만일 치료 이후에도 증상이 남아 있을 경우 뇌 산소결핍(cerebral anoxia)에 대해 적용하는 치료 프로토콜을 사용하여 HBOT를 더 시행한다.

3) 부가 치료

부가 치료의 목적은 가스/혈액 접촉에 따른 가스색전의 2차 결과를 완화(예: 항혈소판 요법 또는 헤파린 투여)하고 뇌 부종의 발생을 예방하는 것이다(예: 제어된 과환기; 바비투레이트, 만니톨 투여).

과도한 저탄산혈증 유도와 부신피질호르몬 투여는 더 이상 권장되지 않는다.

4) 결과

치료의 결과는 증례들 중 70% 정도에서 긍정적이다.

사망률은 15~30% 정도이고, 이환률(즉, 신경학적 후유증)은 10~20% 정도이다. HBOT를 일찍 시행하는 것이 가장 중요한 예후 결정 인자이다(table 3). 특히, 1시간 이내에 치료를 할 경우 그 효과가 매우 탁월(90% 성공률)하며, 1~6시간 사이에 시행할 경우 좋은 편(75% 성공률)이며, 그 후로는 지연될수록 예후가 불량하다.

신경외과수술 또는 심장 수술 동안 발생한 가스색전의 예후는 그다지 좋지 못하다. 무엇보다도 마취에서 회복되기까지 진단이 지연되고 또는, 수술이 완료된 이후에 의뢰되기 때문이다.

마지막으로 HBOT에 대해 반응을 보이지 않는다고 입증된 심정지의 증례들은 신속하게 의뢰가 된다고 하여도 색전 보다는 뇌 산소결핍(brain anoxia) 때문에 예후가 좋지 않다.

5. 예방

가스색전은 주로 의인성(iatrogenic)이기 때문에 예방이 가장 중요하다.

1) 수술 관련 가스색전증

(1) 앉은 자세에서 시행하는 신경외과 수술 (neurosurgery in a sitting position)

다양한 검사법들이 가스 방울들을 발견하기 위해서 제안되었다.

: 식도 청진기(esophageal stethoscope), 호기말이산화탄소 분압측정기(capnography), 혼합 정맥 산소 포화도의 연속 관찰, 호기 질소의 분압 연속 관찰, 전흉부 또는 식도 도플러 초음파, 경식도 심초음파, 경피 산소 및 이산화탄소 압력 관찰, 우심방 도관삽입.

이들의 상대적 민감도들을 가장 민감도가 높은 초음파와 비교하였다. 결과, 경식도 심초음파와 전흉부 도플러 초음파가 가장 민감하였고, 그 뒤로는 호기말이산화탄소 분압측정과 경피 산소 압력 관찰이었다.

가스색전의 예방을 위해서는 정맥 혈압을 높게 유지(혈관 채움, 경정맥 압박)하고 연속 양압 환기를 시행하는 것이다.

일산화질소(NO)는 가스색전에 대한 결과들을 악화시킨다. 따라서, 그런 상황들이 발생되지 않도록 해야 한다. 수술적 관점에서 볼때, 모든 뼈의 모서리를 왁스로 채워야 하며, 혈관 손상의 경우에는 수술 영역을 생리 식염수로 침수시켜야 한다.

기술적 이유 때문에 절대로 필요한 경우가 아니라면 앉은 자세는 피하는 것이 좋다.

(2) 심장 수술(heart surgery)

지속적 EEG 및 스펙트럼 분석에 의한 관찰은 수 년 동안 가스색전 발견을 위해 가장 좋은 진단 법으로 인식되어 왔으나 현재는 두개경유도플러(transcranial doppler)가 대체하고 있다.

체외순환 회로(ECC circuit)에 의해 초래되는 가스색전을 예방하기 위해서는 회로와 심실(heart chambers)의 공기를 꼼꼼하게 제거해야 한다. 그러나 미세공기방울들이 통과하는 것까지 완벽하게 막을 수는 없으며, 이들에 의해서 수술 후 신경학적 손상이 나타나기도 한다.

심실(heart chambers)을 개방하면서 발생하는 가스색전을 예방하기 위해 다음과 같은 방법을 시행할 수 있다.

① 하행 흉부 대동맥의 클램핑(clamping),

② 전기 심실세동 또는 저체온요법을 통해 심정지 유지.

꼼꼼한 공기 제거 술기들은 필수적이며, 심실, 폐정맥, 좌심방과 심방귀(auricle), 좌심실, 대동맥 기시부(aortic root), 폐의 누두(infundibulum)에 대해서 시행되어야 한다.

2) 진단/치료 술기 관련 가스색전증

(1) 기체 주입을 동반하는 내시경적 술기

공기, 헬륨처럼 흡수가 잘 되지 않는 기체는 사용해서는 안 되며, 이산화탄소가 선호된다. 천공 시에는 혈관 영역 밖에서 시행해야 하며, 기체 주입은 서서히 해야 한다. 시술 중 환자를 면밀히 관찰하여 만일 순환계 또는 호흡기계 문제가 확인되면 시술을 중단한다.

(2) 정맥 천공 및 관류 중

쇄골하정맥 또는 내경정맥을 천공할 때, 주사기에 진공을 유지하면서 바늘을 주의 깊게 전진시킨다. 주사기를 탈착할 때는 바늘의 내경이 막혀 있도록 한다.

트렌델렌버그 자세(Trendelenburg position)로 환자의 머리가 아래를 향하도록 하고, 만일 기계 환기를 하고 있다면 호기말양압을 유지하도록 한다. 도관을 삽입한 후 관(tube)이 견고하게 잘 부착되어 환자의 자세 변경 과정에서 돌발적으로 탈착되지 않도록 해야 한다.

절대 안전한 술기는 없으므로 주입펌프(infusion pump)도 주의 깊게 관찰해야 한다. 여기에는 관에 있는 공기방울들을 검출할 수 있는 안전 장치가 포함되어 있어야 한다.

중심정맥도관을 제거할 때는 바로누운자세(supine position)에서 머리를 아래로 낮추어야 한다. 드레싱은 밀폐가 되도록 해야 도관을 오래 유지하면서 발생한 섬유조직 통로를 통해 공기가 유입되지 않는다.

(3) 혈액 투석 및 기타 체외혈액순환 술기

체외순환 회로(ECC circuit)는 세척하고 준비해야 한다. 필수적인 예방책은 정맥혈이 되돌아 들어가는 선에서 공기방울을 포획하는 것이다. 공기방울 탐색기가 공기방울 포착 시 경고음을 내면 체외순환을 중단시킨다.

6. 결론

최근 가스색전의 대부분의 원인은 의인성이다. 따라서, 가스색전의 위험이 있는 상황들을 잘 이해하고 있어야 하며, 그에 대한 예방조치들을 시행해야 한다. 그렇게 하는 것이 공기색전의 발생을 감소시키는 최선의 방법이다. 가스색전 발생 시에는 즉각 응급 처치를 하고 조기에 HBOT를 시행해야 좋은 예후를 기대할 수 있다.

II. 감압병(Decompression sickness, DCS)

1. 잠수와 관련된 기체의 법칙

물은 밀도가 높기 때문에 비교적 작은 깊이의 변화에도 신체에 많은 압력의 변화를 유발한다. 바닷물의 무게는 33 feet(약 10 m)의 깊이 당 1 atm의 압력 변화를 유발한다. 민물의 경우 34 feet의 깊이 당 1 atm의 압력 변화를 유발한다. 따라서 해수 33 feet 깊이에 있는 잠수부는 바닷물에 의한 압력 1 atm과 해수면의 압력 1 atm을 합한 2 절대압(atmospheres absolute, ATA)을 받게 된다. 해수 165 feet 깊이의 잠수부는 6 ATA의 압력을 받게 된다(바닷물에 의한 압력 5 atm + 해수면의 압력 1 atm). 잠수손상을 이해하기 위해서는 중요한 세가지 기체의 법칙인 Bolye의 법칙, Dalton의 법칙, Henry의 법칙을 이해해야 한다.

1) Boyle의 법칙

Boyle의 법칙은 일정 온도 하에서 기체의 압력과 부피는 반비례한다는 것, 즉 P1V1 = P2V2로 정의할 수 있다(P: 압력, V: 부피). 즉, 만일 일정한 온도에서 압력이 2배로 증가하면 기체의 부피는 반으로 줄게 된다.

만약 해수면에서 폐의 부피가 1 L인 잠수부가 33 feet의 깊이로 잠수하게 되면 이 깊이에서의 폐의 부피는 1/2 L가 된다. 이때 잠수부가 이 깊이에서의 압력과 동일한 압력의 압축공기를 흡입하게 되면 폐의 부피는 다시 1 L가 된다. 이 잠수부가 다시 공기의 배출 없이 해수면으로 나오면 폐의 부피는 2 L가 된다.

2) Dalton의 법칙

Dalton의 법칙은 혼합 기체의 압력은 각각의 기체의 부분압의 총합과 같다는 것이다. 따라서 혼합기체 전체의 압력이 증가할 경우 각각의 기체의 부분압도 증가하게 된다. 예를 들면 해수면에서 0.79 ATA인 질소분압은 99 fsw

의 깊이에서는 3.16 ATA의 압력을 갖게 된다.

3) Henry의 법칙

Henry의 법칙은 주어진 부피의 용액에 녹아 있는 기체의 양은 평형 상태에서의 기체의 압력과 비례한다는 것이다. 이 법칙은 잠수부가 하강하면서 압축공기를 호흡함에 따라 체내로 더 많은 기체가 축적되는 이유를 설명하는 것으로 감압병 발생의 중요한 원인이 된다.

2. 잠수병의 병태생리

Boyle의 법칙에 따른 기체의 압력과 부피의 관계는 하강 또는 상승 시 발생하는 압력손상의 중요한 원인이 되며, 재가압치료와 연관되어 조직과 혈류에 존재하는 공기방울의 부피변화를 설명하게 된다.

또한, 과포화된 기체가 급격한 상승에 의해 갑작스러운 압력저하로 인해 체내에서 기포를 형성하여 **표 3-4**에서와 같은 다양한 병태생리학적 영향을 주게 되어 잠수병을 유발하게 된다.

표 3-4. 감압병의 병태생리

- Direct mechanical disruption of tissue
- Occlusion of blood flow
- Platelet deposition and activation of the coagulation cascade
- Endothelial dysfunction
- Capillary leakage
- Endothelial cell death
- Complement activation
- Inflammation and leukocyte-endothelial interaction
- Pro-inflammatory role of the circulating microparticles

3. 잠수병의 증상

잠수병은 **표 3-5**에서와 같이 대개 통증을 주로 호소하는 I형과, 신경계, 전정계, 심폐계 증상이 나타나는 II형으로 분류하며, 잠수병과 동맥기체색전증에 의한 증상이 동반된 양상을 III형으로 분류하기도 한다.

잠수병의 증상으로는 손발저림이나 감각저하(paresthesia), 지각과민(hyperesthesia), 근골격계 통증, 피부 변화(**그림 3-1**), 무력감이 대부분을 이루게 된다. 빈도는 드물지만 근력저하, 운동실조, 현훈, 청력소실, 호흡곤란, 폐부종,

표 3-5. 감압병의 분류

Classification	Clinical Features	Comments
Type I: "pain-only" DCS	Deep pain in joints and extremities, unrelieved but not worsened with movement Skin changes mottling, pruritus, and color changes	Usually single joint, most commonly knees and shoulders Lymphatic obstruction can occur and takes days to resolve despite recompression therapy
Type II: "serious" DCS	Pulmonary ("chokes")-cough, hemoptysis, dyspnea, and substernal chest pain Cardiovascular collapse can occur Neurologic-sensation of truncal constriction, ascending paralysis, usually rapid in onset Vestibular ("staggers") vertigo, hearing loss, tinnitus, and disequilibrium	More commonly affects the lower cervical and thoracic regions; may see scattered lesions Autonomic dysfunction may be seen Usually occurs after deep, long dives
Type III: combination of DCS and arterial gas embolism	Symptoms of DCS II noted above plus a variety of stroke syndromes, symptoms, and signs	Symptoms occur on ascent or immediately upon surfacing Symptoms of arterial gas embolism may spontaneously resolve

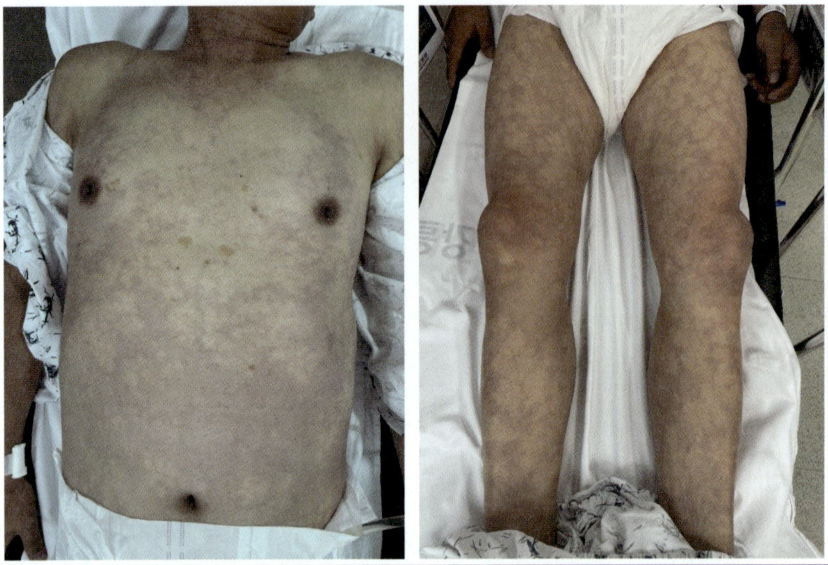

그림 3-1. 대리석형 피부를 보이는 감압병 환자(DCS patient with Cutis marmorata)

방광과 항문괄약근 기능저하, 쇼크, 사망까지도 보일 수 있다. 심한 잠수병의 경우 혈액농축, 저혈압, 혈액응고병이 동반되기도 한다. 심각한 증상일수록 대개 한 시간에서 세 시간 이내로 발현이 빠르고, 대부분의 증상은 24시간 이내에 나타나게 되지만, 드물게 일주일 뒤에 발현이 될 수도 있다.

4. 감별진단과 검사

잠수병의 진단에서는 문진이 가장 중요하다고 할 수 있다. 잠수깊이, 잠수시간, 반복잠수 여부, 반복잠수 시 휴식시간, 감압시간 등과 같은 잠수프로파일을 통해 무리한 잠수를 했는지 여부를 알아보아야 한다. 잠수 후 증상발생까지의 시간, 발현된 증상에 대한 자세한 문진이 필요하다. 수면 상승 후 수 분 이내의 짧은 시간에 발생된 중증의 신경학적 이상이라면 잠수병보다는 동맥기체색전증을 더욱 의심하는 소견이 되며, 이럴 경우 영상검사와 같은 진단적 검사보다 빠른 재가압치료가 중요하다. 재가압치료가 필요하다고 판단되는 경우 흉부방사선검사를 시행하여 기흉의 유무를 확인해야 하고, 기흉이 발견되면 재가압치료 전에 흉관삽관술을 시행해야 한다.

5. 현장과 병원전 처치

감압병이 의심되는 환자가 발생되었을 경우 **그림 3-2**와 같이 즉시 현장에서 고농도의 산소를 공급해 주어야 한다. 의식이 명료하고 생체징후가 안정적이라면 물을 마실 수 있도록 하고, 그렇지 않다면 정맥로를 확보하여 수액을 빠른 속도로 정주하며 고압산소치료(재가압치료)가 가능한 병원으로 이송한다. 이송 중에 혈관내 기포가 뇌로 이동하여 뇌혈관을 막는 것을 방지하기 위해 트렌델렌버그 자세를 취해야 한다는 이론이 있었지만, 똑바로 눕히는 것을 추천한다. 가급적 육로 이송을 하는 것이 좋지만, 섬이나 해상에서와 같이 항공 이송이 필요한 경우 중 헬기처럼 기내압력유지장치가 없는 경우에는 기압저하로 인해 잠수병 증상의 악화 우려가 있어 1,000 ft로 고도제한을 유지하여야 한다.

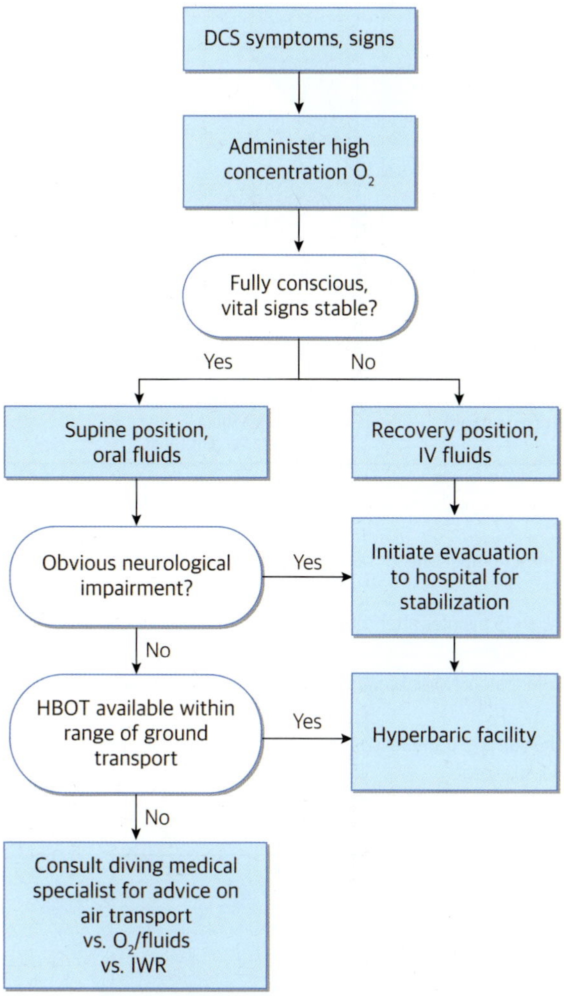

그림 3-2. 현장과 병원전에서의 응급처치

6. 고압산소치료(재가압치료)의 기전

공기방울의 부피를 즉시 줄여주는 효과가 있고, 불활성 기체가 공기방울로부터 주변조직으로의 확산 기울기(diffusion gradient)를 증가시켜줄 뿐만 아니라 허혈조직으로 산소를 더 보내주며, 중추신경계의 부종을 줄여줄 수 있다. 또한, 호중성구가 모세혈관의 내피에 부착하는 것을 막아주는 약리학적 효과를 가지게 된다. 이러한 이유로 재가압치료의 효과는 대체적으로 받아들여지고 있고, 잠수병 치료의 중심이 된다고 할 수 있다. 감압병에 고압산소치료를 적용하는 것은 AHA 추천등급 I (근거수준 C)에 해당

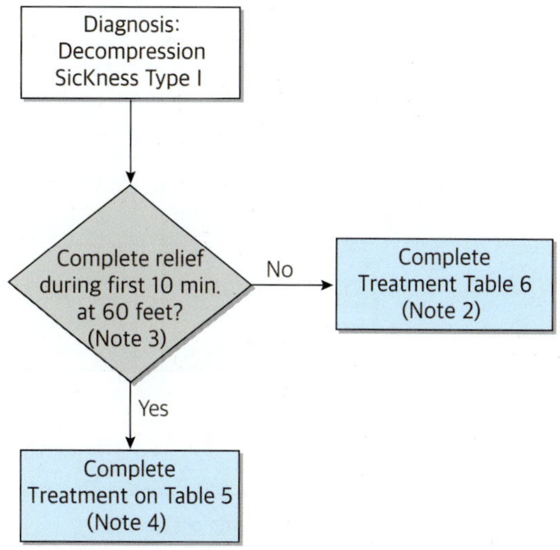

그림 3-3. 1형 감압병의 치료. I형 감압병의 치료 흐름은 위와 같으며, 다음 사항에 주의한다. (Note 1) 만일 재가압전에 신경학적 검사를 완전히 수행하지 못했다면 II형 감압병 증상에 준해서 치료한다. (Note 2) 치료표 6은 60피트에서 2번, 60피트에서 2번까지 총 4번 산소호흡까지만 확장될 수 있다. (Note 3) 다이빙감독자가 치료표6으로 선택해서 치료할 수 있다. (Note 4) 치료표 5는 30피트에서 2번 산소호흡까지 확장될 수 있다.

한다. 재가압치료의 시기는 빠르면 빠를수록 효과가 좋고 완전하게 증상을 호전시킬 수 있다. 하지만, 증상이 늦게 나타나는 경우도 있고 일주일가량 지난 시점에도 치료효과가 있다는 보고가 있어 잠수부에서 발생한 이상 증상에 대해 적극적인 재가압치료를 고려해 볼 수 있겠다.

7. 고압산소치료

근골격계통증이나 비특이적 증상을 호소하는 I형 감압병이 의심되는 경우 **그림 3-3**과 같이 챔버압력을 60 ft까지 가압하여 10분간 산소흡입을 한 이후 증상 호전여부를 확인한다. 증상이 호전되었다면 미해군치료표 5 (US Navy Treatment Table 5, **그림 3-4**) 대로 치료를 지속한다. 만일 증상 호전이 없다면, 미해군치료표 6 (**그림 3-5**)을 따라 치료를 시행한다. 경증의 감압병의 경우 변형된 치료표를 이용하여 일인용챔버로도 치료를 시도할 수 있다.

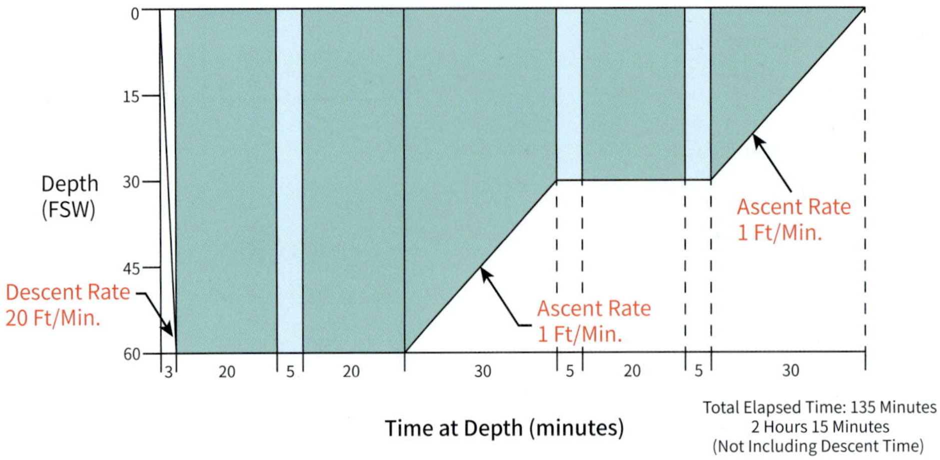

그림 3-4. 미해군 치료표5 (US Navy treatment table 5).

1. Descent rate - 20 ft/min.
2. Ascent rate - Not to exceed 1 ft/min. Do not compensate for slower ascent rates. Compensate for faster rates by halting the ascent.
3. Time on oxygen begins on arrival at 60 feet.
4. If oxygen breathing must be interrupted because of CNS Oxygen Toxicity, allow 15 minutes after the reaction has entirely subsided and resume schedule at point of interruption.
5. Treatment Table may be extended two oxygen- breathing periods at the 30-foot stop. No air break required between oxygen-breathing periods or prior to ascent.
6. Tender breathes 100 percent O_2 during ascent from the 30-foot stop to the surface. If the tender had a previous hyperbaric exposure in the previous 18 hours, an additional 20 minutes of oxygen breathing is required prior to ascent.

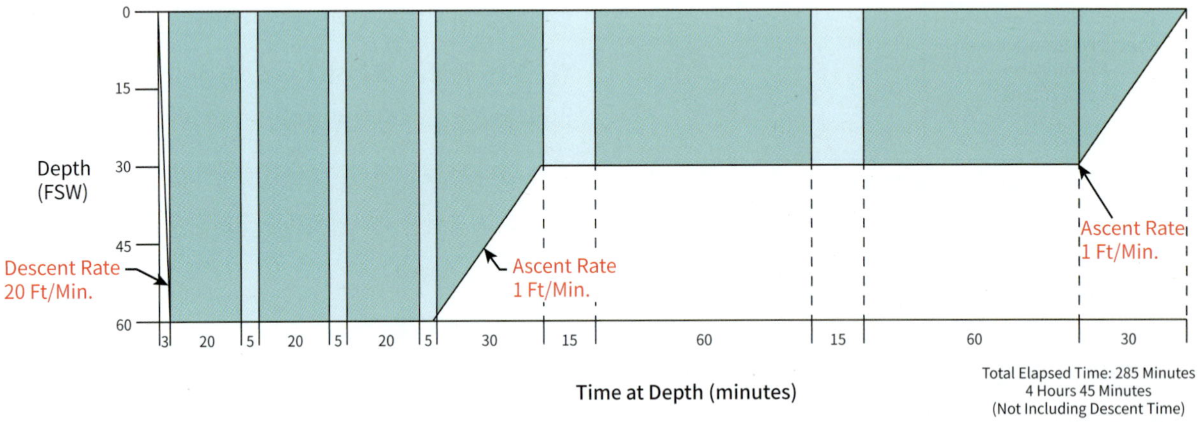

그림 3-5. 미해군 치료표6 (US Navy treatment table 6).

1. Descent rate - 20 ft/min.
2. Ascent rate - Not to exceed 1 ft/min. Do not compensate for slower ascent rates. Compensate for faster rates by halting the ascent.
3. Time on oxygen begins on arrival at 60 feet.
4. If oxygen breathing must be interrupted because of CNS Oxygen Toxicity, allow 15 minutes after the reaction has entirely subsided and resume schedule at point of interruption
5. Table 6 can be lengthened up to 2 additional 25-minute periods at 60 feet (20 minutes on oxygen and 5 minutes on air), or up to 2 additional 75-minute periods at 30 feet (15 minutes on air and 60 minutes on oxygen), or both.
6. Tender breathes 100 percent O_2 during the last 30 min. at 30 fsw and during ascent to the surface for an unmodified table or where there has been only a single extension at 30 or 60 feet. If there has been more than one extension, the O_2 breathing at 30 feet is increased to 60 minutes. If the tender had a hyperbaric exposure within the past 18 hours an additional 60-minute O_2 period is taken at 30 feet.

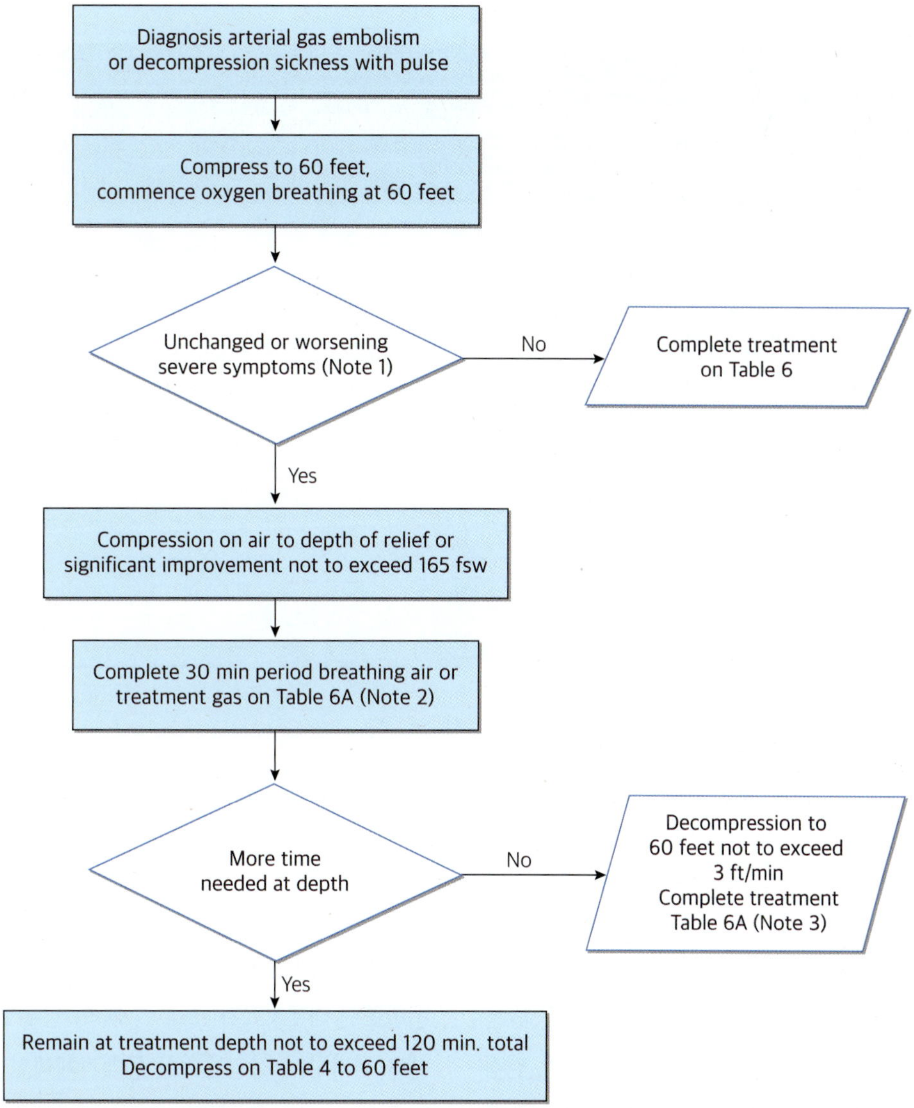

그림 3-6. 동맥가스 색전이나 중증 감압병의 치료. (Note 1) Assessment of patient must be made within 20 minutes. If the stricken diver remains pulseless after 20 minutes, termination if resuscitation may be considered. (Note 2) Enter Treatment Table 6A at depth of relief or significant improvement. (Note 3) Treatment Table 6A may be extended if necessary at 60 and/or 30 feet.

8. 보조적인 치료

보조적인 치료에 사용되는 많은 요법들에 대한 추천등급과 근거수준은 **표 3-8**에 정리되어 있다.

9. 치료 후 고려사항

경증의 경우 1회의 재가압치료로 증상이 호전되는 경우가 대부분이다. 재가압치료 이후에도 증상이 남아 있다면 반복치료를 고려할 수 있다.

I형 잠수병으로 1회의 치료로 완전히 회복된 경우 24시간 동안 잠수를 금지하고, 재발이 되거나 반복치료가 필

표 3-8. 감압병의 치료에 사용되는 요법의 추천등급과 근거수준

		Condition							
		AGE (no significant inert gas load)		DCS: pain only/mild		DCS: neurological		DCS: chokes (cardiorespiratory)	
		Class	Level	Class	Level	Class	Level	Class	Level
Surface O_2 (1 ATA)		I	C	I	C	I	C	I	C
IV fluid therapy	D5W[†]	III	C	III	C	III	C	III	C
	LR/crystalloid[‡]	IIb		I		I		IIb	
	Colloid[!!]	IIb		I		I		IIb	
Aspirin		IIb	C	IIb	C	IIb	C	IIb	C
NSAIDs		IIb	C	IIb	B	IIb	B	IIb	C
Anti-coagulants*		IIb	C	III	C	IIb	C	IIb[$]	C
Corticosteoids		III	C	III	C	III	C	III	C
Lidocaine		IIa	B	III	C	IIb	C	III	C

† 5% dextrose in water
‡‡ Lactated Ringer's solution, normal saline or other isotonic intravenous fluid not containing glucose
!! Starch, gelatin or protein fraction with isotonic electrolyte concentration
* Full dose heparin, warfarin, thrombin inhibitors, thrombolytics, IIB/IIIA antiplatelet agents
$ For decompression illness with leg immobility, low molecular weight heparin is recommended as soon as possible after injury (enoxaparin 30 mg or equivalent, subcutaneously every 12 hours)

요한 환자의 경우 일주일간 잠수를 금지하도록 해야 한다. 신경계 증상 중 사지의 감각이상증상만으로 치료를 받은 환자의 경우에도 일주일간의 잠수금지가 필요하며, 전정계를 포함한 다른 신경학적 증상이 있었던 환자는 4주간의 잠수금지를 권고한다.

미해군치료표 5, 6, 6A에 따른 치료를 위해 챔버 내부에 동반했던 내부치료자(inside tender)의 경우 24시간 동안 비행을 금지하며, 감압병이나 동맥기체색전증으로 치료를 받은 환자는 72시간 동안 비행금지가 권고된다.

REFERENCE

1. Clarke R. Monoplace chamber treatment of decompression illness: Review and commentary. Diving Hyperb Med 2020;50(3):264-72.
2. Gempp E, Blatteau JE, Stephant E, Pontier JM, Constantin P, Peny C. MRI findings and clinical outcome in 45 divers with spinal cord decompression sickness. Aviat Space Environ Med 2008;79(12):1112-6.
3. Inuzuka Y, Edo N, Araki Y, Hoshi T, Maruta M, Nakamoto N, et al. Decompression Illness Treated with the Hart-Kindwall Protocol in a Monoplace Chamber. Am J Case Rep 2022;23:e935534.
4. Lee JH, Jung SK, Lee YJ, Oh SH, Kang HD. Hyperbaric ox-

ygen therapy for decompression sickness: five-year experience in a single center. Journal of The Korean Society of Emergency Medicine 2022;33(6):589-98.

5. Lee YJ, Jung SK, Lee JH, Kang HD, Oh SH, Ban SD. Efficiency of a 24-hour on-call system for early recompression therapy for acute decompression sickness. Undersea Hyperb Med 2022;49(4):507-18.
6. Mitchell SJ, Bennett MH, Bryson P, Butler FK, Doolette DJ, Holm JR, et al. Consensus guideline: Pre-hospital management of decompression illness: expert review of key principles and controversies. Undersea Hyperb Med 2018;45(3):273-86.
7. Moon RE. Hyperbaric treatment of air or gas embolism: current recommendations. Undersea Hyperb Med 2019;46(5):673-83.
8. Moon RE, Mitchell S. Hyperbaric treatment for decompression sickness: current recommendations. Undersea Hyperb Med 2019;46(5):685-93.
9. Moon RE, Mitchell SJ. Chapter 7. In: Undersea and hyperbaric medical society. Hyperbaric oxygen therapy Indications. 14th ed. Florida: Best Publishing Company; 2019. pp.153-62.
10. Navy Department. US Navy Diving Manual. Revision 7. Vol. 5: Diving medicine and recompression chamber operations. NAVSEA 0910-LP-115-1921. Washington, DC: Naval Sea Systems Command; 2016.
11. Thom SR, Yang M, Bhopale VM, Huang S, Milovanova TN. Microparticles initiate decompression-induced neutrophil activation and subsequent vascular injuries. J Appl Physiol (1985) 2011;110(2):340-51.
12. Vann RD, Butler FK, Mitchell SJ, Moon RE. Decompression illness. Lancet 2011;377(9760):153-64.

CHAPTER 04

당뇨발 궤양

Diabetic Foot Ulcers

인하대학교 병원 응급의학과 **강 수**

Department of Emergency Medicine, Inha University Hospital
Kang Soo M.D.

개요

당뇨병의 만성 합병증인 당뇨발은 입원이나 수술치료를 필요로 할 수 있으며 삶의 질을 저하시키는 중요한 원인이다. 당뇨발 궤양은 말초신경병증과 말초혈관의 기능장애 또는 폐색으로 인하여 감염으로 이어질 수 있어 이에 대한 드레싱과 관리가 중요하다. 이러한 노력에도 불구하고 당뇨발 궤양이 감염으로 진행하고 실제 하지 절단으로 이어지는 경우는 14~24%에 해당한다. 이 장에서는 선택적인 당뇨발 궤양 환자에서 보조치료로 사용되는 고압산소치료에 대하여 알아보려 한다.

주요사진

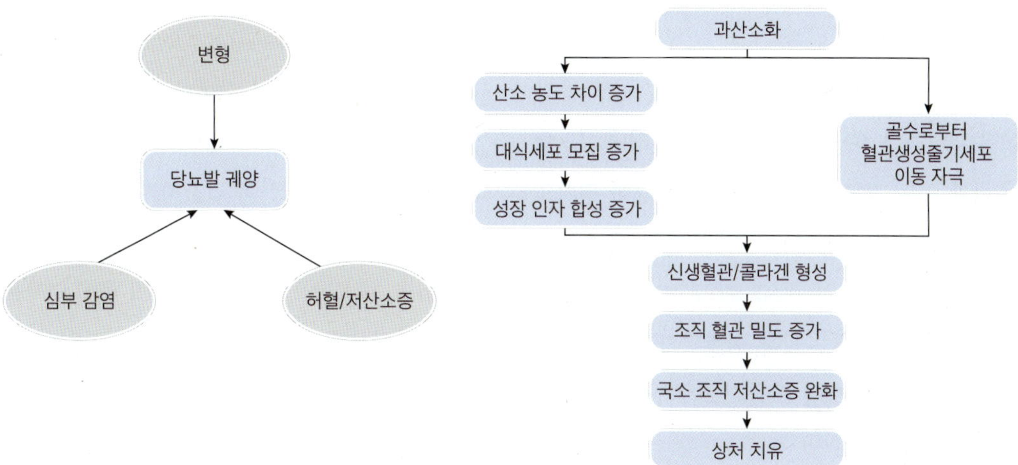

당뇨발 궤양의 위험 요소 및 고압산소치료의 상처 치유 기전

Keywords

Diabetic Foot Ulcer • Hyperbaric Oxygen • Wagner Grade • Transcutaneous Oxygen Pressure

I. 당뇨발

1. 역학

당뇨병은 전 세계적으로 중요한 공중 보건 문제로, 지난 수십 년 간 꾸준히 유병률이 증가하고 있으며 2020년 우리 나라 30세 이상 성인 중 당뇨병 환자는 약 605만명으로 인구의 16.7%를 차지한다. 당뇨발의 정확한 유병률은 보고되지 않았지만 2022년 출판된 연구에 의하면 당뇨병 환자의 17.3%에서 당뇨병이 발생한다. 궤양은 당뇨발에서 생기는 가장 흔한 합병증이며 경제적인 부담 또한 크다. 신경병증, 발의 변형, 굳은살, 압력, 말초 혈관질환, 관통 손상, 좁은 신발 등이 위험인자로 알려져 있다. 건강보험심사평가원 보건의료 빅데이터에 따르면 2017년 14,364명 보고되었으며, 2021년 14,910명으로 꾸준한 발병률을 보이고 있다(**그림 4-1**).

2. 진단

당뇨발의 진단을 위해서는 환자의 보행 및 피부 상태, 발의 변형을 관찰한다. 또한 당뇨발 환자는 신경병증과 혈관병증이 함께 있는 경우가 많으므로 이에 대한 평가도 필요하다. 신경 평가를 위해서는 나일론 단일 세섬유 감각검사(Semmes-Weinstein monofilament test), 진동검사, 신경전도검사 등을 시행해 볼 수 있다. 혈관평가는 발목상완지수(ankle brachial index), 혈관 도플러초음파검사, 경피적 산소분압 및 족지 혈압(transcutaneous oxygen pressure, $TcPO_2$ and toe pressure), 컴퓨터단층혈관조영술 등으로 진단할 수 있다. 또한, 단순방사선검사로 뼈의 골절이나 탈구, 변형, 동맥의 석회화 등을 관찰할 수 있으며 자기공명영상검사는 뼈와 연부조직의 이상을 모두 검사할 수 있으며 농양이나 골수염 진단에 효과적이다. 혈액검사(laboratory evaluation)는 주로 일반혈액검사(complete blood cell count), 적혈구침강속도, C반응단백질 등을 검사한다. 환자의 치료 순응도 및 혈당 조절을 확인하기 위해 혈당과 당화혈색소를 시행한다.

3. 병태생리

당뇨발 궤양은 고혈당과 관련된 다기관기능부전과 그로 인한 무수히 많은 하부 영향의 결과이다. 세포 수준에서 당뇨병은 고혈당에 직면했을 때 세포 내 포도당 수송을 하향 조절할 수 없는 특정 세포 아형에 영향을 준다. 고혈당은 만성적으로 Superoxide를 증가시켜 강력한 혈관확장제 eNOS (endothelial NO synthase)를 억제하여 혈관 수축과 말초의 저산소증을 유발한다. 또한 고혈당은 모세혈관 기저막을 두껍게 만들어 모세혈관층에서 주변 조직으로의 산소 확산을 감소시키고, SPC (stem progenitor cell) 이동에 필요한 골수의 eNOS 활성을 감소시키며, HIF-1 (hypoxia-inducible factor) 생성을 억제한다. 자율신경병증은 당뇨 환자가 손상에 대한 충혈 반응을 일으키는 능력을 감소시켜 해부학적 허혈에 더해 기능적 허혈을 유발

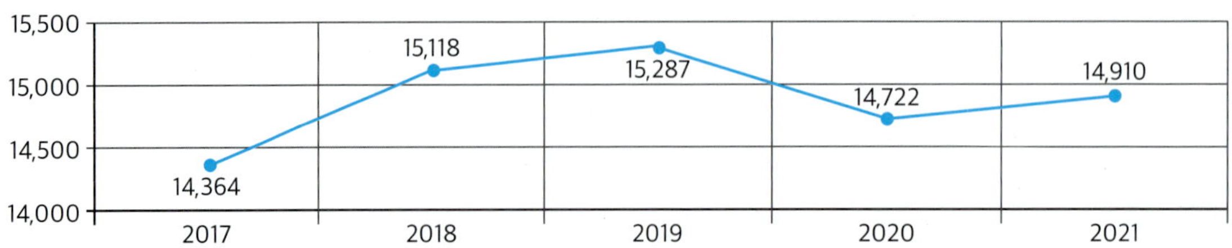

그림 4-1. 국내 당뇨병 발병률

한다. 모든 형태의 신경병증은 당뇨발의 병리의 대부분을 담당한다. 갈퀴발 변형(Clawfoot deformity), 망치족지(hammertoes), 샤르코 관절병증(Charcot arthoropathy)은 당뇨환자에게 초기 궤양이 발생하기 쉬운 질환이다. 자율신경병증으로 인한 피부의 변화는 피부를 건조하고 갈라지게 하며 굳은 살이 생기게 하여 박테리아 침입의 관문으로 만든다. 감각신경병증과 함께 굳은 살로 인한 압력의 증가는 당뇨발 궤양을 유발하는 치명적인 증상 조합이다.

4. 표준 치료

당뇨발 궤양에 대한 표준 치료에는 상처 관리, 혈당 조절, 감염 치료가 포함된다. 상처를 주기적으로 관찰하고 소독하여 이차 감염을 방지하고 적절한 드레싱 제제를 사용한 습윤 드레싱으로 창상 회복을 돕는다. 상처 부위의 압력을 제거하기 위해 특수 제작 깔창이나 보조 신발 등을 사용해 볼 수 있으며 궤양의 크기를 줄이고 연부조직 결손을 보충하기 위해 음압상처치료를 적용해 볼 수 있다.

II. 치료기전

당뇨발 궤양은 저산소증과 감염에 취약하다. 고압산소는 대기압보다 높은 압력에서 산소를 전달하여 혈장의 동맥 산소 장력을 증가시키고 저산소성 손상 조직에 산소를 공급한다. 고압산소는 국소 및 전신 효과를 모두 제공한다. 그 결과로 당뇨발 궤양과 같은 저산소성 조직 부위에 신생혈관형성이 발생하고 콜라겐이 침착된다. 난치성 당뇨발 궤양을 가진 환자에게서는 국소 조직의 미세혈관병증과 SPC 동원 기능 장애가 나타난다. 고압산소는 당뇨에 의한 저산소증을 역전시키고 혈관내피세포성장인자(vascular endothelial growth factor, VEGF), 기본 섬유아세포 성장인자(fibroblast growth factor, FGF), 형질전환성장인자 베타-1(transforming growth factor beta-1, TGF-B1), 산화질소(nitric oxide, NO), 혈소판유래성장인자(platelet-derived growth factor, PDGF) 등의 성장인자를 자극하여 이러한 결핍을 직접적으로 해결한다. 고압산소는 eNOS를 통해 내피 줄기 전구세포(endothelial stem progenitor cell)의 동원을 체계적으로 자극하여 cytokine + receptor complex 없이도 NO-를 증가시킨다. 이는 HIF-1a의 효과와 함께 당뇨병 환자에서 누락된 단계를 우회하여 혈청 SPC (CD 34+ 및 CD 45-dim) 수치를 높이고 손상 부위로의 침착을 개선한다. SPC가 모임으로써 신생 혈관 생성, 당뇨발 궤양 부위의 콜라겐 형성 증가, 과립 조직 형성 개선 및 치유 개선이 이루어진다.

III. 적응증 및 고압산소치료

고압산소치료에 적절한 환자 선택은 당뇨발 환자에서 고압산소치료의 효과적이고 효율적인 사용과 관련하여 가장 중요한 요소이다. 고압산소치료 없이도 치유되는 당뇨발 궤양 환자가 있고, 고압산소치료를 추가해도 치유되지 않는 환자가 있으며, 종합적인 치료 계획에 고압산소치료를 추가하면 치유될 수 있는 환자가 있다. 당뇨발 궤양의 치료의 기본 원칙은 고압산소치료는 혈관 평가 및 중재, 신경병증성 궤양 제거, 감염 관리, 당뇨병 관리, 괴사된 조직의 외과적 박리 제거를 포함하는 표준 치료의 보조치료라는 것이다. 이러한 표준 치료가 이루어지지 않고 고압산소치료의 성공을 기대할 수 없지만, 급속하고 지속적인 조직 손실이 있는 경우 고압산소를 지연해서는 안 된다. 고압산소치료의 시기 선택도 치료 효과에 영향을 미칠 수 있는 중요한 요소이다. 이미 괴사된 조직은 살릴 수 없으므로 허혈이 시작된 조직의 저산소증을 개선할 수 있는 기회가 있을 때 고압산소치료를 시작해야 한다.

당뇨발 궤양 환자의 경우, 미국잠수고압의학회 임상 진료 지침에서는 Wagner 2등급 당뇨발 궤양 치료에 고압산소치료를 하지 말 것을 권장한다. 30일 이상 치유되지 않거나 수술을 받은 지 얼마 되지 않은 Wagner 3등급 당뇨발 궤양에는 고압산소치료를 진행할 것을 제안한다.

외과적 처치가 필요하며 급성 감염이 동반된 Wagner 3등급 당뇨발 궤양을 앓고 있는 당뇨병 환자의 경우, 조직 관류 장애 및 저산소증이 우려되는 경우 고압산소치료를 긴급하게 시작해야 한다. 이는 감염된 조직(예: 감염된 뼈, 괴사 조직)이 절제된 경우에도 진행해야 한다. 안타깝게도 감염된 조직 제거는 고압산소치료가 더 이상 진행되지 않는 이유에 대한 일반적인 이유이지만, 이 단순한 이유는 상처 치유에서 산소의 중요한 역할을 놓치고 있다. 상처 치유 생리학에 대한 논의에서 수술 후 처음 3~4일 동안 조직 저산소증이 증가하여 이미 손상된 조직에 더 많은 대사 요구가 필요하다는 것을 알고 있다. 수술 후에도 고압산소치료를 진행하는 이유는 수술 후 손상된 조직을 과산소화하는 고압산소치료의 능력 덕분이다. 이러한 이유로 수술 후 고압산소치료 과정에서 조직의 대사 요구가 정상화되면 고압산소치료 과정에서 많은 세션이 필요하지 않을 수 있다.

외과적 개입이 신속하게 필요하지 않은 고압산소치료

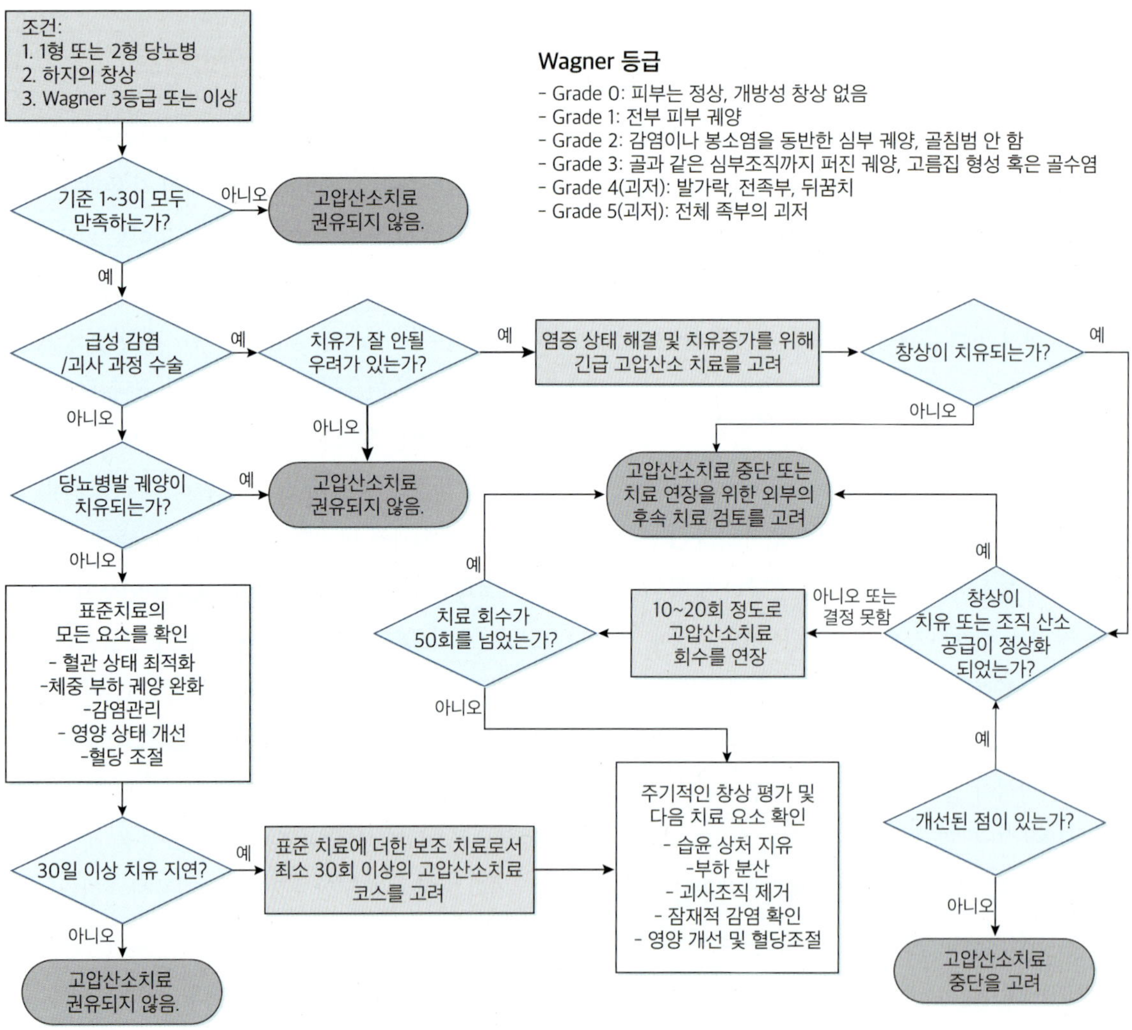

그림 4-2. Patient selection for DFU
adapted from THE HBO2 INDICATIONS MANUAL, 14TH EDITION

가 필요한 당뇨발 궤양 환자를 선택하는 것은 상처 치유의 기본 원칙이 해결되었는지 여부에 따라 달라진다. 의료진은 혈관 상태 최적화, 체중 부하 궤양 완화, 감염 관리, 영양 상태 개선, 고혈당 교정, 괴사 조직 제거를 위한 시도를 확인해야 하며, 고압산소치료만으로는 당뇨발 궤양을 치료할 수 없음을 알아야 한다. 또한 이러한 위험 인자를 정상화할 수 없다고 해서 고압산소치료를 치료 계획에서 제외할 이유가 없다는 점을 이해해야 한다.

2.0~2.5 ATA에서의 경피적산소분압이 고압산소치료에 대한 반응을 가장 잘 예측할 수 있으며, 특히 절단에 대한 다른 대안이 없는 경우 고압 환경에서 경피적산소분압을 측정하는 것이 합리적이다. 측정된 값이 효과가 부족함을 시사하지만 절단에 대한 대안이 없는 경우, 환자가 반응할지 여부를 결정하기 위해 10~15회 치료하는 것이 적절하다. 치료 후 2~3주가 지나면 신생 혈관 형성의 효과를 볼 수 있다. 치료 반응 부족은 경피적산소분압 측정 결과를 입증하는 것이며, 더 이상의 고압산소치료 진행은 중단해야 한다.

고압산소치료 프로토콜은 고압산소치료센터에 따라 2.0~2.5 ATA의 압력 범위에서 이루어진다. 치료 시간은 90~120분이며, 에어 브레이크(air break)가 있든 없든 무관하다. 급성 외과적 창상의 경우 조직 저산소증이 더 이상 중요한 요인이 아니며 상처가 치유되고 있다는 임상적 징후가 있는 경우 고압산소치료를 30회 미만으로 진행할 수 있다.

외래 환자 치료 과정은 일반적으로 30회 세션이지만, 많은 환자에게는 최대 40회 세션이 필요하다. 환자들이 매일 고압산소치료를 받으러 오는 것에 대한 요구를 감당하기가 매우 어렵다는 것을 인식해야 한다. 여러 연구에 따르면 처방된 HBO_2 세션을 완료하는 것과 치유 개선 사이의 연관성이 입증되었다.

IV. 추적치료

후속 치료 검토는 치료 초기 30일 후와 그 이후에는 최소한 그 정도로 자주 수행해야 한다. 검토의 핵심 요소에는 상처 크기, 상처 치유 개선 여부, 개선 부재를 설명할 수 있는 혼란 요인(예: 상처 확대를 유발하는 상처의 외과적 박리), VOIDS (Vascular optimization, Offloading of the neuropathic ulcer, Infection control, Diabetes control, and Surgical debridement) 상태, 필요한 경우 추가 VOIDS에 대한 근거 및 계획에 대한 내용이 포함되어야 한다. 조직 저산소증이 경피적산소분압 측정값으로 기록된 환자의 경우, 2~3주 정도 지나면 신생 혈관 형성의 효과를 보기 시작해야 한다.

REFERENCE

1. Ahn JY. Treatment of diabetic foot ulcers. J Korean Med Assoc. 2021;64(8):529-36.
2. Bae JH, Han KD, Ko SH, Yang YS, Choi JH, Choi KM, et al. Diabetes Fact Sheet in Korea 2021. Diabetes Metab J 2022 May;46(3):417-26.
3. Huang ET, Mansouri J, Murad MH, Joseph WS, Strauss MB, Tettelbach W, et al. A clinical practice guideline for the use of hyperbaric oxygen therapy in the treatment of diabetic foot ulcers. Undersea Hyperb Med 2015 Jun;42(3):205-47.
4. Huang ET, Savaser DJ, Heyboer Iii M. ARTERIAL INSUFFICIENCIES: Hyperbaric Oxygen Therapy for Selected Problem Wounds. Undersea Hyperb Med J Undersea Hyperb Med Soc Inc. 2020;47(3):491-530.
5. Reiber GE. Diabetic foot care: financial implications and practice guidelines. Diabetes Care 1992;15 Suppl 1:29-31.
6. Seo DK. Etiology, diagnosis, complications, and treatments of diabetic foot. J Korean Med Assoc 2021;64(8):523-8.
7. Skrepnek GH, Mills JL Sr, Lavery LA, Armstrong DG. Health

care service and outcomes among an estimated 6.7 million ambulatory care diabetic foot cases in the U.S. Diabetes Care 2017;40:936-42.

8. World Health Organization. Global report on diabetes. Geneva: World Health Organization. 2016.

CHAPTER 05

피부 이식과 피판술 후 조직 손상

Compromised Grafts and Flaps

연세대학교 원주의과대학 응급의학교실 **이 윤 석**

Yonsei University, Wonju College of Medicine, Department of Emergency Medicine
Yoonsuk Lee, M.D.

개요

창상 재건을 위한 피부 이식술(Graft) 또는 피판술(Flaps)은 임상에서 자주 사용된다. 대부분의 경우 조직은 정상적으로 회복되므로 모든 피부 이식술과 피판술 이후의 창상에서 고압산소치료가 필요하지는 않다. 그러나 상처기저부의 저산소증, 방사능 치료 과거력 환자에서 손상된 조직, 정맥 또는 동맥의 혈류 공급의 장애, 허혈재관류 손상, 과거력 상 상처 회복에 제한이 있는 환자, 크기가 큰 조직의 피판술 등의 경우에는 조직 치유에 장애가 있을 수 있어 고압산소치료를 통하여 회복을 도울 수 있다. 이에 피부 이식술과 피판술 이후 조직 손상 시 고압산소치료에 대해서 알아보고자 한다.

주요사진

상처 치료에서의 고압산소 기전

1차적 기전	2차적 기전
과산호화 가압을 통한 기포 제거	**혈관 수축** **혈관 신생** **결합조직 재생** **항미생물 작용을 통한 염증/감염 억제**
⇩ 즉각적 효과	⇩ 고농도 산소 효과의 누적 **상처 치료 기전을 설명**

Keywords

이식 • 피판술 • 창상 관리 • 고압산소치료

I. 병태생리

창상의 치유를 위해서는 감염관리, 염증 조절, 연조직 재생, 신생 혈관 재생 등의 과정들이 필요하다. 이러한 창상 치유의 기전 중 가장 중요한 것은 충분한 산소 공급이다. 그러므로 조직 관류 상태는 창상의 치유 여부를 결정하는 인자 중에 첫 번째로 평가되어야 한다.

이식술은 창상에 건강한 조직을 이동시켜 봉합하는 것으로 피부층만을 이동하고 혈관까지는 이동하지 않는다. 그래서 혈관 재생이 일어나기 전까지 초기 며칠 동안은 산소 분압이 낮게 유지되어 피부 이식의 실패 가능성이 있다. 피판술은 조직의 혈류 공급을 담당하는 혈관까지 같이 이동하여 피부 이식술보다는 큰 크기의 여러 층의 조직을 한 번에 결손부위로 이동할 수 있다. 하지만 이동된 혈관에서의 혈류가 원활하지 않거나 허혈-재관류 손상이 발생하면 조직 괴사로 이어져 실패의 원인이 될 수 있다. 이러한 피부 이식술 또는 피판술 이후의 고압산소치료는 일차적 기전인 상처기저부의 과산소화와 이차적 기전에서의 조직 재생, 염증 조절, 새로운 혈관 생성 등의 작용으로 창상의 치유를 돕는다.

II. 임상양상

피부 이식술의 성공을 위한 가장 중요한 인자는 예방이다. 상처기저부를 충분히 건강하게 관리한 후에 수술을 진행해야 한다. 상처기저부와 이식될 조직의 크기도 수술 전에 적절하게 디자인되어야 한다. 피판술의 경우 허혈, 울혈에 의한 정맥 폐쇄, 동맥 폐쇄 등에 의해서 실패될 수 있다. 특히 면적이 넓은 벗겨진 손상(Degloving injury)이나 개방성 골절에서 피판술 시행 후에도 조직 치유의 장애가 발생하여 실패할 수 있다. 그러므로 창상의 깊이, 크기, 기저부의 상태 등을 피부 이식술 또는 피판술을 시행하기 전에 충분히 평가해야 성공률을 높일 수 있다.

III. 진단

상처기저부의 상태 평가를 위해서 조직 손상 기전이 우선적으로 파악되어야 한다. 그리고 상처의 깊이, 넓이 등 손상 정도의 파악이 필요하다. 상처에서 균 배양을 시행하여 필요시 적절한 항생제 사용을 결정한다.

상처기저부에 원활한 혈류 흐름을 확인하기 위해 ABI (Ankle brachial pressure index, 발목위팔혈압비 = 좌우 하지 수축기 혈압/상지 수축기 혈압[높은 쪽])를 확인하여 일반적으로 0.9를 기준으로 정상과 비정상으로 판단한다. 국소 경피 산소분압 측정기(Transcutaneous oxygen pressure, $TcPO_2$)는 비침습적인 방법으로 국소 부위의 산소농도를 모세혈관을 통해 측정할 수 있다. $TcPO_2$가 40 미만일 경우 저산소 상태임을 예측할 수 있다. 그 외에도 초음파 도플러검사로 혈류 상태를 평가하거나, 적외선 체열 진단검사(Digital infrared thermal imaging, DITI)를 이용하여 피부 표면 체온의 차이를 통해 혈류 공급 상태를 평가할 수 있다.

IV. 치료

저산소 상태의 피부 이식술 또는 피판술 후 창상 치료에서 가장 최우선으로 필요한 것은 적절한 창상 드레싱과 필요시 괴사 조직 제거(Debridement)이다. 그리고 창상의 혈류 공급 저하의 원인을 평가 및 교정 해야 한다. 이 과정에서 고압산소치료는 조직 구조(Salvage)를 위해서 초기에 개입하여 시행해 볼 수 있다. 하지만 혈류 공급 저하의 원인이 혈관 폐쇄에 기인한다면 원인 교정 없이는 창상의 회복을 기대하기 어렵다.

Perrins의 문헌에 따르면 피부 이식술 후 고압산소치료를 병행한 군에서 조직 회복률이 더 높음이 보고되었다. 1986년 Bowersox의 연구에 의하면 고압산소치료를 병행한 피부 이식술 또는 피판술 이 10%의 실패율을 보이므로 고압산소치료를 하지 않은 다른 연구들에서의 실패율

67%보다 좋은 결과가 보고되었다.

고압산소치료 프로토콜은 이식술 또는 피판술 후 조직의 괴사가 예측되거나 확인될 시 가능한 즉시 시행한다. 2.0 ATA, 2시간 또는 2.4 ATA, 90분 이상으로 매일 시행하며 조직 상태에 따라서 하루 2번 치료도 고려할 수 있다. 고압산소치료는 창상 주변의 혈류가 원활하게 회복되어 일반적인 창상 관리만으로도 조직 회복이 기대될 때까지 유지한다.

REFERENCE

1. Baynosa RC, Zamboni WA. The effect of hyperbaric oxygen on compromised grafts and flaps. Undersea Hyperb Med 2012;39:857-65.
2. Dooley J, King G, Slade B. Establishment of reference pressure of transcutaneous oxygen for comparative evaluation of problem wounds. Undersea Hyperb Med 1997;24:235-44.
3. Francis A, Baynosa RC. Hyperbaric Oxygen Therapy for the Compromised Graft or Flap. Adv Wound Care (New Rochelle) 2017;6(1):23-32.
4. Lee Y, Heo JW, Moon JS, Kim SW, Kim J. Effects of hyperbaric oxygen on graft survival outcomes in composite grafting for amputated fingertip injury. Arch Plast Surg 2020;47(5):444-450.
5. Perrins DJD, Cantab MB. Influence of hyperbaric oxygen on the survival of split skin grafts. Lancet 1967;1:868-71.
6. Tibbles PM, Edelsberg JS. Hyperbaric-oxygen therapy. N Engl J Med 1996;334:1642-8.
7. Undersea and Hyperbaric Medical Society. Hyperbaric oxygen therapy indications: The hyperbaric oxygen therapy committee report. In: Moon, RE, ed. 14th ed. North Palm Beach, FL: Best Publishing Company, 2019.
8. Zhou YY, Liu W, Yang YJ, Lu GD. Use of hyperbaric oxygen on flaps and grafts in China: analysis of studies in the past 20 years. Undersea Hyperb Med 2014;41:209-16.

CHAPTER 06

지연방사선 손상(연조직 및 뼈 괴사)

Delayed Radiation Injury (soft tissue and bony necrosis)

전주예수병원 혈관이식외과 **김 미 진**

Department of Vascular & Transplantation Surgery, Presbyterian Medical Center
Kim Mi Jin., M.D,

개요

지연성 방사선 손상은 방사선 치료 후 발생하는 정상 조직의 손상으로 6개월에서 30년 이상이 지난 후에도 발생 가능한 것으로 알려져 있다. 이러한 손상은 방사선이 조사된 부위에 따라 달라질 수 있고, 증상이 나타나기까지 너무 오랜 시간이 걸려 방사선 조사와 연결 짓기 어려울 때도 있다.

최근 이러한 방사선이 가장 많이 사용되는 곳은 악성 종양의 치료이다. 이미 방사선 치료는 악성종양의 치료에 효과적인 것으로 입증되었다. 이론적으로 선량을 높이고, 방사선 조사의 범위를 넓히면, 악성 종양을 완전하게 파괴할 수 있으나 이로 인해 그 주변 정상 조직도 방사선 조사의 영향에서 피할 수가 없게 된다. 따라서 환자에게 허용 가능한 방사선 조사의 이익과 방사선 조사로 인한 손상 간의 비율을 확인하여 환자에게 최적의 방사선 조사 선량 및 일정을 정하게 된다.

이러한 노력에도 불구하고 정상 조직의 일정 방사선 조사는 피할 수 없으며, 특히 지연적 방사선 손상으로 인한 조직 괴사는 그 중 심각한 합병증이다.

주요사진

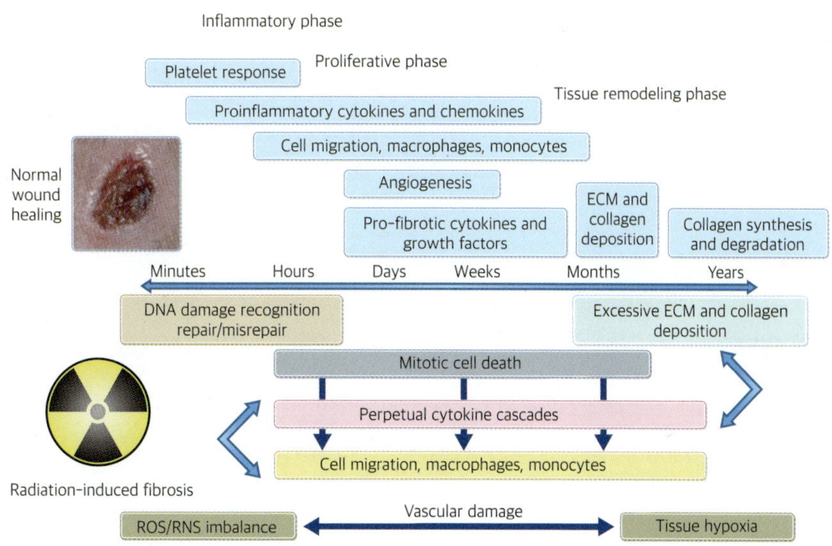

Keywords

방사선 손상 • 연조직손상 • 골손상 • 고압산소치료

I. 방사선 손상의 자연적 경과

방사선 손상은 급성, 아급성, 지연성 합병증으로 나뉜다.

1. 급성기 손상(Acute period)

급성 손상은 종양을 둘러싸고 있는 정상세포 DNA에 방사선으로 인해 발생하는 자유라디칼(free radical)로 인해 나타나는 직접적이고 즉시 발생하는 세포 독성이다. 첫 6개월간 발생하며 이 기간 동안 임상적으로 침묵할 수 있는 급성 장기 손상이 축적된다.

2. 아급성기 손상(Subacute period)

이것은 다음 6개월에 발생하며 급성기에서 회복되는 시기부터 나타나고 영구 조직 손상의 지속성과 진행이 분명히 나타난다. 대부분 일반적으로 몇 개의 장기에서만 확인이 가능하다. 폐의 경우 방사선 치료 후 8~12주 후 bronchitis로 나타나며, 척수로는 temporary demyelinization으로 발생한다. 대부분 self-limited로 끝나나 간혹 지연성으로도 나타나는 것으로 알려져 있다.

3. 만성기 손상(Chronic period)

보통 방사선조사 후 2~5년 후 발생하며 만성 진행성 잔류 손상의 추가 진행이 있다.

4. 지연성 손상(Late clinical period)

방사선 조사 후 5년 이후의 손상이며 이 기간 동안 노화 및 방사선으로 인한 발암 등이 추가적으로 발생할 수 있다.

때때로 항암치료와 방사선치료를 함께 시행할 때 급성 손상이 매우 심각하게 나타나며 이것이 해결되지 않고 만성손상으로 진행되기도 한다.

II. 연조직

피부는 급성, 아급성 및 만성기 방사선 영향에 대해 가장 광범위하게 연구된 조직이다. 피부 위축은 만성 단계에 발생하며 피부는 경미한 외상과 함께 궤양이 나타나기 쉽다. 과거 방사선조사로 나타난 피부 상처는 쉽게 낫지 않는다. 연조직은 미세혈관폐쇄로 인해 괴사가 발생한다. 방사선은 위장관과 비뇨생식기계의 점막 세포에 영향을 미쳐 위장관염과 방광염을 유발한다.

1. 직장(rectum)

지연성 직장염은 방사선 치료의 잘 알려진 연조직 합병증이다. 주로 자궁 경부암, 전립선암 및 직장암에 대해 방사선 치료를 받은 환자들에서 관찰되며 치료가 어려운 것으로 알려져 있다. 최근 방사선 유발 직장 합병증의 약 80%가 방사선 치료 종료 후 30개월 이내에 발생하는 것으로 알려져 있으나 이 기간은 수년 후까지도 길어질 수 있다고 보고한다. 방사선 직장염의 증상으로는 뒤 무직(tenesmus), 출혈, 설사, 직장 통증을 포함할 수 있으며 복통 및 변비가 발생하기도 한다. 직장 궤양이 있는 경우 배변 시 증가하는 통증을 호소하기도 하며 이 때에는 농양(abscess)이나 누관(fistula)으로도 진행될 수 있다.

- 직장염: 직장자극이나 뒤 무직(tenesmus), 점액이나 혈액이 대변에 존재하거나 잦은 무른 변이 나타나는 상태

1) 병태생리학

방사선 치료를 진행하는 동안 직장의 염증반응이 두드러지고, 세포벽을 통한 백혈구의 이동, 호중구의 농축, 표

피상피(epithelium)와 고유판(lamina propria)으로의 염증세포 침투, 그리고 현저한 호산구 축적을 포함하는 반응이 발생한다. 이러한 세포학적 변화는 방사선 치료 시작 2주 후가 되면 절정에 이른다. 이후에 진행되는 방사선 요법은 섬유 소포의 부종을 유발하여 히알린물질의 피하 침전, 동맥경화증의 내피 증식을 유발한다. 따라서 점막에서 가장 두드러지게 나타나던 급성 방사선 손상과 반대로 지연성 직장염은 주로 점막하층(submucosa)에서 나타난다. 무증상 지연성 직장염 환자에서도 모세혈관확장증(telangiectasia)을 관찰할 수 있다. 이러한 변화는 직장 조직의 허혈과 섬유화를 유발하여 출혈, 궤양, 경색, 또는 누공의 원인이 된다.

2) 발생률

(1) 자궁경부암 방사선 치료 후

몬타나(Montana)에 따르면 직장에 50 Gy 미만의 방사선 선량을 조사받는 경우 2%, 80 Gy 이상의 방사선 선량을 조사받는 환자의 경우 18%에 서 직장염이 나타나는 것으로 보고한다. 또한 폴쿠어(pourquier)는 평균 최대 직장의 방사선 선량이 60~70 Gy를 초과하지 않는 경우 합병증 비율은 5~10%로 유지되고 심각도도 덜하는 것으로 보고한다. 그러나 75~80 Gy 이상의 방사선 선량을 조사하는 경우 합병증이 급격히 증가한다고 보고한다. 중심부 주변(paracentral)의 방사선 선량도 합병증의 위험도와 관계가 있으며 방사선 선량이 장(bowel)과 방광(Bladder)에 반영된다. Lanciano는 중심부 주변의 선량이 75 Gy보다 높은 경우 상당히 높은 위험을 보고했다. 또한 Perez는 방사선 선량이 75 Gy보다 낮은 경우 직장-구불 결장 합병증을 4% 정도로 보고하였다. 그리고 이보다 높은 방사선 선량의 경우 9%까지도 합병증을 보고하였다.

(2) 전립선암의 방사선 치료 후

최근 보고되는 연구들에 의하면 전립선 암의 방사선 치료 진행 후 지연성 직장합병증의 유병률은 5% 미만으로 보고한다. 그리고 직장에 조사되는 방사선 선량(dose)과 부피(volume)가 지연성 직장합병증과 밀접하게 관련이 있다고 보고한다. Perez는 정상 방광이나 직장에 70 Gy나 그 이상의 방사선 선량을 사용하는 경우 직장염의 발생빈도가 높아진다고 보고하였다.

2. 방광(bladder)

방광합병증은 직장합병증보다 늦게 발생한다. 이는 방사선 치료 종결 후 40개월 이내 약 80%가 나타나며, 평균 발생시기는 23~30개월로 알려져 있다.

대부분 자궁경부암, 전립선암의 방사선 치료 후 발생하는 것으로 보고된다.

잠재적인 방광합병증으로는 통증, 배뇨장애(dysuria), 요실금(incontinence), 혈관 외 유출(extravasation), 누공(fistula)등이 있다. 특히 방광 요관 역류의 경우 요관 협착증, 무뇨, 세뇨관 괴사 등이 발생할 수 있으나 이러한 합병증의 유병률(incidence)은 구명하기가 어렵다.

- 방광염: 빈뇨, 배뇨장애, 혈뇨 등의 자극적인 증상으로 특정 지어 지는 증후군
- SOMA-LENT score: 방광 및 요도합병증에 대한 평가로 배뇨장애, 빈뇨, 혈뇨, 요실금, 소변 줄기 감소 등이 포함

3. 그 외의 연조직 손상

1) 후두

후두 연골 괴사는 방사선 치료의 매우 드문 합병증으로 통상 일일방사선분율치료(conventional daily fractions)를 시행하는 경우는 1% 미만으로 알려져 있다. 가장 흔하게 나타나는 증상으로는 쉰 목소리(hoarseness)가 있고 그 외에 통증, 삼킴장애(dysphagia, odynophagia), 호흡곤란, 경부의 피부 및 피하조직의 단단해짐(induration), 누공 발생, 악

취(fetor) 등이 있다. 후두 연골 괴사가 나타날 시 종괴의 재발은 필수적으로 배제해야만 한다.

위험인자로는 저분획(hypofractionatation), 총 방사선 선량, 광범위한 치료 범위, 종양의 연골 침범 등을 들 수 있다.

2) 두경부 연조직의 방사선 괴사

연부조직 괴사의 발생률은 사용되는 기술에 따라 매우 다양하게 보고된다. Pernot은 근접 치료(brachytherapy)를 외부방사선치료(external irradiation therapy)와 함께 사용하거나, 사용하지 않은 1,134명의 환자를 대상으로 확인해본 결과, 2~3개월내에 사라지는 작은 표재성 궤양의 경우 18%에서, 장기간 궤양이 유지되거나 수차례 반복되는 경우가 4%, 수술을 필요로 하거나 재입원이 필요할 정도의 깊은 궤양은 1%정도로 보고했다.

환자가 외부방사선치료만 단독으로 시행하는 경우 위험인자로는 병기, 총 선량, 짧은 치료(shorter treatment)이며, 저분획의 경우는 연골 괴사와 달리 위험인자가 아닌 것으로 알려져 있다. 만약 환자가 근접 치료와 외부 방사선 치료를 함께 진행하는 경우 위험인자로 총 선량이 80 Gy보다 많은 경우, 치료 면적이 12 cm^2보다 넓은 경우, 치료 부피가 30 cm^3보다 큰 경우 등이 있다.

근접 치료 단독의 경우 위험인자는 병기, 총 선량으로, 선량이 0.5 Gy/h보다 높은 경우(pernet은 0.7 Gy/h로 주장) 큰 소스 공간(large intersource spacing), 치료 부피가 30 cm^3보다 큰 경우 등이 있다. 종괴의 위치도 위험인자가 될 수 있다. 입 바닥(floor of mouth)이 움직이는 혀보다 더 영향을 많이 받는다.

3) 유방 및 흉벽

유방암에서 방사선치료는 유방 부분 절제수술을 진행하거나, 혹은 크기가 큰 유방암이나 액와 림프절 전이를 동반하는 등의 진행성 유방암 환자에서 유방 절제 수술 후 보조 요법(adjuvant treatment)이 많이 사용된다. 이때 사용되는 방사선 치료는 피부 림프절의 종양 전이 예방을 목표로 하고 있다. 따라서 이러한 기본적인 방사선 조사의 결과로 대부분 유방암 환자들은 활발한 급성 방사선 반응을 경험한다. 매우 드물게 발생하기도 하나 정상적이던 유방의 지방 괴사가 보고되기도 한다. 또한 몇몇 환자들은 넓은 범위의 표피 궤양을 경험하기도 한다. 그리고 흉곽의 옆구리 괴사가 매우 드물게 보고되고 있으나, 만약 발생하게 되면 치료가 매우 어려운 것으로 알려져 있다.

4) 신경계

현대 기술(modern technique)을 사용하면 신경학적 합병증의 발생률은 매우 낮은 것으로 보고된다. 국소 뇌 괴사(focal brain necrosis)를 보이는 경우 코티코스테로이드로 개선 효과를 볼 수 있다. 또한 때때로 국소 괴사 부위의 제거가 필요하다.

5) 사지의 방사선 손상

사지에 나타나는 방사선 괴사는 매우 드물다. 사지에 발생하는 1차 종양이 원인이 되기도 하지만 사지의 골 전이로 인해 방사선 치료를 시행하는 경우가 종종 원인이 되기도 한다.

III. 뼈 조직-방사선 골 괴사

골 방사선 괴사는 두경부에 대한 방사선 치료로 인해 발생하는 합병증 중 가장 심각한 합병증으로 알려져 있고, 지금까지 가장 많이 연구된 것 중 하나이다. 하이델버그 대학에서 830명의 환자를 검토해본 결과 방사선 골 괴사의 발생률은 8.2%로 보고된다. 방사선 골괴사가 발생한 경우 40%의 환자들 만이 보존적 치료로 회복이 되었다고 보고한다.

1. 방사선 골 괴사의 병태 생리학

과거에는 감염이 골 괴사에 중요한 역할을 하는 것으로 간주되었으나 현재는 이것이 틀렸음이 알려져 있다. 현재 방사선 골 괴사의 병태 생리학에는 크게 몇 가지 핵심 원칙이 알려져 있다. 골 조직은 연조직에 비해 1.8배로 밀도가 높으며, 연조직보다 조사되는 방사선을 더 많이 흡수한다. 방사선은 뼈의 혈관 및 세포 구성요소 모두에 영향을 미친다. 다량의 방사선은 골막과 뼈 표면 사이를 지나가는 혈관을 손상시켜 뼈를 죽이게 된다. 따라서 첫 번째로는 다량의 방사선이 뼈 안에서 쇄골 세포(osteoclastic destruction)와 골아 세포(osteoblastic construction) 사이의 균형을 깨뜨리게 되고 이로 인해 골다공증이 발생해 최종적으로 골 괴사가 발생하게 된다는 것이다. 또한 두 번째로 골막과 뼈 표면 사이를 지나가는 혈관을 손상시켜 뼈를 죽이게 되는데 이는 홍반 원숭이(rhesus monkeys)를 이용한 동물실험에서 고선량의 분율방사선치료(fractionated megavoltage radiation therapy)를 하악골에 진행해 조사한 결과 치주(periodontum), 치골(periosteum), 하악골(haversian bone), 골수(marrow)의 혈관의 수가 감소하는 것으로 확인되었다. 또한 방사선 조사를 받은 뼈의 심부 배양에서 세균이 존재하지 않음을 확인함으로써 감염이나 염증이 하악골 괴사의 1차 원인이 아님이 입증되었다.

방사선 골 괴사의 위험인자로 몇 가지가 제기된다. 방사선 선량이 65~70 Gy 이상, 저 분획 방사선을 보이는 경우들이 위험을 증가시킨다고 말한다. 또 과분할가속방사선치료(Hyperfractionated accelerated radiotherapy)가 고식적 방사선 치료(conventional radiotherapy) 보다 더 높은 위험도를 가진다. 반대로 높은 체질량지수를 가지거나 스테로이드를 사용한 경우 방사선 골 괴사의 위험이 낮아지는 것으로 보고된다.

2. 하악골의 방사선 골 괴사

만성방사선손상에서 가장 먼저 그리고 가장 많이 고압산소치료가 적용된 병변이 하악골의 방사선 골 괴사이다. 하악골 방사선 골 괴사는 62.2%에서 보고될 정도로 빈번하다.

하악골의 경우 혈액공급이 다른 장기들에 비해 매우 불안정하다. 이러한 혈액공급에서의 약점 때문에 방사선 조사 시 하악골이 다른 두경부 골과 비교하여 혈관 손상 가능성이 더 크게 나타난다. 또한 앞서 말한 것처럼 하악골에도 골다공증의 발생률이 높아져 하악골 골절이 많이 나타나며 치유도 늦어진다. 그러나 모든 경우에서 하악골의 방사선 골 괴사가 나타나지는 않는다. 방사선 골 괴사의 발생률을 결정하는 것은 방사선 조사량 과 범위로 알려져 있다. 방사선 선량이 6,000 cGy보다 적은 경우 하악골 골 괴사 발생률은 0%로 보고되나 6,000~7,000 cGy의 경우 1.8%, 7,000 cGy 이상의 경우 9%까지 발생률이 증가한다고 보고한다. 그리고 1/3 미만의 매우 적은 부위에 방사선 조사 시 하악골 괴사는 5% 정도로 보고하나 6,500 cGy 이상 혹은 6,000 cGy 이상의 선량을 이보다 더 넓은 부위에 조사하는 경우 발병률이 5% 이상을 보임을 보고한다. 그러나 최근 적용되는 세기 조절 방사선 치료(intensity modulated radiation therapy, IMRT)는 방사선 골 괴사를 낮춰줄 수 잇다고 보고한다.

IV. 고압산소치료 기전

방사선 조사로 손상된 조직에 고압산소치료가 주는 유익한 효과는 크게 다음의 3가지 메커니즘에 기인한다고 볼 수 있다.

- 혈관 신생의 자극 및 조직산소화를 2차적으로 개선
  고압 산소치료는 조직의 산소 포화도를 정상범위 이내로 올려주며, 상처의 가장자리에 콜라겐 형성을 자극하게 된다. 이것이 차례로 미세 혈관 형성을 향상시키게 된다. 따라서 작은 궤양의 경우 재 상피 화를 제공하고, 이식 편이나 피판을 이용한 재건의 경우 더 나은 바탕을 제공하게 된다. 연구에 따르면 고압 산소치료를 8회 시행한 후 혈관 신생에 대해 측정이 가능하며 20회의 치료를 진행한 후에는 방사선 조사를 시행하지 않은 조직 혈관 화의 약 80~85%까지 도달하며, 고압 산소치료의 지속 여부에 관계없이 이 수준을 유지한다고 보고한다.

- 방사선 조사 조직의 섬유화 감소
- 방사선 조사된 조직 내에 줄기세포의 증가를 동원하고 자극할 가능성

1. 고압산소치료의 적응증

방사선 손상 환자의 치료 일환으로 고압 산소가 사용된 것은 1970년대 중반부터이며 발표된 결과들은 일관되게 긍정적이지만 대부분이 사례 보고 혹은 사례 시리즈로 구성되며, 무작위 제어 시험이 드물기 때문에 이에 대한 증거 수준은 높지 않다, 그러나 방사선 손상은 이미 UHMS에서 승인된 고압산소치료의 적응증 중 하나이다 (표 6-1).

표 6-1. 고압산소치료의 적응증

- 지연성 방사선 골 괴사: 환자에 따른 최적의 수술을 진행하는 경우 함께 HBOT를 시행
- 방사선 연조직 괴사: 방광염, 직장염, 후두 손상, 두경부 연조직 손상, 유방 및 흉벽의 괴사, 신경계 손상
- 소아에서 방사선으로 인한 뼈와 연조직의 합병증이 발생하는 경우

2. 고압산소치료

방사선 손상에 대한 고압산소치료의 시기는 아직 명확하게 정해지지는 않았으나 방사선 치료 후 일정기간이 지난 후 고압산소치료를 진행할 것을 권고한다.

다만 관련 조직의 붓기가 심각한 경우 고압산소치료로 붓기를 해결하고 외과적절제가 가능한 종양조직의 경계를 확인하기 위해 초기에 치료를 시작하는 경우도 보고된다.

1) 방사선 골 괴사(ORN): 마르크스 분류에 따라 고압산소 management가 달라진다.

(1) 1기

1기에서는 하악골의 방사선 골 괴사 환자들이 모두 포함되며, 지속적으로 뼈가 노출된 환자들이 포함된다. 피부 누공(cutaneous fistula), 병적골절(Pathologic fracture), 하악골의 방사선학적 뼈 흡수의 증거를 보이는 경우는 제외된다. 일반적으로 고압산소치료를 진행하기 전 환자들은 만성적으로 수개월 간 뼈가 노출되어 있거나, 방사선 골 괴사가 빠르게 진행될 수 있다. 이 경우 2.4 기압의 고압 산소치료를 매일 90분간 진행하고, 식염수 세척으로 상처관리를 하고 경미한 괴사된 뼈 조직 제거(debridement)를 함께 진행한다. 고압 산소치료는 총 30회를 진행하고 환자의 반응이 적절하다면 10회의 치료를 추가적으로 날마다 진행하여 완전한 회복을 이룬다. 이때 개선이 없으면 환자는 2단계로 간주한다.

(2) 2기

1기에서 30회의 치료를 마친 후에도 적절한 호전이 없거나 더 심각한 괴사조직 절제가 필요한 경우 이것을 2기로 평가한다. 이때 피질골만 침범하여 턱의 부분제거술이 필요하지 않은 환자를 구별하기 위해 국소적인 상처제거술을 시행해야 한다. 1기 때보다 더 광범위한 괴사 조직 절제를 시행해야 하고, 수술실에서 괴사조직절제를 충분히 진행해 준 후 10회의 고압 산소치료를 더 진행하게 된다. 2기에서 시행하는 수술은 치조 능선(alveolar ridge)을 제

거하기도 한다. 그러나 2기의 경우 하악의 연속성은 유지되어야 하고, 만약 하악골의 부분 절제가 필요하거나 상처가 다시 생기는 경우는 3단계로 간주한다.

(3) 3기

1, 2기에서 치료 실패한 환자들 혹은 처음부터 병적 골절, 구강 피부 누공(Oro-cutaneous fistula), 하악골 경계의 뼈 용해 등 중대한 악화 예측 징후가 존재하는 경우는 처음부터 3기로 평가한다. 이 경우 하악골의 부분절제는 처음부터 치료 계획의 일부로 포함된다. 따라서 이 경우 하악골 절제 후 재건이 치료 프로토콜에 포함된다. 마르크스는 모든 괴사된 뼈는 무조건 수술적 제거를 한다는 원칙이 있으며, 추가적인 안정화 절차도 포함하였다(표 6-2). 이때 환자들은 하악골절제 전 고압 산소치료를 30회 진행하고 수술 후 10회의 추가적인 치료를 진행한다.

표 6-2. 마르크스 분류에 따른 하악골 골 괴사의 고압산소 요법

stage	HBOT 횟수	Other Treatment
Stage 1	30회	with daily debridement & wound cleansing
Stage 2	Stage 1 HBOT + 10회	Wide debridement before HBOT
Stage 3	하악골 절제 전 30회, 하악골 절제 후 10회	하악골 절제를 통한 괴사된 뼈의 완전 제거 필요.

HBOT method: 1회 2.4 ATA 90분

(4) 3-R기

3기 환자들에서 재건이 진행되는 시기를 말한다. 이 단계에서는 초기 재건과 재활이 강조된다. 수술 시 연조직 강화를 위해 유리 피판이나 근 피부 피판이 필요할 수도 있다. 이후 다양한 방법을 이용하여 환자 재건을 3개월 내 완료하는 것을 목표로 한다. 최근 연구에는 미세혈관 유리 피판을 주로 사용하고 자가 조직 종아리뼈를 사용하기도 한다. 이 외에 환자의 장골에서 흡인한 성장인자, 형태학적 단백과 혈소판이 풍부한 혈장을 혼합하여 하악골 결합에 뼈 재건을 위해 삽입하기도 한다. 고압 산소치료는 재건 부위를 보조하고 초기 40회의 고압산소치료를 통해 혈관의 개선이 지속적으로 이루어진다는 것을 확인했다.

2) 방사선 연조직 괴사

(1) 직장(radiation proctitis): 기존의 치료들에 실패한 출혈성 방사선 직장염을 보이는 경우 고압산소치료를 진행하였다. 2 ATA, 105 min/회, 주 6회, 평균 24회 진행

(2) 방광(radiation cystitis): 수혈을 필요로 하는 심각한 출혈성 방광염을 보이며 기존의 치료들에 반응하지 않는 환자를 대상으로 진행하였다. 2.5 ATA 100 min/회, 평균 44회 진행

(3) 후두: chandler 3,4 grade인 환자들에서 치료를 진행하였다.

① 2.5 ATA, 90 min/회, 평균 15~25회 진행

② 2 ATA, 2Hr, 1일 2회 주 6회로 평균 41회 진행

(4) 두경부의 연조직 방사선 괴사: 2.4~2.8 ATA , 75~90 min/회, 평균 24회 진행

V. 연구 검토

하악골 방사선 골 괴사와 관련된 연구들은 다른 골 괴사나 연조직 손상보다 많이 연구가 되어 왔다. 현재까지 진행된 연구들을 보면 방사선 선량이 6,000 cGy보다 적은 경우 하악골의 골 괴사 발생률은 0%이나 6,000~7,000 cGy인 경우 1.8%, 7,000 cGy 이상인 경우 9%까지 발생률이 증가하는 것으로 보고됐다.

2022년 덴마크, 네덜란드, 스웨덴센터가 참여하는 다기관 무작위 임상시험이 하악골 ORN에 대해 진행되었다. 이 연구에서는 ORN에 대하여 수술적 처치만 진행한 군과 수술과 고압산소치료를 함께 시행한 군으로 비교하였

다. 결론적으로 일반적인 수술의 표준 치료를 진행한 군과 고압산소치료를 함께 진행한 군에서의 치료 효과는 51% vs 70%로 통계학적인 유의성을 보여주지는 못했다. 그러나 최종적으로 포함된 환자수가 적기 때문에 연구가 큰 힘을 가지고 있다고 보기는 어렵다고 말한다.

현재까지 고압산소치료는 골 괴사에 대한 보조 치료이며 동반수술이 없이 개별적으로 권장되지는 않는다. 2002년 14편의 논문(사례 13편, 소그룹 RCT1편)을 검토한 결과 한 논문을 제외한 모든 논문에서 ORN에서 고압산소치료의 역할을 확인할 수 있다. 또한 2009년 추가 분석에서는 고압산소치료로 치료된 유사한 ORN 환자 65명 중 87%가 암과 흡연이 없는 상태로 남아 있을 때 평균 86개월의 장기 개선효과를 유지했다고 보고한다. 그러나 모든 연구가 고압산소치료가 유용하다고 보고하지는 않는다.

방사선 연조직 괴사와 관련된 것들은 대부분 소그룹 연구, 케이스 보고와 같은 연구들이 있다. 장관계와 관련된 고압산소치료는 십이지장과 직장궤양에서 드물게 성공적으로 사용되어 왔다. 그럼에도 불구하고 관리화 임상시험(controlled study)이 발표된 것이 없어 고압산소치료의 유익한 효과의 증거 수준이 매우 약하게 뒷받침되고 있다. 방광염과 관련해서는 무작위 연구가 없으며, 하나의 선향적 연구와 몇몇 후향적 연구들에서 고압산소치료의 효과를 확인하였고 방광 보존률이 높고 부작용이 거의 없는 효과적인 치료임을 보였다. 그러나 여전히 높은 수준의 증거를 얻기 위해서는 잘 통제된 무작위 연구가 더 필요하다.

그 외의 많은 부위의 연조직 손상에 대해서도 고압산소치료가 효과적이라는 보고들은 나오고 있으나 아직 더 많은 연구가 필요하다.

또한 현재까지 많은 연구들이 이미 발생한 방사선 손상에 대해 고압산소치료를 진행하는 것의 효과에 대해 언급하고 있으나 최근에는 방사선조사로 인한 합병증의 가능성이 매우 높은 경우 이를 예방하기 위한 고압산소치료를 지지하고 있다. 방사선 손상에 대해 예측할 수 있는 변수를 개발하고 방사선 손상의 발병위험이 높은 인구집단을 식별하게 된다면 이러한 환자들에게서 수술을 계획할 때 보조적인 고압산소요법을 제공하는 것이 조금 더 합리적으로 접근 가능할 것으로 보고 있다.

한편으로는 방사선 손상을 받은 환자들에게 고압산소치료를 진행하는 것이 악성종양의 성장을 가속화하거나 휴면 중인 악성종양을 재활성화 시킬 수 있을 것이라고 주장하는 그룹들이 있었다. 그러나 현재까지 이에 대해 검토한 문헌들에서는 임상 연구뿐 아니라 동물 연구에서도 압도적으로 암성장을 더 향상시키지 않는다고 보고하며 소수의 보고에서는 오히려 성장이나 전이 속도를 감소시켰다고 보고한다.

VI. 치료효과 검토

마르크스 분류에 따르면 ORN의 경우 1기의 환자에서 초기 30회의 치료를 진행 후 환자의 경과에 대해 평가하고 적절하다면 10회를 더 진행하도록 한다.

그 외 연부조직 손상에 대한 치료효과 검토에 대해서는 적절한 기준이 아직까지 보고되지 않았다.

VII. 비용 효과

마르크스 연구에서는 하악골 괴사에서 외과적 치료의 보조로 고압산소치료를 시행하는 것은 50% 이상의 비용 절감 효과를 가져온다고 말한다.

그 외에 비용에 대해 연구된 것은 보고되지 않으나 다른 연조직 손상의 치료에서도 이와 비슷한 비용적인 이점이 있을 것으로 예상한다.

REFERENCE

1. Feldmeier JJ. Hyperbaric oxygen therapy and delayed radiation injuries (soft tissue and bony necrosis): 2012 update. Undersea Hyperb Med 2012;39(6):1121-39.
2. Fernández E, Morillo V, Salvador M, et al. Hyperbaric oxygen and radiation therapy: a review. Clin Transl Oncol. 2021;23(6):1047-53.
3. Goldwaser BR, Chuang SK, Kaban LB, August M. Risk factor assessment for the development of osteoradionecrosis. Journal of oral and maxillofacial surgery 2007;65(11):2311-6.
4. Hampson NB, Holm JR, Wreford-Brown CE, Feldmeier J. Prospective assessment of outcomes in 411 patients treated with hyperbaric oxygen for chronic radiation tissue injury. Cancer 2012;118(15):3860-8.
5. Jain KK, Baydin S. Textbook of hyperbaric medicine. Berlin: Springer; 2017.
6. Mathieu D, Marroni A, Kot J. Tenth European Consensus Conference on Hyperbaric Medicine: recommendations for accepted and non-accepted clinical indications and practice of hyperbaric oxygen treatment. Diving and hyperbaric medicine 2017;47(1):24.
7. Mathieu D. Handbook on hyperbaric medicine: Berlin: Springer; 2006.
8. Nadella KR, Kodali RM, Guttikonda LK, Jonnalagadda A. Osteoradionecrosis of the jaws: clinico-therapeutic management: a literature review and update. J maxillofac oral surg 2015;14(4):891-901.
9. Oriani G, Marroni A, Wattel F. Handbook on hyperbaric medicine. Berlin: Springer Science & Business Media; 2012.
10. Pernot M, Luporsi E, Hoffstetter S, Peiffert D, Aletti P, Marchal C, et al. Complications following definitive irradiation for cancers of the oral cavity and the oropharynx (in a series of 1134 patients). Int J Radiation Oncology*Biology*Physics. 1997;37(3):577-85.
11. StatPearls [Internet]. c2022. Mandible Osteoradionecrosis; 2022 Aug 10 [cited 2022 Aug 29]. Available from: https://www.ncbi.nlm.nih.gov/books/NBK430818/
12. Svalestad J, Hellem S, Thorsen E, Johannessen AC. Effect of hyperbaric oxygen treatment on irradiated oral mucosa: microvessel density. Int J Oral Maxillofac Surg 2015;44(3):301-7.

CHAPTER 07

화상
Thermal Burns

영남대학교의료원 응급의학과 김 정 호

Department of Emergency Medicine, Yeungnam University Medical Center
Kim Jung Ho M.D.

개요

피부는 모든 신체 기관 중 가장 큰 기관으로 광범위한 손상은 다른 장기에 직접적 영향을 미친다. 화상은 열로 인한 피부 및 조직의 손상을 말하며, 전세계적으로 교통사고, 낙상, 폭행에 이어 네 번째로 흔한 외상이다. American Burn Association의 Burn Incidence Fact Sheet에 따르면 2016년 미국에서는 화상 및 연기 흡입과 관련된 3,275명의 사망자가 발생했으며 모든 저소득 및 중간 소득 국가에서 추정되는 총 사망자 수는 연간 180,000명에 달했다. 2004년에만 전 세계적으로 약 1,100만 명이 화상 치료를 받았으며 사회경제적 지위가 낮을수록 위험이 증가하는 경향이 있다.

화상치료는 부종의 최소화, 생존가능 조직의 보존, 손상으로부터 미세혈관 보호, 숙주방어강화, 조직생존성 유지를 위한 필수기질제공이 요구되며, 치료는 일반적으로 외과적절제 및 피부이식과 같은 제한된 미적/기능적 회복을 목표로 한다. 화상 후 입원 기간은 화상을 입은 표면적 각 백분율 당 약 1.0~1.5일로 추정할 수 있고, 이 중 약 20%는 급성기치료기간으로 구성된다. 화상치료의 궁극적 목표는 환자생존, 빠른 상처 치유, 흉터 및 비정상적 색소 침착 최소화, 만성 통증과 같은 장기적인 합병증 예방 등으로 이를 통한 최적의 결과는 화상 전 삶으로의 기능적 복귀이다.

주요사진

Major Mechanism of HBOT on thermal burns.

고압산소치료는 화상환자에서 모세혈관의 혈류정체를 조기에 개선시키고 손상받은 저산소 상태 조직에 산소공급을 증가시켜 재상피화를 위한 상피세포의 생존가능성을 높인다. 고압산소치료는 화상환자에서 세포이동 및 유사분열(Mitosis)을 촉진하여 치유에 긍정적인 영향을 미친다.

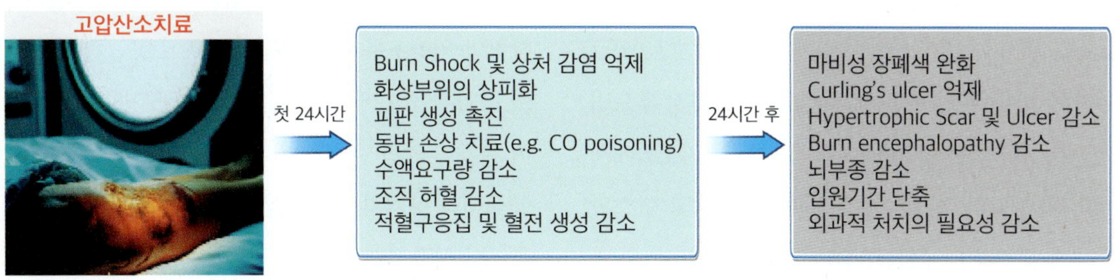

Keywords

화상 • 처치 • 고압산소 • 치유 • 예후

I. 진단

진단은 손상 기전 파악과 이학적 검사를 통해 이루어진다. 전통적으로 화상은 열에 의한 세포 파괴의 깊이에 따라 분류된다. 이 분류는 비교적 단순하다는 장점이 있으나 모든 화상의 자연 치유 가능성을 정확히 예측하지는 않는다. 손상 깊이에 따른 화상의 전통적인 분류는 아래의 **표 7-1**과 **그림 7-1**에 나타나 있다.

II. 병인

1. 병태생리

화상은 응고구역(zone of coagulation)을 둘러싸는 정체구역(zone of stasis)과 주위의 충혈구역(zone of hyperemia)으로 경계되어지는 복잡하고 역동적인 상처이다. 화상 첫 48시간 동안 응고구역 또는 모세혈관 완전폐쇄 부위는 10배까지도 확장될 수 있으며, 이 현상은 3차원적으로 크기와 깊이가 함께 증가할 수 있다. 중증화상에 의한 생리적반응에는 동맥압 저하, 빈맥, 심장박출량과 일회박출량의 감소 등이 있으며 대사성산증 및 과호흡을 포함한다.

국소미세순환은 화상 후 12~24시간 동안 가장 크게 손상된다. 화상 후 최대 72시간 동안 이러한 역동적 상태가 지속되며, 허혈성 괴사가 빠르게 뒤따르게 된다. 모세혈관 투과성 증가, 삼투압감소, 간질공간의 순응도 변화 및 림프손상으로 인한 부종이 손상부위에서 이차적으로 빠르게 발생한다. 부종은 직접적인 화상 조직에서 가장 두드러지지만 근육이나 폐를 포함한 손상이 없는 원위조직에서도 발생이 가능하다. 적혈구응집, 백혈구유착 및 혈소판의 혈전색전 등 원위미세혈관계의 변화도 발생한다.

면역학적 반응에는 대식세포(macrophage)기능과 세포 및 체액면역계의 변화가 포함된다. 염증 매개체는 활성화된 혈소판, 대식세포, 백혈구에 기인하는데, 이들은 국소 및 전신 미세혈관의 과투과성에 기여하며, 진행과정은 손상 초기에 극단적으로 확대될 수 있다.

화상으로 인한 지속적 조직손상은 주위조직에 필요한 산소와 영양소를 정체구역의 세포에 공급하지 못하는 등의 다양한 요인에 의한다. 혈전이나 모세혈관폐쇄로 인하여 손상부위의 순환장애가 발생하게 되며, 따라서 국소약물이나 상처치료는 화상의 악화와 심부로 진행하는 것을 감소시킬 수는 있으나 막을 수는 없다. 부종은 산화물(oxidant)이나 Prostaglandin, Kinin, Histamine과 같은 다양한 매개체들이 기여하며, 부종의 감소는 부분손상에서 전층손상으로의 진행을 조절한다.

표 7-1. 손상 깊이에 따른 화상의 분류(Classification of the thermal burn by depth of injury)

분류	특징
1도 화상	표피 화상 (Epidermal burn) 물집이 없음 손상된 부위가 붉어지고 흉터 없이 치유
2도 화상	물집을 형성하는 부분두께 화상(partial-thickness burn) 손상 깊이에 따라 임상적으로 두 가지로 분류
표재성 2도 화상 (Superficial dermal burn)	물집 바닥의 진피는 붉은색 일반적으로 상피화 후 1~2주 내에 치유 비후성흉터는 남지 않음
깊은 2도 화상 (Deep dermal burn)	물집의 바닥인 진피는 희고 창백함 상피화에 의한 치유까지 3~4주가 요구 비후성흉터가 남을 가능성이 있음
3도 화상	피부전체두께의 괴사를 유발 (Full thickness burn) 흰색 또는 갈색 가죽과 같은 모양의 화상 피부가 완전히 탄 화상 상피화는 손상의 변연부에서 진행 치유에 1~3개월 이상 요구됨 피부이식 없이는 비후성흉터나 반흔 구축이 발생
4도 화상	인대, 근육 및 뼈의 손상을 직접적으로 유발 가능 신경말단의 파괴로 감각이 없음 화상 부위의 영구적 손상 가능

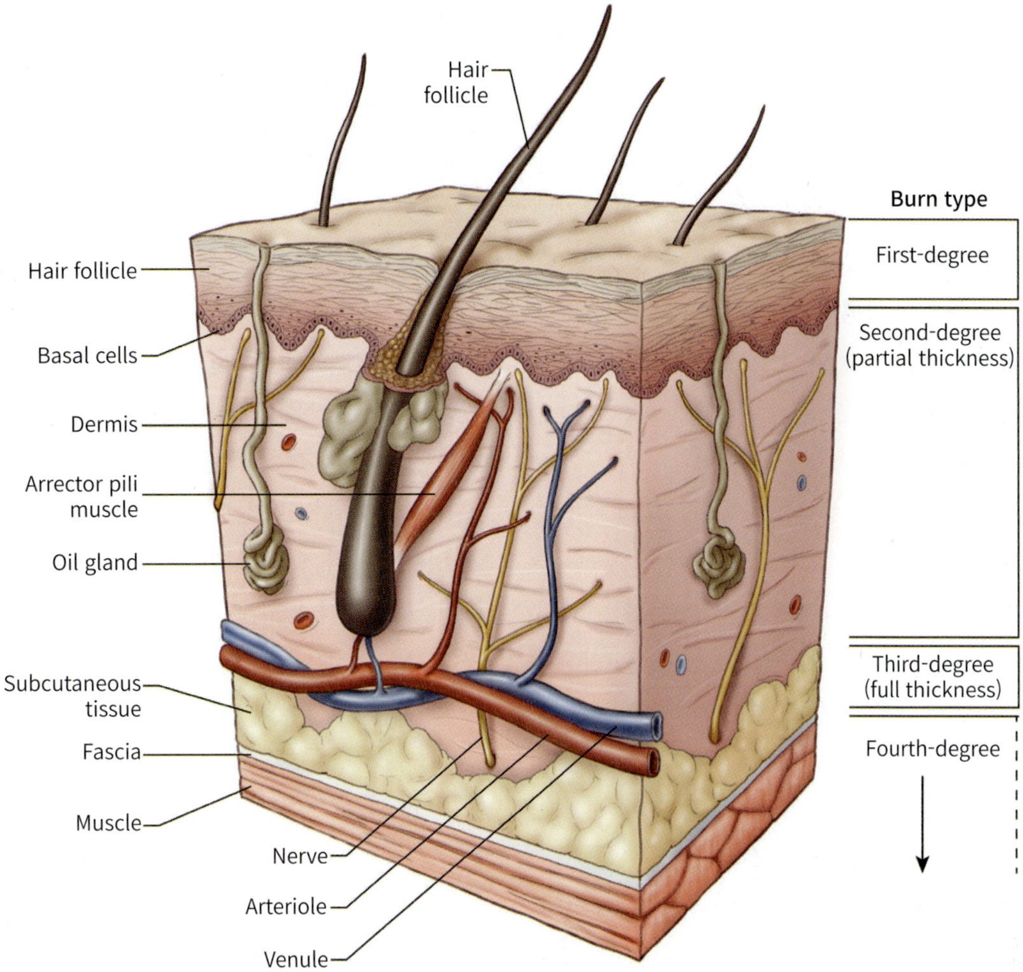

그림 7-1. 손상 깊이에 따른 화상의 분류(Degree of the burn by depth of injury). The epidermis is made up of several layers of keratinocytes. The bottom layer, called the basal-cell layer, has the potential for proliferation and migration after injury. If uninjured, the basal-cell layer differentiates into multiple layers that contain keratin and eventually undergo apoptosis. The nonviable squamous cells eventually flake off. The dermis is composed mainly of extracellular matrix, which imparts strength to the skin, and contains numerous skin adnexa (hair follicles, oil glands, and sweat glands) that are needed for dermal regeneration. A vascular plexus provides the blood supply, and nerves provide sensation to the skin.
(Management of Burns: N Engl J Med. 2019 Jun 13;380(24):2349–2359)

2. 감염

감염은 화상으로 인한 사망의 주요 원인 중 하나이며, 폐렴, 요로감염, 상처감염 및 패혈증은 여전히 화상의 사망률을 증가시키는 가장 빈번한 합병증이다. 감염에 대한 감수성은 세균 침입에 대한 피부장벽의 소실, 화상부위에 존재하는 기질, 체액 및 세포면역요소가 손상조직에 도달하는 것을 방해하는 미세혈관의 손상이나 폐쇄로 인해 크게 증가한다. 또한 면역 체계가 심각하게 영향을 받아 면역글로불린 감소, 다형핵백혈구(polymorphonuclear leukocytes)의 심각한 기능 손상이 나타날 수 있다. 이는 이환율과 사망률을 크게 증가시킨다. 종양괴사인자(tumor necrosis factor)나 박테리아인식유전자(bacterial recognition genes)에 민감성을 가지는 일부 환자는 패혈증 발생률이 예측되는 수준보다 더 높을 수 있다. 괴사조직은 감염이 진행하기 쉬우며, 최근에는 진균감염도 문제가 되고 있다.

III. 표준 치료

화상의 초기처치는 기도유지, 일산화탄소 노출 평가를 포함하는 호흡 관리, 수액처치를 포함하는 순환 유지를 기본으로 하며, 화상의 깊이와 범위 평가 및 장기적인 대사이상 및 감염 등의 합병증 발생 예방이 포함된다. 화상의 초기처치와 관련한 사항은 아래 **표 7-2**와 **그림 7-3**에 나타나 있다.

IV. 화상환자에서 고압산소치료의 기전

다수의 통제된 연구에 따르면 고압산소치료가 진피허혈 및 부종의 감소, 부분층에서 전층화상으로의 진행방지, 미세순환보존, 아데노신삼인산(ATP)과 세포보존을 시킨다는 강력한 증거를 나타냈다. 추가적인 이점으로 다형핵백혈구기능 및 재관류손상의 조절능력을 향상시켜 생존율을 높일 수 있다.

1. 혈장소실 및 부종의 감소

고압산소에 의해 유도된 혈관 수축은 손상된 모세혈관층으로의 혈장유입을 줄임으로써 혈장소실을 줄이면서도 진피세포구조의 생존을 보장하기 위해 충분한 산소공급을 유지한다. 고압산소치료를 통한 화상에서의 부종감소는 토끼, 쥐, 생쥐 및 기니피그를 이용한 다양한 연구에서 입증되었다. 1970년 Gruber는 3도 화상 인접 부위의 조직 산소 압력은 높은 압력으로 공급된 산소에 의해서만 증가됨을 보고했고, Ketchum은 고압 산소 치료를 통

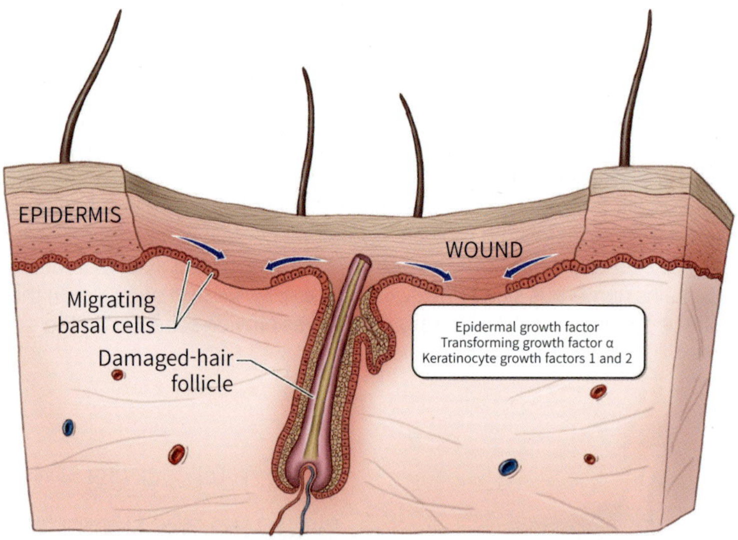

그림 7-2. 상피의 치유(Epithelial Healing). The epithelial basal cells at the edge of the wound migrate over the viable surface of the wound in response to three stimuli. Loss of cell-cell contact inhibition and growth factors (epidermal growth factor, transforming growth factor α, and keratinocyte growth factors 1 and 2) stimulate migration. In addition, contact with molecules found in the wound (type 1 collagen and fibronectin) stimulates migration. Epithelial migration is faster with a moist wound than with a wound that is allowed to dry. If there are no skin adnexa, epithelial migration stops after 1 to 2 cm, and subsequent healing occurs through contraction. If there are skin adnexa, keratinocytes are stimulated to migrate to the surface and resurface the wound. Areas where the adnexa are dense, such as the scalp, heal relatively fast through re-epithelialization and are less likely to have hypertrophic scarring. Areas with less dense adnexa take longer to heal and are more likely to have hypertrophic scarring.
(Management of Burns: N Engl J Med. 2019 Jun 13;380(24):2349-2359)

표 7-2. 화상환자의 초기 처치(Initial management of burn patient)

Problem	Comments*
Airway	
Is intubation required to prevent airway obstruction?	Indicators of a requirement for intubation (if in doubt, perform endotracheal intubation): Burn size >40% of TBSA (lower threshold if burns are deeper) Burns to the head and mouth Clinically significant smoke-inhalation injury Delayed transfer to burn center Altered level of consciousness Change in voice or hoarseness
Breathing	
Does the patient have carbon monoxide poisoning?	Indicators of carbon monoxide poisoning: elevated carboxyhemoglobin (arterial blood gas values and pulse oximeter readings are of no value) and persistent metabolic acidosis Administer 100% oxygen until carbon monoxide poisoning is ruled out
Does the patient have smoke- inhalation injury?	Indicators of smoke-inhalation injury: history of exposure to smoke in enclosed space and bronchoscopic evidence of carbonaceous material or injury below vocal cords
Circulation	
Determining burn severity and fluid requirements	Surface-area estimate is based on Rule of Nines or Lund-Browder chart Presence of deeper burns increases fluid requirements Children require more fluid/kg/% of TBSA burned than adults Delayed resuscitation increases fluid requirements Smoke inhalation increases fluid requirements Alcohol intoxication increases fluid requirements
Determining the initial resuscitation volume and rate of administration	Adjust the rate based on urine output, with a target output of approximately 0.5 ml/kg for adults and 1 ml/kg for children weighing <30 kg; urine output above these levels indicates over- resuscitation
Parkland formula	4 ml/kg/% of TBSA burned, with starting rate based on giving half the 24-hr volume in the first 8 hr Example of a 100-kg person with 80% of TBSA burned: 4 × 100 × 80 = 32,000 ml in 24 hr 32,000÷ 2 = 16,000 ml in first 8 hr Starting rate = 16,000÷8 = 2000 ml/hr Adjust rate up or down for target urine output of 50 ml/hr (0.5 ml/kg/hr)
Brooke formula	2 ml/kg/% of TBSA burned, with starting rate based on giving half the 24-hr volume in the first 8 hr Example of a 100-kg person with 80% of TBSA burned: 2 × 100 × 80 = 16,000 ml in 24 hr 16,000÷ 2 = 8000 ml in first 8 hr Starting rate = 8000÷ 8 = 1000 ml/hr Adjust rate up or down for target urine output of 50 ml/hr (0.5 ml/kg/hr)

* TBSA denotes total body-surface area
Management of Burns: N Engl J Med. 2019 Jun 13;380(24):2349-2359

해 토끼에서 3도화상의 크기 및 피하부종의 감소를 보고했다. Wells와 Hilton은 화염화상을 입은 개의 40%에서 체액 유출이 35%까지 감소했으며 혈액농축감소 및 심박출량의 증가가 있었다고 보고했다.

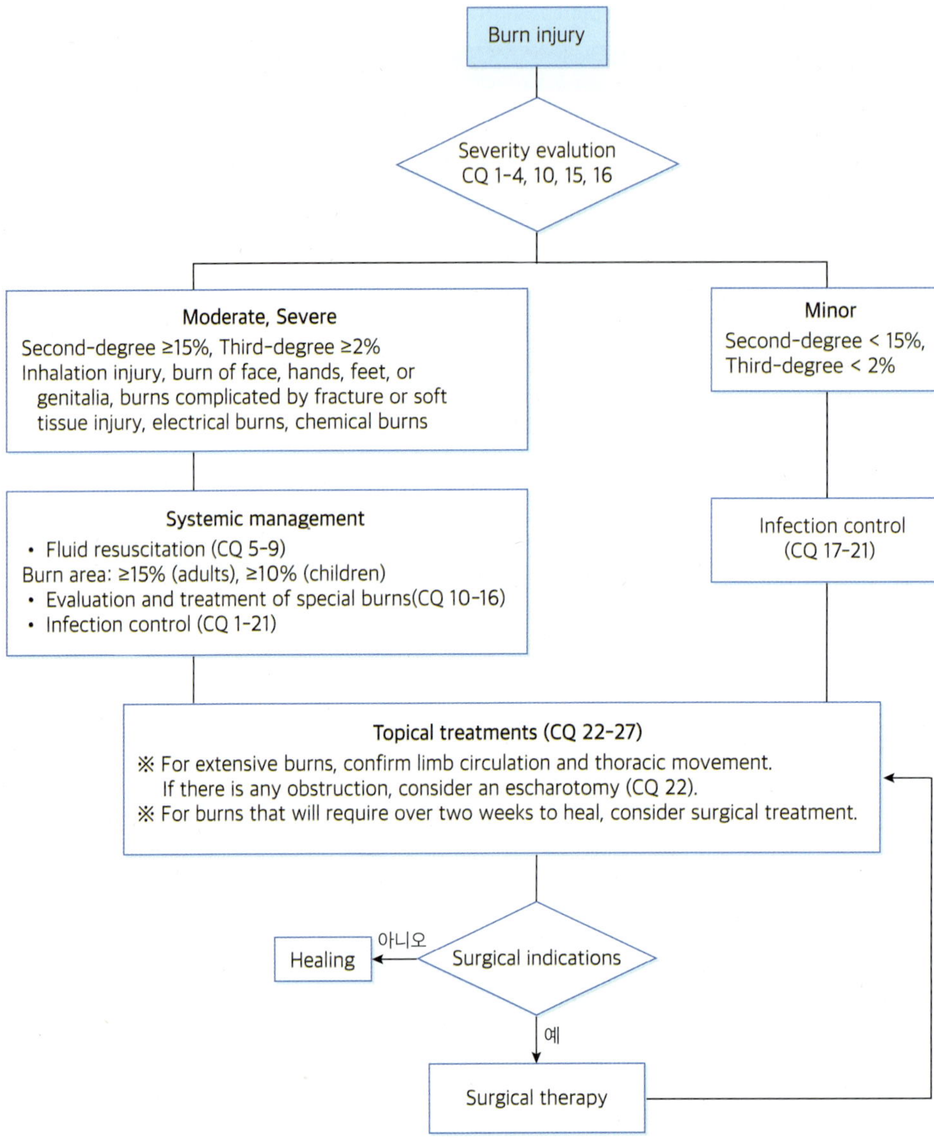

CQ: Clinical question, 표 7-3 참조

그림 7-3. 화상의 진단 및 치료(Diagnostic and therapeutic algorithms for burn injury)

Wound, pressure ulcer and burn guidelines - 6: Guidelines for the management of burns, second edition, J Dermatol. 2020 Nov;47(11):1207-1235

2. 피부조직의 보존

고압산소치료는 화상 정체영역의 모세혈관을 유지시킨다. Stewart 등은 깊은 2도 화상(deep dermal burn)을 입힌 쥐를 이용한 연구에서 고압산소치료를 받은 경우 진피구조가 보존되고, 전층화상으로의 진행이 없었으며, ATP 수치가 유지되었다고 보고했다. 나트륨 펌프 이상은 화상과 그에 따른 다량의 체액 손실 후 발생하는 내피세포 팽창의 주요인으로 여겨지는데, 이런 결과는 세포생리의 나트륨펌프를 위한 에너지원 보존과 직접적인 관련이 있을 수 있다. Germonpre는 고압산소치료를 통한 화상범위확대 감소, 미세혈관계의 개선과 모세혈관순환의 조기회복을 보고했다.

표 7-3. 화상환자의 치료 시 임상적 고려사항(Clinical questions for treating thermal burn patient)

Clinical question (CQ)	Description of recommendation
Severity evaluation	
CQ1: What is the recommended method for estimating the depth of burns?	A classification based on clinical symptoms (1C) is recommended as a method for estimating the depth of burns. For a more precise estimation, the use of laser Doppler flowmetry (2B) or video microscopy (2B) together with the classification based on clinical symptoms is proposed as an option. Recommendation level: 1C for classification based on clinical symptoms; 2B for laser Doppler flowmetry and video microscopy.
CQ2: What is the recommended method for estimating the burn area?	For estimating the burn area, the use of the rule of nines (1D), the rule of fives (1D), and the Lund and Browder Chart (1D) is recommended. Recommendation level: 1D for the rule of nines, the rule of fives, and the Lund and Browder Chart; 1C for the palm method.
CQ3: Are Artz's criteria useful for the severity evaluation of burns?	The use of Artz's criteria or their modification (Moylan's criteria) is recommended as a tool to evaluate the severity of burns. Recommendation level: 1D.
CQ4: What are useful prognostic factors for burns?	For estimating prognosis, factors such as burn area (percentage relative to the total body surface area [TBSA]: %TBSA) (1D), presence of airway damage (1C), area of third-degree burns (1C), prognostic burn index (PBI) (1C), age (1C) and burn index (BI) (1C) are recommended. Recommendation level: 1D for burn area; 1C for presence of airway damage, area of third-degree burns, PBI, age and BI.
Systemic management	
CQ5: Which patients have indications for fluid resuscitation?	Fluid resuscitation is recommended for adults with a burn area of approximately 15% TBSA or higher (1D) and for children with a burn area of approximately 10% TBSA or higher. However, early fluid resuscitation may be initiated in patients with a smaller burn area depending on their general condition. Recommendation level: 1D for adults with a burn area of approximately 15% TBSA or higher and children with a burn area of approximately 10% TBSA or higher.
CQ6: When should early fluid resuscitation be initiated?	In patients who require fluid resuscitation, it is recommended to initiate it as early as possible after injury. Recommendation level: 1C.
CQ7: What should be used for the initial infusion?	The use of isotonic electrolyte fluids (e.g. lactated Ringer's solution, acetated Ringer's solution) (1B) is recommended for the initial infusion. The concomitant use of colloids (2A) and hypertonic lactated saline (HLS) (2A) is proposed as a strategy for reducing the total administrated fluid dose. Recommendation level: 1B for isotonic electrolyte fluids; 2A for concomitant colloids and HLS.
CQ8: How should the initial infusion volume be calculated?	The Parkland method (also called the Baxter method) is recommended for initiating fluid resuscitation. Recommendation level: 1A.
CQ9: What are the appropriate indicators for determining the infusion rate?	Urine volume is recommended as an index for the infusion rate. The infusion rate should be adjusted to maintain a urine volume of 0.5 mL/kg per h or 30~50 mL/h or more in adults and 1~2 mL/kg per h or more in children. Recommendation level: 1D.
CQ10: What factors are suggestive of airway burns?	Circumstances of injury (injury in a narrow space due to inhalation of hot vapor or liquid) (1C) and physical findings (e.g. soot in the mouth or sputum, burned ends of nasal hair, burns of the face) (1C) are recommended as the findings that suggest airway burns. Recommendation level: 1C for circumstances of injury and physical findings.

(다음 페이지에 계속 ···›)

Clinical question (CQ)	Description of recommendation
CQ11: Is bronchoscopy useful for the diagnosis of airway burns?	Diagnosis by bronchoscopy is recommended when bronchoscopy findings support a diagnosis. Recommendation level: 1C.
CQ12: Is plain chest radiography useful for the diagnosis of respiratory disorders due to airway burns?	Serial plain chest radiography is recommended for the early diagnosis of respiratory disorders. Recommendation level: 1C.
CQ13: Should endotracheal intubation be performed when airway burns are suspected?	When airway burns are suspected, preventive intubation is recommended if possible. Recommendation level: 1C.
CQ14: Is steroid administration useful for the management of airway burns?	Steroid administration (systemic or local) for the treatment of airway burns does not have sufficient evidence (at present), and therefore it is recommended not to be performed. Recommendation level: 1B (recommended not to be performed).
CQ15: How should burns caused by electric shock be treated?	Inpatient care is recommended for burns due to high-voltage electric shock to enable systemic monitoring. Recommendation level: 1C.
CQ16: What is the recommended initial response for chemical burns?	With some exceptions, lavage with a sufficient volume of water is recommended for the initial response to chemical burns. However, phenols, hydrogen fluoride, cement, quicklime and the like require specialized initial treatment. Recommendation level: 1C.
Infection control	
CQ17: Is the early, preventive systemic administration of antibiotics after burns useful?	In patients with contaminated wounds (2B), immunocompromised patients such as those with diabetes (2B), children (2B) and perioperative patients (2B), it is recommended to determine the target bacteria taking into consideration the facility and local characteristics as well as the results of bacterial cultures from the wound and to administrate preventive systemic antibiotics. Uniform preventive systemic administration of antibiotics (B) cannot be clearly recommended at present because of the absence of sufficient evidence supporting its effectiveness. Recommendation level: 2B for patients with contaminated wounds, immunocompromised patients, children and perioperative patients.
CQ18: Is an anti-tetanus treatment of burns necessary for the prevention of tetanus?	For contaminated burns, the administration of tetanus toxoid (Tt) or human tetanus immunoglobulin (TIG) is recommended. Recommendation level: 1D.
CQ19: Is hydrotherapy (shower, bathing, lavage) useful for the treatment of burns?	Hydrotherapy is recommended for patients with relatively minor burns not requiring hospitalization (1D). For patients with extensive severe burns judged to benefit from hydrotherapy, it is proposed as an option assuming that anti-infection measures are being taken (2C). Recommendation level: 1D for hydrotherapy in patients with relatively minor burns not requiring hospitalization; 2C for hydrotherapy in patients with extensive severe burns with anti-infection measures.
CQ20: Is disinfection useful for the prevention of infection in burns?	Disinfection is proposed as an option by evaluating the condition of the wound along with the causative bacteria and antibacterial spectra of various drugs. Recommendation level: 2B.
CQ21: Is a fecal management tube useful for the prevention of infection in perianal burns?	The use of a fecal management tube is recommended for perianal burns according to the patient's general condition and state of the wound as it may reduce the incidence of wound and urinary tract infections and the frequency of gauze changes due to fecal contamination to the wound area. Recommendation level: 1B.

(다음 페이지에 계속 ···)

Clinical question (CQ)	Description of recommendation
Local treatment	
CQ22: When should escharotomy be performed?	Escharotomy is recommended for reducing pressure, because full-circumference or nearly full-circumference deep burns to the limbs or precordium have no elasticity and subsequent fluid resuscitation can cause breathing impairment or circulatory impairment at the peripheral areas of the limbs. Recommendation level: 1A.
CQ23: Are dressing materials useful for the treatment of second-degree burns?	Silver-containing Hydrofiber® (1A) (Convatec, Deeside, UK) is recommended. Silver alginate (2A), silver-containing polyurethane foam/soft silicone (2A), alginate (2B), hydrocolloid (2B), hydrogel, polyurethane film (2B), chitin (2C) and polyurethane foam (2C) are proposed as options. Recommendation level: 1A for silver-containing Hydrofiber; 2A for silver alginate and silver-containing polyurethane foam/soft silicone; 2B for alginate, hydrocolloid, hydrogel and polyurethane film; 2C for chitin and polyurethane foam.
CQ24: What topical agents should be used for the treatment of second-degree burns?	For the initial treatment of second-degree burns, ointments with oleaginous bases such as zinc oxide, dimethyl isopropylazulene, petrolatum and the like are recommended (1D). For second-degree burns, trafermin (1A), tretinoin tocopherol (1B), bucladesine sodium (1B) and prostaglandin E1 (1B) are recommended. Aluminum chlorohydroxy allantoinate (Alcloxa) (2B) and lysozyme hydrochloride (2B) are proposed as options. For chronic ulcers accompanied by necrotic tissue resulting from deep second-degree burns, bromelain ointment (1A), cadexomer iodine (1B), dextranomer (1B) and silver sulfadiazine (1D) are recommended for removing necrotic tissue. Recommendation level: (Initial treatment) 1D for ointments with oleaginous bases. (Second-degree burns) 1A for trafermin; 1B for tretinoin tocopherol, bucladesine sodium, and prostaglandin E1; 2B for aluminum chlorohydroxy allantoinate (Alcloxa) and lysozyme hydrochloride. (Chronic ulcers with necrotic tissue) 1A for bromelain ointment, 1B for cadexomer iodine and dextranomer; 1D for silver sulfadiazine.
CQ25: Is silver sulfadiazine useful for the treatment of extensive third-degree burns?	Silver sulfadiazine is recommended for treating extensive third-degree burns. Recommendation level: 1B.
CQ26: What topical agents should be used to remove necrotic tissue from small third-degree burns?	As topical agents aimed to remove necrotic tissue from small third-degree burns, bromelain (1A), cadexomer iodine (1B), dextranomer (1B) and silver sulfadiazine (1D) are recommended. Recommendation level: 1A for bromelain; 1B for cadexomer iodine and dextranomer; 1D for silver sulfadiazine.
CQ27: Are topical steroid preparations useful for the treatment of first-degree burns and shallow second-degree burns?	The use of topical steroid preparations is proposed as an option for the initial period after injury owing to their anti-inflammatory effects. Recommendation level: 2D.

CQ: Clinical question
There are two levels of recommendation indicated:
1. Strong recommendation.
2. Weak recommendation (proposal).
The recommendations state the strength of evidence (described as A, B, C and D) together with the level of recommendation
Wound, pressure ulcer and burn guidelines - 6: Guidelines for the management of burns, second edition, J Dermatol. 2020 Nov;47(11):1207-1235

3. 재관류손상감소 및 조직산소공급유지

화상부위의 병태생리학적 변화는 Xanthine Oxidase의 생성, ATP 고갈, 지질과산화(lipid peroxidation), 활성산소종(reactive oxygen species)의 생성과 다형핵백혈구의 활성화와 같은 허혈-재관류 손상과 유사성을 보인다. 고압산소치료 시 세포보호유도에 따른 허혈성 심장손상의 예방과 심근보호 및 재관류손상 감소를 위한 적응은 초과산화물(superoxide)이나 과산화수소(hydrogen peroxide)와 같은 고압산소유도 활성산소종(reactive oxygen species)에 의해 매개된다. 고압산소유도 활성산소종은 유전자발현을 촉진하고 호중구유착을 감소시키는 것으로 알려져 있다. 또한, 고압산소는 지질과산화를 감소시키고 혈관신생(angiogenesis)을 자극하며 항산화물질을 증가시켜 심근을 보호한다. 재관류손상에 있어 Zamboni는 고압산소가 골격근 내피세포벽에 대한 백혈구부착의 강력한 차단제로서 혈관손상을 유발하는 과정을 방해한다는 것을 입증했다. 이 기전은 CD-18 유전자에 대한 억제효과로 생각된다. 체표면적 30% 이상의 중증화상환자를 대상으로 한 연구에서 대조군에 비해 고압산소치료를 받은 환자는 serum-soluble interleukin-2 수용체 수준이 증가하고 혈장 섬유결합소(plasma fibronectin)가 감소하였으며, 결과적으로 패혈증 발생률이 낮아졌다. Mader에 의해 입증된 바와 같이 조직산소분압을 높이는 고압산소치료의 효과와 동물실험에서 산소가 충분한 환경에서의 다형핵백혈구의 기능향상은 고압산소치료의 추가적인 긍정적 효과를 시사한다.

4. 혈관신생

정체영역에서의 화상진행예방은 화상 치료의 주요 목표이다. Turkaslan 등은 고압산소치료가 화상 첫 24시간 동안 정체영역의 화상진행을 감소시키고 혈관신생을 도움으로써 치유 과정을 가속화했다고 보고했다. 고압산소치료는 골수기질세포의 산화질소 합성을 자극하여 인간과 생쥐 모두에서 줄기(stem cell)와 전구세포(progenitor cell)를 동원시키는 것으로 나타났다. 말초에서 고압산소치료는 줄기세포성장과 분화를 자극한다.

5. 합병증 감소와 예후 개선

Bleser와 Benichoux의 쥐를 이용한 대조 연구에서 고압산소치료군에서 화상 후 쇼크가 감소하고 생존율이 4배 증가했다고 보고했다. Tenenhause 등은 생쥐를 이용한 화상연구에서 장간막세균군집의 감소를 보고했다. 중증화상 후 전신 염증, 급성 폐 손상 및 다발성장기부전(multiple organ dysfunction syndrome)은 비교적 흔한 사망원인이다. 2005년에 Magnotti 등은 화상 후 다발성장기부전의 발병기전으로 허혈-재관류손상으로 인한 장벽 세균방어기능의 변화를 제안했다. 정상 숙주에서 장 점막은 장내 세균과 그 부산물이 장 점막을 넘어가는 것을 방지하는 다양한 방어기전 중 하나인 주요 국소방어장벽 역할을 한다. 중증 화상 후 이러한 세균방어기능이 손상되어 세균전위로 정의되는 박테리아나 내독소의 장간막림프절(mesenteric lymph node)이나 전신조직으로의 이동이 발생하게 된다. 이 장벽방어기능의 중요성은 원위소장과 대장의 미생물들이 숙주를 수천 번 이상 죽일 만큼 충분한 내독소를 가지고 있다는 점을 고려할 때 명확하다. 장벽방어기능의 상실과 그에 따른 장의 염증 반응은 염증전구체(Inflammatory precursor)의 생성으로 이어져 패혈증을 유발하고 원위장기부전으로 이어질 수 있다. 따라서 장의 허혈-재관류 손상으로 이어지는 내장관류의 저하는 장간막림프절의 생물학적 활성인자 방출을 유발하는 주요한 혈역학적 문제이다. 조기고압산소치료는 이러한 재관류손상의 개선효과를 가질 수 있다.

표 7-4. 화상환자에서 고압산소치료의 근거(Summary of rationale for HBO therapy in thermal burns)

During the first 24 h	After the first 24 h
1. HBO counteracts vasodilatation and exudation of plasma by its vaso-constricting effect and prevents burn shock	1. It relieves paralytic ileus
2. It inhibits wound infection	2. It has a beneficial effect on stress ulceration of the stomach (Curling's ulcers)
3. It promotes epithelialization of the wound	3. It reduces hypertrophic scarring and ulcerations
4. It is a useful adjunct to survival of skin grafts and flaps	4. It counteracts burn encephalopathy/cerebral edema
5. It is effective against other serious problems accompanying serious burns, such as smoke inhalation injury and CO poisoning	5. It reduces the length of hospitalization
6. It reduces fluid requirements	6. It reduces the need for surgical procedures
7. It counteracts ischemia of the tissues	
8. It helps to maintain the integrity of the wound by minimizing RBC aggregation and platelet thrombi and their propagation from the zone of heat coagulation	

Textbook of Hyperbaric Medicine p202

V. 화상환자에서 고압산소치료의 적응증

깊은 2도 또는 잠재적 3도화상, 기능적으로 중요한 신체부위화상의 치료는 적극적인 외과적 관리에서 조기절제와 이식으로 변화되고 있다. 그러나 화상치료의 많은 발전에도 불구하고 1980년대 중반 이후 65세 이상 중증 화상환자를 제외하고는 사망률이 거의 변화가 없는 것으로 나타난다. 보조요법으로서 고압산소치료는 이러한 중증 화상을 포함하는 심부 2도화상, 특히 손과 손가락, 얼굴과 귀 및 기타 절제술이 때로는 부정확하거나 어려운 부위에 대한 또 다른 치료 방법 제공을 가능케한다.

고압산소요법은 심각한 화상, 즉 전체 신체 표면적의 20% 이상이나 손, 얼굴, 발 또는 회음부를 침범한 화상, 깊은 부분 또는 전 층 화상의 치료에 권장되며, 보조적 고압산소치료는 특히 깊은 2도화상인 경우 치유 시간을 크게 단축할 수 있다. 또한, 고전압 전기손상에서 흔한 4도 화상에서 보조적 고압산소치료를 이용한 손상근육의 부종조절을 통하여 구획압력이 감소될 경우 추가적인 이익을 기대할 수 있다. 전층피판이식(full-thickness graft)이나 귀-코의 이식술과 같은 복합이식(composite graft)편을 이용한 재건은 보조적 고압산소요법을 사용하여 활용가능성이 크게 개선되었다.

고압산소치료의 사용 결정은 종종 수술 중 외과의에 의해서 내려지며, 많은 경우 환자들은 수술 후 고압산소 보조요법을 받을 가능성에 대해 수술 전에 준비하여야 한다. 또한, 화상 환자의 치료를 계획하는 부서는 치료를 시작하기 전에 고압상태환자관리의 경험이 있어야 하며, 가급적 화상관리 및 고압산소치료에 대한 인증을 받아야 한다. 더불어 고압산소치료를 제공하는 부서는 확장된 화상치료부서로의 기능을 수행하고 화상환자관리에 참여해야 한다. 그러나 모든 화상환자의 치료에 공식적으로 고압산소치료를 사용하는 것은 아직 제한적이며 피부표면의 화상이나 생존이 불가능하다고 판단되는 환자의 치료에는 적합하지 않다.

VI. 고압산소치료

화상 치료에 있어 고압산소치료를 통한 정체부위의 회복, 허혈성 괴사 감소, 부분 두께 화상의 전체 두께 화상으로 진행 예방, 염증완화, 부종감소, 진피구조 보존, 외과적 이식술 필요성의 감소, 입원기간 단축 및 치료 비용 절감이 관찰되었다. 따라서 고압산소요법이 현재의 외과 및 내과적 치료로는 제공할 수 없는 화상에 대한 상처 회복 및 조직 재생을 위한 환경 제공이 가능하다는 것은 분명하다. 고압산소치료의 혜택을 가장 많이 받는 수 있는 환자는 부분 또는 전층 두께 화상환자로 화상면적이 체표면 20~80%인 환자이며, 또한 심미적 또는 기능적으로 중요한 부위인 얼굴, 손, 회음부 또는 귀나 코와 같은 연골부위를 포함하는 화상의 경우에도 고압산소치료를 고려할 수 있다. 소아치료의 경우, 초기에는 하루 두 번 45분을 권장했으나, 최근 광범위한 임상적 사용은 소아에게 성인 지침에 따라 고압산소를 하는 것이 안전하다는 것을 보여준다.

화상환자에게 권장되는 고압산소치료 치료지침요약은 아래 **표 7-5**와 같다.

VII. 최근 연구 검토

중증화상에서 치료방법으로써 고압산소의 효과를 확인하는 인간대상연구는 아직 부족하다. 1997년 화상환자에서 고압산소치료 후 화상크기, 레이저 도플러로 측정된 충혈(hyperemia) 및 삼출물(exudate) 감소가 보고되었다. 이 연구는 인간을 대상으로 한 고압산소의 화상치료효과와 관련한 최초의 전향적 무작위 대조연구이다. Grim은 고압산소치료를 받은 화상환자의 호기 시 산화스트레스 징후가 없음을 보고했으며, Ray는 흡입화상, 열화상 및 성인 호흡곤란증후군(Adult respiratory distress syndrome)으로 치료

표 7-5. 화상환자에 대한 고압산소치료 지침(Hyperbaric oxygen treatment guidelines for thermal burn patient)

치료지침요약	· 화상전문의에 의한 의뢰 · 체표면적 20% 이상의 화상 또는 손, 얼굴, 발, 회음부 화상 · 치료적합성 및 금기 사항 확인 · 환자는 안정적이며 고압산소치료에 동의 · 중환자의학 의료자원의 확보 · 90분간 2.0 또는 2.4 ATA에서 치료(가압/감압시간 제외) · 가능하다면 첫 24시간 동안 3회 치료 후 매일 2회 치료 · 치료 진행 동안 환자집중감시. 체액상태에 주의 - 저혈량증이 고압산소치료 동안 발생 가능 - 감압 중 및 감압 후에 추가 수액이 필요할 수 있음 · 가능한 경우 화상치료 전문의와의 상시 협진 · 화상치료 전문의의 요청에 따른 지속적 치료 · 외과적 이식술에 따른 고압산소치료 진행 - 수술 전 2.0 또는 2.4 ATA로 1~2회 고압산소치료 실시 - 이 후 일반적으로 3~5일간 하루에 두 번 치료 실시 · 치료 중단은 화상치료 전문의와 상담 후 결정 - 40회 초과치료는 드물지만 금기 사항은 아님
주의사항	· 두경부 화상 환자에서의 압력손상과 같은 부작용 대비 · 치료 중 수액처치 준비 · 중환자 치료 지침의 준수

Hyperbaric oxygen therapy indications 14th edition p318

중인 중증화상환자 중 고압산소치료군에서 더 빠른 기계 환기이탈과 치료 비용의 감소를 보고했다. Bilic 등은 2005년에 표준 2도 화상을 가지며 silver sulfadiazine으로 치료된 수컷 흰쥐를 이용한 무작위 대조 연구에서 화상 후 부종, 신생혈관형성, 재생 난포의 수 및 상피재생시간에서 고압산소치료군의 효과를 보고했다. 2014년 Wolf 등은 향후 10년간 예상되는 화상치료관련 주요한 임상적 문제 및 연구우선주제 중 하나로 호중구(neutrophil) 및 대식세포(macrophage)의 대량 증가와 같은 염증반응을 언급하였으며, 빠른 화상치료를 위한 조기 절제술의 발전에도 불구하고 최근 화상치료방법의 발전은 정체된 것으로 보이며, 이는 고압산소치료의 잠재적 영역 중 하나일 것이라 하였다. 2019년 Hatibie 등은 토끼를 이용한 연구에서 고압산소치료가 염증 세포 이동 및 재상피화를 증가시켜 2도 화상 치유를 개선할 수 있다고 보고했고, 2020년 Chen 등은 쥐를 이용한 무작위대조군 연구에서 고압산소치료에 따른 화상 유발 신경 세포 사멸의 감소를 보고하였으며, 2022년 Oley 등은 토끼를 이용한 연구에서 화상 상처의 세균성장감소에 대한 고압산소치료의 효과를 보고하였다.

VIII. 치료효과

고압산소치료는 화상치료의 보조적 도구로 소생치료나 외과적 처치를 대체할 수는 없다. 화상면적이 40% 이상인 큰 화상의 경우, 화상외과 의사와 면밀히 상의하여 10~14일간 치료한다. 다수의 부분 두께 화상이 이 기간 동안 이식술 없이 회복된다. 30회의 고압산소치료 후 적절성평가가 권장되며, 화상외과 의사와 논의 후 치료중단을 결정한다. 20~30회를 초과하는 치료는 일반적으로 이식편을 최적화하는 데 사용되며, 고압산소치료의 총 횟수에는 절대적인 제한이 없지만 드물게 40~50회를 초과하는 경우는 추가적인 검토가 요구된다.

IX. 비용 효과

현재까지의 자료에 따르면 고압산소요법은 포괄적화상치료에서 보조적으로 사용될 경우 이환율과 사망률을 크게 개선하고 입원기간을 단축하며, 수술 필요성을 줄일 수 있는 비용대비 효과적인 방법으로 고려할 수 있다. 2017년 American Burn Association National Burn Repository의 보고에 따르면 화상환자관리에 고압산소요법의 사용에 대한 다양한 임상연구에서 환자의 이환율, 치료 및 입원기간감소에 대한 증거가 관찰되며 이러한 이익은 신중하게 구성된 치료계획을 통해 얻을 수 있을 것으로 기대된다. 따라서 임상적 화상치료에 있어 고압산소요법의 일상적 사용을 고려할 때가 되었다고 판단되나 추가적인 연구가 필요하다. 세심한 환자 선택과 선별은 필수적이며, 중환자환경에서 적절한 환자 감시와 철저히 훈련된 인력에 의해 고압산소요법을 실시하는 것이 안전하다.

REFERENCE

1. Alexander JW, Meakins JL. A physiological basis for the development of opportunistic infections in man. Ann Surg 1972;176(3):273-87.
2. Alexander JW, Wixson D. Neutrophil dysfunction and sepsis in burn injury. Surg Gynecol Obstet 1970;130(3):431-8.
3. American Burn Association. National burn repository 2017 update: report of data from 2008 - 2017. Chicago: American Burn Association; 2017.
4. Arturson G. Pathophysiology of the burn wound. Ann Chir Gynaecol 1980;69(5):178-90.

5. Arturson MG. The pathophysiology of severe thermal injury. J Burn Care Rehabil 1985;6(2):129-46.

6. Atiyeh BS, Gunn SW, Hayek SN. State of the art in burn treatment. World J Surg 2005;29(2):131-48.

7. Barber RC, Aragaki CC, Rivera-Chavez FA, Purdue GF, Hunt JL, Horton JW. TLR4 and TNF-alpha polymorphisms are associated with an increased risk for severe sepsis following burn injury. J Med Genet 2004;41(11):808-13.

8. Bilic I, Petri NM, Bezic J, Alfirevic D, Modun D, Capkun V, Bota B. Effects of hyperbaric oxygen therapy on experimental burn wound healing in rats: a randomized controlled study 2005:(32);1-9.

9. Bleser F, Benichoux R. Le traitement des brûlures graves par l'oxygène hyperbare [Treatment of severe burns by hyperbaric oxygen]. J Chir (Paris) 1973;106(3):281-90.

10. Boykin JV, Eriksson E, Pittman RN. In vivo microcirculation of a scald burn and the progression of postburn dermal ischemia. Plast Reconstr Surg 1980;66(2):191-8.

11. Chen CA, Huang YC, Lo JJ, Wang SH, Huang SH, Wu SH: Hyperbaric Oxygen Therapy Attenuates Burn-Induced Denervated Muscle Atrophy. Int J Med Sci 2021 18(16):3821-30.

12. Church D, Elsayed S, Reid O, Winston B, Lindsay R. Burn wound infections. Clin Microbiol Rev 2006;19(2):403-34.

13. Cianci P, Lueders HW, Lee H, et al. Adjunctive hyperbaric oxygen therapy reduces length of hospitalization in thermal burns. J Burn Care Rehabil 1989;10(5):432-5.

14. Cianci P, Williams C, Lueders H, et al. Adjunctive hyperbaric oxygen in the treatment of thermal burns. An economic analysis. J Burn Care Rehabil 1990;11(2):140-3.

15. Demling RH. The burn edema process: current concepts. J Burn Care Rehabil 2005;26(3):207-27.

16. Duinslaeger L. Le Médecin de Famille et la Brûlure. Duphar; 1992.

17. Gallagher KA, Goldstein LJ, Thom SR, Velazquez OC. Hyperbaric oxygen and bone marrow-derived endothelial progenitor cells in diabetic wound healing. Vascular 2006:14(6);328-37.

18. Gallagher KA, Liu ZJ, Xiao M, et al. Diabetic impairments in NO-mediated endothelial progenitor cell mobilization and homing are reversed by hyperoxia and SDF-1 alpha. J Clin Invest 2007;117(5):1249-59.

19. Germonpré P, Reper P, Vanderkelen A. Hyperbaric oxygen therapy and piracetam decrease the early extension of deep partial-thickness burns. Burns 1996;22(6):468-73.

20. Goldstein LJ, Gallagher KA, Bauer SM, et al. Endothelial progenitor cell release into circulation is triggered by hyperoxia-induced increases in bone marrow nitric oxide. Stem Cells 2006;24(10):2309-18.

21. Greenhalgh DG. Management of Burns. New England Journal of Medicine 2019;380(24):2349-59.

22. Grim PS, Nahum A, Gottlieb L, Wilbert C, Hawe E, Sznajder J. Lack of measurable oxidative stress during HBO therapy in burn patients. Undersea Biomed Res 1989:16(Suppl);22.

23. Gruber RP, Brinkley FB, Amato JJ, Mendelson JA. Hyperbaric oxygen and pedicle flaps, skin grafts, and burns. Plast Reconstr Surg 1970;45(1):24-30.

24. Härtwig J, Kirste G. Experimental studies on revascularization of burns during hyperbaric oxygen therapy. Zentralbl Chir 1974;99:1112-7.

25. Hatibie MJ, Islam AA, Hatta M, Moenadjat Y, Susilo RH, Rendy L. Hyperbaric Oxygen Therapy for Second-Degree Burn Healing: An Experimental Study in Rabbits. Adv Skin Wound Care 2019, 32(3):1-4.

26. Heggers JP, Robson MC, Zachary LS. Thromboxane inhibitors for the prevention of progressive dermal ischemia due to the thermal injury. J Burn Care Rehabil 1985;6(6):466-8.

27. Hunt JL, Sato RM. Early excision of full-thickness hand and digit burns: factors affecting morbidity. J Trauma 1982;22(5):414-9.

28. Ikeda K, Ajiki H, Nagao H, Karino K, Sugii S, IwaTi J: Experimental and clinical use of hyperbaric oxygen in burns. In: In: Wada J, Iwa JT, editors. Proceedings of the fourth international congress on hyperbaric medicine. Baltimore: Williams and Wilkins; 1970. p. 270.

29. Kaiser W, Schnaidt U, von der Lieth H. Auswirkungen hyperbaren Sauerstoffes auf die frische Brandwunde [Effects of hyperbaric oxygen on fresh burn wounds]. Handchir Mikrochir Plast Chir 1989;21(3):158-63.

30. Kaiser W, Voss K. Influence of hyperbaric oxygen on the edema formation in experimental burn injuries. Iugoslaw Physiol Pharmacol Acta 1992;28(9):87-98.

31. Ketchum SS, Thomas AN, Hall AD: Angiographic studies of the efffect of hyperbaric oxygen on burn wound revascularization. In: Wada J, Iwa JX editors. Proceedings of the fourth international congress on hyperbaric medicine. Tokyo: Igaku Shoin Ltd; 1970. p. 388.

32. Korn HN, Wheeler ES, Miller TA. Effect of hyperbaric oxygen on second-degree burn wound healing. Arch Surg 1977;112(6):732-7.

33. Lind F. HBO Therapy in Burns and Smoke Inhalation Injury. In 1st European Consensus Conference on Hyperbaric Medicine F Wattel & D Mathieu (eds). Lille 1994:116-30.

34. Mader JT, Brown GL, Guckian JC, Wells CH, Reinarz JA. A mechanism for the amelioration by hyperbaric oxygen of experimental staphylococcal osteomyelitis in rabbits. J Infect Dis 1980;142(6):915-22.

35. Magnotti LJ, Deitch EA. Burns, bacterial translocation, gut barrier function, and failure. J Burn Care Rehabil 2005;26(5):383-91.

36. McCord JM. Oxygen-derived free radicals in postischemic tissue injury. N Engl J Med 1985;312(3):159-63.

37. Miller TA, Korn HN: Epithelial burn injury and repair, In: Davis JC, Hunt TK, editors. Hyperbaric Oxygen Therapy. Bethesda, MD: Undersea Medical Society; 1977. p. 251.

38. Milovanova TN, Bhopale VM, Sorokina EM, et al. Hyperbaric oxygen stimulates vasculogenic stem cell growth and differentiation in vivo. J Appl Physiol (1985) 2009;106(2):711-28.

39. Milovanova TN, Bhopale VM, Sorokina EM, et al. Lactate stimulates vasculogenic stem cells via the thioredoxin system and engages an autocrine activation loop involving hypoxia-inducible factor 1. Mol Cell Biol 2008;28(20):6248-61.

40. ML MLL, Hanquet MM. Application opportunity for OHP in a general hospital - a two year experience with a monoplace hyperbaric oxygen chamber. In: Wada J, Iwa JX editors. Proceedings of the fourth international congress on hyperbaric medicine. Tokyo: Igaku Shoin Ltd; 1970. p. 517.

41. Monafo WW. Initial management of burns. N Engl J Med 1996;335(21):1581-6.

42. Nichter LS, Morwood DT, Williams GS, Spence RJ. Expanding the limits of composite grafting: a case report of successful nose replantation assisted by hyperbaric oxygen therapy. Plast Reconstr Surg 1991;87(2):337-40.

43. Niezgoda JA, Cianci P, Folden BW, Ortega RL, Slade JB, Storrow AB. The effect of hyperbaric oxygen therapy on a burn wound model in human volunteers. Plast Reconstr Surg 1997;99(6):1620-5.

44. Niu A, Yang C, Lee HC, Chen SL, Chang LP. Burns treated with adjunctive hyperbaric oxygen therapy: A comparative study in humans. J Hyperbar Med 1987:2;75-85.

45. Nylander G, Nordström H, Eriksson E. Effects of hyperbaric oxygen on oedema formation after a scald burn. Burns Incl Therm Inj 1984;10(3):193-6.

46. Oley MH, Oley MC, Wewengkang LAJW, Kepel BJ, Langi FLFG, Setiadi T, Aling DMR, Gunawan DF, Tulong MT, Faruk M. Bactericidal effect of hyperbaric oxygen therapy in burn injuries. Ann Med Surg (Lond) 2022 31;74:103314.

47. Peter W, Ward PA, Till GO. The Autodestructive Consequences of Thermal Injury, J Burn Care & Rehabilitation 1985:6(3);251-5.

48. Ray CS, Green G, R RC. Hyperbaric oxygen therapy in burn patients: Cost effective adjuvant therapy (abstract). Undersea Biomed Res 1991:18(Suppl);77.

49. Steven W, Wolf SE, Tompkins RG, Herndon DN. On the Horizon. 2014:(94);917-30.

50. Stewart RJ YK, Cianci PE, Mason WW, Roshdieh BB, Dabbassi N. Burn wound levels of ATP after exposure to elevated levels of oxygen. In: Proceedings of the American Burn Association: New Orleans, LA; 1989. p.67.

51. Stewart RJ, KX KXY, Cianci PE, PM PMK, Samadani S, Mason SW. Roshdieh B. Effects of hyperbaric oxygen on adenosine triphosphate in thermally injured skin. Surg Forum 1988;39:87.

52. Tenenhaus M, Hansbrough JF, Zapata-Sirvent R, Neumann T. Treatment of burned mice with hyperbaric oxygen reduces mesenteric bacteria but not pulmonary neutrophil deposition. Arch Surg 1994;129(12):1338-42.

53. Thom SR, Bhopale VM, Velazquez OC, Goldstein LJ, Thom LH, Buerk DG. Stem cell mobilization by hyperbaric oxygen. Am J Physiol Heart Circ Physiol 2006;290(4):H1378-86.

54. Thom SR, Milovanova TN, Yang M, et al. Vasculogenic stem cell mobilization and wound recruitment in diabetic patients: increased cell number and intracellular regulatory protein content associated with hyperbaric oxygen therapy. Wound Repair Regen 2011;19(2):149-61.

55. Traystman RJ, Kirsch JR, Koehler RC. Oxygen radical mechanisms of brain injury following ischemia and reperfusion. J Appl Physiol (1985) 1991;71(4):1185-95.

56. Türkaslan T, Yogun N, Cimşit M, Solakoglu S, Ozdemir C, Ozsoy Z. Is HBOT treatment effective in recovering zone of stasis? An experimental immunohistochemical study. Burns 2010;36(4):539-44.

57. Undersea and Hyperbaric Medical Society. Hyperbaric Oxygen Therapy: A Committee Report. 1999.

58. Undersea and Hyperbaric Medical Society. Hyperbaric Oxygen Therapy Indications, 14th ed. 2019.

59. Wada J, Kamata K, Ebuoka M. Oxygen hyperbaric treatment for carbon monoxide poisoning and severe burn in coal mine (hokutanyubari) gas explosion. Igakunoaymi (Japan) 1965, 5:53.

60. Ward PA, Mulligan MS. New insights into mechanisms of oxyradical and neutrophil mediated lung injury. Klin Wochenschr 1991;69(21-23):1009-11.

61. Wells CH, Hilton JG. Effects of hyperbaric oxygen on post-burn plasma extravasation. In: Davis JC, Hunt TK, editors. Hyperbaric Oxygen Therapy. Bethesda, MD: Undersea Medical Society; 1977. p. 259.

62. Xu N, Li Z, Luo X. Zhonghua Zheng Xing Shao Shang Wai Ke Za Zhi 1999;15(3):220-3.

63. Yogaratnam JZ, Laden G, Madden LA, et al. Hyperbaric oxygen: a new drug in myocardial revascularization and protection?. Cardiovasc Revasc Med 2006;7(3):146-54.

64. Yoshino Y, Hashimoto A, Ikegami R, et al. Wound, pressure ulcer and burn guidelines - 6: Guidelines for the management of burns, second edition. J Dermatol 2020;47(11):1207-35.

65. Zamboni WA, Roth AC, Russell RC, Graham B, Suchy H, Kucan JO. Morphologic analysis of the microcirculation during reperfusion of ischemic skeletal muscle and the effect of hyperbaric oxygen. Plast Reconstr Surg 1993;91(6):1110-23.

66. Zamboni WA, Stephenson LL, Roth AC, Suchy H, Russell RC. Ischemia-reperfusion injury in skeletal muscle: CD 18-dependent neutrophil-endothelial adhesion and arteriolar vasoconstriction. Plast Reconstr Surg 1997;99(7):2002-9.

CHAPTER 8

난치성 골수염

Refractory Osteomyelitis

삼천포서울병원 고압산소치료센터 **한 창 섭**

Hyperbaric oxygen treatment center, Samcheonpo Seoul Hospital
Han changseob, M.D., PhD, MBA.

개요

골수염은 세균감염에 의한 골염증반응을 말하며 감염 골조직에 허혈과 저산소증을 동반한다. 골주위 조직의 세균감염에서 생기는 골염(Osteitis)과 혈행성감염으로 생기는 골수염(Osteomyelitis)으로 구분되기도 하지만 대부분 두 질환을 함께 골수염으로 부른다. 진행에 따라 급성, 만성으로 나눌 수 있으며, 난치성 골수염은 만성 골수염이 지속되거나 적절한 치료에도 재발되는 경우, 또는 급성 골수염이 치료에 반응하지 않는 것을 말한다. 즉 급성과 만성은 주로 병리학적 의미로, 난치성, 지속성은 임상적 의미로 쓰이고 있다.

현재 난치성 골수염에 대한 HBOT 효과의 무작위 임상실험 데이터가 아주 적어 의미 있는 결론을 내지 못하고 있으나 수술요법, 항생제 투여 등의 일반적 치료에 HBOT를 보조요법으로 사용하여 치료 효과를 높이고 있다. 대부분의 경우 세균동정에 따른 항생제 치료와 괴사조직제거술 직후 바로 HBOT를 시행하는 것이 효과가 좋으나 광범위한 괴사조직제거술이나 고정장치의 제거가 힘든 경우(예, 두개골, 척추, 흉골, 소아의 골수염)에는 수술 전에 HBOT를 시행하여 수술 범위를 줄이고 치료 효과를 높일 수 있다. HBOT는 일반적으로 2~3 ATA로, 90~120분간, 하루에 한 번씩, 일주일에 5~7번 시행한다. 임상적 효과가 보이면 항생제 요법과 함께 4~6주 지속한다. 일반적으로 HBOT 20~40회 시행한 후 효과가 나타나지만, HBOT 치료에도 호전이 보이지 않거나, 골수염이 재발하는 경우에는 HBOT를 계속하더라도 효과가 없다. 대신 임상적 재평가를 한 후 추가적인 괴사조직제거술과 다른 항생제 요법을 시행하면서 HBOT를 보조적으로 다시 시작하는 것이 좋다.

주요사진

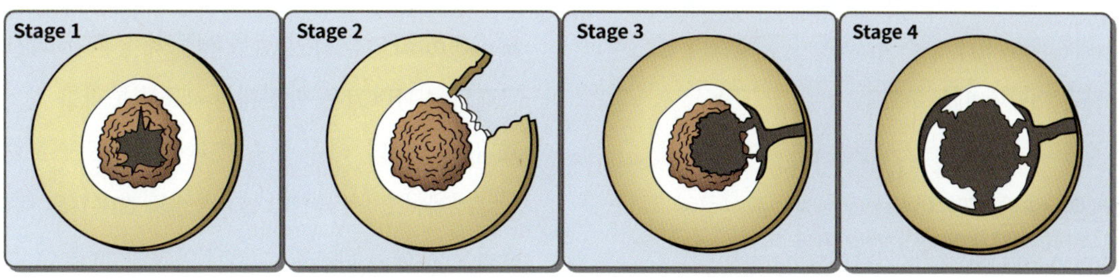

Ciemy-Mader anatomic staging of Osteomyelitis

Keywords

난치성 골수염 • 골수염 • 골염 • 고압산소치료(HBOT) • 보조적 HBOT (Adjunctive HBOT)

I. 골수염에서 고압산소치료의 기전 및 적용 근거

골수염에서 HBOT의 치료 효과는 1960대에 알려졌으며 근본적인 기전은 감염 골조직의 산소분압을 정상화시키거나 높이는 것이다.

1. 골산소분압(Bone Oxygen Tension)

Ninikolski와 Hunt는 토끼에서 황색포도상구균으로 골수염을 일으켜 골산소분압을 측정하였으며 감염된 경골의 산소분압은 10~20 mmHg인 반면에 감염이 없는 경골은 30~45 mmHg를 나타내서 낮은 산소분압이 치유과정을 느리게 한다는 것을 확인하였다. Esterhai 등은 골수염에 걸린 토끼의 경골에서 산소분압이 17 mmHg, 감염 안된 경골에서는 32 mmHg를 관찰하였다. 1 ATA 100% 산소 투여 시 정상 경골은 100 mmHg, 반면 감염된 경골은 18 mmHg가 측정되었고 2 ATA에서 산소 투여 시 모든 경골에서 200 mmHg로 분압이 증가되었다. Mader 등은 황색포도상구균으로 경골에 골수염을 일으킨 토끼 실험에서 감염경골과 정상경골 각각 23 mmHg, 45 mmHg 산소분압을 보였으며 2 ATA 하에서 산소 투여 시 각각 104 mmHg, 322 mmHg로 증가하였다. 감염경골에서 산소분압이 낮은 것은 감염경골의 고름, 이물질 들이 하버시안계(haversian system)와 수질을 막아 수질내압이 증가하고 저관류가 일어났기 때문이다.

2. 산소와 살균기전
(Oxygen and Microbicidal Mechanism)

호중구는 산화적살균작용을 하기 위해서 30~40 mmHg의 조직산소분압이 필요하다. Mader 등은 황색포도상구균 골수염을 일으킨 동물실험에서 산소분압 23 mmHg인 경우 보다 45 mmHg, 109 mmHg인 경우 백혈구의 식균작용이 증가했으며, 150 mmHg일 경우 가장 효과적임을 확인했다. 감염골조직의 감소된 산소분압이 증가함으로서 황색포도상구균을 포함한 호기성 그람양성, 그람음성 세균들에 대한 백혈구의 식균작용이 증가한다는 것을 보고하였다. 이런 연구는 대장균, 프로테우스, 녹농균에서도 관찰 보고되었다. 다형백혈구에 들어있는 NADP-linked oxygenase에 의해 산소분자는 과산화라디칼(superoxide radicals)로 환원되어 phagosome 내에 존재하다가 세균의 세포막을 산화시켜 죽인다. 이와 같이 산소분자로부터 생성된 산소라디칼은 세균을 죽이는 중요한 작용을 하기에 세포방어기전에서 산소는 꼭 필요한 존재다.

3. 산소와 항생제(Oxygen and Antibiotics)

HBOT가 백혈구의 식균기능을 증가시키는 것 외에 일부 항생제의 세균세포벽 통과를 증가시킨다. 아미노글루코시드의 세균세포벽 통과는 산소의존성이라서 저산소 환경에서는 통과기능이 떨어진다. Mader 등은 HBOT가 아미노글루코시드의 살균력을 높이는 것을 관찰하였으며 골수염에서 토브라마이신 투여와 HBOT를 같이 시행하면 녹농균 살균력이 높아진다고 하였다. 특히 겐타마이신, 토브라마이신, 아미카신 같은 경우에 산소분압이 20~30 mmHg 이하인 경우 세포벽 통과가 되지 않는다. 그러므로 HBOT는 항생제의 세포벽통과를 증가시켜 그 효과를 높인다. 이런 상승 효과는 세팔로스포린 계열의 항생제에서도 나타나며, 세파졸린과 HBOT의 복합요법은 단독으로 했을 때 보다 100배 이상의 세균 수 감소를 가져온다. 저산소 환경은 반코마이신, 퀴놀론제제, 니트로푸란토인, 트리메소프림/설파메속사졸의 활성을 떨어지게 한다.

4. 산소와 골 재생(Oxygen and Bone Repair)

산소분압이 20 mmHg 보다 적은 경우에는 섬유아세포(fibroblast)의 교원질 합성이나 상처부위로의 이동이 일어나지 않는다. 반대로 산소분압을 100 mmHg 이상으로 올려주면 섬유아세포의 기능이 정상으로 회복되어 조직재생을 위한 교원질이 생성된다. Basset와 Herrmann은 다분화능 간엽세포(multipotent mesenchymal cells) 배양에서 산소공급의 정도에 따라 고산소인 경우 골조직으로, 저산소인 경우 연골조직으로 분화하는 것을 관찰하였다. Makley 등은 동물실험에서 0.5 ATA의 환경이 골절치유를 느리게 하였으며, Penttinen 등은 조직의 저산소증이 골생성에 있어서 교원질 합성과 무기질화를 더디게 하는 것을 보고하였다. Coulson 등은 쥐의 대퇴골절 실험에서 매일 한 번씩 2시간 3 ATA의 산소로 치료하여 방사성칼슘의 흡수 증가와 더 높은 파괴강도를 관찰하였다. Yablon과 Cruess는 방사능사진촬영술(autoradiography)을 이용하여 HBOT가 골절치유의 전과정을 촉진시키나, 치료시간을 매일 4~6시간으로 늘렸을 경우 파괴강도가 도리어 줄어든다고 하였으며, Penttinen 등이 실험쥐의 경골골절 치유과정에서 간헐적 HBOT가 가골조직의 화학적 형성에 영향을 준다는 보고를 하였다. 즉 2.5 ATA, 100% 산소, 두 시간씩 하루 두 번 할 경우 대조군에 비해 가골내 칼슘, 마그네슘, 인, 소디움, 포타슘, 아연의 축적이 증가하고 콜라겐 등의 단백질 형성이 증가하였다. 그러나 기계적 강도는 대조군과 차이가 없었다. Barth 등은 하루 한 번 90분 동안 2 ATA의 HBOT는 골치유와 혈관형성을 촉진시키나, 하루 두 번 시행한 경우 도리어 골치유가 늦어지고 파골세포의 기능이 증가하는 것을 관찰하였다. 이것은 지속적인 과산소화로 콜라겐이 많이 형성되어 구조적으로 골이 약해지는 것으로 보인다. 동물실험 결과를 보면 골치유가 잘 일어나기 위해서는 2~3 ATA, 90~120분의 치료시간, 하루 한 번씩 HBOT를 하는 것이 효과를 높이는 방법이라 할 수 있겠다. 이와 같이 HBOT는 콜라겐형성과 신생혈관형성 촉진과 파골세포 기능을 증가시킨다. 파골세포에 의한 골재형성(remodeling of bone)은 산소의존성 기능이며 부적절한 산소분압은 파골세포가 죽은 조직이나 감염된 조직을 제거하는 기능을 억제한다.

대부분의 감염조직에서 산소자체가 세균에 직접 효과를 내기 위해서는 산소분압이 100 mmHg로 계속 유지되어야 하나 HBOT를 종료하면 산소분압은 감소하기에 골수염에서 HBOT는 세균에 직접 독작용을 일으킬 정도의 산소분압까지 올라가지 않는다. 마지막으로 HBOT는 조직부종을 줄이는 효과가 있어 조직구획내압을 줄여 염증반응을 감소시키는 작용을 한다.

II. 고압산소치료를 위한 골수염환자의 선택 기준

1. 표준 치료의 실패(Failure of Standard Therapy)

골수염의 형태에 따라 내과적 처치 또는 외과적 처치를 할 수 있으나 균배양과 원인균에 따른 항생제 투여가 치료의 시작이다.

골수염의 기본적인 치료 원칙은 다음과 같다.

1) 수술

(1) 배농

(2) 이물질 제거

(3) 부골의 제거(debridement of sequestrum)

(4) 혈관형성 장애물 제거로 혈류 개선

(5) 괴사조직제거 및 사강 제거

2) 충분한 기간 동안 항생제 투여

수술 부위의 골안정성에 직접 영향을 주지 않는 내고정장치나 이물질은 제거하는 경우가 많으나 척추 부위와 같이 접근이 어려운 곳에서는 제거하지 않기도 한다. 수술기법의 발달로 인해 장골골절(long bone fracture)의 수술 후 감염 빈도가 감소하고 있으며 일반적으로 수술과 항생제를 같이 사용한 골수염의 치료율은 70~80%로 추정되며 재발은 20~30%에서 일어난다. 최근에는 메티실린 내성 황색포도상구균 감염의 증가로 항생제 선택이 점점 어려워지고 있다.

2. 난치성 골수염의 정의 (Defining of Refractory Osteomyelitis)

적절한 중재적 요법, 치료기법에 대해서 다양한 이견이 있으며, 얼마 동안 호전이 없어야 만성 또는 난치성 골수염인지 개념 정리가 확실하지 않은 상태이나 짧게는 4~6주를, 길게는 6개월을 경계로 급성과 만성 골수염으로 나눌 수 있다, 괴사조직제거술 등 수술요법과 4~6주의 항생제치료에도 반응이 없으면 난치성 골수염이라 할 수 있다. 이 기간 동안에 혈관재형성이 이루어져 감염이 치료되어야 하지만 계속 감염이 있다는 것은 적절한 괴사조직제거가 되지 않았다는 뜻이다. 타 동반질환이 있는 환자에서 항생제투여기간이 끝나지 않더라도 감염에 대한 치료반응이 없거나 흉골, 척추, 두개골기저부가 침범되었을 경우 난치성 골수염이라고 본다.

3. 환자 분류(Patient Classification)

골수염을 분류하는 여러 방법들이 있으나 Cierny-Mader 분류법이 감염경로 및 원인, 감염부의 해부학적 위치, 환자의 건강 및 생리학적 상태 등을 포함하고 있어 임상치료의 방향을 잘 제시하고 있다. 또한 Cierny-Mader 분류법은 HBOT를 보조적으로 적용하여 치료효과를 얻는 단계를 잘 나타내고 있다.

Cierny-Mader 분류법은 급성이나 만성의 분류가 없으며 골감염의 해부학적인 침범부위(1, 2, 3, 4기), 환자의 생리적 상태와 치료반응에 영향을 미치는 국소적인 요인에 따라서 분류하였다(그림 8-1). 현재 이 분류법은 장골의 골수염치료법 결정과 예후 파악에 장점이 많아 임상에서 많이 사용되고 있는데, 수술 시행여부와 수술방법을 결정하는데 유용하다. 1기(Medullary osteomyelitis)는 염증이 수질부내에 국한된 것으로 혈행성 감염이 이에 해당된다. 2기(Superficial osteomyelitis)는 접촉성 전파에 의한 감염으로 연부조직 감염상처의 기저에 감염된 괴사성 뼈조각이 연결되어 있다. 3기(Localized osteomyelitis)는 골피질 전층의 부골형성으로 수술적 치료가 필요하지만 뼈의 안정성은 유지되는 반면, 4기(Diffuse osteomyelitis)는 뼈의 전층이 감염되어 감염부위 뼈의 중간절제술을 해야만 치료가 가능하므로 수술 전후에 뼈의 안정성을 소실하게 된다. 환자의 상태는 A, B, C로 분류되는데(표 8-1) A는 생리적, 대사적, 면역적인 이상이 없고 정상인 경우이며, B는 전신적 혹은 부분적으로 면역손상이 있는 경우이다. C는 질환 자체에 의한 손실보다 치료에 의한 손실이 큰 경우이다. B는 동반되는 질환 상태가 전신적으로 나타나는 BS와 골수염 부위에만 국소적으로 나타나는 BL, 전신과 국소에 모두 나타나는 BLS로 다시 구분한다. 표 8-2가 Bs와 BL의 동반질환과 상태 등을 예시하고 있다. 이 분류법은 병태생리에 대한 이해가 쉽고 치료와 환자의 상태에 따라 병기가 바뀔 수 있는 가변성을 지니고 있다. 이러한 골수염의 분류가 감염을 기술하고 수술의 필요성을 결정하는데 도움이 되지만 인공관절이나 인공삽입물 혹은 작은 뼈의 감염이나 척추염 같은 특별한 경우에 모두 적용되기는 어렵다. 보조요법으로 HBOT를 시행하는 단계는 3B와 4B이며 환자가 당뇨병, 말초혈관질환, 상처부위를 덮지 못하는 광범위한 연조직 반흔을 동반한 경우에도 HBOT 보조요법이 효과 있다. 또한 면역저하나 영양불량으로 환자 상태가 나쁜 경우, 환자가 추가적인 수술을 거부하는 경우에도 HBOT 보조요법이 효과를 나타낸다.

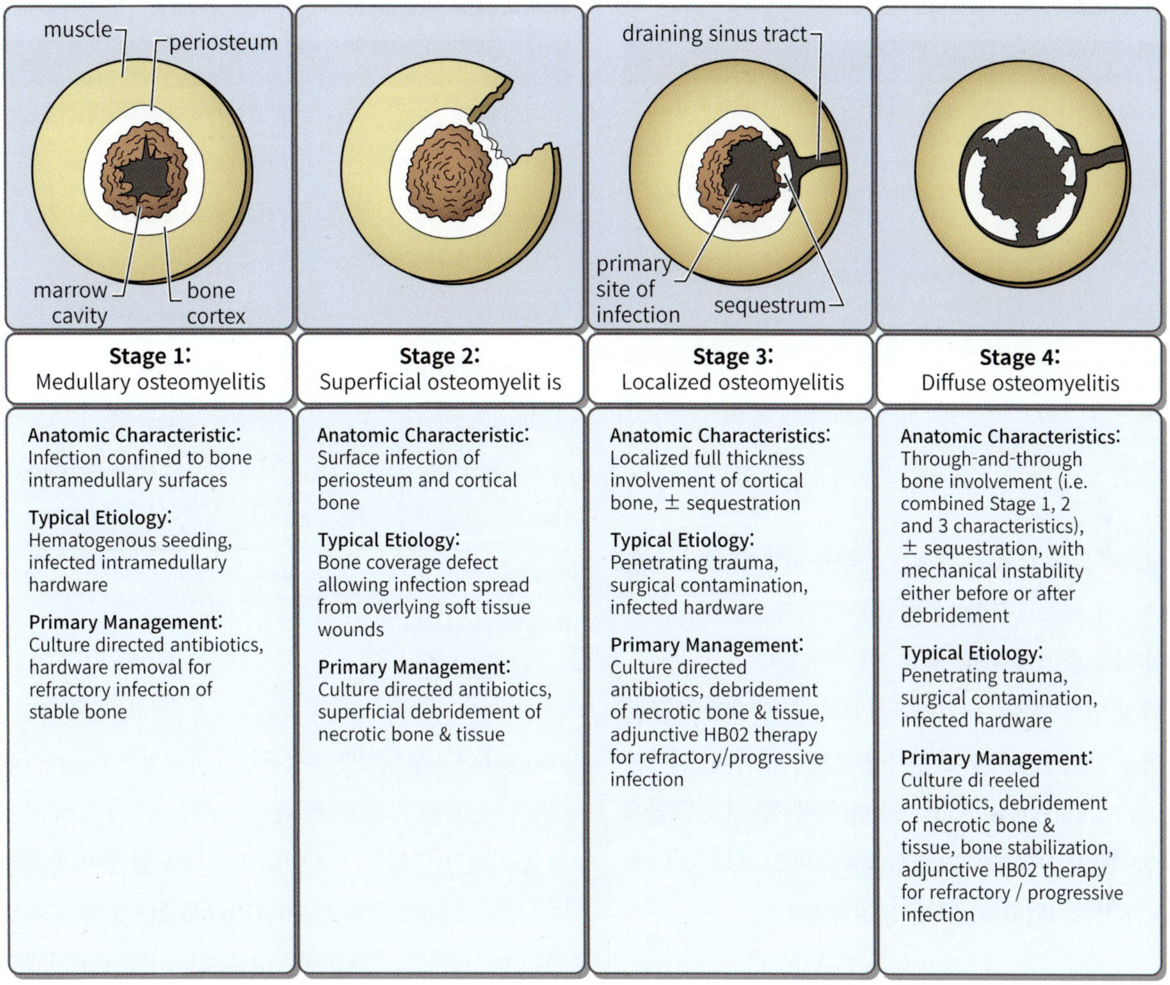

그림 8-1. Cierny-Mader's Anatomic Staging (Reproduced from Hart BB. Refractory Osteomyelitis. In: Moon RE, et al. Hyperbaic Oxygen Therapy INDICATIONS 14TH EDITION. UNDERSEA AND HYPERBARIC MEDICAL SOCIETY. Florida: Best Publishing Company;2019:266).

4. 특수한 부위 골수염에서의 적응증 (Special Indications)

뇌신경 주위의 골격에서 생기는 골수염이나 감염이 생기면 위중한 경과를 보이는 골수염의 경우 보조적 HBOT가 효과적이다. 흉골, 하악골, 두개골, 척추 등의 골수염이 여기에 해당된다. 정중흉골절개술 후 발생한 흉골골수염은 생명을 위협하는 드물게 나타나는 부작용이다(0.4~8.4%). 광범위한 괴사조직제거술과 이식 수술을 하더라도 재발율은 3~8%에 이르며 치사율은 20~35%로 높다. 심장수술 후의 흉골열개(sternal dehiscence) 또는 골수염의 경우 Yu 등은 HBOT 보조요법을 시행하여 좋은 치료 성과를 보고하였다. 척추골수염에서 내과적 치료는 25%에서 실패하고 고정장치 제거 및 광범위한 괴사조직제거술을 필요로 하며 이환율은 29%, 사망률은 12%에 달한다. 두개골골수염은 모든 골수염의 1.5%를 차지하며 개두술을 시행한 환자의 2~9%에서 나타나고 사망률은 20~40% 정도로 높다. 하악골은 상악골에 비해 혈관분포가 적어 감염이 더 잘 일어날 수 있으나 수술 시 접근이 용이하여 괴사조직절제술을 하기 쉽고 인근 조직의 측부혈류가 잘

표 8-1. Host Physiologic Class

A Host	B Host	C Host
Normal Physiology	Systemic Compromise (Bs)	Osteomyelitis treatment or physiologic outcome is worse for host than ongoing disease
	Local Compromise (BL)	
	Concurrent Local and Systemic Compromise (BLS)	

(Reproduced from Hart BB. Refractory Osteomyelitis. In: Moon RE, et al. Hyperbaic Oxygen Therapy INDICATIONS 14TH EDITION. UNDERSEA AND HYPERBARIC MEDICAL SOCIETY. Florida: Best Publishing Company;2019;267).

표 8-2. Class B Host Compromising Factors

Systemic Factors (Bs)	Local Factors (BL)
Malnutrition	Chronic lymphedema
Renal failure	Venous stasis
Diabetes mellitus	Major vessel compromise
Chronic hypoxia	Arteritis
Malignancy	Extensive scarring
Immune deficiency	Radiation fibrosis
Immunosuppression	Small vessel disease
Extremes of age	Complete loss of local sensation
Tobacco abuse	

(Reproduced from Hart BB. Refractory Osteomyelitis. In: Moon RE, et al. Hyperbaic Oxygen Therapy INDICATIONS 14TH EDITION. UNDERSEA AND HYPERBARIC MEDICAL SOCIETY. Florida: Best Publishing Company;2019;267).

형성되어 있어 감염 시 예후는 장골에 비해 더 좋다. 수술과 항생제 치료에도 반응하지 않는 경우에 HBOT 보조요법이 하악골의 골수염에 좋은 치료법이 된다.

악성 외이도염은 뇌기저골감염의 한 형태로 측두골 감염을 일으키는 매우 드문 질환으로 가장 흔한 원인균은 Pseudomonas aeroginosa이다. 항생제요법의 발달에도 불구하고 사망률이 10~20%에 이르며 Tisch와 Maier는 HBOT 보조요법의 유용성을 보고하였다.

III. 고압산소치료의 임상적 적용

Cierny-Mader Stage 1과 2는 일차적으로 항생제요법과 괴사조직제거술을 시행한다. Stage 3B와 4B는 반드시 보조적 HBOT를 고려하여야 한다. 골수염 치료를 하는데 보조적 HBOT를 적용하느냐의 여부는 기존 표준 치료에 대한 임상적 반응을 보고 결정하여야 한다. 대부분 수술 후 HBOT를 하지만 소아의 경우, 중추신경계 근처 골조직의 염증 같은 경우에는 HBOT와 항생제요법을 먼저하고 수술을 하기도 한다. 골수염의 HBOT에 대한 AHA Class Recommendations을 표 8-3에 정리하였다.

감염골조직의 저하된 산소분압이 정상치 이상으로 올라 가도록 HBOT의 압력을 조절하는 것이 필요하며 Mader의 연구에 의하면 산소분압의 목표치는 150 mmHg 이상이 권장된다. 동물실험에서는 산소분압 150 mmHg를 유지하기 위해서는 적어도 2.0 ATA 압력이 필요하나 Mader 모델에 의하면 2.0 ATA에서 산소분압이 겨우 104 mmHg에 도달하기에 임상효과가 나타나기 위해서는 적어도 2.0 ATA 이상이 필요하며, 모든 임상 연구 들이 2.0~3.0 ATA를 보고하고 있다. 좋은 치료반응을 보인 연구들은 대부분 2.4~2.5 ATA이며 치료효과와 산소독성의 위험 모두를 생각하면 2.4~2.5 ATA가 적절한 압력이다.

HBOT의 1회 지속시간, 횟수에서도 여러 방법들이 있으나 1회의 HBOT 시간이 보통 90~120분이며 하루에 한 번, 일주일에 5~7일 치료한다. 부종, 허혈, 염증, 재관류손상 등의 부작용을 줄이고 HBOT의 효과를 극대화시키기 위하여 수술 후 2~3일 동안은 하루 2번 하는 경우도 있다. 특수한 부위 골수염에서 기존 치료에 반응이 없고 염증이 진행되는 경우에도 이 방법을 적용할 수 있다. 치료횟수는 심각성, 감염 부위, 동반질환 유무, HBOT에 대한 반응에 따라 달라지며 14회에서 100회 이상까지 다양하나

표 8-3. Summary of AHA Class Recommendations for HBOT of Osteomyelits

	Patient descriptors	Treatment method combination	AHA class recommendation
Long bone / non-specified	Adult	HBO_2 antibiotics and debridement	Class lla
	Adult	HBO_2 and antibiotics	Class llb
	Adult	HBO_2 alone	Class III
	Before debilitating surgery / amputation	HBO_2, antibiotics and limited debridement	Class lla
Mandibular	Adult	HBO_2 antibiotics and debridement	Class lla
	Adult	HBO_2 and antibiotics	Class llb
	Adult	HBO_2 alone	Class III
	Child	HBO_2, antibiotics and limited debridement	Class lla
	Child	HBO_2 and antibiotics	Class lla
Spinal	Before debridement surgery/hardware removal	HBO_2 and antibiotics	Class lla
	All patients	HBO_2, antibiotics and limited debridement	Class lla
Cranial	Before debridement surgery/hardware removal	HBO_2 and antibiotics	Class lla
	All patients	HBO_2, antibiotics and limited debridement	Class lla
Malignant otitis external	Tisch Stage III or IV	HBO_2, antibiotics and debridement	Class lla
	Tisch Stage I or II	HBO_2, antibiotics and debridement	Class llb
Sternal	All patients	HBO_2, antibiotics and limited debridement	Class lla
Diabetic ulcers	Wagner Grade 3 or 4	HBO_2, antibiotics and limited debridement	Class I

(Reproduced from Hart BB. Refractory Osteomyelitis. In: Moon RE, et al. Hyperbaic Oxygen Therapy INDICATIONS 14TH EDITION. UNDERSEA AND HYPERBARIC MEDICAL SOCIETY. Florida: Best Publishing Company;2019:269).

대부분 20~50회를 보고하고 있다. 이상적인 치료횟수는 정할 수 없으나 질병의 중한 정도, 임상반응, 재발위험성 등 모든 것을 고려하여 결정하여야 한다.

초기에 괴사조직제거술을 하고 적절한 항생제투여와 보조적 HBOT로 호전이 나타나면, 골조직에서 혈관재형성이 적절하게 이루어질 때까지 계속하여야 한다. 이 기간이 보통 4~6주 걸리며 앞에서 서술한 20~40회의 HBOT를 하게 된다. 4~6주의 HBOT로 대부분 충분한 효과를 볼 수 있으나, 골수염 외에 환자에게 생리적, 대사적, 면역적인 문제(Host compromising factors)가 있는 Cierny-Mader B인 경우에 항생제 투여와 HBOT를 1~2주 더 연장하며 효과가 나타나지 않으면 추가적 괴사조직절제술을 고려해야 한다. **그림 8-2**는 난치성 골수염에서 보조적 HBOT를 시행하는 순서도를 보여주고 있다.

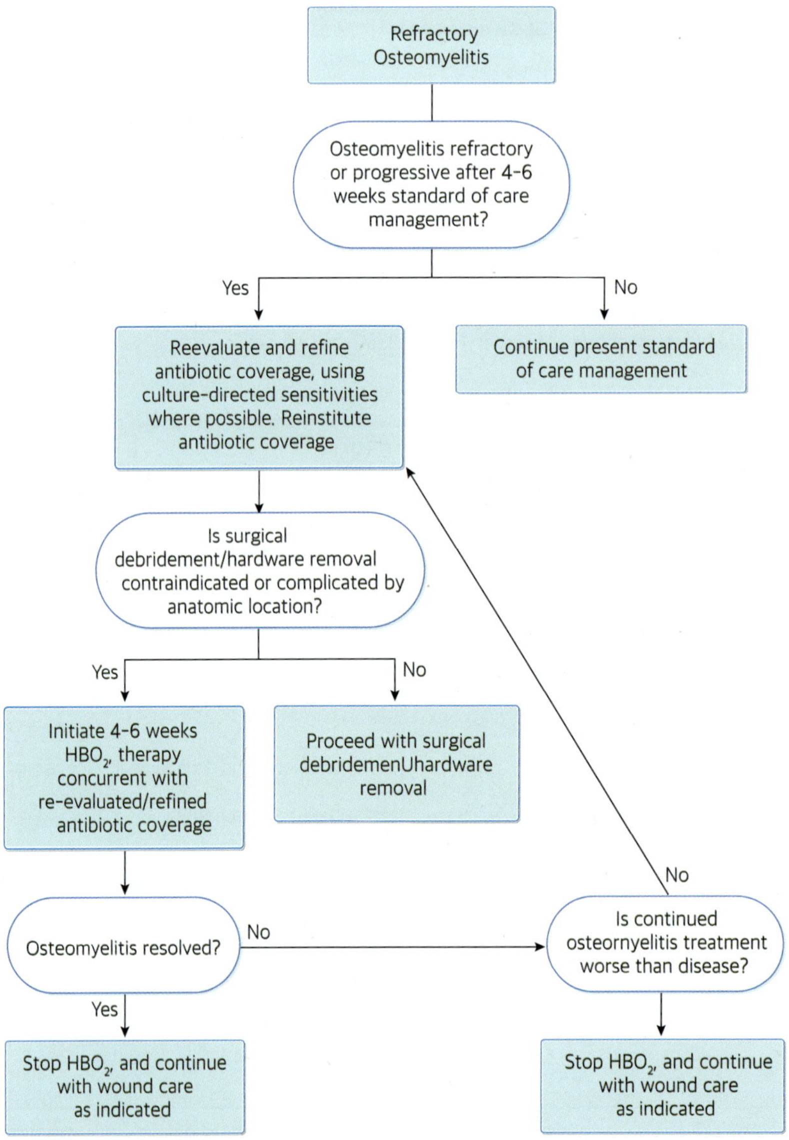

그림 8-2. Flowchart for HBOT of Refractory Osteomyelitis (Reproduced from Hart BB. Refractory Osteomyelitis. In: Moon RE, et al. Hyperbaic Oxygen Therapy INDICATIONS 14TH EDITION. UNDERSEA AND HYPERBARIC MEDICAL SOCIETY. Florida: Best Publishing Company;2019;271).

IV. 골수염에서 HBOT의 임상결과

표 8-4는 HBOT보조요법을 골수염치료에 적용한 여러 임상연구 결과를 보여주고 있다. 골수염의 발생, 진행 등에 많은 변수들이 있다는 점과 대조군 연구가 힘들어 무작위대조군 연구가 없다는 점 때문에 HBOT효과를 증거기반의학으로 완전히 설명할 수는 없으나 실험실연구와 임상연구에서 HBOT 효과가 충분히 입증되므로, 4~6주의 적절한 항생제 치료와 한번 이상의 괴사조직제거술을 했음에도 불구하고 치료가 안될 경우 HBOT는 충분히 추천될 수 있는 치료방법이다. 2~2.5 ATA, 90~120분의 치료시간, 하루 한 번으로 치료하는 방법이 일반적이다.

Delasotta 등은 골절 후에 생길 수 있는 외상 후 골수염, 특히 동반되는 질환으로 인해 상태가 나쁜 환자에서 초기에 HBOT를 추천한다고 하였다. 두개골, 척추의 골수염의 경우 HBOT가 필수적 보조치료방법이다. 골수염에서 모든 연구들이 적절한 수술과 항생제투여가 중요하다고 강조하고 있고 HBOT는 절대로 다른 치료를 대체할 수 없으며 추가적인 보조요법임을 지적하고 있다.

표 8-4. Clinical Articles on Adjunctive Hyperbaric Oxygen Therapy in Chronic Refractory Osteomyelitis

REFERENCES	YEAR	SUCCESS RATE
Slack and colleagues	1965	5/5
Depenbusch and colleagues	1972	35/50
Davis	1977	63/89
Morrey and colleagues	1979	34/40
Davis and colleagues	1986	34/48
Aitasalo and colleagues	1998	26/33
Maynor and colleagues	1998	21/26
Chen and colleagues	2004	12/13
Kemmer and colleagues	2006	54/79

(Reproduced from Niinikoski J. Hyperbaric Oxygen Therapy in Chronic Osteomyelitis. In: Neuman TS, Thom SR. PHYSIOLOGY AND MEDICINE OF HYPERBARIC OXYGEN THERAPY. Philadelphia: SAUNDERS;2008;424).

REFERENCE

1. Basset CAL, Herrmann I. Influence of oxygen concentration and mechanical factors on differentiation of connective tissues in vitro. Nature 1961;190:460-1.
2. Chen F, Lü GH, Kang YJ, Wang B, Li J. The treatment of deep wound infection after posterior thoracic and lumbar instrumentation. Zhonghua Wai Ke Za Zhi 2005;43(20):1325-7.
3. Coulson DB, Ferguson AB Jr, Diehl RC Jr. Effect of hyperbaric oxygen on the healing femur of the rat. Surg Forum 1966;17:449-50.
4. Delasotta LA, Hanfl ik A, Bicking G, Mannella WJ. Hyperbaric oxygen for osteomyelitis in a compromised host. Open Orthop J 2013;7:114-7.
5. Esterhai JL Jr, Pisarello J, Brighton CT, et al. Adjunctive HBOT in the treatment of chronic refractory osteomyelitis. J Trauma 1987;27:763-8.
6. Handschel J, Brüssermann S, Depprich R, Ommerborn M, Naujoks C, Kübler NR, et al. Evaluation of hyperbaric oxygen therapy in treatment of patients with osteomyelitis of the mandible. Mund Kiefer Gesichtschir 2007;11:285-90.
7. Hart BB. Refractory Osteomyelitis. In: Moon RE, et al. Hyperbaic Oxygen Therapy INDICATIONS 14th ed. UNDERSEA AND HYPERBARIC MEDICAL SOCIETY. Florida: Best Publishing Company;2019. P. 263-92.
8. Hohn DC. Oxygen and leukocyte microbial killing, in hyperbaric oxygen therapy. Davis JC, Hunter TK eds. Bethesda, Maryland: Undersea Medical Society; 1977. 101-10.
9. Jain KK. Textbook of Hyperbaric Medicine. Berlin: Springer;2017. p. 165-9.
10. Kemmer A, Stein T, Hierholzer C. Persistent osteomyelitis. In: Mathieu D. Handbook on Hyperbaric Medicine. Berlin: Springer; 2006. P. 429-49.

11. Kindwall EP, Whelan HT. Hyperbaric Medicine Practice, 2nd ed. rev. Flagstaff, Ariz: Best Publishing Company; 1999. p. 603-16.
12. Knighton DR, Halliday B, Hunt TK. Oxygen as an antibiotic. A comparison of inspired oxygen concentration and antibiotic administration on in vivo bacterial clearance. Arch Surg 1986;121:191-5.
13. Lew DP, Waldvogel FA. Osteomyelitis Lancet 2004;364(9431):369-79.
14. Mader J, Shirtliff M, Calhoun J. The use of hyperbaric oxygen in the treatment of osteomyelitis.
15. Mader JT, Brown GL, Guckian JC, et al. A mechanism for the amelioration by hyperbaric oxygen of experimental staphylococcal osteomyelitis in rabbits. J Infect Dis 1980;142:915-22.
16. Mader JT, Guckian JC, Glass DL, et al. Therapy with hyperbaric oxygen of experimental osteomyelitis due to Staphylococcus aureus in rabbits. J Infect Dis 1978;138:312-8.
17. Mader JT, Ortiz M, Calhoun JH. Update on the diagnosis and management of osteomyelitis. Clin Podiatr Med Surg 1996;13(4):701-24.
18. Mader JT, Shirtliff ME, Bergquist SC, Calhoun J. Antimicrobial treatment of chronic osteomyelitis. Clin Orthop Relat Res. 1999;(360):47-65.
19. Makley JT, Heiple KG, Chase SW, et al. The effects of reduced barometric pressure on fracture healing in rats. J Bone Joint Surg 1967;49A:903-14.
20. Mendel V, Reichert B, Simanowski HJ, Scholz HC. Therapy with hyperbaric oxygen and cefazolin for experimental osteonyelitis due to staphylococcus auerus in rats. Undersea Hyperb Med 1999;26:169-74.
21. Mendel V, Simanowski HJ, Scholz HC. Synergy of HBO_2 and a local antibiotic carrier for experimental osteomyelitis due to Staphylococcus aureus in rats. Undersea Hyperb Med 2004;31:407-16.
22. Moon RE, et al. Hyperbaic Oxygen Therapy INDICATIONS 14TH EDITION. Undersea and Hyperbaric Medical Society. Florida: Best Publishing Company; 2019. p. 263-92.
23. Niinikoski J, Hunt TK. Oxygen tensions in healing bone. Surg Gynecol Obstet 1972;134:746-50.
24. Niinikoski J. Hyperbaric Oxygen Therapy in Chronic Osteomyelitis. In: Neuman TS, Thom SR. Physiology and Medicine of Hyperbaric Oxygen Therapy. Philadelphia: Saunders; 2008. p. 419-26.
25. Niinikoski J. Physiologic effects of hyperbaric oxygen on wound healing processes. In: Mathieu D. Handbook on Hyperbaric Medicine. Berlin: Springer; 2006. 135-45.
26. Park MK, Myers RAM, Marzella L. Oxygen tensions and infections: Modulation of microbial growth, activity of antibiotics, and immunologic responses. Clin Infect Dis 1992;14:720-40.
27. Penttinen R, Niinikoski J, Kulonen E. Hyperbaric oxygenation and fracture healing. A biochemical study with rats. Acta Chir Scand 1972;138:39-44.
28. Penttinen R, Rantanen J, Kulonen E. Fracture healing at reduced atmospheric pressure. A biochemical study with rats. Acta Chir Scand 1972;138:147-51.
29. Slack WK, Thomas DA, Perrins D. Hyperbaric oxygenation chronic osteomyelitis. Lancet 1965;14:1093-4.
30. Strauss MB. Refractory oseomyelitis. J Hyerbaric Med 1987;2:147-59.
31. Tisch M, Maier H. Malignant external otitis. Laryngorhinootologie 2006;85:763-9.
32. Verklin Jr, RM, Mandell GL. Alteration of effectiveness of antibiotics by anaerobiosis. J Lab Clin Med 1977;89(1):65-71.
33. Waldvogel FA, Medoff G, Schwartz MN. Osteomyelitis:A review of clinical features, therapeutic considerations and unusual aspects. N Engl J Med 1970;282:198-206.
34. Yablon IG, Cruess RL. Effect of hyperbaric oxygenation on fracture healing in rats. J Trauma 1968;8:186-202.
35. Yu WK, Chen YW, Shie HG, Lien TC, Kao HK, Wang JH. Hyperbaric oxygen therapy as an adjunctive treatment for sternal infection and osteomyelitis after sternotomy and cardiothoracic surgery. J Cardiothorac Surg 2011;6:141-6.

CHAPTER 09

동맥기능부전

Arterial Insufficiency

전주예수병원 혈관이식외과 **김 미 진**

Department of Vascular & Transplantation Surgery, Presbyterian Medical Center
Kim Mi Jin., M.D,

○ 개요

동맥 부전(arterial insufficiency)이란 동맥을 통한 혈액의 흐름을 늦추거나 멈추게 하는 모든 상황을 가리킨다. 다양한 원인에 의해 동맥의 내경이 좁아지거나 막히게 되고 결국 동맥 부전을 유발하게 된다. 이러한 동맥 부전은 신체 어느 부위에나 발생할 수 있으며 발생하는 장기에 따라 다양한 증상이 발생한다. 그러나 공통적으로 동맥의 혈류 부족으로 인한 산소 공급이 충분치 않아 발생하는 저산소증이 증상들의 원인이 된다.

발생하는 장기에 따라 동맥 부전을 지칭하는 용어들에 약간의 차이를 보인다.

1) 뇌 동맥 부전: 뇌경색(stroke)

2) 심장 관상동맥 부전: 심근경색(acute coronary attack)

3) 사지의 말초동맥 부전: 말초동맥질환(peripheral arterial disease)

가장 흔한 원인으로는 동맥경화(arthrosclerosis)로 말초 동맥질환에서 특히 흔하게 나타난다. 이러한 동맥경화는 평균 50~70세 사이에 주로 발생하게 된다. 이러한 동맥경화 병변이 있는 경우 약 10%에서 혈전 색전으로 인한 동맥의 폐색이 발생할 수 있는 것으로 알려져 있다. 그 외에 심인성으로 발생하는 색전으로 인한 폐색이 동맥 부전의 또 다른 원인이다. 그리고 흔하지는 않으나 버거씨 병으로 불리는 동맥에 발생하는 염증성 질환인 혈관염이 사지의 중간 및 소동맥의 부분적 염증(segmental inflammation)을 유발하여 동맥 부전을 일으킬 수 있는 것으로 알려져 있다.

이러한 병적인 상황 외에도 동맥 부전은 여러 가지 외상으로도 발생할 수 있다. 외상으로 인한 동맥의 손상(절단 등)이나 조직의 심한 손상 등으로 인해 동맥 부전이 발생할 수 있는 것으로 알려져 있다.

동맥부전의 가장 좋은 치료는 혈액의 소통을 회복시키기 위해 혈관을 재개통하는 것이다. 재개통에는 우회수술(bypass)과 같은 외과적 치료법과 혈관내 시술(percutaneous transvascular arterioplasty)과 같은 인터벤션 시술이 있고, 이렇게 직접적인 개통이 어려운 경우 약물치료를 통해 혈류의 흐름을 호전시키는 방법이 있다.

이러한 다양한 방법을 통해 환자의 혈류를 확보하고자 하나 이것이 잘 이루어지지 않는 경우 하지 절단이 필요한 상황도 많이 보고된다.

○ 주요사진

Major Mechanism of HBOT on Arterial Insufficiency

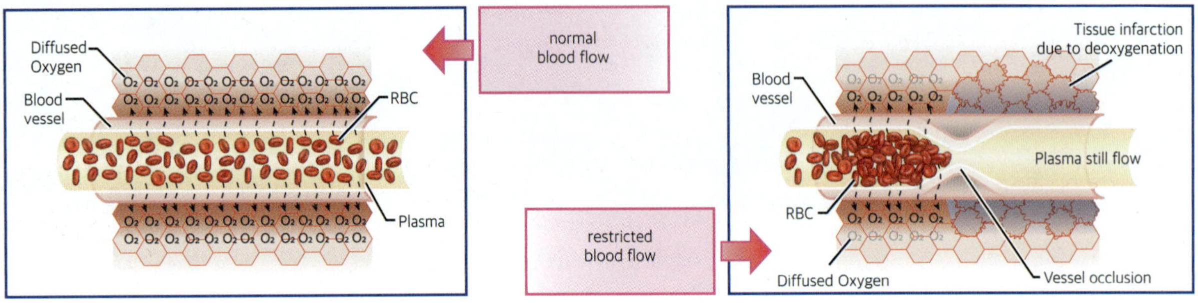

1. Primary mechanism: Hyperoxygenation

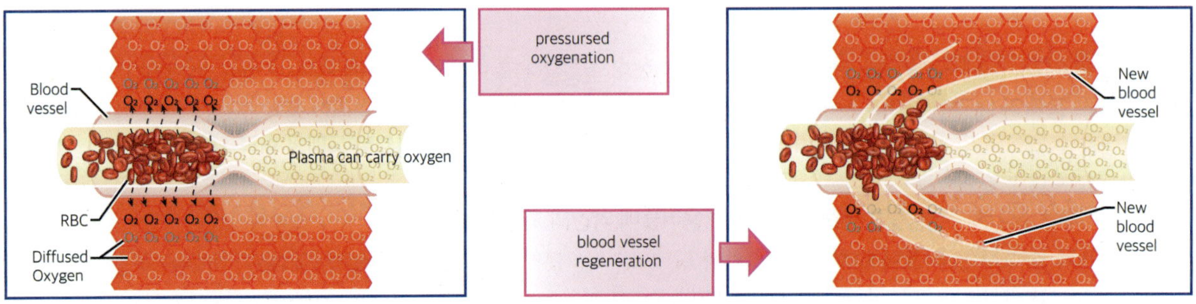

2. Secondary mechanism: neovascularization

○ Keywords

뇌동맥부전 • 심장관상동맥부전 • 말초동맥부전,경피적산소분압 • 고압산소치료

I. 고압산소치료 기전

1. 뇌동맥 부전

1) 동맥의 부분 산소압력(arterial partial pressure of oxygen) 강화 및 산소 전달을 개선하며 뇌 조직으로의 산소 공급을 증가시킨다.
2) 혈액-뇌 장벽(Blood-Brain Barrier)를 안정시키고 뇌부종을 감소시킨다.
3) 뇌 대사 개선을 통해 충분한 에너지 생성 및 세포 이온의 항상성을 보존한다.
4) 뇌 혈류(cerebral blood flow) 및 뇌부종(brain edema) 감소를 조절(modulating)하여 뇌내 압력(intracranial pressure)을 감소시킨다.
5) 뇌경색 후 신경의 염증(post-stroke neuroinflammation)을 완화시킨다.
6) 뇌경색 후 세포 사멸과 괴사(post-stroke cell apoptosis and necrosis)를 억제한다.
7) 무산소 부위(anoxic area)의 미세 순환(microcirculation)을 개선하고 뇌의 저산소 허혈(cerebral hypoxia-ischemia)을 감소시킨다.
8) 고압산소치료를 적시에 적절히 적용할 시 산화스트레스(oxidative stress)를 완화하고 뇌경색손상의 병리학적, 생리학적 핵심인 허혈-재관류손상(ischemia-reperfusion injury)을 억제한다.
9) 동맥류성 지주막하출혈(aneurysmal subarachnoid hemorrhage) 환자에서 고압산소치료를 시행하는 경우 지주막하출혈에 의해 유도된 뇌혈관 경련(cerebral vascular spasm)을 감쇠(attenuate)시킨다.
10) 신경 발생(neurogenesis)과 혈관신생(angiogenesis)에 유리한 영향을 미친다.

2. 심장관상동맥부전

심근이 저산소 상태일 때, 관류가 없는 영역에 고압산소치료가 저산소증을 역전시킬 수 있다는 주장에 기초하여 진행된다. 이러한 효과는 산소가 혈액에서 근육 세포로 이동하는 확산 기울기를 크게 증가시킴으로써 달성된다. 개선된 산소 가용성은 산화스트레스에 대한 보호 기전을 유도하여 아래의 여러 효과들을 일으키는 것으로 생각된다.

1) 조직 복구의 조절제로서 결과를 개선한다. 산소는 글루타치온 수치의 증가를 통해 조직과 혈장 모두에서 항산화 효소 발현을 증가시킨다.
2) 지질과산화를 감소시키고, 내피 손상에 대한 반응으로 중성지방의 활성화를 예방하여 허혈-재관류손상을 수정한다.
3) 용량 의존적 방식으로 골수에서 줄기세포 동원을 증가시키고 조직의 신생혈관 형성에 중요한 역할을 하여 조직 치유에 큰 역할을 한다.

3. 말초동맥부전

말초동맥질환 특히 말기 합병증으로 알려진 사지허혈(critical limb ischemia)은 응급상황이다. 이 경우 고압산소치료의 잠재적인 적용과 관련된 생리학적 고려사항은 다음과 같다.

1) 허혈-재관류손상

허혈-재관류손상은 조직에 영양소와 산소가 급성으로 중단되며 조직 손상이 발생할 때 나타난다. 이후 다시 혈액순환이 회복되면 이미 손상되었던 조직에 염증반응 및 산화스트레스가 발생하여 원치 않게 더 많은 조직 손상이 발생하게 되는데 이것이 바로 허혈-재관류손상이다.

세포 수준에서 대사 기질과 산소 공급이 감소하면 삼

인산아데노신 생성량이 감소하여 궁극적으로 세포사멸(cell death)을 초래한다. 이렇게 손상된 조직에서 자유라디칼(free radical), 혹은 반응 종(reactive species)들이 생성되고 결국 미세혈관의 파괴, 세포 외 조직 유출, 염증 매개체 생성 및 호중구 동원(neutrophil recruitment)이 일어난다.

호중구들은 CD-18 표면 단백질복합체에 의존하여 내피(endothelium)에 부착하도록 상향 조절한다.

고압산소치료는 실험적 모델에서 허혈-재관류손상과 관련하여 세 동맥 내피에 부착된 호중구 수를 감소시킬 뿐 아니라 CD-18의 중합(polymerization)을 억제하여 허혈-재관류손상에서 고압산소치료가 긍정적인 효과를 보이는 것으로 말한다.

산화질소는 호중구-내피 부착에 있어서 매우 중요한 조절 인자로 알려져 있다. 산화질소가 감소하게 되면 호중구 부착을 증가시키는 세포 부착 분자(cell adhesion molecule)의 발현이 증가하여 호중구-내피 부착이 증가하게 된다. 이러한 산화질소가 허혈-재관류손상 시 감소를 보인다. 이때 고압산소치료를 시행하게 되면 내피의 산화질소 합성효소(eNOS)의 상향 조절을 유도하여 산화질소를 증가시켜 허혈-재관류로 인한 조직 손상을 감소시킨다.

2) 혈관 수축(vasoconstriction)

혈관 수축은 고압산소 조건 하에서 과산소화에 따른 생리학적인 반응으로 이로 인해 조직의 산소화 저하를 일으키지는 않는다. 또한 고압산소 조건 하에서의 혈관 수축은 조직 손상으로 나타나는 반사적인 혈관확장 및 후속적인 누출(subsequent transudation)을 상쇄할 수 있는 것으로 보고한다. 혈관 수축으로 동맥으로의 유입되는 혈류는 감소하고 정맥에서의 유출되는 혈류는 유지되므로 모세관 횡단 흐름(transcapillary)의 이동으로 인해 세포 외 조직 부종의 순 감소를 가져오는 것이 아마도 세포 산소에 의존하는 기전으로 생각된다.

Struss 등이 진행한 연구에서는 실험으로 구현한 구획 증후군에서 고압산소치료를 진행했고 근육 조직의 괴사 감소를 발견했다. 이론적으로 조직산소화에 대한 부종 장벽의 감소에서 기인한 것으로 생각했다. 고압산소치료를 시행할 때 급성 간질 압력(interstitial pressure)의 감소를 통해 미세 순환이 개선되는 것은 허혈성 사지(critical limb ischemia)를 가진 환자의 치료적인 측면에서 매우 중요한 것이다.

3) 혈관신생

상처 부위 조직의 중앙의 저산소화는 혈관신생을 자극하는 인자로 밝혀져 있다. 고압산소치료는 상처부위의 VEGF 양을 증가시키고 산소 농도 구배를 증가시켜 혈관신생을 자극한다. 또한 혈관신생의 과정 중 일부인 TNF-α 같은 사이토카인들의 상향 조절이 이루어지는 것이 건강한 사람과 허혈이 있는 상처에서 실험적으로 입증되었다. 산화질소-골수기전(nitric oxide bone marrow mechanism)을 통해 순환으로 증가된 내피전구세포(endothelial progenitor cell)의 방축도 고압산소치료에 의해 자극이 되어 허혈성 상처 치유 및 봉합 속도를 개선시키는 것으로 보인다.

4) 상처 회복 향상기전

국소적인 저산소화는 상처나 조직 손상에서 상처 회복을 더디게 하는 인자이다.

상처 회복에는 먼저 면역체계를 통해 국소 염증을 깨끗하게 하는 것이 중요한 하나의 인자이다. 40 mmHg 미만의 저산소증에서는 세균 사멸 효과도 감소하는 것으로 알려져 있다. 백혈구에 의해 도달할 수 있는 세포 사멸은 고압산소치료를 통해 더 높은 수준의 조직 산소에서 더 효과적으로 작용하게 된다.

상처부위의 섬유아세포(fibroblast)에 의한 콜라겐 침착도 국소적인 산소 장력의 영향을 받는다. 상처치유 휴기 단계에서 중요한 기본섬유아세포 성장인자(basic fibroblast growing factor) 생성과 섬유아세포의 증식은 고압산소 조건에서 더 향상된다.

II. 고압산소치료의 적응증

1. 뇌동맥부전

뇌경색 후 환자의 장애 및 기능 문제 발생 시 이러한 기능의 호전을 위해 치료를 적용해 볼 수 있다.

2. 급성 관상동맥증후군

관상동맥증후군으로 조기 재관류화 진행 후 발생하는 심각한 기능저하를 보이는 경우

3. 말초동맥질환

1) 압궤손상(crushing injury): 혈관 수복(vascular repair)에도 불구하고 심각한 허혈성 변화를 보이는 경우
2) 혈관 재관류가 어려운 사지허혈을 보이는 환자
3) 와그너 grade 3 이상의 당뇨발을 보이는 경우 절단부위의 최소화를 위해 진행

III. 고압산소치료

1. 뇌동맥부전(기억력 장애를 동반하는 경우)

1회 2 ATA으로 90min, 5회/주총 40~60회의 치료를 고려

2. 관상동맥증후군

혈관재관류 후 3일째부터 시작, 2 ATA으로 90min, 총 15회 진행

3. 말초동맥질환

1) 심각한 사지허혈을 보이는 경우 2~2.4 ATA으로 90min, 총 10~20회 진행
2) 중증 당뇨발의 경우 항균효과도 함께 높이기 위해 초기 치료로 2.5 ATA으로 90min. 추후 2.2~2.4 ATA으로 90min, 총 치료 횟수 평균 38±8회를 진행

IV. 경피적 산소분압(TcPO$_2$)

1. Grolame 등의 연구자들은 상처부위의 경피적 산소분압을 확인하였으며 100% 산소를 사용하였을 때 일반 실내 호흡과 비교하여 10 torr 이상 상승한 경우 통계학적으로 유의한 상처 회복률을 보였다($p<0.01$).
2. 또 다른 연구에서는 일반 해수면에서 측정한 경피적 산소분압측정값은 고압산소치료의 효용성과 관련하여 예측하는데 큰 의미가 없다고 말한다. 그러나 일반 해수면 압력에서 측정한 기준의 경피적 산소분압 측정값은 상처가 저산소성임을 파악하고, 고압산소요법을 진행하지 않을 때 상처 치유의 실패 위험이 증가한다는 것을 확인하는데 사용 가능하다고 말한다. 그리고 해수면압력에서 산소로 호흡하며 측정하는 경피적 산소분압측정값은 고압산소치료의 효용성과 관련하여 어느 정도의 예측 가치가 있는 것으로 알려져 있다. 이때 경피적 산소분압측정값이 35 mmHg 미만일 경우 실패율은 41%로 보고한다. 이 검사의 정확도는 약 69%로 보고한다. 또한 고압산소챔버 내에서 고압산소 호흡 중 측정하는 경피적 산소분압측정치는 컷오프 점수를 200 mmHg로 가지며 고압요법의 성공과 실패를 구분하는 최고의 단일 식별 인자로 제공된다.

결국 챔버 내의 경피적 산소분압측정치와 일반 해수면 압력에서의 공기 호흡 상태의 경피적 산소분압측정치의

조합이 positive predictive value(PPV)를 개선하여 정확도를 높일 수 있으며 만약 챔버 내 경피적 산소분압측정치가 없으면 일반 해수면 압력 상태의 산소호흡값을 활용해야 하겠지만 가능하면 챔버 내 경피적 산소분압측정 값을 활용하여 고압산소치료 환자를 선택하는 것을 추천한다(표 9-1).

1) 당뇨발 상처의 경우 경피적 산소분압값이 100% 산소 2기압에서 100 mmHg 미만을 보일 시 200 mmHg를 보일 때와 비교하여 고압산소의 이익이 14% vs 84%로 차이를 보였다. 또 다른 연구에서 일반 대기 압력에서 34 mmHg의 경피적 산소분압값을 보이는 경우 혈관재관류(revascularization)를 필요로 하는 cut-off 레벨임을 발견하였다.
2) 허혈성 상처관리에서 고압산소치료의 접근을 위해 제안된 치료 접근의 알고리즘을 하기 그림 9-1에서 확인할 수 있다.

V. 최근 연구 검토

1. 뇌동맥부전

대부분의 임상 연구 등이 여전히 표준화된 결과 측정이나 음성 대조군이 부족한 상태이다. 지금까지 보고된 잘 설계된 것으로 보인 무작위대조군 임상시험들 사이에서는 결론 간 불일치를 보여 실제 임상에서의 효과는 불분명하게 결론지어 진다. 이런 잘 설계된 것으로 보인 시험들을 포함한 11건의 RCT에 대한 코크란 연구가 2014년에 발표되었으며 이 연구에서 사망률에 대한 결과는 고압산소 시행하지 않은 군이 시행한 군과 비교하여 6개월 사망률이 차이가 없다고 보고한다. 그러나 환자의 장애 및 기능에 관한 평가에서는 고압산소치료를 시행한 환자 군에서 4개 항목의 개선을 확인할 수 있었다. 따라서 이 코크란 연구는 급성기 허혈성 뇌경색환자에서 고압산소치료를 시행하는 경우 임상적 결과가 개선되는 것을 나타내는 근거는 아직 충분하지 않다고 결론 내렸다. 그러나 아직 고압산소치료가 임상적 효과에 대한 혜택이 있을 수 있는 가능성은 배제할 수 없으나 추가적인 연구가 필요하다고 결론 내렸다.

표 9-1. $TcPO_2$ 수치와 그 의미

환자 상태	의미
일반 해수면 압력 상태의 일반 호흡	1. 조직 저산소증의 존재 여부를 판단 2. 고압산소치료의 효용성을 예측하는 데는 의미 없음
일반 해수면 압력 상태의 산소 호흡	1. 고압산소치료의 효용성을 예측하는데 약 69%의 정확도를 보임. 2. 35 mmHg미만일 경우: 실패율은 41%를 보임
고압챔버 내에서의 산소 호흡	1. 고압산소치료의 효용성을 예측하는 가장 좋은 인자 (74%의 신뢰성을 보임) 2. 200 mmHg를 기준으로 성공과 실패의 구분 가능

2. 관상동맥증후군

2015년에 6개의 연구를 포함하여 총 665명의 환자를 통해 진행된 코크란 연구를 보면 고압산소치료를 시행한 급성관상동맥증후군 환자에서 사망 위험에 대해 5개의 연구에서 언급하고 있었고 약 42%까지 감소하는 것이 연관 관계가 있음을 보여줬다(RR: 0.58, [95% CI 0.36~0.92], 낮은 품질의 근거). 이 연구에서 급성관상동맥증후군을 가진 환자에서 고압산소치료를 시행하는 경우 사망 위험성, 손상된 심근육의 양, major adverse coronary event (MACE)의 위험 및 허혈성 통증에서 회복되는 시간의 감소들과 관련이 있다고 보고하였다. 그리고 이 중 산소 독성을 보인 환자는 없었으나 한 명에서 고막의 압력손상(barotrauma)을 보고하였다. 그러나 연구들의 방법론적인 단점들이나 환자 수에 대한 관점에서 볼 때 이러한 결과는 신중한 해석이 필요하다. 그리고 이러한 결과가 고압산소치료의 일반

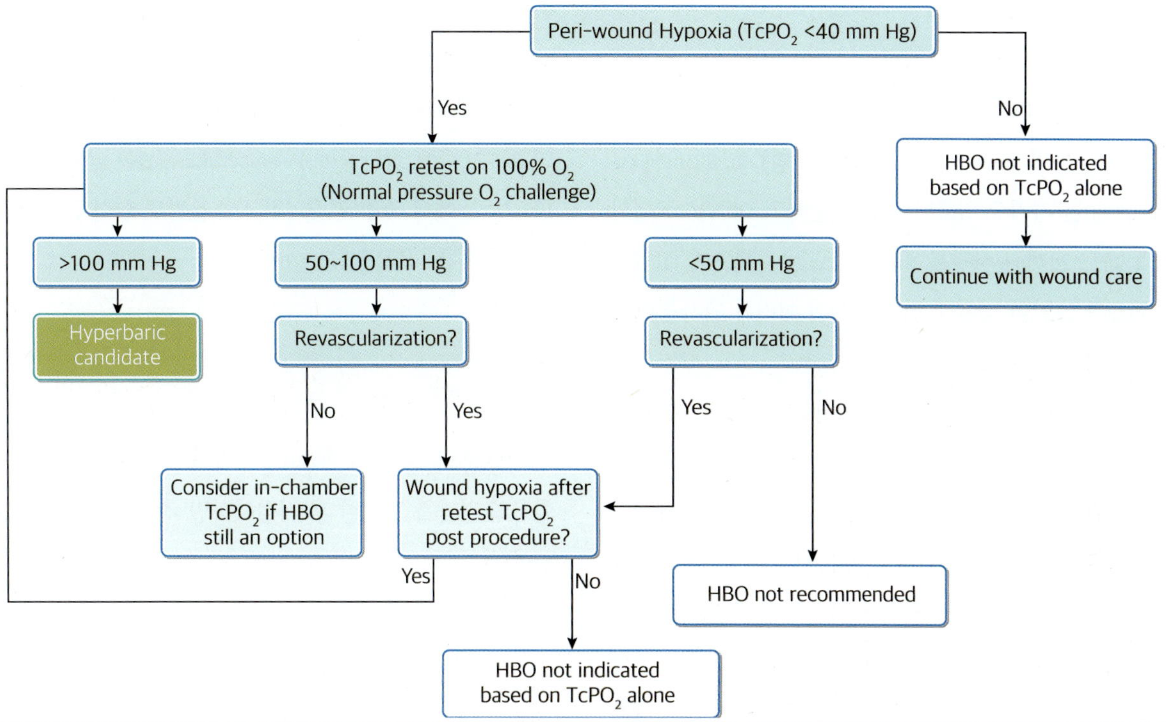

그림 9-1. 허혈성 상처관리에서 고압산소치료의 접근을 위해 제안된 치료 접근

적인 적용을 정당화할 수는 없다는 것을 기억해야 한다.

또 다른 연구에서는 관상동맥증후군에 발생하는 심각한 기능 저하의 후기 지표 LVEF로 고압산소치료를 진행군과 치료를 진행하지 않은 군간의 LVEF를 평가하였고 대조 군에 비해 고압산소치료 군이 더 호전된 결과를 보고하기도 하였다.

그리고 2020년 Patricia 등에 의해 발표된 연구에서는 급성관상동맥증후군 후 조기 재관류화를 시행했음에도 불구하고 결과가 좋지 않았던 허혈성 심장질환 환자들을 대상으로, 고압산소치료를 시행한 결과를 보고하였다. 이 연구에서는 혈관 재관류를 시행한지 3일째 되는 날부터 2기압 90분간의 고압산소치료를 총 15세션 진행하였다. 그리고 허혈 범위를 나타내는 합산휴식점수를 평가하였고 고압산소치료를 진행한 그룹에서 합산휴식점수가 감소한 것을 확인하였으며(HBOT: 20 ± 6.0 vs. 12.7 ± 8.1; p = 0.0017; control: 23 ± 8.2 vs. 16.7 ± 6.6; p = 0.031), 좌심실 박출량도 향상된 결과(HBOT: 44 ± 22.1% to 57.2 ± 15.4% [p = 0.011] control: 45.9 ± 18.2% to 55 ± 12.1% [p = 0.044])를 보이는 것으로 보고하였다. 이에 이 연구에서는 결론적으로 STEMI 환자들에서 고압산소치료를 진행하는 것은 관류 개선 및 심박출량 회복에 영향을 미친다고 말한다.

3. 말초동맥질환

1) 압궤손상

Bouchouret 외 몇 연구자들이 급성 압궤손상환자들에 대한 무작위 대조 이중 맹검시험을 시행하였고 이때 치유시간 및 입원기간은 두 그룹에서 유사했으나 고압산소치료 군이 대조 군에 비해 완전한 치유가 더 많이 이루어 졌다. (p<0.01) 또한 절단을 포함한 추가 수술도 고압산소치료 군에서 대조 군보다 더 적은 결과를 보였다(P<0.01). 이와 같은 연구 결과는 다른 연구들에서도 비슷한 결과들

을 보이고 있었다.

2) 심각한 사지허혈

마티니 등의 연구에서는 중증하지허혈(Critical Limb Ischemia, CLI)를 가지고 있으나 혈관 재관류가 어려운 고령환자들에서 24개월 사망률을 23.2%로 보고했으며, 고압산소치료를 포함한 다원적 접근 방식이 이러한 환자들에게서 유용할 수 있다고 발표했다.

현재 CLI의 관리에 대한 미국 심장협회 지침(AHA guideline)에서는 고압산소치료가 옵션으로 포함되어 있지는 않다. TransAtlantic Inter-Society Consensus (TASC) II에서는 코크란 리뷰에 대해 언급하며 고압산소치료가 당뇨성 궤양환자에서 주요 절단의 위험을 유의하게 줄인다고 결론 내린다. 그러나 연구들의 방법론적 단점들 때문에 신중한 해석이 필요하며 말초 동맥질환과 당뇨병과 관련된 다른 병리들에 대한 평가는 이루어지지 않았다. 따라서 일반적으로 고압산소치료가 권장되지는 않는다. 그럼에도 불구하고 고압산소치료는 혈관재관류화에 반응하지 않거나 혈관재관류에 적합하지 않은 허혈성 궤양을 가진 환자에서 고려될 수 있다고 보고한다.

3) 당뇨발

Faglia는 중증 당뇨발 환자에서 고압산소치료의 효과를 확인했으며 고압산소치료를 진행한 그룹이 대조 군과 비교하여 주요 절단률(major amputation rate)이 낮았으며(p = .016) 발 등에서 측정된 경피적 산소분압도 실험 군에서 더 높은 수치를 나타냈다(p = 0.0002).

VI. 치료효과 검토

대부분의 경우 15~20회의 고압산소치료를 진행한 후 환자의 경과를 평가한 후 적절하다면 추가적인 치료를 고려한다.

VII. 비용 효과

치료하기 어려운 당뇨발을 가진 환자들에게서 치료되지 않는 상처와 관련된 2차 합병증, 절단, 사망에 대한 위험이 증가한다. 이러한 집단에서의 치료는 비용이 많이 들고 시간이 많이 소요된다. 이러한 환자들에게 2차적인 개입(절단 부위의 상처 회복 문제, 염증)으로 인한 추가적인 비용 소요를 줄여줄 수 있는 효과를 보여줄 수 있다.

REFERENCE

1. Bennett MH, Lehm JP, Jepson N. Hyperbaric oxygen therapy for acute coronary syndrome. Cochrane Database Syst Rev 2015;2015(7):CD004818.
2. Bennett MH, Weibel S, Wasiak J, Schnabel A, French C, Kranke P. Hyperbaric oxygen therapy for acute ischaemic stroke. Cochrane Database Syst Rev 2014;(11):CD004954.
3. Carson S, McDonagh M, Russman B, Helfand M. Hyperbaric oxygen therapy for stroke: a systematic review of the evidence. Clin Rehabil 2005;19(8):819-33.
4. Faglia E, Clerici G, Caminiti M, Quarantiello A, Curci V, Morabito A. Predictive values of transcutaneous oxygen tension for above-the-ankle amputation in diabetic patients with critical limb ischemia. Eur J Vasc Endovasc Surg 2007;33(6):731-6.
5. Faglia E, Favales F, Aldeghi A, et al. Adjunctive systemic hyperbaric oxygen therapy in treatment of severe prevalently ischemic diabetic foot ulcer. A randomized study. Diabetes Care 1996;19(12):1338-43.
6. Fife CE, Buyukcakir C, Otto GH, et al. The predictive value of transcutaneous oxygen tension measurement in diabetic lower extremity ulcers treated with hyperbaric oxygen ther-

apy: a retrospective analysis of 1,144 patients. Wound Repair Regen 2002;10(4):198-207.

7. Grolman RE, Wilkerson DK, Taylor J, Allinson P, Zatina MA. Transcutaneous oxygen measurements predict a beneficial response to hyperbaric oxygen therapy in patients with nonhealing wounds and critical limb ischemia. Am Surg 2001;67(11):1072-80.

8. Huang CC, Ho CH, Chen YC, et al. Effects of Hyperbaric Oxygen Therapy on Acute Myocardial Infarction Following Carbon Monoxide Poisoning. Cardiovasc Toxicol 2020;20(3):291-300.

9. Makki N, Brennan TM, Girotra S. Acute coronary syndrome. J Intensive Care Med 2015;30(4):186-200.

10. Martín-Hernández P, Gutiérrez-Leonard H, Quintana AR, et al. Hyperbaric Oxygen Therapy Following Percutaneous Coronary Intervention for ST-Segment Elevation Myocardial Infarction. Cardiovasc Revasc Med 2021;27:14-9.

11. Nicoloff AD, Taylor LM Jr, McLafferty RB, Moneta GL, Porter JM. Patient recovery after infrainguinal bypass grafting for limb salvage. J Vasc Surg 1998;27(2):256-66.

12. Norgren L, Hiatt WR, Dormandy JA, et al. Inter-Society Consensus for the Management of Peripheral Arterial Disease (TASC II). J Vasc Surg 2007;45 (Suppl S):S5-S67.

13. Robert S, Raymond A, Nanjundappa A. Critical Limb Ischemia: Acute and Chronic. Berlin: Springer; 2016.

14. Rusyniak DE, Kirk MA, May JD, et al. Hyperbaric oxygen therapy in acute ischemic stroke: results of the Hyperbaric Oxygen in Acute Ischemic Stroke Trial Pilot Study. Stroke 2003;34(2):571-4.

15. Zhai WW, Sun L, Yu ZQ, Chen G. Hyperbaric oxygen therapy in experimental and clinical stroke. Med Gas Res 2016;6(2):111-8.

CHAPTER 10

연조직감염

Soft Tissue Infection

원광대학교병원 응급의학과 **김선태, 최정우**

Department of Emergency Medicine, Wonkwang University Hospital
Seontae Kim M.D., Jeongwoo Choi M.D.

개요

클로스트리듐 연조직 감염(clostridial soft tissue infection)에는 연조직염(cellulitis), 근염(myositis), 근괴사(myonecrosis)가 포함된다.

클로스트리듐 근괴사는 일반적으로 특정 수술이나 외상으로 인한 연조직의 급성 괴사 상태이지만 자발적으로 발생할 수도 있다. 이는 가스를 형성하는 혐기성 세균 감염으로 인하며, 가스괴저(gas gangrene)로도 불린다. 외상으로 모든 상처의 1/30이 오염되지만, 이 중 약 3%만이 임상 질환을 보이게 된다. 미국에서는 연간 1,000여 명의 환자가 발생한다.

주요사진

Major mechanism of HBOT in Gas gangrene, Clostridial myonecrosis

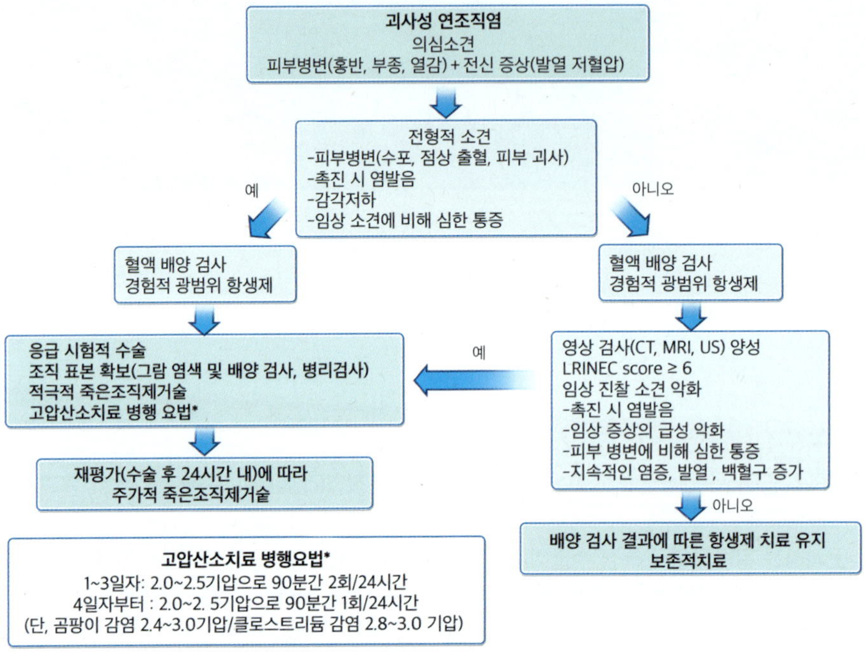

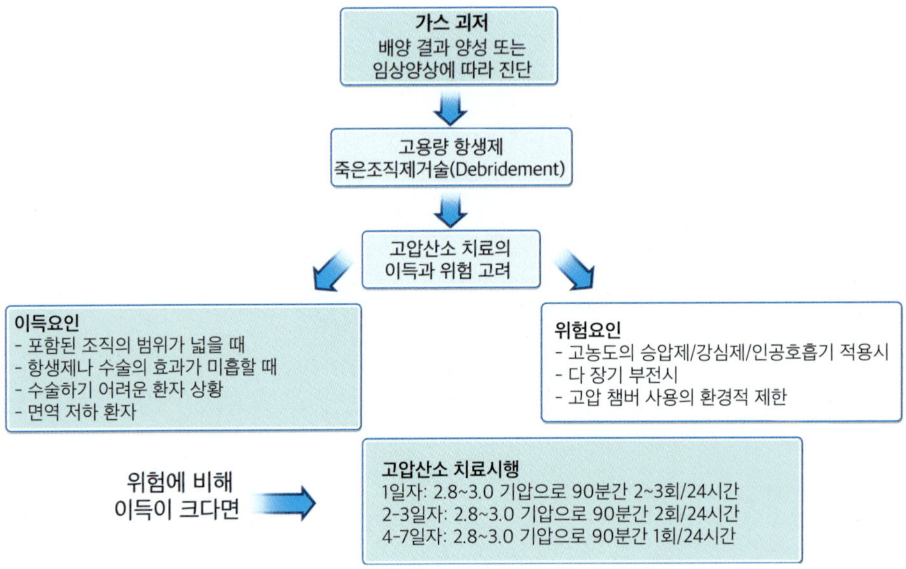

Keywords

연조직염 • 괴사성연조직염 • 근괴사 • 가스괴저 • 클로스트리듐 근괴사

I. 괴사성 연조직염 (Necrotizing soft tissue infection)

1. 정의

괴사성 연조직염은 피부, 피하조직, 근막, 근육 등의 연조직에 발생하는 감염으로, 빠르게 진행하여 연조직의 광범위한 괴사를 동반하고 혈전증, 패혈증, 다발성 장기부전과 같은 전신 독성을 유발하는 치명적인 질환이다.

1871년 외과의 Jones가 2,642건의 괴사성 감염에 대해 "병원괴저(hospital gangrene)"라는 용어를 처음 사용하였으며, 1883년 푸르니에(Fournier)에 의해 회음부에 발생한 괴사성 감염이 보고된 후 "푸르니에 괴저(fournier gangrene)"로 분류되었다. 이후 괴사성 단독(necrotizing erysipelas), 연쇄구균 괴저(streptococcal gangrene), 화농성 근막염(suppurative fasciitis), 클로스트리듐 괴저(clostridial gangrene) 혹은 가스괴저(gas gangrene)와 같은 다양한 형태의 괴사성 감염들이 보고되었으며, 1952년 Wilson이 근막의 괴사가 동반된 가스 형성 및 비가스형성 괴사성 감염 대해 "괴사 근막염(necrotizing fasciitis)"이라는 용어를 처음 사용하였다. 최근에는 이러한 연조직의 괴사성 감염에 대해 병태생리나 임상 양상, 진단 및 치료 원칙의 차이가 거의 없어 해부학적 위치나 깊이에 관계없이 모든 괴사성 감염을 포괄하여 괴사성 연조직염(necrotizing soft tissue infection)이라는 용어가 사용된다.

2. 역학

미국의 경우 한 해 약 500~1,500건의 괴사성 연조직염이 발생하고, 연간 발생률은 10만명 당 4건 정도이며 8~65%(평균 21.9%)의 높은 사망률을 보인다. 우리나라의 경우 2000~2010년 입원한 환자들을 대상으로 한 다기관 연구에서 21.2% (21/99)의 환자가 입원 치료 중 사망하였으며, 최근(2015~2021) 시행된 연구에서도 23.2% (39/168)의 환자가 사망하는 등 높은 사망률을 보였다.

3. 원인균 및 분류

대부분 세균 감염으로 발생하고, 일부 면역저하 환자에서는 접합균류(zygomycetes)나 칸디다(candida)와 같은 곰팡이에 의해 발생하기도 한다.

괴사성 연조직염은 해부학적 위치, 깊이, 원인균에 따라 분류할 수 있고 다양한 아형이 존재하나, 이러한 분류체계가 진단이나 치료에 영향을 미치지는 않으며, 유형에 따라 이환률이나 사망률에는 큰 차이가 없다. 일반적으로 원인균에 따라 I형(복합균 감염), II형(단일균 감염), III형(비브리오패혈균[vibrio vulnificus] 혹은 에어로모나스[aeromonas hydrophila])으로 분류한다(**표 10-1**).

I형은 가장 흔한 유형으로 그람 양성균, 그람 음성균과 혐기균을 포함하는 복합균 감염이다. 일반적으로 피하조직 내에서 가스를 형성하여 가스 괴저와 구분이 어렵다. 회음부와 몸통이 주된 감염 부위이고 노인이나 당뇨와 같은 기저 질환이 있는 경우에 잘 발생한다.

원인균은 일반적으로 장내세균총에서 기인하며, 일반적으로 배양 검사에서 최소 하나 이상의 혐기균과 함께 장내세균(Enterobacteriaceae) 및 하나 이상의 통성 혐기성 연쇄구균이 분리된다. 가장 흔히 배양되는 혐기균들은 클로스트리듐(clostridium), 박테로이데스(bacteroides), 펩토연쇄구균(peptostreptococcus)이다.

임상적으로 장관이나 복부 관통상의 수술, 욕창 궤양이나 항문주위 농양, 주사제 사용자의 주사부위, 바르톨린샘 농양이나 외음질 감염 등과 연관이 있는 것으로 알려져 있다. 또 당뇨병이나 말초혈관 질환, 비만, 만성 신부전, HIV 감염 등의 다양한 면역기능 이상을 가진 환자에서도 호발한다.

푸르니에 괴저와 함께 루드비히 앙기나(ludwig's angina),

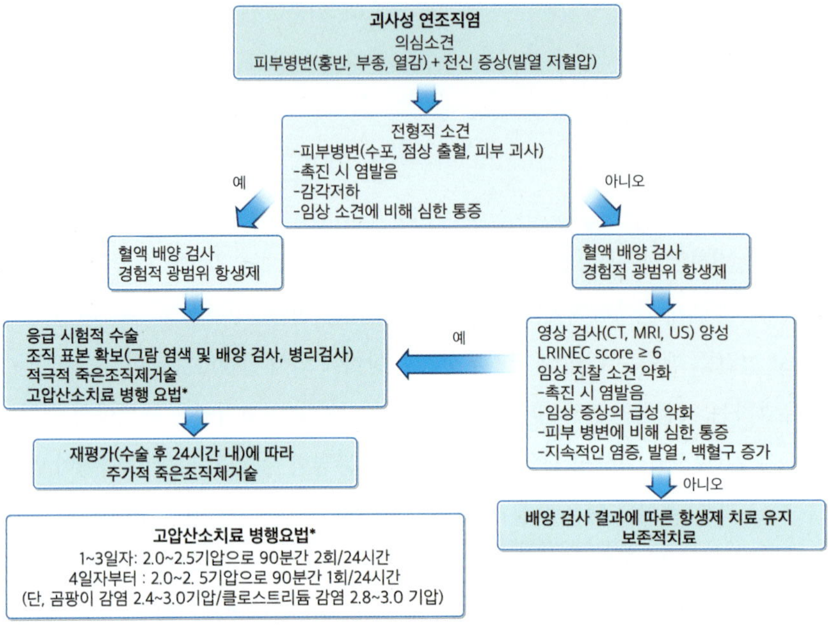

괴사성 연조직염이 의심된다면

1. 병변은 홍반, 부종, 열감 등을 확인하고, 발열, 저혈압과 같은 전신 증상 동반 시 괴사성 연조직염의 가능성을 의심.
2. 임상 소견에 비해 심한 통증, 수포, 점상 출혈, 피부 괴사, 촉진 시 염발음, 감각 저하와 같은 전형적인 징후 관찰 시 괴사성 연조직염을 강력히 의심.
3. 당뇨병발, 특히 남성에서의 회음부 감염(푸르니에 괴저), 구강저로 퍼지는 치아감염(루드비히 앙기나), 정맥주사제 마약중독자에서의 피부감염, 설명되지 않는 심한 심부근육 통증과 같은 패턴을 통한 의심.
4. 혈색소, 백혈구, 나트륨, 크레아티닌, C-반응성단백, 혈당 등을 측정하는 것이 진단이 불확실한 경우 유용.
5. 괴사성 연조직염 의심 시 확진 및 치료를 위해 가능한 빨리 시험적 수술(surgical exploration) 시행
6. 그람 염색을 포함한 호기/혐기성 혈액 배양과 상처 배양, 조직 표본을 확보.
7. 큰 정맥 혈관을 확보하여 수액 치료를 시작하고 쇼크에 대비.
8. 단순 방사선 촬영 영상을 통해 조직 내 가스 소견 확인. 가능하다면 조기에 컴퓨터단층촬영 또는 자기공명영상 검사를 시행하여 염증의 파급 정도, 농양과 같은 감염의 다른 원인을 파악.
9. 임상적으로 의심된다면 배양 결과가 나오기 전이라도 고용량의 항생제를 사용.

경험적 항생제

① 또는 ②+③+④

① 카바페넴: 이미페넴(Imipenem) 1 g 정맥주사(6~8시간마다) 또는 메로페넴(Meropenem) 1 g 정맥주사(8시간마다) 또는 얼타페넴(Ertapenem) 1 g 정맥주사(24시간마다)

② 피페라실린-타조박탐 3.375 g 정맥주사(6시간마다)

③ 반코마이신 15 mg/kg 정맥주사 또는 경구(6~8시간마다)

④ 클린다마이신 600~900 mg 정맥주사(8시간마다)

원인균에 따른 항생제(본문 참조)

10. 파상풍 예방접종이 10년 이상 지났거나 적응증이 된다면 파상풍 추가 접종 고려
11. 필요 시 환자 진정을 위한 약물 투여
12. 반복적으로 수술적 죽은조직제거술(Debridement) 시행 및 고압산소치료 병합요법 시행

표 10-1. 괴사성 연조직염의 분류

분류요인	유형	아형
위치	회음부 혹은 음낭	푸르니에 괴저(Fournier gangrene)
	두경부	루드비히 앙기나(Ludwig's angina)
		르미에르 증후군(Lemierre syndrome)
	사지(가장 흔함)	하지에서 흔함
깊이	괴사성 연조직염 (Necrotizing cellulitis)	클로스트리듐 연조직염(혐기균) 비클로스트리듐 연조직염(복합균) -염발음성 연조직염(Crepitant cellulitis)
	괴사 근막염 (Nectorizing fasciitis)	진행성 세균 상승괴저 (Progressive bacterial synergistic gan-grene) -맬레니 괴저(Meleney's gangrene) -복부 혹은 흉부 수술 부위
	괴사 근염 (Necrotizing myositis)	A군 연쇄구균(GAS)이 주된 균
	근괴사(Myonecrosis)	클로스트리듐 근괴사 (가스괴저[Gas gangrene]) 비클로스트리듐 근괴사 -상승 괴사 연조직염 (Synergistic necrotizing cellulitis)
원인균	I형(type I, 복합균)	최소 한 개의 혐기균(클로스트리듐, 박테로이데스, 펩토연쇄구균) ± 통성 혐기균 (장내세균, A군 연쇄구균)
	II형(type II, 단일균)	A군 연쇄구균 (Group A streptococcus, GAS) -화농연쇄구균 (Streptococcus pyogenes) 황색포도구균(Staphylococcus aureus) -메티실린-내성 황색포도구균(MRSA)
	III형(type III)	비브리오패혈균(Vibrio vulnificus) 에어로모나스(Aeromonas hydrophila)

또는 르미에르 증후군(lemierre syndrome) 같은 두경부의 괴사성 감염은 일반적으로 I형 괴사성 연조직염에 포함된다. 푸르니에 괴저는 대장균(E. coli), 클레브시엘라(klebsiella), 장구균(enterococci) 같은 통성 혐기균과 함께 박테로이데스, 푸소박테리움(fusobacterium), 클로스트리듐, 혐기성이나 미세호기성 연쇄구균에 의해 유발되고, 두경부의 괴사성 감염은 일반적으로 푸소박테리움, 혐기성 연쇄구균, 박테리오데스, 나선균(spirochetes)과 같은 구강 내 혐기균에 의해 발생한다. 두경부 괴사성 감염은 A군 연쇄구균에 의한 단일균 감염(II형)에 의해서도 발생할 수 있다. 상승 괴사 연조직염(synergistic necrotizing cellulitis)과 진행성 세균 상승 괴저(progressive bacterial synergistic gangrene) 또한 I형 감염에 속한다. 주로 당뇨 환자의 발 부위에서 호발하며 다리로 빠르게 진행한다.

II형 감염은 A군 연쇄구균 혹은 베타-용혈성 연쇄구균(β-hemolytic streptococcus), 황색포도구균에 의한 단일균 감염이다. A군 연쇄구균이 가장 흔하며 최근에는 메티실린-내성 포도구균(Methicillin-resistant Staphylococcus aureus; MRSA)에 의한 감염도 증가하고 있다. I형과 달리 비교적 젊고, 건강한 명확한 외상이나 수술의 기왕력이 있는 사람에게서 발생하는 특징이 있다. 외부로부터의 세균 침범 경로가 명확하지 않으며 인후염과 같은 질환에서 A군 연쇄구균과 같은 균이 목구멍에서 외상 부위로의 혈행성 전이에 의해 발생하는 것으로 여겨진다. 주로 하지에 발생하고, I형에 비해 발생 빈도는 낮은 것으로 알려져 있다.

III형 감염은 비브리오 패혈균이나 에어로모나스와 같은 그람 음성 해양세균에 의해 발생한다. II형 감염과 마찬가지로 III형 감염은 빠르게 진행하는 쇼크와 함께 전신 독성의 징후가 조기에 나타난다. 감염은 일반적으로 열린 상처가 바닷물이나 민물에 노출되어 발생하지만 간경화나 만성 B형간염 환자가 오염된 굴을 섭취하여 발생하기도 한다.

4. 병태생리

주로 외상이나 수술로 인한 상처, 벌레 물림, 주사 부위, 항문 주변의 상처와 같은 피부병변으로부터 피하조직 혹은 표재성 근막으로 세균감염이 파급되어 발생한다. 피하조직 및 근막을 따라 세균에 의해 생성된 내독소 및 외독소가 조직의 허혈, 액화괴사(liquefactive necrosis)를 유발하고 패혈증 및 다발성 장기부전과 같은 전신 독성이 발생한다. 또한 다양한 외독소 생성으로 세균의 독성이 강해지고 감염의 진행이 빨라진다.

클로스트리듐은 광범위한 조직괴사와 심혈관계 허탈을 유발하는 알파독소를 생성한다. 황색포도구균과 연쇄구균은 표면단백질 M-1과 M-3, 외독소 A, B, C, 연쇄구균용혈소 O (streptolysin O), 초항원(superantigen)을 생성한다. M 단백은 세균이 조직에 부착하고 식균작용을 회피하는 능력을 증가시킨다. 또한 T 세포 수용체에 초항원을 제시하여 평상시 0.1%인 T 세포의 활성을 20%로 증가시켜 강력한 염증반응을 일으킨다.

독소 A, B는 내피를 손상시키고, 미세혈관성 보전을 소실시켜 혈장이 유출되고 부종을 유발하여 모세혈관의 혈류장애를 유발한다. 또한, 이 독소들은 연쇄구균용혈소 O와 함께 CD4 세포와 대식세포를 자극하여 종양괴사인자-α (TNF-α), 인터루킨-1, 6 (IL-1, 6)을 대량으로 생성한다. 이런 사이토카인(cytokine)들의 분비로 인해 전신염증반응증후군이 유발되고 패혈쇼크, 다발성 장기부전증후군, 사망으로 진행할 수 있다. 또한 종양괴사인자-α는 호중구의 탈과립을 자극하여 혈관 내피에 추가적인 손상을 유발하고, 초항원은 T 세포를 직접 자극하여 보체(complement), 브라디키닌-칼리크레인(bradykinin-Kallikrein) 체계, 혈액 응고기전을 활성화하여 소혈관 혈전증 및 조직 허혈을 악화시킨다. 이로 인해 다형핵 세포의 산화적 살균작용과 항생제의 적절한 전달을 방해한다.

혈전증은 국소적인 과응고상태, 혈소판-중성구에 의한 혈관폐쇄, 높은 간질액압으로 인해 말초 조직으로 가는 모세혈관 혈류가 감소하여 발생하며, 피부 괴사가 나타나기 전 진피층의 많은 모세 혈관계의 혈전증이 발생하기 때문에 감염 정도는 일반적으로 피부 소견에 비해 훨씬 광범위하다. 따라서 초기 피부 병변만으로 감염의 정도나 심각성을 판단해서는 안 된다.

5. 위험 요인

괴사성 감염은 기저질환이 없고 명확한 세균 침범의 흔적이 없는 모든 연령대의 건강한 사람에서도 발생할 수 있다. 잘 알려진 위험 요인으로는 관통상, 창상, 염좌나 타박상과 같은 둔상, 곤충 교상이나 수술 창상, 치핵이나 치열과 같은 점막 손상, 정맥 주사제 마약 중독, 당뇨 및 간경화, HIV 감염과 같은 면역저하상태, 악성 종양, 비만, 알코올중독 등이 있다. 또한, 전형적인 수두 병변의 감염으로 인해 괴사 근막염이 발생한 사례도 있다.

특히 당뇨는 하지, 회음부, 두경부의 괴사성 감염에 있어 주요한 위험 요인이며, 제2형 당뇨병 치료제인 나트륨-포도당 공동수송체-2 (sodium-glucose cotransporter 2, SGLT-2) 억제제나 비스테로이드소염제(Non-Steroidal Anti-Inflammatory Drugs, NSAIDs)의 복용 또한 잠재적 위험 요인이다. SGLT-2 억제제는 회음부에 발생하는 푸르니에 괴저와 연관이 있으며 비스테로이드소염제는 연쇄구균 괴사성 감염과 연관이 있다.

6. 임상양상

괴사성 연조직염은 신체 모든 부위에서 발생할 수 있으나 사지(73%)에서 가장 흔하고 하지에서 주로 발생하며, 몸통(13%), 회음부(12.6%) 순으로 빈도가 높다. 일반적으로 괴사성 감염은 수 시간 만(급성)에 나타나며 드물게는 수일(아급성)에 거쳐 발생하기도 한다.

가장 흔한 초기 증상은 열감, 통증, 압통, 국소 부종 및 홍반 등이다. 감염이 진행될수록 긴장성 부종, 임상 소견에 비해 심한 통증, 수포, 점상 출혈, 피부괴사, 촉진 시 염발음, 감각저하, 전신 독성 등과 같은 전형적인 임상 소견들이 나타난다. 전신 증상으로는 발열, 빈맥, 저혈압, 쇼크 등이 있다. 그러나 이러한 전형적인 소견들은 민감도가 낮으며 괴사성 연조직염의 약 10~40% 정도에서만 나타난다. 이처럼 괴사성 연조직염은 감염 초기에 전형적인 징후가 없을 수 있고 비특이적 증상이 나타나는 경우도 많아 비괴사성 감염과의 구분이 어려울 수 있다. 참고로 9개의 연구를 대상으로 시행한 체계적 문헌고찰에서 초기 오진률이 약 71%라고 보고되었다. 또한, 최근 환자-대조군 연구에서 괴사 근막염과 연조직염을 구분 짓는 요인들은 최근 수술 기왕력, 임상 소견에 비해 심한 통증, 저혈압, 피부 괴사, 출혈성 수포 등으로 나타났다.

7. 진단

1) 임상소견(Clinical feature)

괴사성 연조직염의 조기 진단을 위해서는 증상을 통해 임상적으로 의심하는 것이 가장 중요하다. 앞서 언급했던 전형적인 임상 소견들을 통해 괴사성 연조직염을 의심할 수 있다.

또한 홍반, 부종, 열감과 같은 비특이적 연조직 감염의 증상이 있는 환자에게서 발열, 저혈압과 같은 전신 증상 동반 시 초기에 괴사 근막염을 의심해 보는 것이 필요하며, 적절한 항생제 치료에도 반응하지 않는 비괴사성 감염은 괴사성 연조직염을 의심해야 한다(특히 당뇨병 환자의 경우). 괴사성 연조직염은 광범위한 조직 괴사가 빠르게 진행하며 저혈압, 쇼크, 다발성 장기부전과 같은 전신 독성을 유발하여 사지의 절단이 필요하거나 사망에 이를 수 있으므로 임상 소견에 대한 면밀한 검토와 괴사성 감염에 대한 의심을 통해 조기 발견을 위한 노력이 필요하다. 여기에는 당뇨족, 특히 남성에서의 회음부 감염(푸르니에 괴저), 구강저로 퍼지는 치주감염(루드비히 앙기나), 정맥주사제 마약중독자에서의 피부감염, 설명되지 않는 심한 심부 근육 통증 등이 있다.

2) 혈액검사(Blood analysis)

혈액 검사는 비정상적 수치를 보이지만 비특이적이다.

표 10-2. 괴사 근막염에 대한 실험실 위험지표(LRINEC)

변수	수치	점수
C-반응성 단백	≥150 (mg/L)	4
백혈구	15~25 (/mm³)	1
	>25 (/mm³)	2
혈색소	11.0~13.5 (g/dL)	1
	<11 (g/dL)	2
나트륨	<135 (mmol/L)	2
크레아티닌	>1.6 (mg/dL)	2
혈당	>180 (mg/dL)	1

비록 유용성에 대해 이견이 있으나 Wong 등이 제안한 괴사 근막염에 대한 실험실 위험지표(Laboratory Risk Indicator for Necrotizing Fasciitis, LRINEC) 점수는 괴사 근막염을 조기에 발견하는데 도움이 된다(**표 10-2**). 입원 시 C-반응성 단백(CRP), 백혈구(WBC), 혈색소(Hb), 나트륨(Na), 크레아티닌(Cr), 혈당(Glucose)과 같은 6가지의 혈액 검사 수치를 바탕으로 점수를 합산하여 6점 이상인 경우 괴사성 연조직염의 양성 예측률이 92%, 음성 예측률이 96%로 나타났다. 그러나 나이, 임상증상, 기저질환 등의 변수들이 반영되지 않아 진단을 위해 단독으로 사용하는 것은 권하지 않으며 최근 연구들에서 진단보다는 괴사성 연조직염으로 인한 사망률과 절단 위험을 예측하는데 더 유용한 것으로 알려졌다. 그럼에도 불구하고 임상적으로 의심이 되나 진단의 불확실성이 높을 때 유용한 도구로 사용될 수 있다.

3) 시험적 수술(Surgical exploration)

시험적 수술(Surgical exploration)은 괴사성 연조직염의 확진을 위한 유일한 검사로 괴사성 감염을 육안으로 확인하고 병변 범위를 평가하며, 동시에 치료 목적으로 괴사 조직을 제거하기 위해 시행한다. 수술 중 이학적 검사를 통해 회색 빛을 띄는 괴사성 근막, 정상 조직에 비해 출혈이

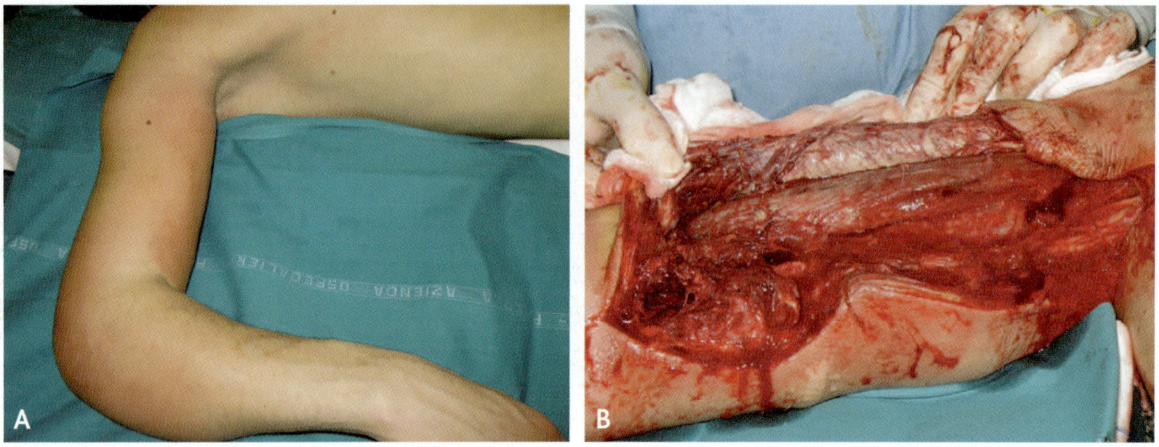

그림 10-1. 괴사성 연조직염의 병변 및 시험적 수술. (A) 내원 당시. 우측 상완, 팔꿈치, 전완 절반부위의 부종과 홍반. (B) 시험적 수술: 액화되고 검게 변한 근막과 이두근의 괴사(Lancerotto L, Tocco I, Salmaso R, et al. Necrotizing fasciitis: classification, diagnosis, and management. J Trauma Acute Care Surg 2012;72(3):560~6.)

없는 조직, 혈전성 혈관, 개숫물 같은 삼출물, 전기소작에 대한 비수축성 근육, 근막면을 따라 "손가락 검사" 양성 소견(손가락을 넣으면 저항감 없이 쉽게 박리됨) 등을 확인하여 진단할 수 있다. 또한 영상 검사나 배양 검사를 기다리는 동안 괴사성 감염이 임상적으로 의심된다면 시험적 수술이 지연되어서는 안 되며, 수술 중 채취한 조직 검체를 통해 그람 염색과 배양검사를 시행하여 원인균을 파악한다(그림 10-1).

조직 생검을 통한 동결 절편검사는 진단이 모호한 경우에 도움이 될 수 있으나 검체 채취 오류로 인한 위음성의 가능성이 있고, 또한 생검을 시행할 정도로 충분히 임상적으로 의심이 된다면 시험적 수술을 통한 육안적인 관찰 소견으로 진단이 가능하기 때문에 필수적이진 않다.

4) 영상 검사(Imaging examination)

영상 검사는 괴사성 감염의 존재 여부를 확인하는데 유용하지만 임상 양상이 급격하게 악화 시 영상 검사로 인해 수술적 처치가 지연되면 안 된다. 단순 방사선 검사(X-ray)에서 관찰되는 조직 내의 가스 소견이 진단에 도움이 될 수 있지만 민감도가 매우 낮다.

가장 유용한 초기 영상 검사는 컴퓨터단층촬영(Computed Tomography, CT)이다. 조직 내 가스 형성, 근막 주변의 액체 저류, 비대칭적인 근막 부종 및 근막 비후 소견 등을 통해 괴사성 감염을 진단할 수 있으며 염증의 범위, 농양과 같은 감염의 다른 원인 등을 파악하는데 유용하다(그림 10-2).

자기공명영상검사(Magnetic Resonance Imaging, MRI)에서는 T1 강조영상에서 연조직의 저신호 강도 소견이 나타나고, T2 강조영상에서 연조직과 근막의 고신호 강도 소견과 함께 조영 증강 소견이 나타난다. 그러나 이러한 소견은 외상 및 비감염성 염증이 있을 때도 나타날 수 있다. 또한 MRI는 조직 내 가스 형성을 진단하는데 CT만큼 유용하지 못하고 감염의 범위를 과대평가하여 괴사성 연조직염과 심부감염을 확실히 구분할 수 없으며, 검사를 대기하거나 소요하는 시간이 길어 수술적 처치를 지연시킬 수 있다. 초음파는 조직 내 국소 농양이나 가스 형성을 진단하는데 도움이 될 수 있으나 민감도와 특이도가 낮아 흔히 시행하지는 않는다.

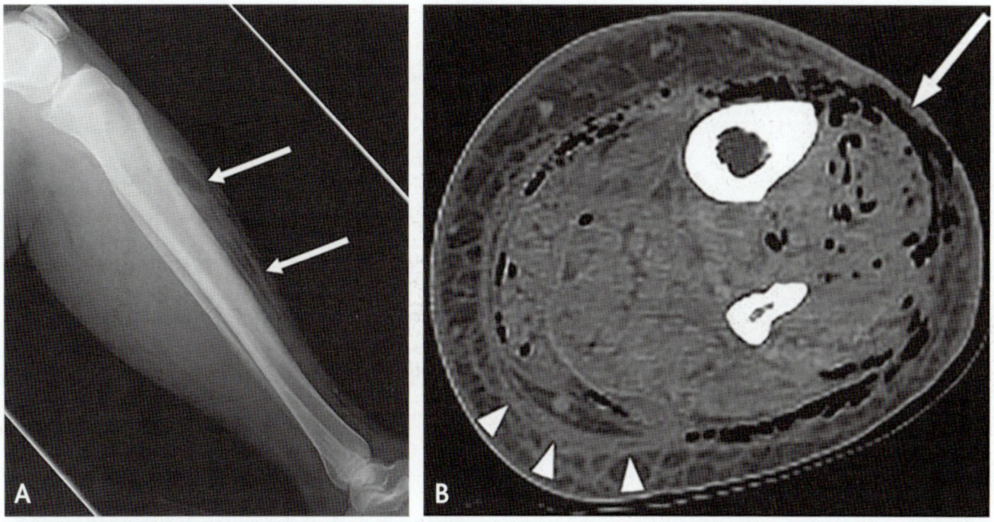

그림 10-2. 괴사성 연조직염의 단순 방사선 및 컴퓨터 단층촬영. (A) 화살표: 근막 주변 조직내에 형성된 가스, (B) 화살표: 근막면을 따라 형성된 가스, 화살촉: 연조직의 부종과 근막 비후 (Chaudhry AA, Baker KS, Gould ES, et al. Necrotizing fasciitis and its mimics: what radiologists need to know. AJR Am J Roentgenol 2015:204(1):128~39.)

8. 치료

효과적인 치료를 위해서는 즉각적인 수술적 처치와 함께 광범위한 경험적 항생제의 사용, 보조적인 고압산소치료의 병합요법이 가장 좋다.

1) 항생제(Antibiotic therapy)

경험적 치료로 그람 양성균, 그람 음성균, 혐기균에 효과가 있는 광범위 항생제를 혈액 배양검사 후 즉시 사용한다. 경험적 항생제는 원인균이 확인되면 감수성 결과에 따라 효과적이고 항균 범위가 좁은 항생제로 변경해서 사용해야 한다.

(1) 경험적 항생제

경험적 항생제는 호기균과 혐기균이 혼합된 복합균 감염이나 A군 연쇄구균, 지역사회 MRSA 같은 단일균 감염에 모두 작용하는 광범위 항생제를 사용해야 한다.

① 또는 ②+③+④

① 카바페넴: 이미페넴(imipenem) 1 g 정맥주사(6~8시간마다) 또는 메로페넴(meropenem) 1 g 정맥주사(8시간마다) 또는 얼타페넴(ertapenem) 1 g 정맥주사(24시간마다)

② 피페라실린-타조박탐 3.375 g 정맥주사(6시간마다)

③ 반코마이신 15 mg/kg 정맥주사 또는 경구(6~8시간마다)

④ 클린다마이신 600~900 mg 정맥주사(8시간마다)

(2) 원인균에 따른 항생제

① A군 연쇄구균 혹은 베타-용혈성 연쇄구균

- 페니실린(penicillin) 400만 단위 정맥주사(4시간마다) + 클린다마이신 600~900 mg 정맥주사(8시간마다)
- 페니실린과 클린다마이신 병합요법은 환자가 최소 48~72시간 동안 임상적, 혈역학적으로 안정될 때까지 지속해야 하며, 일반적으로 10~14일간 사용하는 것이 추천된다.

② 클로스트리듐

- 페니실린 400만 단위 정맥주사(4시간마다) + 클린다마이신 600~900 mg 정맥주사(8시간마다) - 일반적으로 10~14일간 사용하는 것이 추천된다.

③ 에어로모나스

- 독시사이클린(doxycycline) 100 mg 정맥주사(12시간마다) + 시프로플록사신(ciprofloxacin) 500 mg 정맥주사(12시간마다) 또는 세프트리악손 1~2 g 정맥주사(24시간마다)

④ 비브리오패혈균

- 독시사이클린 100 mg 정맥주사(12시간마다) + 세프트리악손 1~2 g 정맥주사(24시간마다) 또는 세포탁심(cefotaxime) 2 g 정맥주사(8시간마다)

⑤ 복합균 감염

- 반코마이신 15~20 mg/kg 정맥주사 또는 경구(8~12시간마다) + 피페라실린-타조박탐 3.375 g 정맥주사(6~8시간마다)

항생제 치료는 더 이상의 괴사조직 제거술이 필요 없고, 임상 증상이 호전 양상이면서 환자의 혈역학적으로 안정될 때까지 지속한다.

2) 수술(Surgery)

일차적이고 공격적인 죽은조직제거술이 치료의 핵심이다. 건강한 조직이 드러나도록 피부 및 피하조직을 가급적 빨리 광범위하게 절개한 후 괴사된 근막과 죽은 조직을 반드시 제거해야 한다. 수술 후 24시간 내에 전체 감염 부위를 재평가해야 하며, 괴사된 조직이 있다면 다시 제거해야 한다. 재평가와 괴사조직 제거는 괴사조직이 더 이상 없을 때까지 1~2일마다 반복적으로 시행한다. 입원 후 24시간 내에 수술을 받을 경우 수술이 지연되었을 때보다 생존율이 확연히 증가하였으며, 수술이 빠를수록 생존율은 더욱 증가하였다. 사지가 포함된 심각한 괴사성 감염에서는 감염 조절을 위해 근위부 절단 수술이 필요할 수 있다.

3) 정맥 면역글로불린 요법(Intravenous immunoglobulin, IVIG)

정맥주사 면역글로불린은 건강한 성인들로부터 얻은 IgG 아형의 면역글로불린으로 연쇄구균 혹은 포도구균의 감염 시 세균과 결합하여 대식세포의 식균작용을 돕는 옵소닌작용(opsonization)을 촉진하고 세균으로부터 생성되는 독소를 중화시키며, 초항원과의 결합을 통해 비활성화하여 T 세포 활성화를 억제한다.

A군 연쇄구균 감염에 의한 연쇄구균 독성쇼크 증후군(Streptococcal toxic shock syndrome, STSS)의 치료로 클린다마이신과 함께 투여 시 사망률을 감소시킨다는 후향적 연구 결과가 있으나 대규모 무작위대조군 연구결과는 부족하여 효과에 대해서는 아직 논란의 여지가 있다. 따라서 연쇄구균 혹은 포도구균에 의한 괴사성 연조직염으로 위중한 환자에게서 클린다마이신과 함께 보조치료로써 제한적으로 사용해 볼 수 있다.

9. 예후

괴사성 감염은 적절한 치료에도 불구하고 사망률이 높은 편이다. 복합균 괴사 근막염에 의한 사망률은 약 21%이며, 그중 푸르니에 괴저는 22~40%, 두경부 괴사 근막염은 22%, 신생아의 괴사 근막염은 59%로 나타났다. 단일균 괴사 근막염에 의한 사망률은 약 14~34%로 나타났다.

사망률에 영향을 미치는 인자로는 백혈구(>30,000/μL), 혈장 크레아티닌(>2.0 mg/dL), 나이(>60세), 연쇄구균 독성쇼크증후군, 클로스트리듐 감염, 수술 지연(>24시간), 두경부나 흉부 혹은 복부를 포함한 감염 등이 있다.

10. 예방

A군 연쇄구균에 의한 괴사 근막염이나 독성쇼크 증후군의 2차성 감염은 발생 가능성이 매우 낮지만 감염 환자와의 밀접한 접촉은 A군 연쇄구균의 집락형성(colonization)을 유발할 수 있다. 비록 노출 후 예방으로 2차성 감염의 발생 가능성이 감소할지는 불확실하지만 면역 저하자나 최근에 수술받은 사람과 같이 감수성이 높은 사람들에게는 추천된다. 약제로는 페니실린(250 mg, 6시간마다, PO)을 사용한다.

또한, A군 연쇄구균에 의한 연조직염 환자는 항생제 치료 24시간 내에는 표준 주의와 함께 비말 격리와 접촉 격리를 시행해야 한다.

11. 고압산소치료의 기전

1) 1기압 하에서는 100% 산소 공급 시 동맥혈 산소분압은 300 mmHg, 조직 산소분압은 75 mmHg까지 증가하는데 반해, 2~3 기압 하에서는 100% 산소 공급을 통해 동맥혈 산소분압은 2,000 mmHg, 조직 산소 분압은 300 mmHg까지 증가한다. 이를 통해 괴사성 감염에서 발생하는 조직의 저산소증을 개선하고 백혈구의 산화적 폭발과 살균 능력을 증가시킨다.
2) 그리고 용혈과 조직괴사를 유발하는 클로스트리듐의 알파독소 생성을 억제하고 직접적으로 혐기균에 대한 살균작용을 나타낸다.
3) 또한, 조직 내 산소 분압을 증가시켜 아미노글리코사이드(aminoglycoside), 세팔로스포린(cephalosporin), 술폰아마이드(sulfonamide), 암포테리신(amphotericin)과 같은 항생제의 효과를 증진한다.
4) 아울러 감염에 따른 부종을 감소시키고 조직의 혈액순환을 개선하며, 섬유모세포의 발달과 성장인자 분비, 콜라겐 합성 등을 촉진하여 상처 치유에 도움을 준다.

12. 고압산소치료의 적응증

앞서 언급한 대로 괴사성 연조직염의 치료를 위해서는 적절한 수술적 처치가 조기에 이루어져야 한다. 따라서 고압산소치료로 인해 수술이 지연되면 안 되고, 죽은조직 제거술, 배농, 배액, 항생제 치료 등과 같은 표준 상처 치료를 대체할 수는 없다. 그러나 조기의 수술적 처치, 적절한 항생제 사용과 함께 보조적인 고압산소치료 병합요법은 조직 소실을 최소화하고, 사지 절단의 가능성을 낮추며 사망률을 감소시킴으로써 가장 좋은 치료 결과를 나타낸다.

13. 고압산소치료

1) 입원 24시간 내에 수술적 처치 시행 후 보조요법으로 고압산소치료 시작
2) 1~3일간 2~2.5 기압으로 90분 동안 하루 2회 치료 지속
3) 이후 안정될 때까지 하루 1회 유지, 최대 30회
4) 단, 곰팡이 감염의 경우 2.4~3 기압, 클로스트리듐 감염의 경우 2.8~3 기압으로 시행

치료 세션은 2~2.5 기압 유지 하에 90분간 100% 산소 공급으로 이루어진다. 감염이 조절되고 수술적 처치로 괴사 조직이 제거된 부위에서 괴사가 추가 확장되지 않을 때까지 하루 2회 시행한다. 그러나 클로스트리듐 근염이나 근괴사가 의심되는 경우에는 알파 독소의 생성을 억제하기 위해 2.8~3 기압으로 첫 24시간 동안 3회를 시행하는 가스 괴저의 프로토콜을 사용한다. 의식이 없거나 발살바 수기를 수행할 수 없는 환자에게는 고압산소치료의 가장 흔한 부작용인 귀의 압력 손상을 예방하기 위해 예방적 고막절개술(myringotomy)을 시행한다. 고압산소치료

의 유일한 절대적 금기증은 기흉이다. 만성 폐쇄성 폐질환이 있는 환자들은 기흉의 발생 위험을 줄이기 위해 가압과 감압을 되도록 천천히 시행한다. 드물게 폐나 심혈관계에 산소독성을 유발할 수 있으나 괴사성 연조직염의 높은 사망률을 고려할 때 환자의 상태와 고압산소치료 시설의 접근성을 감안하여 치료를 시행해야 한다.

14. 치료효과 검토

치료가 진행됨에 따라 조직 괴사가 재발하지 않고 환자가 안정되면 하루 1회 시행으로 전환한다.

15. 최근 연구 검토

Soh 등이 2012년 괴사성 연조직염 45,913 사례에 대해 시행한 후향적 연구 결과에 따르면 고압산소치료를 받은 환자들에게서 사망률이 확연히 감소하였다.

II. 가스괴저 / 클로스트리듐 근괴사 (Gas gangrene / Clostridial myonecrosis)

1. 병인

클로스트리디아는 포자를 형성하는 그람 양성의 혐기성 균으로 일반적으로 토양, 해양 침전물, 사람과 동물의 위장관에 존재한다. 클로스트리듐 웰치이(clostridium welchii)는 가스괴저의 원인으로 1892년 웰치가 처음 발견한 후 클로스트리듐 퍼프린젠스(clostridium perfringens)로 이름이 바뀌었고, 모든 가스괴저의 50~80%에 연관된다. 클로스트리디아는 외상이나 허혈로 인해 산소분압이 낮아진 조직에서 증식하고 외독소(exotoxin)를 배출하여 악

표 10-3. 연조직 감염의 임상-해부학적 분류

감염 조직	발병 양상	병원체	질병	특이 위치
근육	급성	클로스트리듐	클로스트리듐 근괴사(가스괴저)	음경/음낭 주변-푸르니에 괴저(fournier's gangrene)
		클로스트리듐 외	근괴사(가스괴저)	
피하 및 근막	급성	혼합 균주	괴사근막염(necrotizing fasciitis)	하악/구강 기저부-루드비히 앙기나(ludwig's angina)
피하	점진적	혐기성 & 비혐기성 연쇄구균(streptococcus) 포도상구균(staphylococcus)	연조직염(cellulitis)	

순환을 일으킨다. 괴사된 조직 주변으로 발생한 부종으로 인해 혈액 공급 및 산소분압이 낮아지고 백혈구 수를 감소시켜 괴사화 과정을 빠르게 퍼지도록 한다. 환자는 12~24시간 이내에 회복이 어려운 상태가 되어 사망에 이를 수 있다.

알파 독소는 C형 인지질분해효소(lecithinase)로 클로스트리듐 퍼프린젠스의 주요 치명적인 독소 작용으로 용혈과 괴사를 유발한다. 레시틴은 진핵 세포막의 필수 구성 요소로 세포막의 구조물을 안정시키는 역할을 하는데 알파 독소가 이를 방해하여 모든 세포에 영향을 끼친다(근육-근융해, 적혈구-용혈, 혈소판-응고장애). 베타 독소, 델타, 테타 독소(perfringolysin O) 등의 다른 독소는 인접한 조직에 영향을 미쳐 조직 파괴, 융해 및 박리의 가속화를 초래하고, 일부 독소는 혈관 투과성에 영향을 미쳐 부종을 유발한다. 독소는 뇌, 심장 및 신장에서도 기능 장애를 일으킨다. 심근 수축을 억제하고 심박출량의 급격한 감소를 일으켜 쇼크를 유발한다. 테타 독소는 전신혈관저항을 감소시켜 쇼크를 악화시키게 된다.

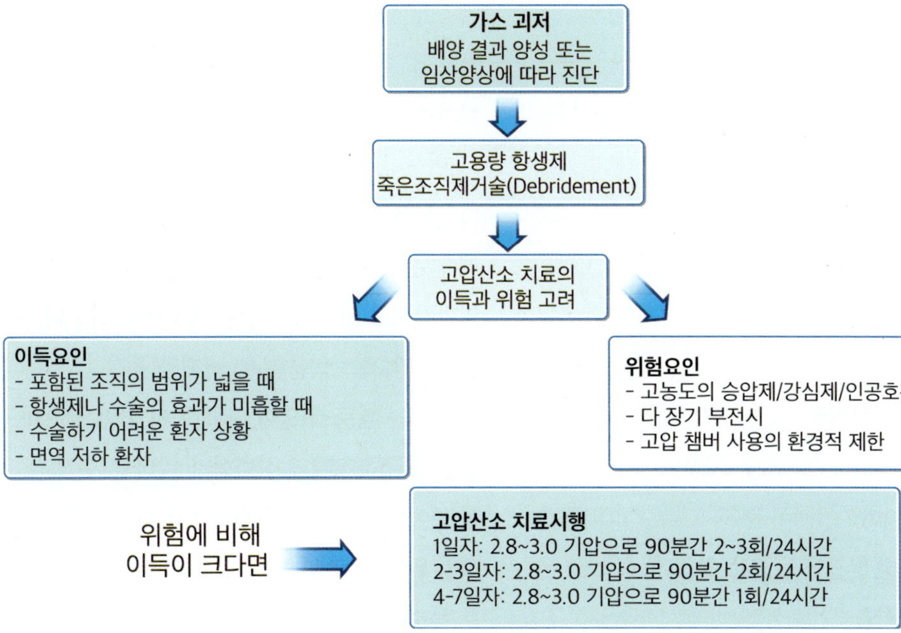

가스괴저가 의심된다면

1. 병변은 임상 사진, 피부 변색 정도, 근육 괴사, 부종이 있는 영역, 삼출물 및 상처의 냄새 등을 확인하여 가스괴저의 가능성을 의심.
2. 피부 변색과 염발음이 보이는 부위의 경계 표시를 명확히.
3. 수술 또는 외상 후 상처라면 봉합사를 제거하고 상처를 열어서 확인. 주사 또는 경미한 손상 후 발생했다면, 대부분의 상처는 수술적 처치(절개 또는 절제) 필요 없음.
4. 그람 염색을 포함한 호기/혐기성 혈액 배양과 상처 배양, 조직 표본을 확보.
5. 혈액 채취를 통해 적혈구, 혈색소, 백혈구, 전해질, 신장 및 간 기능 검사, 동맥혈 가스 검사 등을 시행.
6. 큰 정맥 혈관을 확보하여 수액 치료를 시작하고 쇼크에 대비.
7. 단순 방사선 촬영 영상을 통해 클로스트리듐 근괴사의 징후를 확인. 가능하다면 조기에 컴퓨터단층촬영 또는 자기공명영상 검사를 시행하여 가스괴저의 정도와 범위를 파악.
8. 임상적으로 의심된다면 배양 결과가 나오기 전이라도 고용량의 항생제를 사용.
   ① 클로스트리듐 감염이 의심되는 경우
      - 페니실린-G 3~400만 단위(4~8시간마다) + 클린다마이신 900 mg 정맥주사(8시간마다) 또는 테트라사이클린 500 mg 정맥주사(6시간마다)
      - 페니실린 알러지가 있는 환자의 경우 클린다마이신 단독 사용을 고려할 수 있지만, 그 효과가 부족하므로 시프로플록사신 400 mg (12시간마다) 병합요법을 고려.
   ② 복합균주 감염이 의심되는 경우
      - 피페라실린-타조박탐(piperacillin-tazobactam) 4.5 g 정맥주사(8시간마다) 또는 티카르실린-클라부라네이트(ticarcillin-clavulanate) 3.1 g 정맥주사(8시간마다) + 클린다마이신 900 mg 정맥주사(8시간마다)
      - 카바페넴(carbapenem)을 대안으로 선택 가능
9. 파상풍 예방 접종이 10년 이상 지났거나 적응증이 된다면 파상풍 추가 접종 고려
10. 필요시 환자 진정을 위한 약물 투여
11. 수술적 죽은조직제거술(debridement) 시행 및 고압산소치료 병합요법 시행

2. 위험요인

가스괴저는 대부분 외상에 의해 발생(약 70%)하며, 다음과 같은 위험 요인이 있다.

1) 연조직 외상
2) 상처 내 이물질, 출혈 또는 괴사 조직
3) 빠른 속도의 관통상(총상, 칼 부상)
4) 복합 골절
5) 심부 오염이 있는 상처(특히 근육 손상 동반 시), 피부궤양(특히 당뇨발)
6) 수술 지연
7) 혈관 수술, 당뇨병 환자에서 절단 수술 후
8) 부주의한 낙태 시술
9) 너무 꽉 끼는 석고붕대
10) 모든 종류의 수술(특히 결장 또는 담낭 수술)
11) 면역 저하 환자에서 발생한 손상
12) 근육 또는 관절내 주사
13) 기타 다음과 같은 질환 - 대장의 악성종양, 염증성 장질환, 게실염, 백혈병, 림프 증식성 장애, 화학요법, 방사선요법, 호중구 감소증, 후천성면역결핍증, 괴사성장염 등

3. 임상 양상

클로스트리듐 연조직염은 일반적으로 손상 3일 이후 표면 상처의 국소 감염으로 인해 발생하며, 종종 명백한 염발음과 공기음영이 근막면을 따라 퍼질 수 있지만 근괴사에 비해 독성은 약하고 통증도 덜하다. 사지의 변색이나 심한 부종은 드물다.

클로스트리듐 근염(괴사 없는 근육의 화농성 감염)은 비경구 약물 사용자에게 흔하다. 포도상구균 화농성 근염과 유사하고 전신 증상은 없다. 하지만 감염이 빠르게 퍼져 근괴사로 진행하기도 한다.

클로스트리듐 근괴사(가스괴저)는 감염 부위의 심각한 통증을 동반한다. 초기에는 감염 부위가 붓고 창백해지다가 나중에는 붉게 변한 뒤 갈색을 띠고 결국 암녹색으로 변한다. 상처 부위는 딱딱하고 만지면 통증을 호소한다. 큰 수포가 형성되기도 하고, 기포가 보이거나 피부 아래에서 느껴질 수도 있으며(염발음, Crepitus), 이러한 증상은 일반적으로 감염이 진행된 이후에 나타난다. 상처에서 배출되는 액체는 썩은(부패) 냄새를 풍긴다.

환자는 빠르게 열이 나고 몸이 땀에 젖으며 심한 불안감을 호소하거나 의식변화가 나타날 수 있다. 구토 증상을 보이기도 하고, 심박수가 증가하고 호흡이 빨라지는 경우가 많다. 일부의 경우에는 황달 증세를 보인다. 이는 모두 독소에 의한 것이다.

지속되는 저혈압(쇼크) 및 의식변화, 핍뇨 등의 증상이 발생하면 빠른 속도로 파종혈관내응고, 간부전, 신부전 등의 다발성 장기부전이 발생하여 사망에 이를 수 있다.

1) 관련 장애(Site-related aspects)

괴사근막염(Necrotizing fasciitis)은 근막에 감염이 발생하는 질환으로 감염에 의해 피하 조직 및 근막의 괴사가 발생한다. 빠른 항생제 치료 및 수술적 처치가 없으면 독성쇼크 증상이 발생할 수 있으며 다발성 장기부전 및 사망에 이를 수 있다.

푸르니에 괴저(Fournier gangrene)는 음낭의 급성 괴사성 감염으로 음경, 회음부의 통증과 조직의 괴사가 발생하는 것이 특징이다(**그림 10-3**). 일반적으로 외상, 수술, 요로질환과 관련되며, 괴사된 조직에 대한 광범위한 수술적 제거 및 광범위 항생제 치료가 필요하다.

4. 진단

가스괴저의 임상 양상이 매우 전형적이다. 상처의 삼출물에서 그람염색 및 배양(혐기성과 호기성)을 하는 것이 진

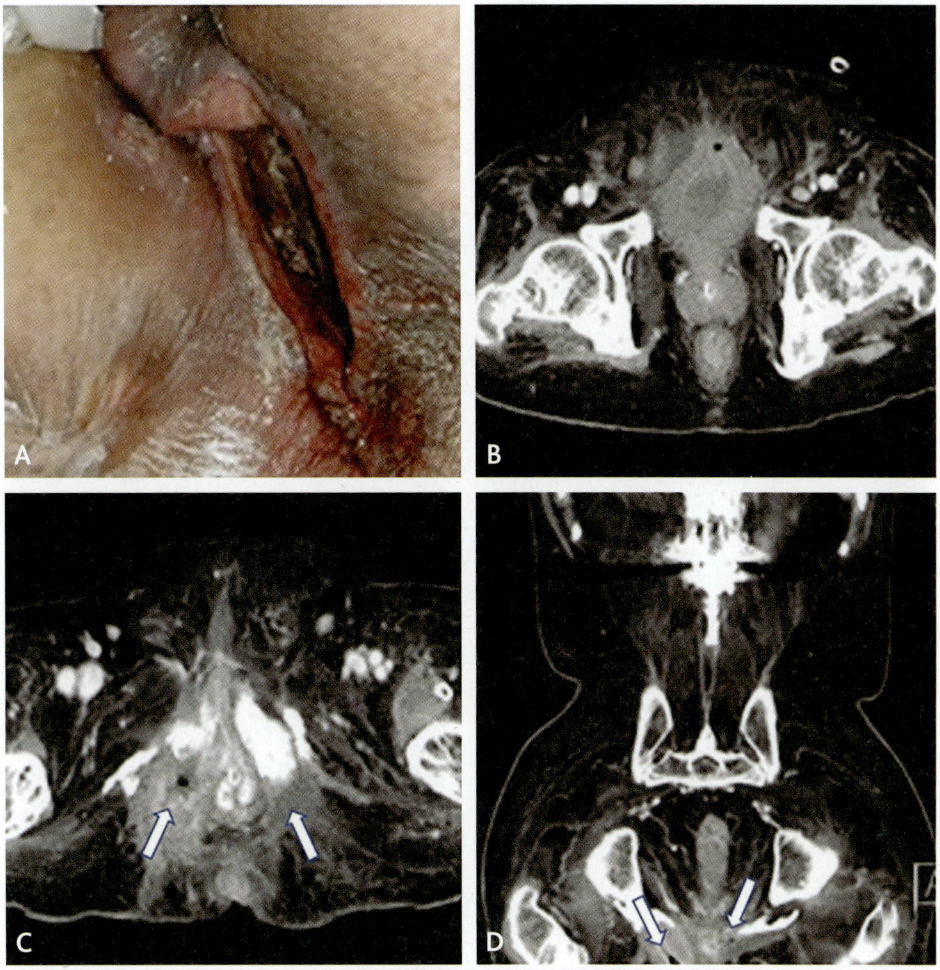

그림 10-3. 푸르니에 괴저 (A) 음낭주변 병변 사진, (B)-(D) 컴퓨터단층촬영 결과(화살표: 공기 음영 및 액체 집적)

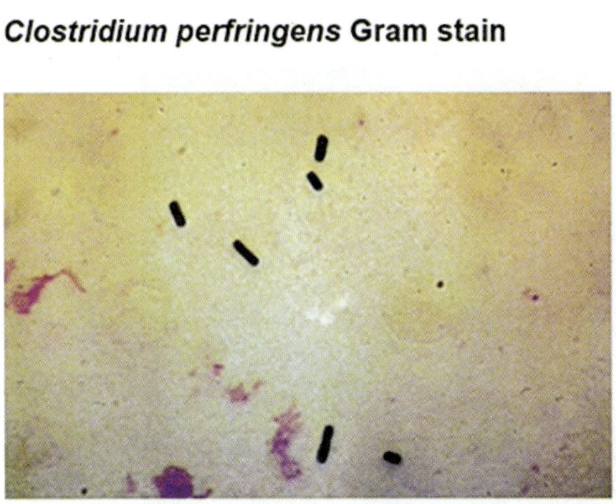

그림 10-4. 그람염색 사진 (Courtesy of Harriet Provine. Graphic 54494 Version 4.0 ©2022 UpToDate, Inc. and/or its affiliates. All Rights Reserved.)

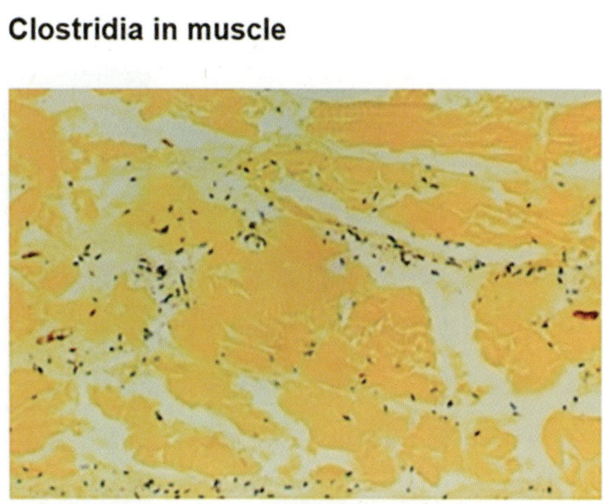

그림 10-5. 생검 근육 조직의 현미경 소견 (Courtesy of Stephen Calderwood, MD. Graphic 80492 Version 4.0 ©2022 UpToDate, Inc. and/or its affiliates. All Rights Reserved.)

단의 방법이다(그림 10-4). 때로는 조직 검체를 채취하기 위해 시험적 수술(Exploration) 또는 생검(Biopsy)이 필요할 수 있다(그림 10-5).

전형적인 증상과 징후, 신체검사 소견이 있다면 배양 결과 없이도 가스괴저로 간주해야 한다. 배양 검사의 결과 확인까지 병원의 사정에 따라 6~72시간이 소요되므로, 임상적으로 가스괴저가 의심된다면 결과 확인 전이라도 빠르게 치료를 시작한다.

단순 방사선 촬영 상 항상 피하조직에 공기 음영이 보이는 것은 아니며, 존재한다고 해서 가스괴저의 전형적인 모습이라 할 수는 없고, 존재하지 않는다고 해서 배제할 수도 없다. 그러나 근막을 따라 퍼지는 깃털 패턴의 공기 분포는 특징적이라 할 수 있다(그림 10-6). 큰 기포는 일반적으로 열린 상처 또는 괴사성 근막염에서 흔하다. 컴퓨터단층촬영(Computed Tomography, CT) 또는 자기공명영상(Magnetic Resonance Imaging, MRI)을 시행하는 것은 근육 조직 괴사 정도와 범위를 확인할 수 있으므로 조기에 시행하는 것을 추천한다.

클로스트리듐 감염을 표 10-4와 같이 분류할 수도 있다.

표 10-4. 클로스트리듐 감염의 분류

분류	유형	아형	예
I	클로스트리듐 근막염 (가스괴저)	확산(Spreading)	염발음(+), 부종(+)
		광범위(Diffuse)	염발음(-)
II	일차 기관 침범		자궁, 담낭
III	클로스트리듐 연조직염	혐기성 독소 혈증	
		국소적	
IV	클로스트리듐 오염		

이 분류에서 I형와 II형은 수술적 치료가 필요하지만, III형 및 IV형는 약물치료로 관리될 수 있다. III형은 제대로 치료되지 않으면 II형 또는 I형으로 진행될 수 있다.

단순 방사선 촬영이나 컴퓨터 단층촬영상 연조직 내에 공기 음영이 보일 때의 감별 진단은 표 10-5와 같다. 전신 독성이 없는 조직의 광범위한 공기음영은 가스 형성 근막염(gas-forming fasciitis)의 가능성이 높다.

무엇보다 증상 확인과 면밀한 신체검사를 통해 가스괴저의 가능성을 고려하는 것이 중요하다.

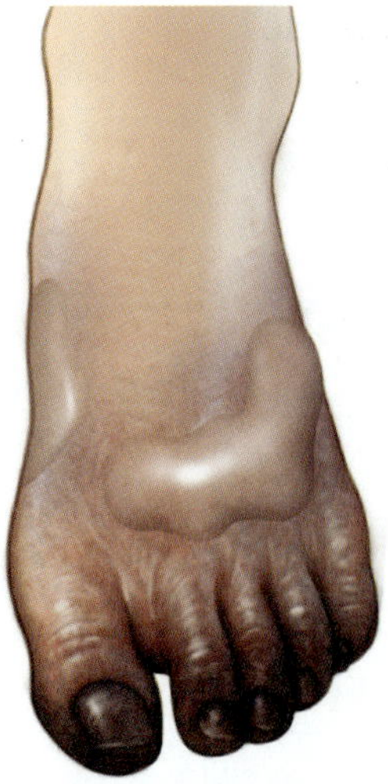

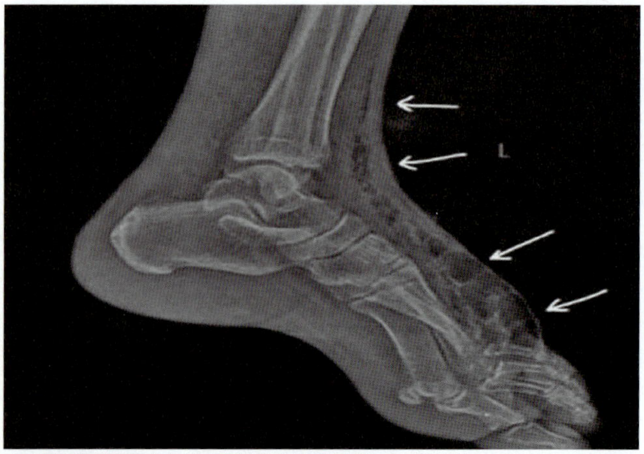

그림 10-6. 가스괴저 상처 및 단순 방사선 촬영
우측 그림 출처: Bakhshi GD, Patel OA, Pawar D, Shah J. Non-clostridial gas gangrene of a diabetic foot with COVID-19 infection. Int Surg J 2020;7(9):3156~9.

표 10-5. 연조직 내 공기 음영의 감별 진단

세균성		비세균성
I	호기성 감염(Aerobic aerogenic infections)	외상에 의한 물리적 효과
	가. 용혈성 포도상구균 근막염(Hemolytic staphylococcal fasciitis)	공기 호스 손상, 주입
	나. 용혈성 연쇄구균 괴저(Hemolytic streptococcal gangrene)	과산화수소 세척
	다. 대장균군(Coliform)	벤젠 주입
II	혐기성 연쇄구균 감염(Anaerobic streptococcal infections)	압력손상, 잠수병
III	박테로이데스 감염(Bacteroides infections)	수술 후
IV	클로스트리디아(Clostridia)	이상 성 활동(Aberrant sexual activity)
V	혐기 및 호기 감염 혼합	

5. 치료

많은 연구에서 진단 초기에 광범위 항생제의 사용과 수술적 괴사 조직 제거, 그리고 고압산소치료의 병합요법이 추천된다.

1) 항생제(Antibiotic therapy)

배양검사 결과 확인 전이라 하더라도 임상 증상과 병변이 가스괴저가 의심된다면 즉시 고용량의 항생제 사용을 해야 한다.

(1) 클로스트리듐 감염이 의심되는 경우

- 페니실린-G 3~400만 단위 정맥주사(4~8시간마다) + 클린다마이신 900 mg 정맥주사(8시간마다) 또는 테트라사이클린 500 mg 정맥주사(6시간마다)
- 페니실린 알러지가 있는 환자의 경우 클린다마이신 단독 사용을 고려할 수 있지만, 그 효과가 부족하므로 시프로플록사신 400 mg(12시간마다) 병합요법을 고려

(2) 복합균주 감염이 의심되는 경우

- 피페라실린-타조박탐(piperacillin-tazobactam) 4.5 g 정맥주사(8시간마다) 또는 티카르실린-클라부라네이트(ticarcillin-clavulanate) 3.1 g 정맥주사(8시간마다) + 클린다마이신 900 mg 정맥주사(8시간마다)
- 카바페넴을 대안으로 선택할 수 있다.

항생제 치료는 평균적으로 3주 정도를 유지하지만 정해진 기간은 없으며, 배양검사 결과 및 환자 상태에 따라 달라질 수 있다.

2) 수술(Surgery)

수술은 가스괴저 치료에서 가장 중요하다. 상처 부위에 이물질이 존재하는 경우 가스괴저의 위험성이 높아진다. 과거에는 병변 부위를 절단하거나 감염 확산을 막기 위해 근위부 절단 수술을 시행하곤 했다. 하지만 최근 항생제와 고압산소치료의 발달로 괴사된 조직을 제거하고 광범위한 세척을 시행한 후 항생제와 고압산소치료의 병합요법을 통해 부종을 감소시키고 항생제 효과를 증가시켜 절단의 위험을 줄일 수 있다. 괴사된 근육이나 혈액 내 과산화수소분해효소(catalase)를 함유하는 적혈구가 고압산소치료의 효과를 방해하기 때문에 괴사된 조직과 혈액을 제거하는 것이 고압산소치료의 효과를 높이기 위해 반드시 필요하다.

3) 지지 요법(General intensive care)

환자에 대한 일반적인 지지 요법이 기본이며, 환자는 대부분 중증으로 진행하기 때문에 집중 치료가 필요하다. 조직 관류, 산소화, 수액 치료 및 전해질 균형을 유지해야 한다. 빠르게 쇼크 상태로 진행할 수 있으므로 다량의 수액 치료가 필요할 수 있으며, 때때로 클로스트리듐 독성에 의한 용혈작용으로 인해 수혈이 필요할 수 있다.

외상 환자는 10년 이내에 파상풍 예방 접종을 받은 적이 없거나 적응증이 된다면 파상풍 추가 접종이 필요하다.

6. 예후

자발적인 가스괴저의 사망률은 67~100%이다. 진단 후 24시간 이내 발생하는 경우가 많다. 치료를 받지 않은 경우, 100%의 감염자들에서 보통 48시간 내에 사망에 이른다. 치료를 받는다 하더라도 4명 중 약 1명꼴로 사망한다.

7. 예방

가스괴저를 다음과 같이 예방한다.

상처를 깨끗이 소독하고, 상처에 있는 이물질 및 괴사된 조직을 제거한다. 복부 수술 전/중/후에 감염 예방을 위해 적절한 항생제 정맥주사를 시행한다. 클로스트리듐 감염은 어떠한 백신으로도 예방할 수 없다.

8. 고압산소치료의 기전

1) 고압산소치료는 클로스트리디아가 번성하는 저산소 환경을 개선한다. 괴사된 근육이나 혈액에 과산화수소분해효소는 조직 내 과산화수소의 작용을 방해하므로 수술적 괴사 조직의 제거는 고압산소치료의 적절한 효과를 위해 필수적이다. 조직 내 산소분압을 200 mmHg 이상 유지하는 것이 클로스트리디아의 억제를 위해 필요하다.
2) 박테리아에 의해 이미 형성된 독소가 고압산소치료로 더 빨리 제거될 수 있는지 여부는 불확실하다.
3) 고압산소치료는 초기 죽은조직제거술 후 괴사 조직과 건강한 조직의 경계에 대한 가이드가 될 수 있어 고압산소치료 후 보다 명확한 추가 절제를 시행할 수 있다. 고압산소치료는 괴사 조직 자체에 영향을 미치지 않고, 산소나 항생제도 괴사조직은 통과할 수 없으므로 수술적으로 제거되어야만 한다.
4) 고압산소치료는 건강한 조직과 감염된 조직 사이에서 조직 산소화를 현저하게 높혀 감염된 지역을 둘러싼 과산소 조직이 미생물 침입을 막는 역할을 한다.

9. 고압산소치료의 적응증

고압산소치료(Hyperbaric oxygen therapy, HBOT)는 수술을 받기 어려운 환자에서 고려해 볼 수 있다. 또한, 고압산소치료는 수술과 항생제 치료에도 유용하다. 다만 모든 병원이 고압산소치료시설을 갖추지 못했고, 시설이 있다고 해도 항시 사용할 수 있는 것은 아니다. 고압산소치료를 조기에 시작하면 사망률과 이환율을 줄일 수 있지만, 수술적 처치를 지연해서는 안 된다.

10. 고압산소치료

고막절개술(Myringotomy)은 고압산소치료 중 고막 양쪽에 압력을 균등화하기 위해 "발살바수기(valsalva maneuver)"를 할 수 없는 환자(소아, 고령자, 의식이 없는 중증 환자)에서 시행한다. 국소 마취 하에 쉽고 빠르게 시행하며 합병증이 거의 없다. 고막의 개구부는 치료 3일 동안 유효하다. 고압산소치료가 3일 이상 지속되어야 하는 경우, 고막

표 10-6. 가스괴저에서 고압산소 치료를 발표한 자료 결과 비교

저자 및 연도	시행한 케이스 수	생존율(%)	주목할 만한 점
Hart et al. 1983	139	70	사지 구제율 80%
Tirpitz 1986	480		면역글로블린 G 치료와 병용한 경우 생존율 90%로 증가
Bakker 1988	409	79.5	절단율이 단지 8.7%
Hirn and Niinikoski 1988	32	72.9	사망한 모든 환자는 타 병원에서 빈사 상태로 전원 옴
Desola 1990	85	80	다기관 연구, 생존자의 67.1%가 결과에 만족
Korhonen et al. 1999	53	77.4	질병에 대한 빠른 인지와 즉각적인 적절한 치료가 동반된다면 환자의 생존율은 개선될 것이다.

천공술(tympanostomy) 튜브를 삽입할 수 있다.

가스괴저에 권장되는 고압산소치료는 감염된 조직에서 200 mmHg의 산소분압으로 유지하기 위해 2.8~3기압으로 약 90분 동안 지속해야 한다.

1일 차(첫 24시간)에는 상태에 따라 2~4회 시행하고, 2~3일 차에는 매일 2회, 3~7일 차에 매일 1회를 시행한다(24시간 이후 최소 5회, 독성 증상 소실될 때까지).

11. 최근 연구 검토

가스괴저에서 고압산소치료를 시행한 케이스 수는 2,500건을 초과하며, 실제 보고되지 않고 시행하는 건수가 많기 때문에 실제로는 더 많을 것으로 추정된다. 몇 가지 경우를 제외하고, 보고된 고압산소치료의 결과는 대체적으로 효과가 있었다(표 10-6).

적절한 상처 치료를 통해 가스괴저를 예방하는 것이 중요하다. 또한, 외상과 심한 감염이 의심되는 환자라면 고압산소치료 시설을 갖춘 외상 센터로 이송해야 한다. 고압산소치료는 가능한 일찍 시행하는 것이 효과적이지만, 사지의 절제 수술 전이나 수술 후에도 충분한 가치가 있다.

REFERENCE

1. Aldape MJ, Bayer CR, Rice SN, Bryant AE, Stevens DL. Comparative efficacy of antibiotics in treating experimental Clostridium septicum infection. Int J Antimicrob Agents 2018;52(4):469-73.
2. Alouf JE, Geoffroy C. The Family of the Antigenically-Related, Cholesterol-Binding ("Sulphydryl-Activated") Cytolytic Toxins. In: Sourcebook of Bacterial Protein Toxins, Alouf JE, Freer JH. New York: Academic Press; 1991. p.147.
3. Anaya DA, McMahon K, Nathens AB, Sullivan SR, Foy H, Bulger E. Predictors of mortality and limb loss in necrotizing soft tissue infections. Arch Surg 2005;140(2):151-8.
4. Angoules AG, Kontakis G, Drakoulakis E, Vrentzos G, Granick MS, Giannoudis PV. Necrotising fasciitis of upper and lower limb: a systematic review. Injury 2007;38 Suppl 5:S19-26.
5. Asmuth DM, Olson RD, Hackett SP, et al. Effects of Clostridium perfringens recombinant and crude phospholipase C and theta-toxin on rabbit hemodynamic parameters. J Infect Dis 1995;172:1317.
6. Awad MM, Bryant AE, Stevens DL, Rood JI. Virulence studies on chromosomal alpha-toxin and theta-toxin mutants constructed by allelic exchange provide genetic evidence

for the essential role of alpha-toxin in Clostridium perfringens-mediated gas gangrene. Mol Microbiol 1995;15:191.

7. Bechar J, Sepehripour S, Hardwicke J, Filobbos G. Laboratory risk indicator for necrotising fasciitis (LRINEC) score for the assessment of early necrotising fasciitis: a systematic review of the literature. Ann R Coll Surg Engl 2017;99(5):341-6.
8. Breyre A, Frazee BW. Skin and Soft Tissue Infections in the Emergency Department. Emerg Med Clin North Am 2018;36(4):723-50.
9. Bryant AE, Bergstrom R, Zimmerman GA, et al. Clostridium perfringens invasiveness is enhanced by effects of theta toxin upon PMNL structure and function: the roles of leukocytotoxicity and expression of CD11/CD18 adherence glycoprotein. FEMS Immunol Med Microbiol 1993;7:321.
10. Bryant AE, Chen RY, Nagata Y, et al. Clostridial gas gangrene. I. Cellular and molecular mechanisms of microvascular dysfunction induced by exotoxins of Clostridium perfringens. J Infect Dis 2000;182:799.
11. Bryant AE, Stevens DL. Phospholipase C and perfringolysin O from Clostridium perfringens upregulate endothelial cell-leukocyte adherence molecule 1 and intercellular leukocyte adherence molecule 1 expression and induce interleukin-8 synthesis in cultured human umbilical vein endothelial cells. Infect Immun 1996;64(1):358-62.
12. Centers for DiseaseControl and Prevention. Active Bacterial Core Surveillance Report, Emerging Infections Program Network, Group A Streptococcus, 2010.
13. Chaudhry AA, Baker KS, Gould ES, Gupta R. Necrotizing fasciitis and its mimics: what radiologists need to know. AJR Am J Roentgenol 2015;204(1):128-39.
14. Choi SH, Choi SH, Kwak YG, et al. Clinical charateristics and causative organisms of community-acquired necrotizing fasciitis. Infect Chemother 2012;44:180-4.
15. Darabi K, Abdel-Wahab O, Dzik WH. Current usage of intravenous immune globulin and the rationale behind it: the Massachusetts General Hospital data and a review of the literature. Transfusion 2006;46(5):741-53.
16. Eke N. Fournier's gangrene: a review of 1726 cases. Br J Surg. 2000;87(6):718-28.
17. Ellemor DM, Baird RN, Awad MM, Boyd RL, Rood JI, Emmins JJ. Use of genetically manipulated strains of Clostridium perfringens reveals that both alpha-toxin and theta-toxin are required for vascular leukostasis to occur in experimental gas gangrene. Infect Immun 1999;67(9):4902-7.
18. Ellis Simonsen SM, van Orman ER, Hatch BE, et al. Cellulitis incidence in a defined population. Epidemiol Infect 2006;134(2):293-9.
19. Fournier AJ. Devastating gangrene of the penis [Gangrene Foudroyante de la verge]. Seminars in Medicine 1883;3:345.
20. Goh T, Goh LG, Ang CH, et al. Early diagnosis of necrotizing fasciitis. Br J Surg 2014;101(1):e119-25.
21. Gozal D, Ziser A, Shupak A, et al. Necrotizing fasciitis. Arch Surg 1986;121:233.
22. Hansen MB, Rasmussen LS, et al. Association between cytokine response, the LRINEC score and outcome in patients with necrotizing soft tissue infection: a multicenter, prospective study. Sci Rep 2017;7:42179.
23. Hatheway CL. Toxigenic clostridia. Clin Microbiol Rev 1990;3(1):66-98.
24. Hirn M. Hyperbaric oxygen in the treatment of gas gangrene and perineal necrotizing fasciitis. A clinical and experimental study. Eur J Surg Suppl 1993;1-36.
25. Huang KF, Hung MH, Lin YS, et al. Independent predictors of mortality for necrotizing fasciitis: a retrospective analysis in a single institution. J Trauma 2011;71(2):467-73.
26. Jones J. Surgical Memoirs of the War of the Rebellion. Investigation Upon the Nature, Causes, and Treatment of Hospital Gangrene as Prevailed in the Confederate Armies 1861-1865. New York, NY: United States Sanitary Commision;1871.
27. Kaide CG, Khandelwal S. Hyperbaric oxygen: applications in infectious disease. Emerg Med Clin North Am 2008;26:571.
28. Kim T, Park SY, Gwak YG, et al. A multicenter study of clinical characteristics and microbial etiology in commmunity-onset necrotizing fasciitis in Korea. Int J Antimicrob Agents 2017;50(Suppl 1):S136.
29. Korhonen K, Klossner J, Hirn M, Niinikoski J. Management of clostridial gas gangrene and the role of hyperbaric oxygen. Ann Chir Gynaecol 1999;88(2):139-42.
30. Lamb LE, Sriskandan S, Tan LK. Bromine, bear-claw scratch fasciotomies, and the Eagle effect: management of group A streptococcal necrotising fasciitis and its association with trauma. Lancet Infectious Diseases 2015;15(1):109-21.
31. Lancerotto L, Tocco I, Salmaso R, Vindigni V, Bassetto F. Necrotizing fasciitis: classification, diagnosis, and management. J Trauma Acute Care Surg 2012;72(3):560-6.
32. McDonel JL. Clostridium perfringens toxins (type A, B, C, D, E). Pharmacol Ther 1980;10(3):617-55.
33. Present DA, Meislin R, Shaffer B. Gas gangrene. A review. Orthop Rev 1990;19(4):333-41.
34. Rood JI, Cole ST. Molecular genetics and pathogenesis of Clostridium perfringens. Microbiol Rev 1991;55(4):621-48.
35. Sablier F, Slaouti T, Drèze PA, et al. Nosocomial transmission of necrotising fasciitis. Lancet 2010;375(9719):1052.
36. Samlaska CP, Maggio KL. Subcutaneous emphysema. Adv

Dermatol 1996;11:117-52.

37. Sarani B, Strong M, Pascual J, et al. Necrotizing fasciitis: current concepts and review of the literature. J Am Coll Surg 2009;208:279-88.

38. Sartelli M, Malangoni MA, May AK, et al. World Society of Emergency Surgery (WSES) guidelines for management of skin and soft tissue infections. World Journal of Emergency Surgery 2014;9(1):57.

39. Stephanie L. Bonne, Sameer S. Kadri. Evaluation and Management of Necrotizing Soft Tissue Infections. Infect Dis Clin North Am 2017;31(3):497-511.

40. Stephens MB. Gas gangrene: potential for hyperbaric oxygen therapy. Postgrad Med 1996;99(4):217-20, 224.

41. Stevens DL, Bisno AL, Chambers HF, Dellinger EP, Goldstein EJ, Gorbach SL, et al. Practice guidelines for the diagnosis and management of skin and soft tissue infections: 2014 update by the infectious diseases society of america. Clin Infect Dis 2014;59(2):e10-52.

42. Stevens DL, Bisno AL, Chambers HF, et al. Practice guidelines for the diagnosis and management of skin and soft-tissue infections. Clinical Infectious Diseases 2005;41(10):1373-406.

43. Stevens DL, Bisno AL, Chambers HF, et al. Practice guidelines for the diagnosis and management of skin and soft tissue infections: 2014 update by the Infectious Diseases Society of America. Clinical Infectious Diseases 2014;59(2):e10-52.

44. Stevens DL, Bryant AE. Necrotizing soft tissue infections. N Engl J Med 2017;377:2253-62.

45. Stevens DL, Laine BM, Mitten JE. Comparison of single and combination antimicrobial agents for prevention of experimental gas gangrene caused by Clostridium perfringens. Antimicrob Agents Chemother 1987;31:312.

46. Stevens DL, Laposky LL, McDonald P, Harris I. Spontaneous gas gangrene at a site of remote injury--localization due to circulating antitoxin. West J Med 1988;148:204.

47. Stevens DL, Titball RW, Jepson M, et al. Immunization with the C-Domain of alpha-Toxin prevents lethal infection, localizes tissue injury, and promotes host response to challenge with Clostridium perfringens. J Infect Dis 2004;190:767.

48. Stevens DL, Troyer BE, Merrick DT, et al. Lethal effects and cardiovascular effects of purified alpha- and theta-toxins from Clostridium perfringens. J Infect Dis 1988;157:272.

49. Stevens DL, Tweten RK, Awad MM, et al. Clostridial gas gangrene: evidence that alpha and theta toxins differentially modulate the immune response and induce acute tissue necrosis. J Infect Dis 1997;176(1):189-95.

50. Su YC, Chen If, et al. Laboratory risk indicator for necrotizing fesciitis score and outcomes. ANZ J Surg 2008;78:968-72.

51. Williamson ED, Titball RW. A genetically engineered vaccine against the alpha-toxin of Clostridium perfringens protects mice against experimental gas gangrene. Vaccine 1993;11:1253.

52. Wilson B. Necrotizing fasciitis. Am Surg 1952;18:416-31.

53. Wong CH, Chang HC, Pasupathy S, et al. Necrotizing fasciitis: clinical presentation, microbiology, and determinants of mortality. J Bone Joint Surg Am 2003;85(8):1454-60.

54. Wong CH, Khin LW, et al. The LRINEC (laboratory risk indicator for necrotizing fasciitis) score: a tool for distinguishing necrotizing fesciitis from other soft tissue infections. Crit Care Med 2004;32(7):1535-41.

CHAPTER 11

중심망막동맥폐쇄

Central Retinal Artery Occlusion

연세대학교 원주의과대학 응급의학교실 이윤석

Yonsei University, Wonju College of Medicine, Department of Emergency Medicine
Yoonsuk Lee, M.D.

개요

중심망막동맥폐쇄(Central retinal artery occlusion, CRAO)는 일종의 허혈성 질환으로 눈에서의 중풍, 뇌졸중이라고 일반적으로 알려져 있다. 중심망막동맥폐쇄는 보통 특이 통증이 동반되지 않고 시력 저하 또는 완전 소실이 한쪽 눈에서 발생하는 안과적 응급질환이다. 여러 치료법이 적용되고 있지만 완전히 시력을 회복하는 치료법은 아직 성립되어 있지 않다. 이에 중심망막동맥폐쇄에서의 고압산소치료에 대해서 알아보려 한다.

주요사진

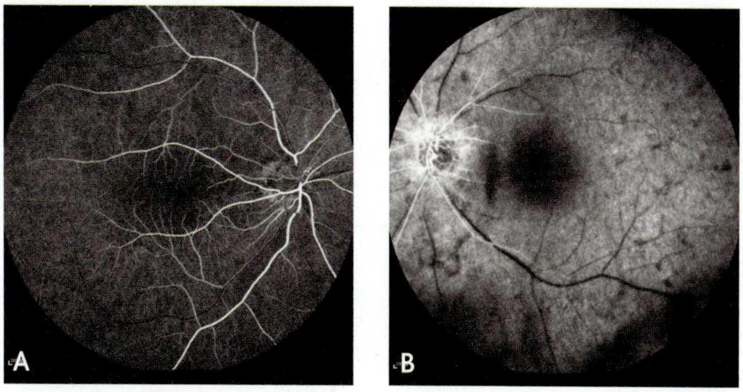

CRAO 환자에서의 FAG (A) 정상 우안과 (B) 망막동맥의 조영이 지연되는 좌안

Keywords

안과적 응급질환 • 중심망막동맥 • 고압산소치료

I. 역학

중심망막동맥폐쇄는 인구 10만 명당 1명 꼴로 발생한다고 알려져 있다. 50대 이상, 남자, 흡연력, 고혈압, 당뇨, 이상지질혈증, 협심증, 심장판막증, 암, 루푸스, 응고항진상태, 심뇌혈관질환의 가족력이 위험인자로 알려져 있다. 추가적으로 심내막염, 심방점액종, 혈관염질환 등의 혈전 유발 질환들이 있다. 건강보험심사평가원 보건의료빅데이터에 따르면 2010년 1,310명, 2020년에는 2,244명으로 점점 증가 추세를 보이고 있다(**그림 11-1**).

II. 병태생리

안구는 속목동맥에서 눈동맥으로 분류되고 중심망막동맥으로 이어지며, 15~30%의 인구에서는 섬모체동맥에서 망막으로 연결되는 섬모체-망막동맥(cilio-retinal artery)이 변형되어 존재하기도 한다(**그림 11-2**).

망막은 총 10개의 층으로 구성되어 있다. 망막 안쪽 2/3는 중심망막동맥에 의해서 혈액을 공급받고 바깥쪽 1/3은 맥락막의 모세혈관에서 공급받는다. 그러므로 중심망막동맥의 색전으로 혈관이 막혀서 중심망막동맥폐쇄가 발생한다. 대부분의 경우 목동맥에서의 혈전에 의해서 발생하지만 25%에서는 눈동맥에서의 혈전에 의해서 발병하기도 한다.

중심망막동맥폐쇄의 원인은 혈관염과 비혈관염으로 나눌 수 있다. 비혈관염에 의한 원인 중 가장 흔한 원인은 동맥경화증에 의한 색전으로 폐쇄가 발생한 경우이다. 혈관염에 의한 원인 중 가장 흔한 경우는 거대세포동맥염(Giant cell arteritis)이 있다. 이 외에도 동맥류 박리와 동맥 경련이 원인이 될 수 있다. 보통은 편측성으로 한쪽 눈에서만 발생하지만1~2%에서는 양측성으로 발생할 수 있다. 양측에 발생한 경우 거대세포동맥염 또는 심장 판막질환

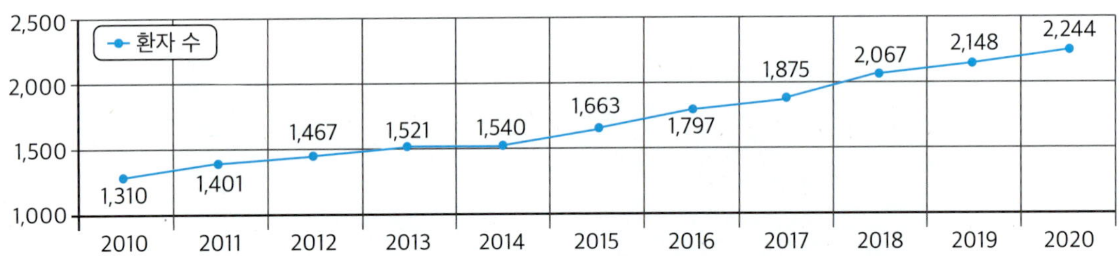

그림 11-1. 연도별 CRAO 환자 수 추이(명) (출처: 심평원 보건의료빅데이터)

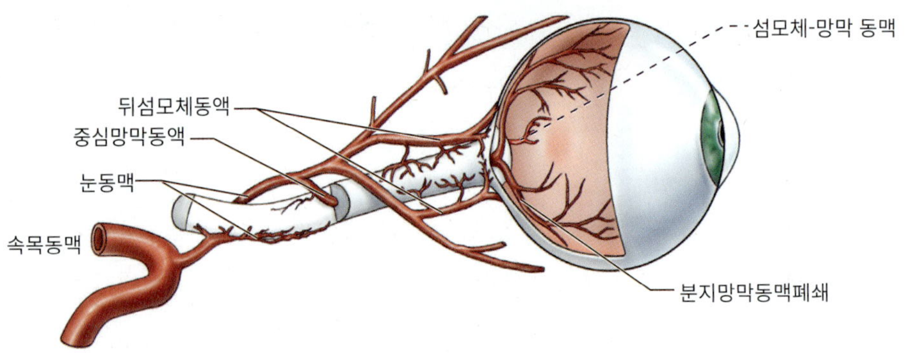

그림 11-2. 안구의 혈관분포

에 의해 발생할 가능성이 높아 감별이 필요하다.

III. 임상양상

중심망막동맥폐쇄는 통증 없이 갑자기 시력 소실이 한 쪽 눈에서 일어난다. 대부분 빛의 유무를 판단하는 정도인 광각유(Light perception, LP)이거나 눈앞에서 손을 흔드는 것을 감지하는 안전수동(Hand motion, HM)이 확인된다. 보통 광각까지 소실된 광각무LP (-)의 경우는 중심망막동맥이 아닌 안동맥의 폐쇄에 의한 경우도 있다. 중심부 시력이 유지되는 경우는 맥락막-망막 동맥에 의하여 혈류가 공급되는 것이다.

안저검사 상 체리반점(Cherry red spot)이 90%에서 확인된다(그림 11-3). 이는 중심망막동맥의 폐쇄로 후극부 전체가 혈액공급을 받지 못해 하얗게 혼탁 되어 망막의 중심부인 중심와(fovea)만 붉은 색으로 보이는 것을 말한다.

IV. 진단

기본 병력 청취와 시력 측정을 시행하고 세극등현미경 검사를 시행한다. 세극등현미경검사상 정상인 안구에 빛을 비추면 양안의 동공이 모두 축소되지만, 중심망막동맥폐쇄 안구에 빛을 비추면 병변이 있는 안구는 기능을 못하기 때문에 동공을 축소시킬 정도의 빛을 수용하지 못한다. 하지만 환자가 발생 즉시 내원 하였을 경우에는 안저 소견은 정상일 수 있어 병력 청취 상 의심될 경우에는 추가적 검사를 통한 확진이 필요하다. 확진을 위한 검사로는 광안저혈관조영술과 광간섭성단층촬영기술이 있다.

형광조영제를 정맥주사하여 망막동맥을 조영 후 촬영하여 중심망막동맥폐쇄 여부를 판단하는 검사를 광안저혈관조영술(Fluorescein angiography, FAG)이라 한다. 광간섭단층촬영(Optical coherence tomography, OCT)은 근적외선을 이용해서 망막의 단층 검사를 시행하여 컴퓨터로 신호처리하여 조직의 영상을 얻는 검사이다.

중심망막동맥폐쇄가 확진 될 경우 가장 많은 원인인 혈전에 의한 동맥 폐쇄인지 원인을 감별하는 것이 중요하다. 기본 혈액검사를 시행하여 전신 염증, 혈액응고이상 여부, 이상지질혈증 감별, 동맥경화상태를 평가하고 심장과 목동맥에서의 혈전 유무를 확인해야 한다.

V. 치료

중심망막동맥폐쇄에서의 치료는 완전하게 성립되어 있지 않다. 여러 치료법이 연구되고 적용되긴 하였지만

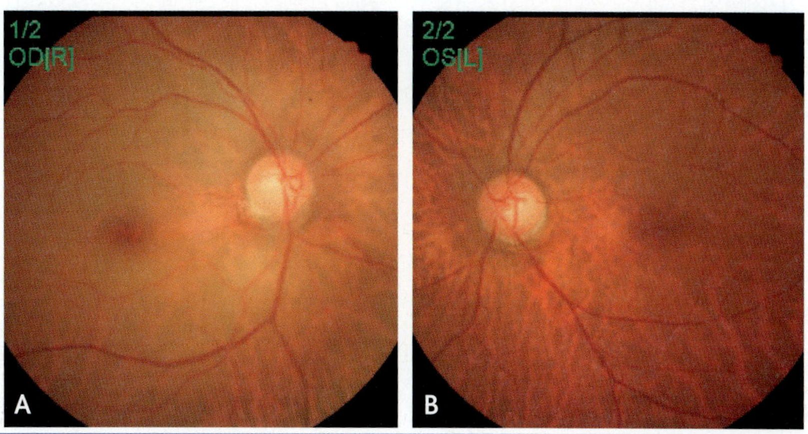

그림 11-3. CRAO 환자에서 정상 좌안(B)과 황반부 망막의 불투명화와 앵두반점(cherry red spot)이 확인되는 우안(A)

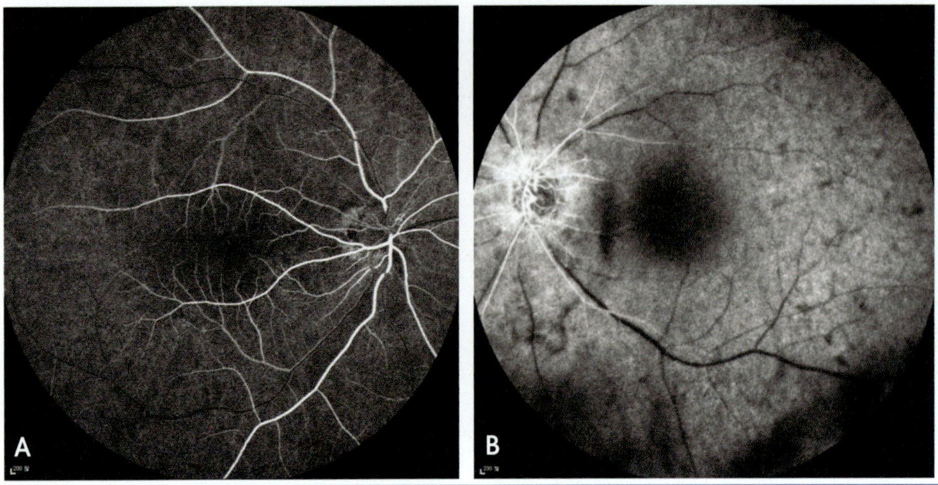

그림 11-5. CRAO 환자에서의 FAG **(A)** 정상 우안과 **(B)** 망막동맥의 조영이 지연되는 좌안

표 11-1. 임상에서 사용되는 중심망막동맥폐쇄의 치료법

- 안구마사지
- 안압 낮추기
- 전방천자
- 과산소화
- 고압산소치료

현재 임상에서 사용되는 치료법은 **표 11-1**과 같다. 아직까지는 잘 연구된 체계적 문헌 고찰(Systemic review) 또는 무작위 대조시험이 없어 확고한 증거 중심의 치료법은 제시되어 있지 않다. 중심망막동맥폐쇄에서의 치료법은 안구마사지, 안압낮추기, 전방천자, 과산소화, 고압산소치료가 있다.

VI. 중심망막동맥폐쇄에서의 고압산소치료

중심망막동맥폐쇄에서 고압산소치료는 맥락막의 모세혈관으로 고농도의 산소를 공급한다. 그렇기에 중심망막동맥에서 혈류 공급 장애가 발생해도 고압산소치료를 통해 맥락막에서의 산소를 확산해 망막 안쪽 2/3에도 산소가 충분히 공급될 수 있다는 것은 이전 연구들에서 확인되었다.

미국잠수고압의학회(UHMS)에서 중심망막동맥폐쇄 관련하여 현재까지 보고된 전향적 무작위 대조시험은 없지만, AHA classification of evidence기준으로 Level IIb로서 고압산소치료가 중심망막동맥폐쇄에서 도움이 될 수 있음을 말하였다. 고압산소치료는 비교적 안전한 치료이며 환자에게 적용 시 시력 회복에 도움이 될 수 있다. 2020년 국내 일개 병원에서 보고된 연구에 따르면 총 34명의 환자에서 10명이 고압산소치료를 받았으며, 받지 않은 환자들 보다는 현저한 시력의 개선을 보였다고 한다. 증상 발생으로부터 가능한 빨리 고압산소치료를 시행한 경우 시력 회복의 정도가 크다고 보고되어 있다.

UHMS에서 제시하는 중심망막동맥폐쇄 치료 프로토콜은 다음과 같다.

1. 응급실 내원 시 가능한 바로 최고 농도의 산소를 흡입한다.
2. 15분 이내 시력의 호전이 보이면 입원하여 1시간 동안 15분 산소와 45분 공기 흡입을 유지하며 시력의 변화를 관찰하고 안과적 검사를 시행한다. 이를 환자의 시력이 산소 흡입을 중단한 상태에서 2시간 이상

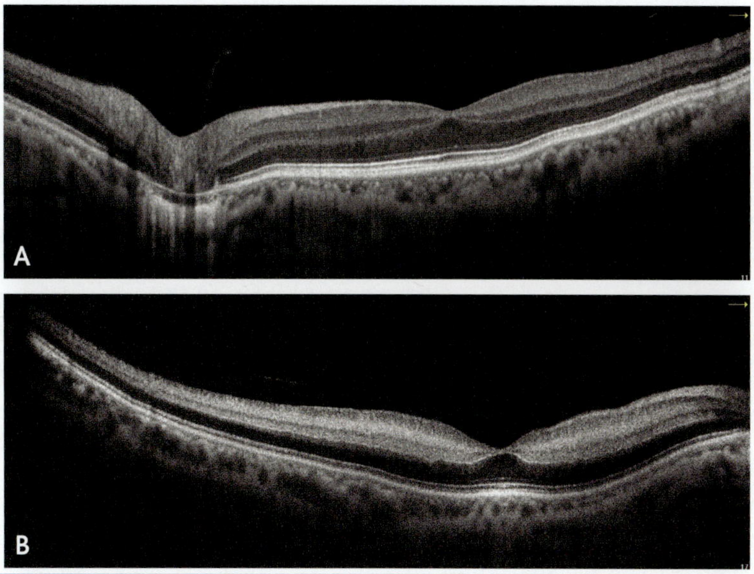

그림 11-6. CRAO 환자에서의 OCT (A) 정상 좌안과 (B) 내망막층의 부종과 증가된 고반사를 보이는 우안

유지되거나 안과적 검사상 중심망막동맥폐쇄가 회복될 때까지 유지한다.

3. 일반 대기압에서의 산소흡입에도 시력의 호전이 없을 경우 고압산소치료를 시행한다.
4. 2.0 ATA까지 가압하고 고농도산소를 흡입 시 시력이 회복되면 90분 치료를 시행하며, 시력이 유지되지 않을 시 2.4 ATA까지 가압하고 시력이 회복되면 90분을 유지하며, 안될 시 2.8 ATA까지 가압하고 시력의 회복 여부를 확인한다. 첫 고압산소치료 종료 후 15분간 시력이 유지되면 24시간 입원 및 경과 관찰하여 시력의 변화가 없을 시 퇴원이 가능하며, 시력의 변화가 생기면 바로 재내원 하도록 설명한다. 첫 고압산소치료 후 입원 중 시력저하가 발견되면 1시간 동안 15분 산소와 45분 공기를 마시며 하루 두 번씩 고압산소치료를 96시간 동안 시행하거나, 이를 시력이 완전히 회복되거나 안과 검사상 동맥폐쇄가 회복될 때까지 유지한다.

VII. 예후

동맥은 시간이 지나면 혈류가 다시 회복되고 부종도 호전된다. 하지만 시신경위축은 영구적인 시력소실을 일으킬 수 있다. 중심망막동맥의 완전한 폐쇄로부터 15분이 지나면 신경 조직은 회복 불가능한 손상을 받을 수 있다.

VIII. 예방

중심망막동맥폐쇄는 전신 질환자에게서 유병률이 높은 안과 질환으로 고혈압, 당뇨, 심장질환, 경동맥 경화증의 환자는 주기적인 경동맥도플러검사와 이상지질혈증 치료로 혈전 발생을 예방할 수 있다.

REFERENCE

1. Chronopoulos A, Schutz JS. Central retinal artery occlusion-A new, provisional treatment approach. Surv Ophthalmol 2019;64(4):443-51.
2. Coady PA, Cunningham ET, Vora RA, et al. Spectral domain optical coherence tomography findings in eyes with acute ischaemic retinal whitening British Journal of Ophthalmology 2015;99:586-92.
3. Dattilo M, Biousse V, Newman NJ. Update on the Management of Central Retinal Artery Occlusion. Neurol Clin 2017;35(1):83-100.
4. Hayreh SS, Zimmerman MB. Central retinal artery occlusion: visual outcome. Am J Ophthalmol 2005;140(3):376-91.
5. Kim YS, Nam MS, Park EJ, et al. The effect of adjunctive hyperbaric oxygen therapy in patients with central retinal artery occlusion. Undersea Hyperb Med 2020;47(1):57-64.
6. Michalinos A, Zogana S, Kotsiomitis E, Mazarakis A, Troupis T. Anatomy of the Ophthalmic Artery: A Review concerning Its Modern Surgical and Clinical Applications. Anat Res Int 2015;2015:591961.
7. Murphy-Lavoie H, Butler F, Hagan C. Central retinal artery occlusion treated with oxygen: a literature review and treatment algorithm. Undersea Hyperb Med 2012;39(5):943-53.
8. Sharma RA, Newman NJ, Biousse V. Conservative treatments for acute nonarteritic central retinal artery occlusion: Do they work? Taiwan J Ophthalmol 2020;11(1):16-24.
9. Tobalem S, Schutz JS, Chronopoulos A. Central retinal artery occlusion - rethinking retinal survival time. BMC Ophthalmol 2018;18(1):101.
10. Undersea and Hyperbaric Medical Society. Hyperbaric oxygen therapy indications: The hyperbaric oxygen therapy committee report. In: Moon RE. 14th ed. North Palm Beach, FL: Best Publishing Company, 2019.
11. Varma DD, Cugati S, Lee AW, Chen CS. A review of central retinal artery occlusion: clinical presentation and management. Eye (Lond) 2013;27(6):688-97.

CHAPTER 12

급성 외상성 허혈증

Acute Traumatic Ischemia

순천향대학교 부천병원 응급의학과 최 상 천

Department of Emergency Medicine, Soonchunhyang University Bucheon Hospital
Sangchun Choi MD, MS

개요

중증 외상에 의한 출혈성 쇼크는 약 25%에서 다발성 장기 손상을 발생시키며, 이들 중 50% 이상이 사망한다. 전세계적으로 1년에 약 190만명 정도가 출혈성 쇼크로 사망한다. 손상 부위가 제한적이기는 하지만 사지 손상 또한 중증 외상의 일부로 초기 처치에 따라 예후가 달라 질 수 있다. 외상성 손상은 출혈, 직접적인 조직 손상, 동반된 부종 등의 기전을 통해 장기 및 조직에 허혈을 야기하며, 그에 따라 미세혈류 순환장애, 미토콘트리아 기능 저하 등이 발생한다. 외상 발생을 예방하는 것이 무엇보다 중요하지만 현실적으로 이미 발생한 외상에 대한 적절한 치료 대책을 사전에 수립하는 것 또한 중요하다. 고압산소치료법은 이론적으로 중증 외상의 손상 기전을 일시적으로 벌충할 수 있으므로 수술적 치료를 위한 가교 치료(bridging therapy)와 회복기 치료로서 역할을 할 수 있을 것으로 기대된다.

주요사진

Major Mechanisms of HBOT on Acute traumatic ischemia

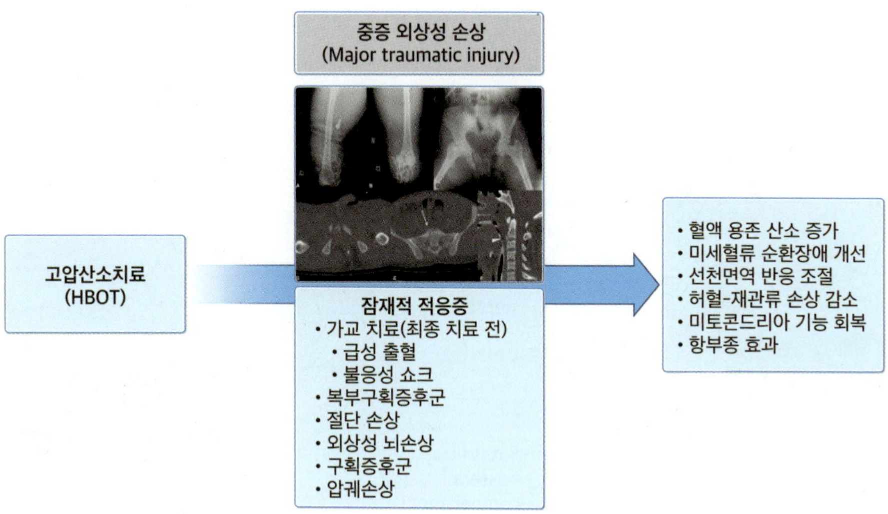

Keywords

중증외상 • 압궤손상 • 절단손상 • 구획증후군 • 가교치료(bridging therapy) • 미세혈류순환장애 개선 • 허혈-재관류손상 감소 • 항부종효과

I. 진단

1. 외상성 쇼크

쇼크의 정의가 혈액 관류와 조직 산소화의 부조화라는 점을 고려 시 의식 변화, 저혈압, 대량 출혈, 빈혈, 산소포화도 감소, 의식 변화 등 직관적으로 확인되는 소견이나 검사 결과들을 제외하면 외상 환자의 출혈성 쇼크를 진단할 수 있는 단일 검사실 결과나 진단법은 없다. 손상 기전을 확인하고, 환자의 의식을 포함한 환자의 생체 징후와 외상초음파(FAST), 검사실 결과들을 종합할 때 비교적 빠르게 환자의 쇼크를 빠르게 인지할 수 있다. 사지 손상의 경우 출혈 정도, 동반된 조직 손상, 신경 손상, 순환 상태를 주기적으로 재평가하여야 하며, 절단이나 압궤 손상(crush injury)이 있는 경우 재접합술을 위해 절단지(amputee)를 잘 보관하고 손상 부위를 안정화하는 것이 중요하다.

2. 구획증후군(Compartment syndrome)

하지종아리 근육에는 전면/깊은후면/얕은후면/측면의 4구획이 있으며, 구획내 근육의 부종은 신경과 혈관을 압박하며 부종과 압박은 상호 악화의 고리를 형성하며 손상을 진행시킨다.

구획증후군은 특정한 근육 주변의 공간에 압력이 증가하는 것으로 중독을 포함하는 손상에 의해 혈액 공급이 차단될 경우 발생한다. 정상적인 종아리 근육의 4 구획(그림 12-1A)과 구획증후군이 발생한 근육(그림 12-1B)의 차이가 명확하다. 특징적인 소견으로 극심한 통증, 감각저하, 무감각, 창백, 차가운 피부가 있으며, 손상 후 이러한 소견들이 확인되는 경우 구획증후군을 의심하여야 하며, 구획 압력이 30 mmHg를 초과하는 경우에 진단할 수 있다.

3. 압궤증후군(Crush syndrome)

골반부 등 신체 일부가 일정 시간 압착되어 전신적인 순환 장애가 발생하는 경우 압궤증후군과 구획증후군

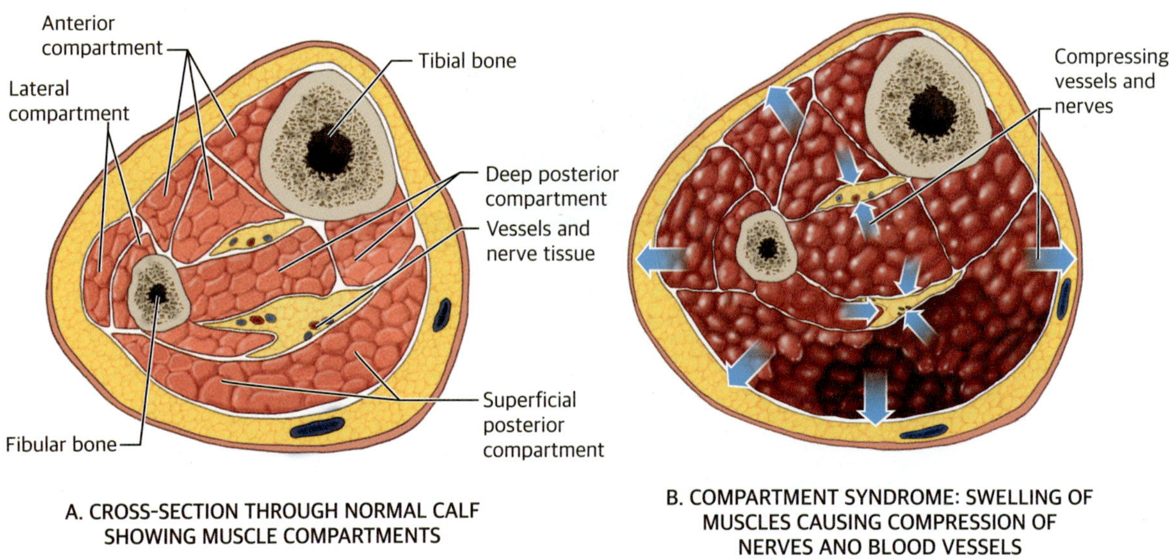

그림 12-1. 종아리 근육의 구획 및 구획증후군의 발생

이 발생하며, 외상에 의한 국소적인 골절, 내출혈, 수포형성, 부종 등이 순환장애의 원인이 된다. 신체가 무거운 물체에 장기간 눌리는 경우 압박 부위 하방의 혈관, 신경, 근육에 손상이 발생하여 맥박 소실과 감각 마비가 발생한다. 그림 12-2와 같이 골반부가 압착되는 경우 하지에 구획증후군을 동반하는 압궤증후군이 발생하며 급성신손상, 파종성혈관내응고병증(DIC), 고칼륨혈증, 호흡부전, 대산성산증, 저혈압, 심실세동 등 다양한 중증 증상 및 징후가 발생한다.

II. 병인; Lethal triad of trauma

혈관내체액감소(intravascular volume depletion), 적혈구와 응고인자 소실, 응고와 지혈 기전의 동시 작용에 따른 출혈 경향 증가, 생체의 보상기전 작동, 외상치료에 대한 경험 부족 및 지연된 진료 접근에 따라 출혈 증가, 저체온증, 중증도 산증이 발생한다(그림 12-3). 이러한 3가지 요소가 복합적, 상보적으로 작용하여 손상 환자에서 급성 사망이 발생한다(그림 12-4). 외상 환자에서 외상에 의한 직접 조직 손상이 출혈성을 악화시키는데 이는 직접 조직 손상이 혈관내피의 투과성을 증가시키고, 추가적인 염증 반응을 일으키며, 응고반응을 자극하며 동시에 발생하는 항응고반응에 따라 결국 출혈 경향을 증가시키기 때문이다. 쇼크의 초기 단계에서는 신체의 보상 기전에 따라 쇼크의 증상이 감춰질 수 있으나, 신체의 보상 기전을 초과하는 출혈이 발생하는 경우 쇼크의 증상이 분명해지므로 외상환자를 초기부터 면밀히 관찰하는 것이 매우 중요하다. 초기 손상에서 회복되더라도 면역 작용의 저하와 그에 따른 2차 감염이 발생할 수 있으며, 이들은 전신염증반응증후군(systemic inflammatory response syndrome, SIRS)과 패혈증 중증 외상환자의 후기 사망의 주요 원인이다(그림 12-5). 압궤손상을 포함하는 외상성 사지손상의 경우 부종의 증가가 순환 장애를 더욱 악화시키므로 부종을 평가하고 억제시키는 처치를 추가적으로 고려해야 한다.

III. 표준 치료

외상성 쇼크환자를 치료하는데 있어 고려해야 할 가장 중요한 것은 1. 눈에 띄거나 예상되는 출혈원(bleeder)의 빠른 차단, 2. 적절한 수액소생술(손상 후 1시간 이내 등장성 수액 1 L 미만 투여, 6시간 이내 등장성 수액 3 L 이하 투여 및 대량수혈) 과 필요시 적절한 승압제 투여, 3. 저체온증 방지나 교

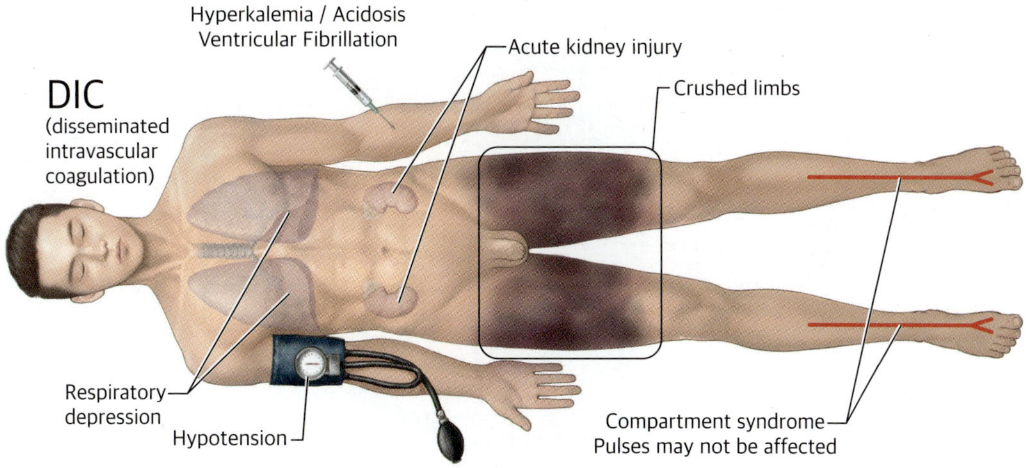

그림 12-2. 압궤증후군과 구획증후군

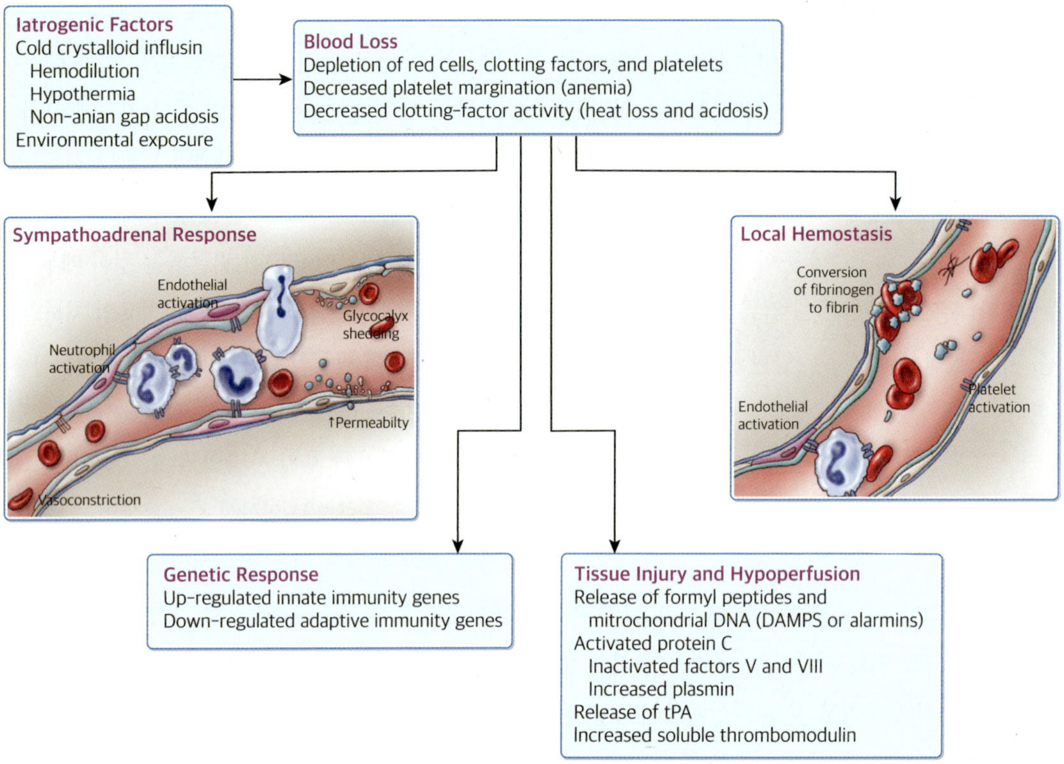

그림 12-3. 외상 손상의 악화 요인들

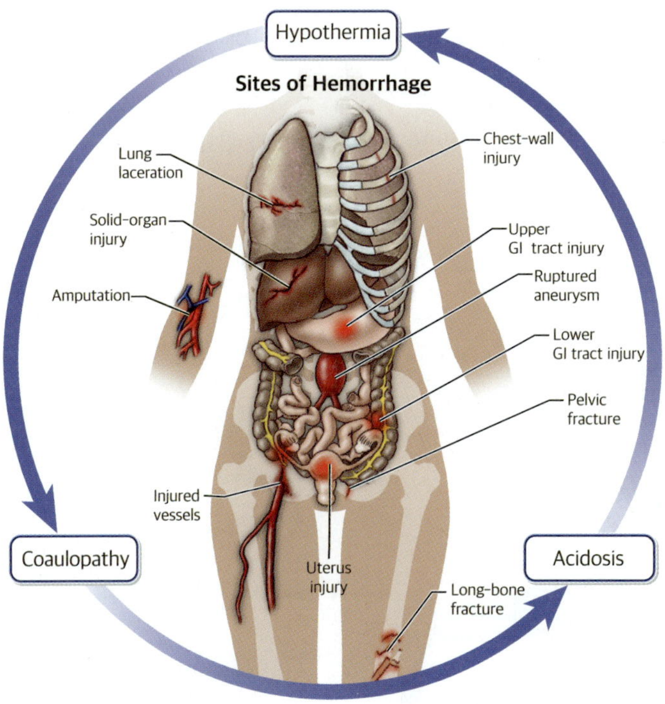

그림 12-4. 외상 손상의 악화 요인들

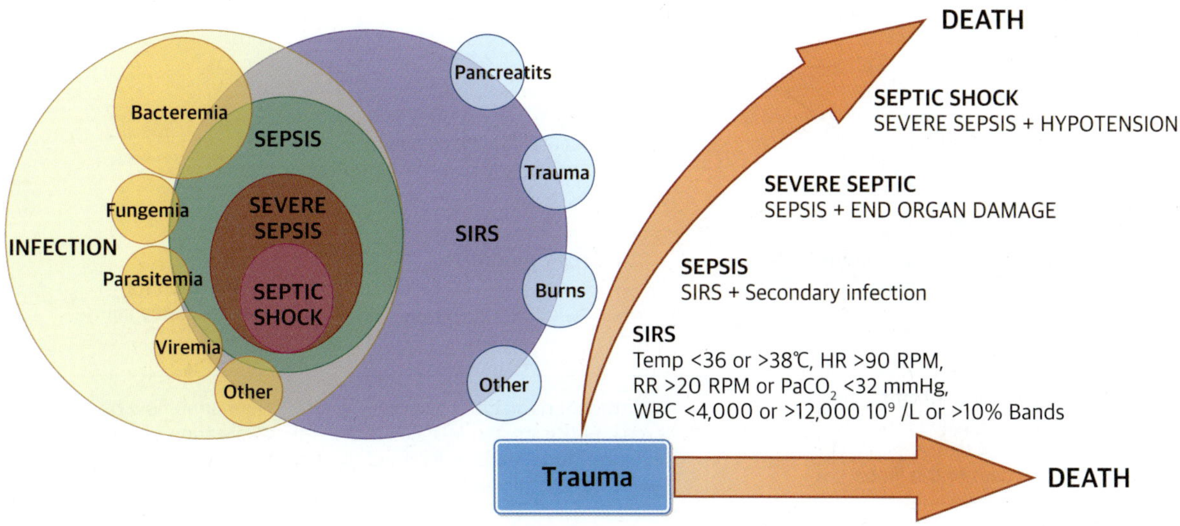

그림 12-5. 중증 외상 환자의 후기 사망과 패혈증

정, 4. 순환부전의 징후를 빠르게 인지하여 필요한 처치를 하는 것이다.

상기 사항을 염두해 두며, 외상의 기전을 명확히 파악함과 동시에 1차 조사(primary survey)를 시행하고, 결과에 따라 필요한 술기를 시행한다. 손상통제수술(damage control surgery), 허용저혈압(permissive hypotension) 등이 추가적으로 요구될 수 있다. 1차 조사를 완전히 종료한 이후 2차 조사(secondary survey)에서 머리부터 발끝 CT 등 자세한 검사를 추가적으로 시행한다. 대량 수혈을 포함한 적극적인 수액 소생치료에도 불구하고 반응하지 않는 불응성 쇼크 상태에 대해 최종 치료인 수술이나 혈관조영술시행이 필요하지만 지연되는 경우 가교술기(bridging procedure)인 복강외골반패킹(extra-peritoneal pelvic packing)과 레보아(Resuscitative Endovascular Balloon Occlusion of the Aorta, REBOA) 삽입 등을 고려할 수 있다. HBOT 또한 최종 치료에 앞선 가교 치료나 불응성 쇼크상태에 대한 보존적 치료로서 주요한 역할을 할 수 있을 것으로 기대되지만 HBOT 시행을 위해 최종 치료를 지연시키는 것은 바람직하지 못하다.

외상성 사지손상에서 구획증후군의 발생을 감소시키기 위해 손상부위에 대해 안정/고정-얼음팩-압박-거상 RICE 요법을 시행해야 하고, 재접합수술이 필요한 경우 가능한 빠른 시간내에 수술이 가능한 의료기관으로 이송하는 것이 중요하다. 구획증후군에 대한 치료는 압력을 감소시키는 응급근막절개술이며, 늦어지는 경우 사지를 절단해야 할 수 있다.

구획증후군과 압궤증후군에 대한 일반적인 치료 흐름은 그림 12-6과 같다.

조기 수액 소생술(최대 25 L/일)을 통한 대사성산증 해소 및 이뇨 촉진(150~300 ml/시간)과 무뇨증, 고칼륨혈증, 수액과부하, 대사성산증 악화, 급성신손상 발생 시 응급투석과 파종성혈관내응고병증(DIC) 예방 및 치료와 감압을 위한 응급근막절개나 재접합 응급수술이 주요한 치료이며, 예방 및 악화 방지를 위해 HBOT를 고려할 수 있다.

IV. 고압산소치료 기전

1. 출혈성 쇼크(Hemorrhagic shock)

출혈성 쇼크 환자에서 주요한 병태 생리는 순환부전량(circulating volume)의 감소에 따른 미세 순환장애 및 조직

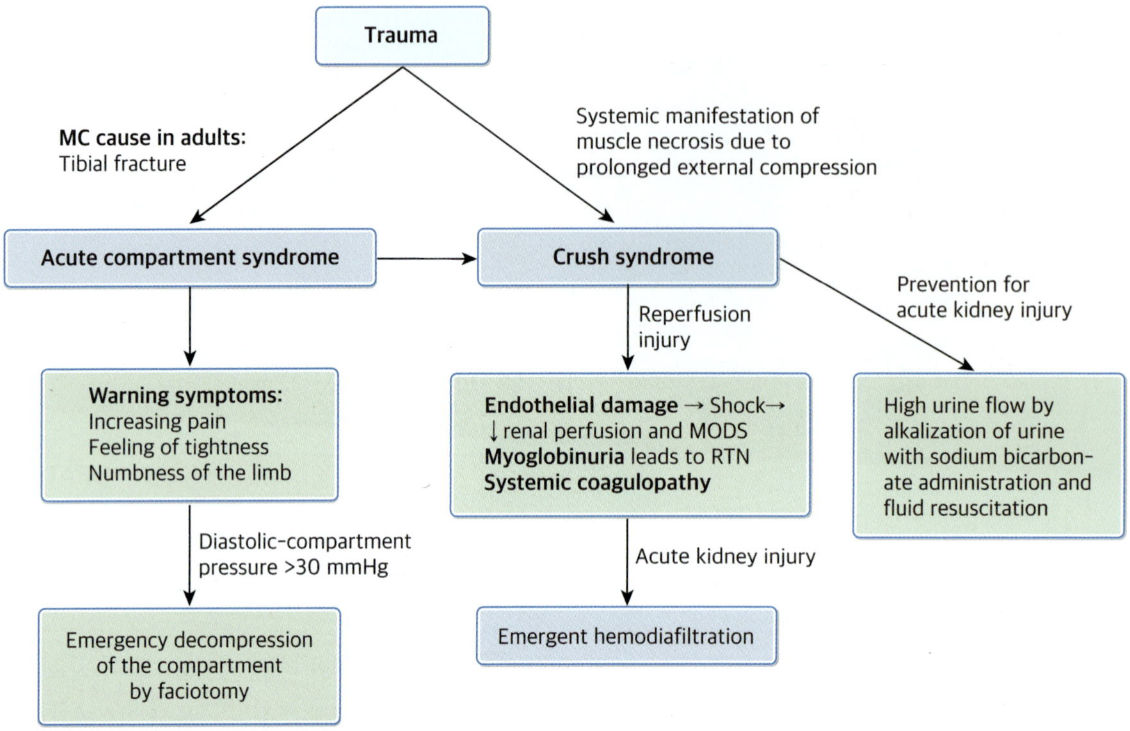

그림 12-6. 구획증후군과 압궤증후군의 치료

손상에 따른 출혈성 증가이다. 이러한 기전의 진행은 미토콘드리아 기능저하, ATP 생성 저해, 신체 면역 반응 감소를 야기하며 각각의 장기에 기능 부전을 초래하고 결국 다장기부전을 통해 환자가 사망하는데 주요한 원인이 된다. 이러한 병태생리를 고려할 때 HBOT는 출혈성 쇼크 환자 치료에 유익한 효과를 보일 가능성이 높다. 이러한 유익한 영향은 1) 혈액 내 용존 산소 수준이 증가함에 따라 매개되는 것으로 추정되며, 이는 3 기압 절대(ATA)에서 약 2,200 mmHg의 산소 분압과 약 27 mL/dL의 혈중 산소 농도를 발생시켜 세포가 사용할 수 있는 산소를 증가시킨다. 2) 고이동성그룹 B1 (high mobility group box-1, HMGB1)과 같은 대표적인 DAMPs 분비를 감소시키거나 톨유사수용체와 같은 패턴인지수용체의 발현을 감소시켜 선천면역 반응을 감소시킬 수 있다. 3) 허혈-재관류 손상을 감소시킨다. 4) 미토콘드리아 기능을 회복시키는데 기여, 5) 항부종 효과를 통해 순환개선 및 수액 과다를 예방할 수 있을 것으로 기대된다. 상기 기술한 기전들을 종합할 때, HBOT는 출혈성 쇼크 환자에서 전신 미세 순환을 개선 및 허혈-재관류 손상을 감소시키고, 항세포자멸사(anti-apoptosis)나 항네크로톱시스(anti-necrotopsis) 효과를 유도하여 출혈성 쇼크의 치료 예후를 개선할 수 있을 것으로 기대해볼 수 있다.

V. 고압산소치료의 적응증

중증 쇼크환자(두경부, 복부, 흉부, 절단을 포함하는 사지 손상 등)에서 최종 치료전의 가교 치료와 수술 후 관리를 위해 고려할 수 있다. 절단 손상 접합 수술 후나 손상통제술 후 순환 개선 및 장유착, 외상성 복부구획증후군에 적용해 볼 수 있다. 또한 사지구획증후군 및 압궤증후군 등의 발생 예방 및 증상 완화를 위해 고려할 수 있으며, 그림 12-7에 사지구획증후군 발생 임박 시점과 근막절개

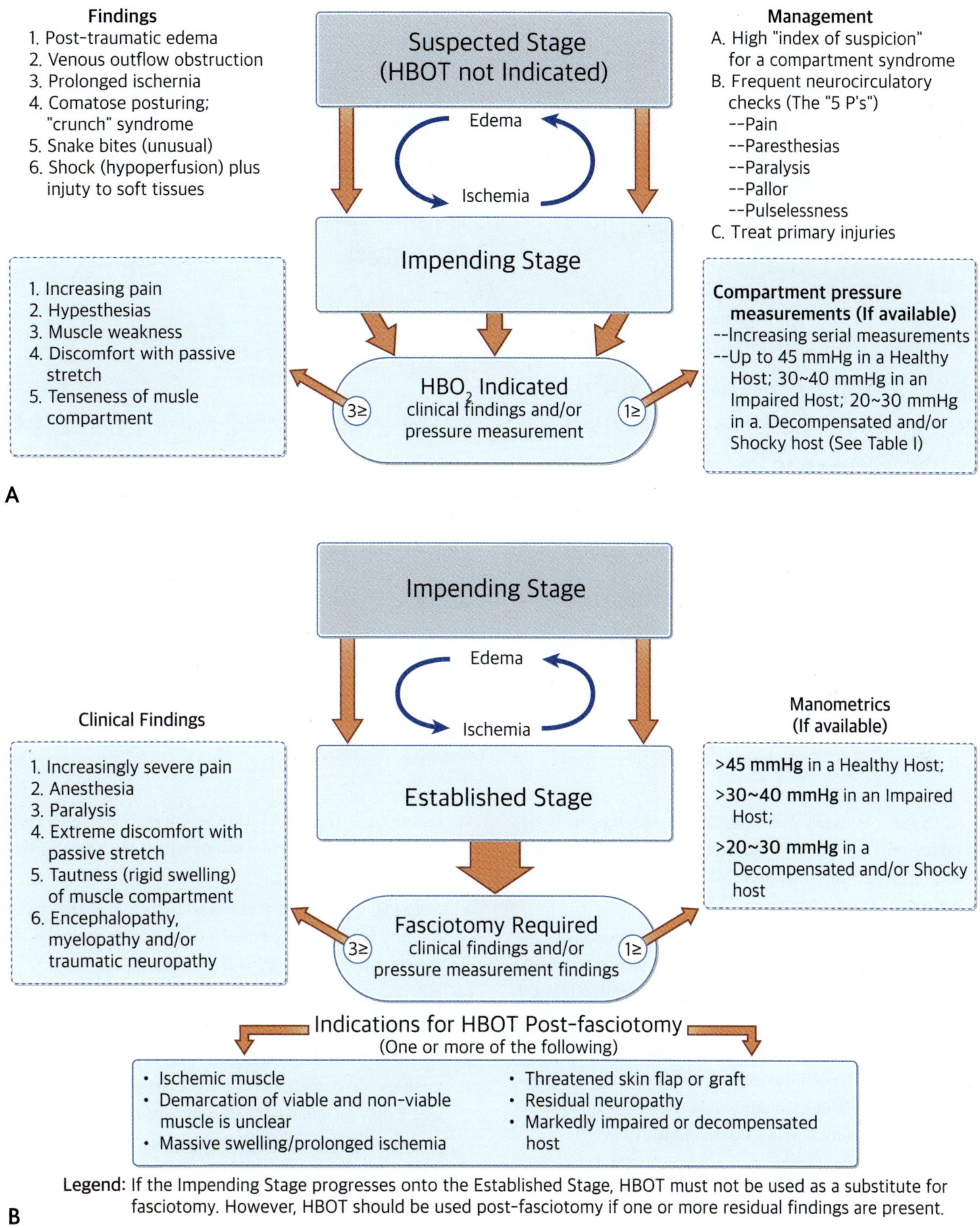

그림 12-7. 골격근에서 구획증후군 발생에 따른 HBOT의 적용. **(A)** Indications for hyperbaric oxygen therapy (HBOT) in the skeletal muscle comartment syndrome. **(B)** Requirements for fasciotomy in the skeletal-muscle comartment syndrome and indications for HBOT post-fasciotomy.

술 후 시점에서 HBOT 적용에 대해 제시하였다.

오른쪽 손에 압궤손상이 발생한 34세 남자에서 수술과 병행하여 HBOT를 29회 이상 시행한 후 손의 기능을 최대한 보존할 수 있었던 유용한 증례가 발표되기도 하였다.

VI. 고압산소치료

중증 쇼크 환자의 경우 반복 모니터링의 필요성 및 환자의 상태 변화에 따라 즉각적인 처치가 필요하므로 단순 사지절단 환자를 제외하고, 응급 처치가 가능한 공간이 확보가 되어있는 다인용 챔버에서 시행해야 할 것으로 판단한다. 지금까지 중증 쇼크 환자에서 공인된 프로토콜은 없지만 최종 치료 전 가교 치료나 외상 수술 후 보존적 치료가 목표인 경우 2.0~2.5 ATA, 60~90분, 1~2회/일로 시행되는 것이 타당할 것으로 보인다. 또한 최적의 용량이 밝혀지지 않은 점을 고려할 때 상기 내용을 근거로 치료자가 치료 용량을 선택해서 사용하기를 권장한다.

구획증후군이나 압궤증후군에서 HBOT의 용량은 아직 제시되지 않고 있으나 Neto 등의 증례에서 손상 직후부터 29회 이상의 HBOT 시행 후 손의 기능을 최대한 보존할 수 있었다.

VII. 최근 연구 검토

Millar 등에 따르면 개방성 하지 골절 환자 120명에서 시행한 다기관 HBOT 연구에서 HBOT군의 조직 괴사 및 합병증 발생이 적었고, 하지의 기능성 결과도 좋았다고 하였다. 이는 절단을 포함하는 중증 외상 환자에서 HBOT를 적용할 수 있는 토대가 될 수 있을 것으로 판단한다.

REFERENCE

1. ATLS Subcommittee, American College of Surgeons' Committee on Trauma. ATLS Advanced Trauma Life Support 10th Edition Student Course Manual. 10th ed. Chicago: American College of Surgeons; 2018.
2. ATLS Subcommittee, American College of Surgeons' Committee on Trauma, International ATLS working group. Advanced trauma life support (ATLS): the ninth edition. J Trauma Acute Care Surg 2013;74(5):1363-6.
3. Bouachour G, Cronier P, Gouello JP, Toulemonde JL, Talha A, Alquier P. Hyperbaric oxygen therapy in the management of crush injuries: a randomized double-blind placebo-controlled clinical trial. J Trauma 1996;41(2):333-9.
4. Cannon JW. Hemorrhagic Shock. N Engl J Med 2018;378(4):370-9.
5. Glen J, Constanti M, Brohi K. Assessment and initial management of major trauma: summary of NICE guidance BMJ 2016; 353 :i3051.
6. Millar IL, Lind FG, Jansson KÅ, et al. Hyperbaric Oxygen for Lower Limb Trauma (HOLLT): an international multi-centre randomised clinical trial. Diving Hyperb Med 2022;52(3):164-74.
7. Neto PH, Ribeiro ZB, Pinho AB et al. Hyperbaric oxygen therapy for the treatment of a crush injury of the hand: a case report. J Trauma Inj 2022;35(3):209-14.
8. Rajagopalan S. Crush Injuries and the Crush Syndrome. Medical J Armed Forces India 2010; 66(4):317-20.
9. Rossaint R, Afshari A, Bouillon B, et al. The European guideline on management of major bleeding and coagulopathy following trauma. 6th ed. Crit Care 2023;27(80).
10. StatPearls [Internet]. Acute Traumatic Ischemia Hyperbaric Evaluation and Treatment; 2022 Sept 12 [cited 2023 Jun 19]. Available from: https://www.ncbi.nlm.nih.gov/books/NBK537014/
11. Strauss MB. The effect of hyperbaric oxygen in crush injuries and skeletal muscle-compartment syndromes. Under-sea Hyperb Med 2012;39(4):847-55.

CHAPTER 13

뇌농양

Intracranial Abscess

순천향대학교 부천병원 응급의학과 김 기 윤

Department of Emergency Medicine, Soonchunhyang University Bucheon Hospital
Kim giwoon M.D., PhD.

개요

뇌농양(brain abscess) 또는 뇌내농양(intracranial abscess)은 대뇌농양(cerebral abscess), 경막하농양(subdural empyema), 경막외농양(epidural empyema)을 모두 포함하는 용어로써 비슷한 원인과 동일한 치료법을 가진다.

뇌농양은 매우 드문 질환은 아니다. 미국의 경우 인구 10만명당 0.4~0.9명이 발생한다고 하며, 한국에서는 건강보험심사평가원의 2020년 급여에 따른 자료에서 '두개내 농양 및 육아종'으로 검색하여 1,205명이 발생하였고, 남자 734명, 여자 471명으로 인구 10만명당 2.4명으로 미국의 통계보다 더욱 많은 것으로 보고되고 있다.

원인은 보통 감염의 뇌내로의 전파 및 농양형성으로 부비동염(sinusitis), 귀의 염증(otitis), 유양돌기염(mastoiditis), 치아염증(dental infection) 등이 혈액을 타고 들어가거나 머리 외상 후 균이 직접 뇌내로 들어가기 때문에 발생한다. Microaerophilic, anaerobic bacteria에 의한 화농성 농양(pyogenic abscess)가 가장 흔하고, 다음으로 면역억제자에서 외상으로 인한 세균의 직접 침투 및 캡슐화된 농양이 그 다음으로 발생한다.

주요사진

Major Mechanism of HBOT on intracranial abscess

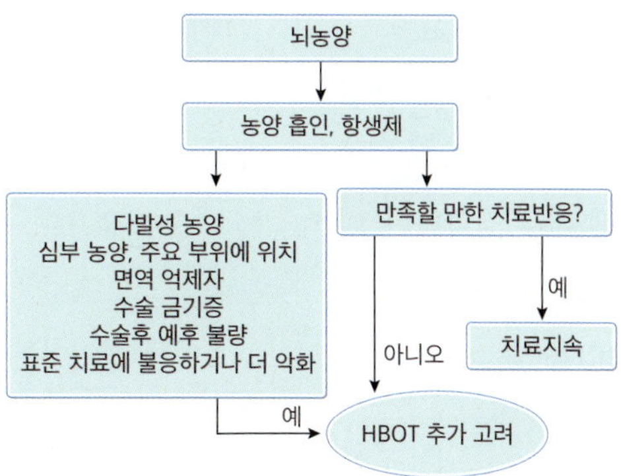

고압산소치료는 산소농도를 높여서 ROS와 RNS를 증가시켜 염증을 줄이고, 면역계를 활성화하며 백혈구의 포획기능을 높이고 림프구와 중성구의 자기사멸을 감소시킨다.

Keywords

뇌농양(brain abscess) • 화농성 농양(pyogenic abscess) • 뇌단층촬영(brain CT) • 고압산소요법(hyperbaric oxygen therapy)

I. 진단

환자는 발열, 두통, 침범된 부위에 따른 신경학적 이상을 증상 triad라고 하며, 이는 전체 뇌농양환자의 20% 밖에는 보이지 않는다고 한다.

증상이 비특이적이므로 두통과 발열 또는 설명되지 않는 발열, 위험요인을 가진 경우는 의심 하에 CT 등의 검사를 시행하는 것을 권장한다. 증상은 공간점유에 의한 뇌압상승(두통, 구토, 혼돈, 의식 처짐), 감염(발열, 피로) 그리고 농양 위치에 따른 신경 이상(hemiparesis, aphasia) 등이다. 가장 흔한 증상은 두통, 졸림, 혼돈, 경력, 편측마비, 구음 장애 등이 발열과 함께 빠르게 악화되는 것이다. 두통은 특징적으로 밤이나 이른 아침에 심해져서 이로 인해 아파서 종종 잠에서 깨며, 이는 바로누움자세(supine position)와 수면중 저호흡에 따른 저산소증으로 뇌압이 증가되어 발생한다. 같은 이유로 medullary vomiting center와 area postrema (연수 뒤에 있는 paired structure)를 자극하여 아침 구토(morning vomiting)를 유발한다. 그러나 이는 뇌 조직 안에 종양이든 농양이든 공간점유병소가 가진 경우 나타날 수 있다. 이외의 증상으로는 농양의 위치에 따른 것으로 소뇌의 경우 brain stem compression, hydrocephalus, meningeal irritation sign 등이 보일 수 있다.

뇌농양의 진단은 Contrast enhanced CT가 높은 민감도를 가지며, MRI는 early cerebritis를 찾는데 도움이 되며 또한 농양과 악성종양을 구분하는데 매우 정확하다. 이런 점은 CT에서는 매우 어렵다. 그러므로 mass like lesion의 경우 표준적인 검사로써 CT와 MRI를 둘 다 촬영해야 한다.

II. 병인; Infection

감염의 병인은 원인균에 따라 다른데 세균, 곰팡이, 원생동물(protozoa)이며 바이러스는 여기에 해당되지 않는다. 감염의 전파 방법과 환자의 소인이 뇌농양으로 진행하는 균을 결정하게 된다.

각각의 소인이 된 질환과 뇌농양의 원인균은 아래 표 13-1로 나타내었다.

연쇄상구균(Streptococci)이 가장 흔하게 배양되며, 보통 혼합(30~60%) 균주로 배양된다. 이러한 연쇄상구균은 Viridans 그룹으로써 Streptococcus intermedius, S. constellatus, and S. anginosus 등이며, 정상적으로 구강, 충수돌기, 여성의 성기관에 분포하며, 농양 형성의 성향을 가지고 있다. 같은 연쇄상 구균이나 streptococcus pneumoniae는 뇌농양을 거의 유발하지 않아서 구분되어야 한다.

황색포도알균(Staphylococcus aureus)은 10~20%를 차지하며 두부외상이나 감염성 심내막염 (infective endocarditis) 환자에서 발생한다. 수술 후 발생하는 경우는 보통 피부 상재균에 의한 것으로 여기에는 S. aureus, S. epidermidis, Enterobacteriaceae, Pseudomonas 등이다. 치과 술기 또는 치과질환과 관계되어서는 polymicrobial이다. 배양에 나오지 않는 "culture-negative"는 그 범위가 넓어서 0~43%까지 보고되고 있으며, 보통 먼저 사용된 항생제와 관계가 있다. 그러나 먼저 specimen collection의 잘못이나 배양 기술이 까다로운 경우도 고려해 보아야 한다.

Aspergillus 또는 Mucorales 등과 같은 Fungus 감염은 혈관을 침투하여 septic arteritis와 thrombophlebitis를 유발하고 이로 인해 국소 괴사를 유발할 수 있다. 이런 괴사는 캡슐이 없으며, 농양의 특징적인 캡슐 형성을 하지 않는다.

소아든 성인이든 남자에서 더 많이 발생하며(2:1 to 3:1) 나이 중앙값은 30~40세이다. 그러나 병인에서 설명했듯이 환자의 소인에 따른 위험도를 고려하는 것이 더 합리적이다. 소아에서 right-to-left shunting이 일어나서 청색증을 유발시키는 선천성 심장병(cyanotic congenital heart disease)을 가진 경우는 소아뇌농양의 대부분을 차지한다.

당뇨로 인한 대사성 산증 상태의 경우 rhinocerebral

표 13-1. 환자의 소인과 흔한 미생물(predisposing condition and common microbials)

Predisposing Condition	Common Microbial Isolates
Immunocompromise	
HIV infection	Toxoplasma gondii, nocardia and mycobacterium species, Listeria monocytogenes, Cryptococcus neofbrmans
Neutropenia	Aerobic gram-negative bacilli, aspergillus species, Mucorales, Candida and scedo- sporium species
Transplantation	Aspergillus and Candida species, Mucorales, scedosporium species, Entero bacteriaceae+, nocardia species, T. gondii, Mycobacterium tuberculosis
Contiguous spread of bacteria	
Penetrating trauma or neuro surgery	Staphylococcus aureus, S. epidermidis, streptococcus species (anaerobic and aero bic), Enterobacteriaceae, Clostridium species
Otitis media or mastoiditis	Streptococcus species (anaerobic and aerobic), bacteroides and prevotella species, Enterobacteriaceae+
Paranasal sinusitis	Streptococcus species (anaerobic and aerobic), bacteroides species, Entero bacteriaceae+, S. aureus, haemophilus species
Hematogenous spread of bacteria	
Lung abscess, empyema, bronchiectasis	Fusobacterium, actinomyces, bacteroides, prevotella, nocardia, streptococcus species
Bacterial endocarditis	S. aureus, streptococcus species
Congenital heart disease	Streptococcus and haemophilus species
Dental infection	Mixed infection with fusobacterium, prevotella, actinomyces, bacteroides, and streptococcus species (anaerobic and aerobic)

HIV denotes human immunodeficiency virus. +The Enterobacteriaceae include Escherichia coli and enterobacter, klebsiella, proteus, and salmonella species

mucormycosis에 취약하며 이는 감염에 의한 높은 사망률을 보인다. 화학요법 중 발생한 중성구감소증(neutropenia) 등 면역억제의 경우는 Aspergillus 곰팡이, 기생충인 Toxoplasma, Nocardia 세균 등에 의한 농양이 발생할 수 있다.

보통 취약한 요소를 가진 경우 예를 들어 HIV 감염자, 면역억제제 투여환자, 위에서 언급한 뇌주변의 국소 감염을 가진 자들과 세균혈증(bacteremia)을 유발할 정도의 전신적 감염증을 가진 환자 등이다. 절반 정도가 국소 감염의 파급으로 인해서, 1/3 정도가 혈류를 통해, 그리고 나머지는 이유가 불분명하다고 한다(표 13-2).

과거에 비해 뇌농양에 의한 사망이 줄어들면서 일반적으로 보존적인 치료를 선택하는 경우가 많으나 환자에 따라 표준적 치료 외 다른 방법이 필요한 경우가 있다. 여기에는 농양이 여러 군데 있는 경우, 심부 또는 뇌의 주요한 부위에 위치, 면역계 억제로 인한 비정형적 감염, 표준치료에 반응이 미진하거나 치료에 반응하지 않는 경우 등이다.

III. 표준 치료

치료는 뇌압이 높다면 이를 낮추는 치료를 먼저 시행하며, 항생제 투여와 동시에 원인균을 찾기 위한 배양을 시행한다. 수술적 drainage 또는 CT guided stereoctatic

표 13-2. 뇌농양의 전파 방식과 원발성 질환(Summary of BA sources characteristics)

Source	Frequency%	Probable focus	comments
Spread from pericranial contiguous focus	25~50	Paranasal sinuses, middle ear, or dental infection	Dental infections, ethmoid, or frontal sinusitis usually spreads to the frontal lobe Subacute/chronic otitis media or mastoiditis preferentially spreads to the inferior temporal lobe and cerebellum Generally causes a solitary abscess
Hematogenous spread	15~30	Lung abscess or empyema, bacterial endocarditis, skin infections, intra-abdominal (including pelvic)	Many are multifocal and located in the distribution of the middle cerebral artery
Direct inoculation	8~19		Mainly due to traumatic brain injury or neurosurgical procedures

aspiration은 표준 치료의 대표적 방법이다. 흡인을 하든 수술을 하든 농양 specimen은 세균배양 및 항생제감수성 검사를 해야 하며, 이러한 균의 동정 및 항생제 감수성 검사 전에 경험적 항생제를 투여해야 한다(표 13-3). 경험적 항생제 투여를 위한 환자의 임상 상태와 예상되는 원인균은 아래 표에 나열하였다. 뇌압감소를 위한 스테로이드 투여는 일반적으로 환자의 상태가 meningitis가 동반되거나, 뇌부종이 심해 생명을 위협할 정도가 아니면 고려하지 않는다. 스테로이드는 abscess wall의 조영증강을 감소시킬 수 있다. 이러한 ring enhancement의 감소를 농양의 치료가 더 잘 되었다거나 또는 치료의 효과로 판단하면 안 된다. 치료의 효과는 농양의 크기가 작아진 것을 보는 것이 더 타당하며, 가능한 빨리 감량 tapering 하여야 한다(그림 13-1).

IV. 고압산소치료 기전

뇌농양에 고압산소치료가 도움이 되는 기전은

1. 높은 산소분압은 뇌농양에 흔한 혐기성 세균을 억제한다.
2. 농양주변의 뇌 부종을 스테로이드를 사용하지 않고도 감소시켜서 blood-brain barrier를 통한 항생제 통

표 13-3. 항생제 치료(Antimicrobial Therapy in Patients with Brain Abscess)

Treatment	Therapy*
Empirical treatment	
Standard	Cefotaxime or ceftriaxone plus metronidazole; alternatively, meropenem (add vancomycin if infecting pathogen may be Staphylococcus aureus, pending organism identification and in vitro susceptibility testing)
For transplant recipients	Cefotaxime or ceftriaxone plus metronidazole, voriconazole, and trimethoprim- sulfamethoxazole or sulfadiazine
For patients with HIV infection	Cefotaxime or ceftriaxone plus metronidazole, pyrimethamine, and sulfadi azine; consider isoniazid, rifampin, pyrazinamide, and ethambutol to cover possible tuberculosis infection

Treatment based on isolated pathogen Bacteria†	
Actinomyces species‡	Penicillin G
Bacteroides fragilis‡	Metronidazole
Enterobacteriaceae‡	Cefotaxime or ceftriaxone
Fusobacterium species‡	Metronidazole
Haemophilus species‡	Cefotaxime or ceftriaxone
Listeria monocytogenes	Ampicillin or penicillin G§
Mycobacterium tuberculosis	Isoniazid, rifampin, pyrazinamide, and ethambutol
Nocardia species	Trimethoprim-sulfamethoxazole or sulfadiazine
Prevotella melaninogenica‡	Metronidazole
Pseudomonas aeruginosa	Ceftazidime or cefepime§
S. aureus	
Methicillin-sensitive	Nafcillin or oxacillin
Methicillin-resistant	Vancomycin
Streptococcus anginosus group, other streptococcal species‡	Penicillin G
Fungi	
Aspergillus species	Voriconazole
Candida species	Amphotericin B preparation¶
Cryptococcus neoformans	Amphotericin B preparation¶
Mucorales	Amphotericin B preparation
Scedosporium apiospermum	Voriconazole
Protozoa	
T. gondii	Pyrimethamine plus sulfadiazine

* The preferred daily doses of antimicrobial agents in adults with normal renal and hepatic function are as follows (with intravenous administration advised unless otherwise specified): cefotaxime, 2 g every 4 to 6 hours; ceftriaxone, 2 g every 12 hours; metronidazole 500 mg every 6 to 8 hours; meropenem, 2 g every 8 hours; vancomycin, 15 mg per kilogram of body weight every 8 to 12 hours to maintain a serum trough level of 15 to 20 μg per milliliter; penicillin G, 2~4 million units every 4 hours (or a continuous infusion of 12~24 million units daily); ampicillin, 2 g every 4 hours; isoni- azid, 300 mg every 24 hours (oral); rifampin, 600 mg every 24 hours (oral); pyrazinamide, 15 to 30 mg per kilogram every 24 hours (oral); ethambutol, 15 mg per kilogram every 24 hours (oral); trimethoprim–sulfamethoxazole, 10 to 20 mg of trimethoprim plus 50 to 100 mg of sulfamethoxazole per kilogram per day, administered in two to four divided doses; sulfadiazine, 1 to 1.5 g every 6 hours (oral); ceftazidime, 2 g every 8 hours; cefepime 2 g every 8 hours; nafcillin, 2 g every 4 hours; oxacillin, 2 g every 4 hours; voriconazole, 4 mg per kilogram every 12 hours after a loading dose of 6 mg per kilogram every 12 hours for two doses; amphotericin B deoxycholate, 0.6 to 1.0 mg per kilogram every 24 hours with doses of up to 1.5 mg per kilogram for patients with aspergillosis or mucormycosis; amphotericin B lipid complex, 5 mg per kilogram every 24 hours; liposomal amphotericin B, 5 to 7.5 mg per kilogram every 24 hours; pyrimethamine, 25 to 75 mg every 24 hours (oral); and sulfadiazine, 1 to 1.5 g every 6 hours (oral).

† The specific agent of choice depends on the results of in vitro susceptibility testing.

‡ These bacteria may be isolated as part of a mixed infection, and combination therapy may be needed. § An aminoglycoside should also be considered (e.g., 1.7 mg of gentamicin per kilogram every 8 hours).

¶The addition of 25 mg of flucytosine per kilogram every 6 hours should be considered; serum trough levels of 50 to 100 μg of flucytosine per milliliter should be maintained.

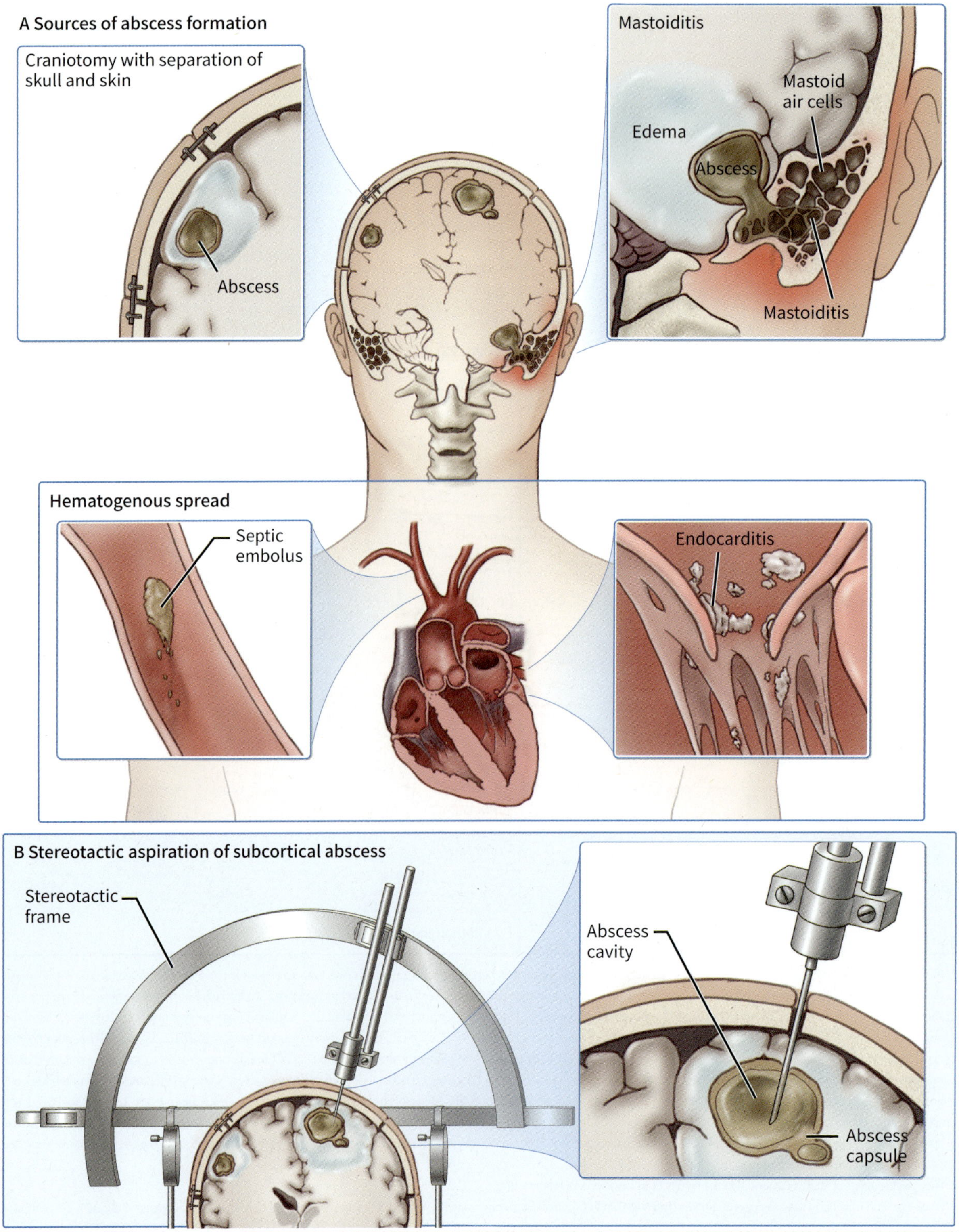

그림 13-1. 뇌농양 형성의 원인과 수술적 치료(sources and stereotactic aspiration of brain abscess)

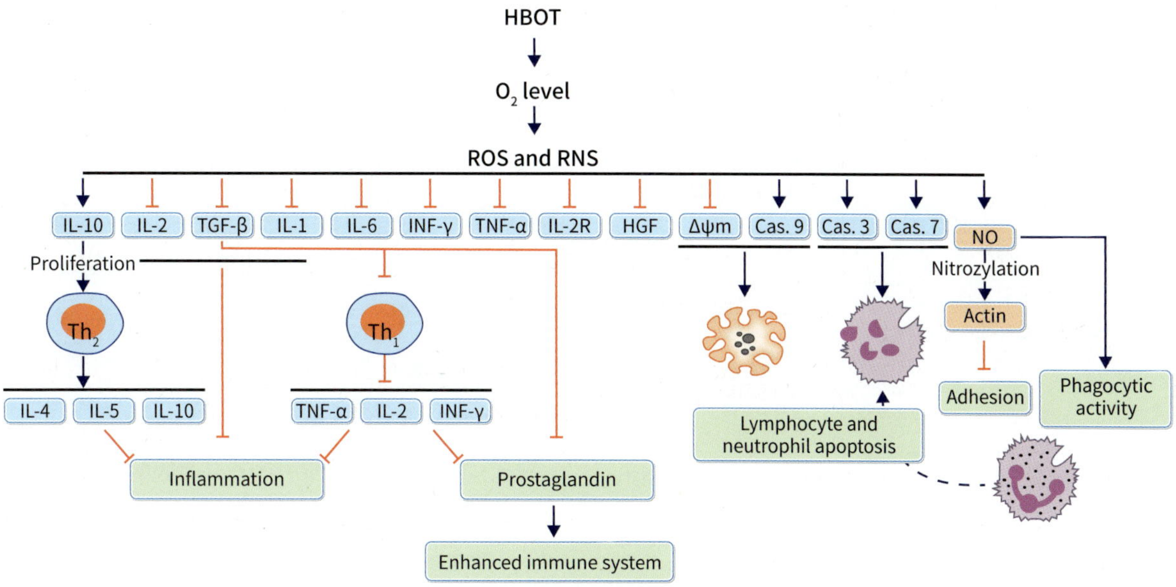

그림 13-2. 고압산소치료가 감염성 질환 억제의 효과(Hyperbaric oxygen therapy: Antimicrobial mechanisms and clinical application for infections)

과를 도울 수 있다.

3. Neutrophil에 의한 세균의 포식작용을 증가시킨다.
4. 곰팡이 감염으로 인한 혈관 손상으로 발생한 뇌조직의 대사성 산증과 낮은 산화-환원 반응을 호전시켜서 antifungal therapy의 효과를 증대시킬 수 있다.
5. 고압산소치료는 cephalosporins, aminoglycosides 등의 항생제가 세균의 세포벽 통과를 증강시켜서 항생효과를 증대시킨다. 항생제는 세균의 세포벽을 통과할 때 산소의존능동수송(oxygen-dependent active transport)을 하는데, 조직내 산소가 20~30 mmHg 이하의 경우는 이 통로가 손상이 되는 것으로 알려져 있다.
6. 마지막으로 머리뼈의 동반된 osteomyelitis의 치료에 도움이 된다.

V. 고압산소치료의 적응증

아래와 같은 경우는 표준 치료 외 고압산소치료를 추가적으로 고려해야 한다. 요약하자면 수술이나 흡인이 불가하거나 부족한 경우, 환자가 수술이나 표준 치료에 반응하지 않거나 그렇게 예상되는 경우, 곰팡이 감염 등 면역억제자인 경우 등이다.

표 13-4. 추가적인 HBOT를 고려해야 하는 경우(indication of adjunctive HBOT)

- multiple abscesses'
- abscesses in a deep or dominant location
- compromised hosts, particularly with fungal abscesses
- in situations where surgery is contraindicated or where the patient is a poor surgical risk
- no response or further deterioration despite standard surgical (e.g. one to two needle aspirates); and antibiotic treatment

VI. 고압산소치료

압력은 2.0~2.8 ATA로 산소 투여시간을 60~90분, 전체 치료시간 2시간을 시행한다. 환자의 상태에 따라서 하루 1~2회를 선택할 수 있다. 초기에는 매일 2회씩의 고압산소

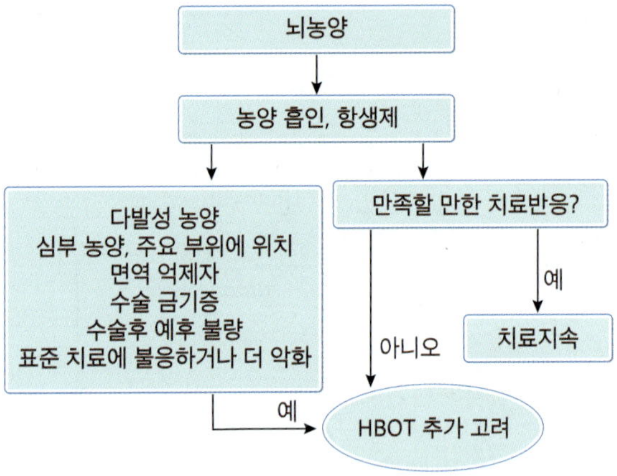

그림 13-3. 뇌농양 치료 흐름도(Flowchart of Brain Abscess Treatment)

치료를 고려할 수 있다. 최적의 횟수는 알려져 있지 않으며, 환자의 임상적 반응과 감염의 위치, 뼈의 침범 여부 등이 횟수를 정하는 참고가 될 것이다. 뇌농양이 주변의 머리뼈 또는 척추를 침범하여 osteomyelitis가 동반되었다면 분명히 수술적 골수염의 제거와 40회의 HBO 치료를 하는 것이 명확히 합리적일 것이다.

VII. 최근 연구 검토

대부분의 임상보고는 일개 증례보고나 적은 수의 증례보고 시리즈이다. 2016년 스웨덴의 Bartek 등이 40명(control 20, HBOT 20)의 환자를 대상으로 후향적 연구를 보고하였다. 여기에서 HBOT를 시행한 그룹은 치료 실패가 적고, 재수술을 받을 확률이 적으며 장기간 결과에서 좋은 것으로 보고하였다. 아래의 CT (그림 13-4)는 환자 중 한 명의 sequential CT 소견이다. 2014년 일본에서의 증례는 68세 알코올성 간경화를 가진 right hemiparesis, right blepharoptosis and anisocoria가 있다가 결국 혼수상태로 빠졌다고 한다. 뇌 MRI에서 multiple supra- and subtentorial deep-seated abscesses가 보였다고 하며, 원인균은 Listeria monocytogenes였다. 환자는 배양결과에 맞는 항생제 치료에도 계속 악화되었으나, HBOT를 시행 후 호전이 되어 퇴원하였다고 한다.

다른 case series로 13명의 성인을 stereotactic aspiration, 4주간의 항생제 치료, HBOT: 2.5 ATA for 60 min bid for 5 days 이후 qd로 25일간 시행하였다. 평균 9.5달을 추적 관찰하였다. 모든 환자에서 재발 없이 치료되었고, 9명의 환자는 합병증 없이, 3명의 환자는 약한 hemiparesis를 보였으나 self-care가 가능했으며, 한 명의 환자는 중등도의 hemiparesis를 보였다고 한다.

다른 case series로 25명의 환자가 adjunctive HBOT를 받았다. 매우 심각한 경우에는 하루에 두 번, 그렇지 않은 경우는 하루 한 번을 시행하였고 2.5 ATA, 60~90min을 시행하였다. 사망은 발생하지 않았고, 완전회복은 73%였으며, 치료로 인한 산소독성은 없었다고 한다.

소아에서의 사용은 8개월 된 영아에서 posterior fossa epidural abscess를 성공적으로 치료한 보고가 있으며 다른 소아에서의 적용은 brain abscess, subdural empyema, epidural abscess 등을 치료한 것이다.

VIII. 치료효과 검토

적용평가(Utilization review)는 보통 20회를 시행하는 것으로 한다. 그러나 환자의 임상적 반응이나 영상검사 등의 결과에 따라 총 요법 횟수를 결정하는 것을 권장한다. 20회 시행하였으나 효과가 미진하거나 없다면 멈추기를, 20회를 시행하는 동안 급격한 호전을 보이며 아직도 농양의 크기가 치료할 만큼 남아 있다면 추가하기를 권장한다.

IX. 비용 효과

높은 유병률과 높은 사망률을 고려할 때, HBOT는 비침습적이고, 합병증이 거의 없으며, 위험-효과 비를 고려

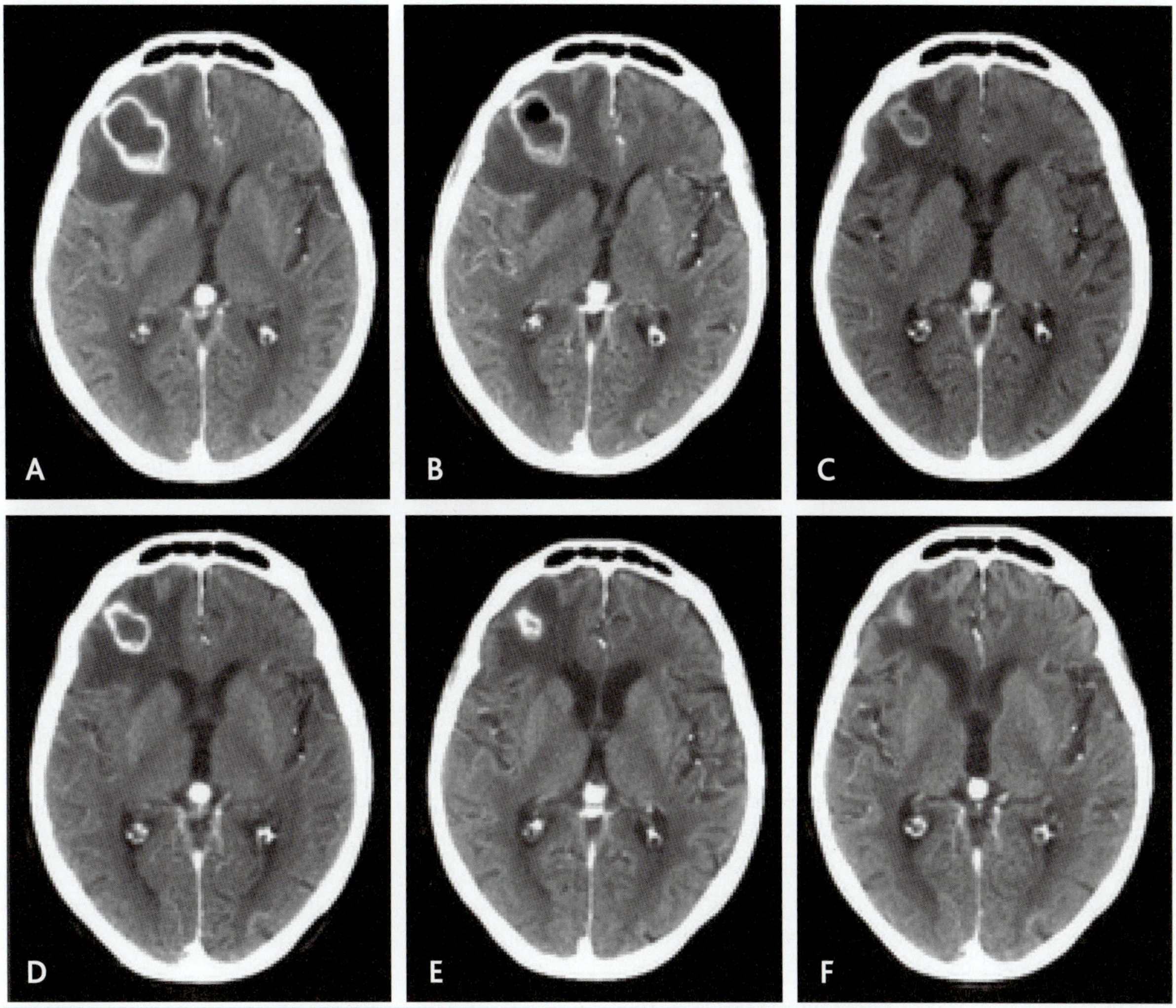

그림 13-4. 뇌농양 환자의 치료경과에 따른 CT. (A) 내원 시, (B) 수술 후, (C) 15일째, (D) 23일째 재발 및 크기가 커짐, (E) 38일째 HBOT 14회 후, (F) 98일째, 거의 치료가 완결되고 있음을 보여준다(Bartek J Jr, Jakola AS, Skyrman S, et al. Hyperbaric oxygen therapy in spontaneous brain abscess patients: a population-based comparative cohort study. Acta Neurochir (Wien) 2016;158(7):1259–67).

할 때 좋은 치료법으로 생각할 수 있다. 현재까지 HBOT의 적응증, 효과 등에 대한 prospective, controlled study가 매우 적고 밝혀지지 않은 점이 많다.

X. 알림

본 chapter는 순천향대학교 부천병원 신경외과 김범태 교수님이 감수하였으며, 지면을 통해 감사를 표합니다.

REFERENCE

1. Baechli H, Schmutz J, Mayr JM. Hyperbaric oxygen therapy (HBO) for the treatment of an epidural abscess in the posterior fossa in an 8-month-old infant. Pediatr Neurosurg 2008;44(3):239-42.
2. Bartek J, Jr., Jakola AS, Skyrman S, Forander R Alpkvist R Schechtmann G, et al. Hyperbaric oxygen therapy in spontaneous brain abscess patients: a population-based comparative cohort study. Acta Neurochir (Wien). 2016;158(7):1259-67.
3. Brouwer MC, Coutinho JM, van de Beek D. Clinical characteristics and outcome of brain abscess: systematic review and meta-analysis. Neurology 2014;82(9):806-13.
4. Brouwer MC, Tunkel AR, McKhann GM, 2nd, van de Beek D. Brain abscess. N Engl J Med 2014;371(5):447-56.
5. Chang YT Lu CH, Chuang MJ, Huang CR, Chuang YC, Tsai et al. Supratentorial deep-seated bacterial brain abscess in adults: clinical characteristics and therapeutic outcomes. Acta Neurol Taiwan 2010;19(3):178-83.
6. Kaide CG, Khandelwal S. Hyperbaric oxygen: applications in infectious disease. Emerg Med Clin North Am 2008;26(2):571-95, xi.
7. Kohshi K, Abe H, Mizoguchi Y, Shimokobe M. Successful treatment of cervical spinal epidural abscess by combined hyperbaric oxygenation. Mt Sinai J Med 2005;72(6):381-4.
8. Kurschel S, Mohia A, Weigl V Eder HG. Hyperbaric oxygen therapy for the treatment of brain abscess in children. Childs Nerv Syst 2006;22(1):38-42.
9. Kutlay M, Colak A, Yildiz S, Demircan N, Akin ON. Stereotactic aspiration and antibiotic treatment combined with hyperbaric oxygen therapy in the management of bacterial brain abscesses. Neurosurgery. 2008;62(2):540-6.
10. Lampl LA. Hyperbaric oxygen in intracranial abscess. In: Whelan HT Kindwall ER editors. Hyperbaric Medicine Practice. 4th ed. North Palm Beach, FL: Best Publishing Company; 2017. p. 467-83.
11. Larsson A, Engstrom M, Uusijarvi J, Kihlstrom L, Lind F, Mathiesen T. Hyperbaric oxygen treatment of postoperative neurosurgical infections. Neurosurgery 2008;62(2):652-71.
12. Madsen ST. Sepsis, endocarditis, and brain abscess. Scand J Gastroenterol Suppl 1983;85:48-54.
13. Miranda H A, Leones S M C, Elzain M A and Moscote-Salazar L. Brain abscess: Current management J. Neurosci. Rural Pract 2013:4(1):S67-S81.
14. Muzumdar D, Jhawar S, Goel A. Brain abscess: an overview. Int J Surg 2011;9(2):136-44.
15. Nakahara K, Yamashita S, Ideo K, Shindo S, Suga X Ueda A, et al. Drastic therapy for listerial brain abscess involving combined hyperbaric oxygen therapy and antimicrobial agents. J Clin Neurol 2014;10(4):358-62.
16. Roden MM, Zaoutis TE, Buchanan WL, Knudsen TA, Sarkisova TA., Schaufele RL, et al. Epidemiology and outcome of zygomycosis: a review of 929 reported cases. Clin Infect Dis 2005;41(5):634-53.
17. Siddiqui A, Davidson JD, Mustoe TA.. Ischemic tissue oxygen capacitance after hyperbaric oxygen therapy: a new physiologic concept. Plast Reconstr Surg 1997;99(1):148-55.
18. SukofF MH, Ragatz RE. Hyperbaric oxygenation for the treatment of acute cerebral edema. Neurosurgery 1982;10:29-38.
19. Tekkok IH, Erbengi A. Management of brain abscess in children: review of 130 cases over a period of 21 years. Childs Nerv Syst 1992;8(7):411-6.
20. Tunkel AR. Brain abscess. In: Bennett J E, Dolin R, Blaser MJ, editors. Mandell, Douglas, and Bennetts Principles and Practice of Infectious Diseases, Updated Edition. 8 ed. Philadelphia, PA: Elsevier Saunders; 2015. p. 1164-76.
21. Udayakumaran S, Onyia CU, Kumar RK. Forgotten? Not Yet. Cardiogenic Brain Abscess in Children: A Case Series-Based Review. World Neurosurg 2017;107:124-9.
22. Verklin RM, Jr., Mandell GL. Alteration of effectiveness of antibiotics by anaerobiosis. J Lab Clin Med 1977;89(1):65-71.

14 CHAPTER

빈혈

Blood Loss Anemia

순천향대학교 부천병원 응급의학과 **임 훈**

Department of Emergency Medicine, Soonchunhyang University Bucheon Hospital
Lim Hoon M.D., Ph.D.

개요

적혈구를 구성하는 Hb (hemoglobin)은 산소를 운반하는 주 매개체다. 이 Hb가 감소된 상태를 빈혈이라고 한다. 빈혈이 생기면 조직에 산소 공급 감소로 인해(산소부채) 빈맥, 호흡곤란, 피로감, 흉통, 의식장애 등의 증상과 소견이 나타난다. 대사성 산증, hyperlactatemia, 심근효소 증가도 생길 수 있다. 빈혈로 인한 산소부채 증상이 있는 환자는 농축 적혈구 수혈로 치료한다. 수혈이 불가능한 경우가 있다. 여호와의 증인 교리(창세기, 레위기, 사도행전)에는 수혈을 엄격히 금한다. 여호와의 증인 신도는 수혈에 동의하지 않으며, 대법원 판례에서도 무수혈 의사를 밝힌 신도의 수술 중 무수혈로 인한 사망례에서 환자의 자기결정권을 존중하는바 의료진의 업무상과실치사에 해당하지 않는다고 판시하였다. 단, 친권자에 의한 수혈거부라 하더라도 신생아에 대한 긴급수혈을 시행한 의료진에 대해 법원은 수혈을 허용하였다. 수혈부적합 상태(수혈부작용으로 인해 용혈이 생기거나 항체가 형성된 경우, 교차적합검사 부적합[crossmatch incompatibility])인 경우에도 산후 출혈, 외상, 수술 중 출혈 등으로 인해 합병증이나 사망 위험도가 높아질 수 있다. 미국에서 수혈거부로 매년 약 1천 명 이상이 사망하며, 노령, 비만, 투석, 심질환 환자의 경우 사망위험도가 높아진다. 무수혈 환자에 대한 국내 단일기관 연구에서 Hb 7 이상인 환자 대비 7 미만인 환자의 수술 후 사망률이 0.2% 대 5.9%로 매우 높아진다고 보고했다.

종교적 이유로 수혈을 거부하거나 수혈에 부적합한 상태인 경우 HBOT로 조직 산소 공급을 늘려 산소부채 증상들을 개선시킬 수 있다.

주요사진

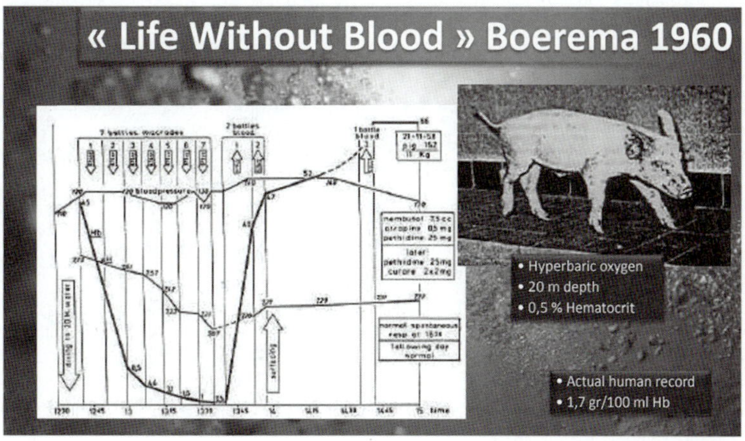

Keywords

실혈성 빈혈 • 수혈거부 • 누적산소부채 • 고압산소요법

I. 진단

산소공급 불충분으로 나타나는 증상과 징후 여부에 집중한다. 병력과 진찰을 통해 어찔함이나 얼떨떨한 느낌이 있는지 확인한다. 빈맥과 저혈압, 의식저하, 뇌경색이 나타날 수 있고, 심근허혈성 심전도 변화, 장관허혈로 인한 설사, 혈압 저하로 소변량 감소가 생긴다. 혈액 검사에서 Hb 저하, 대사성 산증, 심근효소 증가, 염기결핍이 나타난다. 위와 같은 말단기관 기능장애(End Organ Dysfunction, EOD) 소견이 고압치료를 시작해야 하는 지표가 될 수 있으나, 이러한 소견이 발현되었음은 중증 급성 빈혈에 의한 손상이 더 진행된 말기 소견이므로 발현되기 전에 치료를 시작하는 것이 바람직하다.

II. 병인

산소운반량(Oxygen Delivery, DO_2)은 동맥혈 산소함유량(arterial oxygen content, CaO_2)과 심장박출지수(cardiac index, CI)에 좌우된다.

$$DO_2 = CaO_2 \times CI$$

동맥혈 산소함유량은 거의 대부분 Hb 농도에 좌우되는데, Hb 분자 1 g당 산소 1.38 mL를 운반할 수 있다. 소량의 산소가 혈장에 용해되어 운반되는데, 혈장 1 mL에 녹아 있는 산소의 양(혈장 내 산소 용해도)은 들이마신 공기의 산소분압 mmHg당 0.003 mL이다.

$$CaO_2 = (\text{Hb [g/dL]} \times 1.38\ \text{mL of } O_2 \times \%\ \text{of oxygen saturation}) + (0.003 \times PaO_2\ [\text{mmHg}])$$

산소소모량(Oxygen consumption, VO_2)은 Fick 공식에 따라 구한다.

$$VO_2 = \text{심장박출지수} \times (CaO_2 - CvO_2)$$

여기서 CvO_2는 혼합정맥 산소량(mixed venous oxygen content)이다.

공급된 산소는 조직에서 추출되어 사용된다. 평균적으로 인체는 미세혈관망을 흐르는 혈액 100 mL당 5~6 mL의 산소를 추출한다. 산소 공급량이 산소추출량과 같거나 높으면 빈혈이라도 증상이 나타나지 않는데, Hb가 6 g/dL로 떨어질 때 산소 전달에 문제가 생기고, Hb 3.6~4.0 g/dL 미만에서는 명백히 불충분하게 된다. 누적 산소부채는 저혈량성 쇼크 손상 기간과 이후에 측정된 VO_2의 시간 적분값에서 동일 기간 요구되는 기초 VO_2를 뺀 값으로 정의된다. 임상 연구에 따르면 심각한 출혈을 겪은 후 첫 4시간 이내에 누적 산소부채가 33 L/m^{2}를 초과하면 생존 가능성이 없다는 사실이 입증되었다. 유사한 상황의 환자에서 누적 산소부채가 22 L/m^{2}를 초과하면 다발성 장기부전(MOF)이 발생하고 누적 산소부채가 9 L/m^{2}인 대부분의 환자는 잔류 장애 없이 생존할 수 있다.

III. 표준 치료

수혈을 거부하는 경우, 산소소모량(VO_2)을 최소화하고 산소공급량(DO_2)을 최대한 높이는 것이 치료 원칙이다. 첫째, 저혈량성 쇼크 치료, 둘째, 국소 지혈(전기소작, fibrin glue), 섬유소분해억제제(tranexamic acid), recombinant Factor VIIa, 출혈을 멈추게 하는 desmopressin, 적혈구 생성 자극제(Iron/Vit B_{12}/Folate/고용량 재조합 erythropoietin), 셋째, 호흡일을 줄이고 산소전달을 돕는 환기 지원, 넷째, 에너지 소모를 최소화하기 위해 진정 및 신경근 차단 등이다. 채혈이나 출혈이 생기는 술식에서 출혈량을 최소화해야 한다.

시도 중인 치료법으로 뇌와 조직의 산소요구량을 줄이기 위한 저체온요법, barbiturate coma, 혈액대체제(bovine Hb-based oxygen-carrying compound [HBOC-201]), polymerized human Hb 등으로 생존한 사례 보고가 있다(**표 14-1**).

표 14-1. Standard and HBOT Treatment for blood loss and severe anemia

Drug	Use and Dose	Remarks
Erythropoietin*	300~600 Units/kg, IV or SC daily	
Iron	20~300 mg of elemental iron/day. PO or IV	To promote absorption, take vitamin C (500 units)
Vit B_{12}	daily 100 mcg IM/SC for 7 days	
Folate	~ 15 mg/day, PO/IV/SC	
Fibrinogen concentrate	2~4 g	Target plasma fibrinogen concentration > 150 mg/dL
Prothrombin complex concentrate (PCC)	20~25 IU/kg	Target prothrombin time increase of 30~40%. Contents: Factors II, VII, IX, X, Protein C and S, Antithrombin, human albumin.
Tranexamic acid (TXA)	10~15 mg/kg IV bolus, followed by 1~5 mg/kg	
Desmopressin	0.3 μg/kg IV over 30 min	
Recombinant factor VIIa	90 μg/kg IV	
Monoplaced HBOT		
Multiplacement HBOT	2~3 ATA for 3~4 hr/time, 3~4 times/day	The frequency and depth of HBOT should be tailored to the patient's clinical status. Volume status should be maintained.

*Erythropoietin or recombinant erythropoietin
IV: Intravenous, SC: Subcutaneous, HBOT: Hyperbaric oxygen therapy

IV. 고압산소치료 기전

1959년 네덜란드 외과의 Boerema는 "Life Without Blood"에서 새끼돼지 피를 다 뽑아 Hb 0.4 g/dL로 만들고 혈장유사용액으로 채운 후 3기압 고압산소 챔버에 45분간 노출시키니 생존했으며, 혈액을 재주입한 후에도 별 문제 없이 회복되었다고 발표했다. 대기 중 산소(21%) 호흡으로 PaO_2는 약 100 mmHg인데, 3기압에서 100% 산소를 공급하면 Henry의 법칙에 따라 산소분압이 2,000 mmHg 이상이 되며, 인체의 정상적인 산소 추출량과 동일한 6%가 혈장에 용해되므로 신체 대사요구량을 충족하거나 상회한다. HBOT는 심한 빈혈환자의 적혈구와 Hb를 안전한 수준까지 단기간에 높인다.

V. 고압산소치료의 적응증

2018년부터 개정된 건강보험심사평가원 기준에 따라 '수혈이 불가능한 경우의 과도한 출혈에 의한 빈혈' 등이 급여기준으로 등재되었다. 중증 빈혈환자가 의학적으로, 종교적으로, 개인적 의지나 혈액제제를 사용할 수 없는 상황에서 반드시 고려되어야 한다. 최초 쇼크지수(shock index)가 1을 초과하는 경우, 활동성 출혈이나 조절되지 않고 치명적인 출혈, Hb 10 미만의 심근경색, 장허혈, 척수나 뇌 허혈환자 등에게 고압치료 금기증이 없을 때 적용한다.

VI. 고압산소치료

무수혈로 인해 사망 위험이 높음을 주지시켜야 한다. HBOT의 이로운 점은 분명하지만 여러 번 치료받는 것에 대해서도 충분히 설명하고 숙지하도록 교육한다.

빈혈 환자에게 HBOT의 효과는 짧으면 수 분, 길어야 몇 시간 내에 끝나므로 환자 상태에 따라 HBOT의 빈도를 맞춰야 한다. 증상이 심하면 매일 2~3회씩, Hb가 일정 수준까지 회복되거나 증상 안정화까지 지속한다. 일인용이나 다인용 고압챔버 모두 사용할 수 있다. 압력은 표준화된 방법이 없으나, 3 ATA까지 고압일수록 산소분압이 높아져 산소부채 증상이 빠르게 호전된다. 치료가스를 중단하는 다인용 고압챔버라면 매일 3~4회, 회당 3~4시간 동안, 압력을 2~3 ATA로 빠르게 높여 적용한다. 적혈구가 적절한 수준으로 재생되거나 수혈이 가능해질 때까지 지속되어야 한다. 고압치료와 병행하여 앞에서 제시한 빈혈에 대한 표준 치료법을 적용한다.

VII. 최근 연구 검토

건강한 자원자에게 고압산소 적용하면서 격일로 간헐적이고 짧은 정상압 산소호흡을 공급하면 발생하는 정상압 산소역설(normobaric oxygen paradox)을 이용하여 내인성(erythropoietin)을 증가시키므로 Hb가 늘어났다. HBOT 받은 환자를 대상으로 적혈구의 변형성 및 응집성, 혈액 및 혈장의 점도 등 혈액유변학(hemorheology)의 변화를 연구한 바, 20회 치료 후에 환자에게 문제를 일으킬 수 있는 중대한 변화는 없었다. 2.4 ATA, 90분간 HBOT에 노출된 환자에 대한 응고기능 평가에서 혈소판 활성화를 통한 응고기능 항진이 관찰되었다. 겸상적혈구빈혈증으로 대표되는 용혈성 빈혈 환자에 대한 적용 결과 수반되는 뼈의 통증이 호전되고, 지속발기증 등의 합병증도 치료되었다.

VIII. 치료효과 검토

고압산소치료의 빈도와 심도는 환자의 임상상태와 반응에 맞춰 조절한다. 산소부채 소견(빈맥, 저혈압, 의식변화, 관류 저하에 따른 소변량 감소, 허혈성 심전도 변화 등)과 Hb의 개선 여부에 따라 치료 빈도와 지속 여부를 고려한다.

IX. 비용 효과

농축적혈구 한 단위 수혈비용과 1회 HBOT 비용은 비슷하다. HBOT는 환자들이 잘 견디며, 대부분의 유해반응도 적절한 사전준비와 교육으로 최소화할 수 있다.

REFERENCE

1. 건강보험심사평가원. 자586 고압산소요법의 급여기준. 고시 제2018-254호. Available from : https://www.hira.or.kr/rc/insu/insuadtcrtr/InsuAdtCrtrPopup.do?mtgHmeDd=20181130&sno=2&mtgMtrRegSno=6&brdScnBltNo=4&brdBltNo=&isPopupYn=Y
2. 서울동부지법 2010. 10. 21, 자, 2010 카합 2341 결정. Available from : https://www.law.go.kr/LSW//precInfoP.do?precSeq=146820.
3. 대법원 2014. 6. 26, 선고 2009도 14407 판결. Available from : https://www.law.go.kr/LSW//precInfoP.do?precSeq=174897.
4. Azık FM, Atay A, Kürekçi AE, Ay H, Kibar Y, Ozcan O. Treatment of Priapism with Automated Red Cell Exchange and Hyperbaric Oxygen in an 11-year-old Patient with Sickle Cell Disease. Turk J Haematol 2012;29(3):270-3.
5. Berend K, Levi M. Management of adult Jehovah's Witness

patients with acute bleeding. Am J Med 2009;122(12):1071-6.

6. Boerema I, Meyne NG, Brummelkamp WH, et al. Ned Tijdschr Geneeskd 1960;104:949-54.
7. De Bels D, Theunissen S, Devriendt J, et al. The 'normobaric oxygen paradox': does it increase haemoglobin?. Diving Hyperb Med 2012;42(2):67-71.
8. Fick A. "Uber die Messung des Blutquantums in den Herzventrikeln," Seitung der Physikalisches und Medicinisches Gesellschaft zu Würzburg. Vol. 2. 1870. p. 290-1.
9. Gannon CJ, Napolitano LM. Severe anemia after gastrointestinal hemorrhage in a Jehovah's Witness: new treatment strategies. Crit Care Med 2002;30:1893-5.
10. Graffeo C, Dishong W. Severe blood loss anemia in a Jehovah's Witness treated with adjunctive hyperbaric oxygen therapy. Am J Emerg Med 2013;31(4):756.e3-4.
11. Greensmith JE. Hyperbaric oxygen reverses organ dysfunction in severe anemia. Anesthesiology 2000;93(4):1149-52.
12. Gutierrez G, Brotherton J. Management of severe anemia secondary to menorrhagia in a Jehovah's Witness: a case report and treatment algorithm. Am J Obstet Gynecol 2011;205(2):e5-8.
13. Hart GB, Lennon PA, Strauss MB. Hyperbaric oxygen in exceptional acute blood-loss anemia. J Hyperbaric Med 1987;2:205-10.
14. Hogue CW, London MJ, Levy JH, et al. Factors affecting survival after the use of a Hb-based O_2 carrier in 54 patients with life-threatening anemia. Anesth Analg 2010;110:685-93.
15. Hughes DB, Ullery BW, Barie PS. The contemporary approach to the care of Jehovah's witnesses. J Trauma 2008;65(1):237-47.
16. Jo KI, Shin JW, Choi TY, Park YJ, Youm W, Kim MJ. Eight-year experience of bloodless surgery at a tertiary care hospital in Korea. Transfusion 2013;53(5):948-54.
17. Jonsen AR. Blood transfusions and Jehovah's Witnesses. The impact of the patient's unusual beliefs in critical care. Crit Care Clin 1986;2(1):91-100.
18. Klein MJ, Carter TI, Smith MC, Wong J, Sugiyama G. Prophylactic hypothermia and neuromuscular blockade to limit myocardial oxygen demand in a critically anemic Jehovah's Witness after emergency surgery†. J Surg Case Rep 2014;2014(12):1-3.
19. Koch E, Lovett S, Nghiem T, Riggs RA, Rech MA. Shock index in the emergency department: utility and limitations. Open Access Emerg Med 2019;11:179-99.
20. Lanzkron S, Moliterno AR, Norris E. Hb use in acute chest syndrome: a case report. Transfusion 2002;42:1422-7.
21. McLoughlin PL, Cope TM, Harrison JC. Hyperbaric oxygen therapy in the management of severe acute anaemia in a Jehovah's witness. Anaesthesia 1999;54(9):891-5.
22. Monaca E, Strelow H, Jüttner T, et al. Assessment of hemostaseologic alterations induced by hyperbaric oxygen therapy using point-of-care analyzers. Undersea Hyperb Med 2014;41(1):17-26.
23. Remmers PA, Speer AJ. Clinical strategies in the medical care of Jehovah's Witnesses. Am J Med 2006;119(12):1013-8.
24. Shoemaker WC, Appel PL, Kram HB. Tissue oxygen debt as a determinant of lethal and nonlethal postoperative organ failure. Crit Care Med 1988;16(11):1117-20.
25. Sinan M, Ertan NZ, Mirasoglu B, et al. Acute and long-term effects of hyperbaric oxygen therapy on hemorheological parameters in patients with various disorders. Clin Hemorheol Microcirc 2016;62(1):79-88.
26. StatPearls [Internet]. c2022. Hyperbaric Therapy In Blood Loss Anemia; 2022 Apr 30 [cited 2022 Oct 10]. Available from: https://www.ncbi.nlm.nih.gov/books/NBK459379/
27. Stirnemann J, Letellier E, Aras N, Borne M, Brinquin L, Fain O. Hyperbaric oxygen therapy for vaso-occlusive crises in nine patients with sickle-cell disease. Diving Hyperb Med 2012;42(2):82-4.
28. Tan GM, Guinn NR, Frank SM, Shander A. Proceedings From the Society for Advancement of Blood Management Annual Meeting 2017: Management Dilemmas of the Surgical Patient-When Blood Is Not an Option. Anesth Analg 2019;128(1):144-51.
29. Van Meter KW. A systematic review of the application of hyperbaric oxygen in the treatment of severe anemia: an evidence-based approach. Undersea Hyperb Med 2005;32(1):61-83.
30. Van Meter KW. Severe Anemia. In: Moon RE. Hyperbaric Oxygen Therapy Indications. 14th ed. North Palm Beach, FL: Best Publishing Company; 2019. p. 293-300.
31. Van Meter KW. The effect of hyperbaric oxygen on severe anemia. Undersea Hyperb Med 2012;39(5):937-42.
32. Wang SW, Badami CD, Deitch EA. The use of barbiturate coma as salvage therapy in a postoperative Jehovah's Witness patient with life-threatening anemia. Am Surg 2009;75:1175-8.
33. Zeybek B, Childress AM, Kilic GS, et al. Management of the Jehovah's Witness in Obstetrics and Gynecology: A Comprehensive Medical, Ethical, and Legal Approach. Obstet Gynecol Surv. 2016;71(8):488-500.

CHAPTER 15

기타 적응증: 고압산소전처치

Other Indications: Hyperbaric Oxygen Preconditioning

순천향대학교 부천병원 응급의학과 **최 상 천**

Department of Emergency Medicine, Soonchunhyang University Bucheon Hospital
Sangchun Choi MD, MS

개요

허혈전처치(Ischemic preconditioning, IPC)와 더불어 고압산소전처치(hyperbaric oxygen preconditioning, HBOPC)가 뇌, 심장, 간 등 주요 장기에 대한 보호 효과를 나타낼 수 있다고 보고되고 있다. 장기에 대한 허혈-재관류(IR) 손상은 산화스트레스(oxidative stress), 관련 염증, 미세순환 장애에 의해 유발되며 세포자멸사나 네크로톱시스(necrotopsis)로 귀결된다. 재관류 치료법의 발달과 함께 심근 경색이후 재관류 시기에 세포괴사의 범위를 감소시켜 생존율의 향상에 기여하고 있지만, 현재까지 재관류 시기에 세포자멸사나 네크로톱시스를 완화시킬 수 있는 치료법들은 없다. IPC를 통해 이들에 대한 예방 효과를 일부 확인하였으나 아직까지 효과적인 예방 치료 프로토콜을 제안하지는 못하는 실정이다. IPC에 비해 HBOPC는 현실적으로 접근성이 더 좋고 치료에 대한 임상적인 경험이 더 많은 점을 고려 시 목표 장기에 허혈내성(ischemic tolerance)을 유도하여, 항세포자멸사(anti-apoptosis)나 항네크로톱시스(anti-necrotopsis) 효과를 보일 수 있는 다른 좋은 대안으로 생각할 수 있다.

주요사진

Major Mechanisms of HBOT on Hyperbaric oxygen preconditioning (HBOPC)

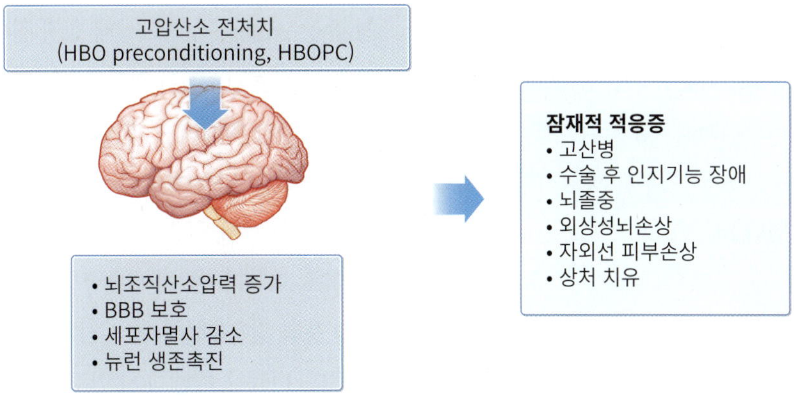

Keywords

허혈전처치 • 허혈-재관류 손상 • 항세포자멸사 • 고산병 • 수술후인지기능 장애

I. 고압산소치료 기전

지금까지 HBOPC에 대한 기존 실험 연구들은 HBOPC에 의한 신경 보호 효과가 발생하는 다양한 기전을 확인했다. 이러한 신경 보호 효과를 나타내기 위해서 많은 기전들이 함께 작용하며, 관련된 요소들은 다음과 같다.

1. 뇌 조직의 산소 압력 증가
2. 활성산소종 생성에 따른 세포의 항산화효소(antioxidant enzymes) 수준 증가
3. 세포의 헴산화제(heme oxygenase, HO-1)/열쇼크단백질(heat shock protein 32, HSP32) 수준 증가
4. 세포의 저산소증유도인자-1알파(hypoxia inducible factor-1α, HIF-1α), 에리스로포이에틴(erythropoientin, EPO) 수준 증가
5. PI3K/Akt/Nrf2 보호 기전을 통한 세포자멸사 감소 및 뉴런 생존 촉진
6. 백혈구의 자가식이(autophagy) 촉진

II. 고압산소치료의 적응증

고산병(High altitude diseases including acute mountain sickness, AMS), 수술 후 인지기능 이상(Postoperative cognitive dysfunction), 뇌졸중(Stroke), 외상성 뇌손상(Traumatic brain injury), 상처 치유(Wound healing), A형 자외선에 의한 피부 손상(Skin damage from UV-A)의 예후를 향상시킬 수 있을 것으로 기대해 볼 수 있다.

III. 고압산소치료

허혈전처치(IPC)에서와 같이 허혈 내성을 유도하기 위해서는 치료 용량(dose)이 중요할 것으로 보이지만 아직은 이에 대한 추가 연구가 필요한 실정이다. 지금까지 연구들에 사용된 프로토콜은 2.0~2.5 ATA, 60~90분, 3~7회, 매일/격일로 시행되었고, 최적의 용량이 밝혀지지 않은 점을 고려할 때 상기 내용을 근거로 치료자가 선택해서 사용할 수 있을 것으로 생각한다.

IV. 최근 연구 검토

Gao 등에 따르면 수술 후 인지기능 장애를 예방하기 위해 HBOPC를 적용하는 경우 산화스트레스 및 염증 반응을 감소시켜 인지기능이상을 감소시킬 수 있다고 한다.

Hu 등에 따르면 HBOPC가 CABG를 시행받은 환자에서 신경보호 효과를 나타냈다고 한다.

V. 제한점

전임상 및 일부 임상 실험에서 긍정적인 결과들이 발표됨에도 불구하고, 실제 임상 적용에 있어 해결해야 할 제한점들이 있다. 첫째, 실제 신경학적 예방이 필요한 환자군들이 고령인 경우가 많으나 전임상 실험이나 임상 실험의 대상들은 건강하고 젊은 개체인 경우가 많았고, 신경 손상 모델일 지라도 실제 신경 질환을 완전히 반영하지 못한다는 한계점이 있다. 둘째, HBOPC가 최적의 효과를 나타내기 위해서는 개인별맞춤형 용량이 필요한데 이에 대한 근거 및 자료가 부족하여 치료 용량을 결정하기가 어렵다. 셋째, 근본적인 문제점이기는 하지만 HBOPC의 치료 효과가 단기간(수일에서 한주)에 소실되기 때문에 수술 등과 같은 예상되는 시점에만 적용가능 하다는 점이다. 향후 이들에 대한 추가 연구가 HBOPC의 효과적인 치료 영역을 양산할 수 있을 것으로 판단한다.

REFERENCE

1. Agrawal A, Rathor R, Suryakumar G. Oxidative protein modification alters proteostasis under acute hypobaric hypoxia in skeletal muscles: a comprehensive in vivo study. Cell Stress Chaperones 2017;22(3):429-43.
2. Butler GJ, Al-Waili N, Passano DV, et al. Altitude mountain sickness among tourist populations: a review and pathophysiology supporting management with hyperbaric oxygen. J Med Eng Technol 2011;35(3-4):197-207.
3. Cui J, Gao L, Zhang X, et al. Effects of hyperbaric oxygen preconditioning on free radical and serum lactic acid in young men at high altitudes. Chin. J. Naut. Med. Hyperbaric Med 2007b;14:278.
4. Duan S, Shao G, Yu L, Ren C. Angiogenesis contributes to the neuroprotection induced by hyperbaric oxygen preconditioning against focal cerebral ischemia in rats. Int. J. Neurosci 2015;125:625-34.
5. Friedman T, Menashe S, Landau G, et al. Hyperbaric Oxygen Preconditioning Can Reduce Postabdominoplasty Complications: A Retrospective Cohort Study. Plast Reconstr Surg Glob Open 2019;7:e2417.
6. Fuller AM, Giardina C, Hightower LE, et al. Hyperbaric oxygen preconditioning protects skin from UV-A damage. Cell Stress Chaperones 2013;18:97-107.
7. Gao ZX, Rao J, Li YH. Hyperbaric oxygen preconditioning improves postoperative cognitive dysfunction by reducing oxidant stress and inflammation. Neural Regen Res 2017;12(2):329-36.
8. Gottfried I, Schottlender N, Ashery U. Hyperbaric Oxygen Treatment-From Mechanisms to Cognitive Improvement. Biomolecules 2021;11:1520.
9. Hadanny A, Efrati S. The hyperoxic-hypoxic paradox. Biomolecules 2020;10:958.
10. Harder Y, Amon M, Schramm R, et al. Heat shock preconditioning reduces ischemic tissue necrosis by heat shock protein (HSP)-32-mediated improvement of the microcirculation rather than induction of ischemic tolerance. Ann Surg 2005;242(6):869-78.
11. Hu Q, Manaenko A, Matei N, et al. Hyperbaric oxygen preconditioning: a reliable option for neuroprotection. Med Gas Res 2016;6(1):20-32.
12. Jones NM, Bergeron M. Hypoxic preconditioning induces changes in HIF-1 target genes in neonatal rat brain. J Cereb Blood Flow Metab 2001;21:1105-14.
13. You J, Chen X, Zhou M, et al. Hyperbaric oxygen preconditioning for prevention of acute high-altitude diseases: Fact or fiction? Front Physiol 2023;14:1019103.

CHAPTER 16

기타 적응증: 외상성 뇌손상 환자에서 고압산소치료

Other Indications: Hyperbaric Oxygen for Symptoms Following Traumatic Brain Injury

목포한국병원 응급의학과 김 재 혁

Department of emergency medicine, Mokpo Hankook hospital
Jae Hyuk Kim M.D.

개요

외상성 뇌손상은 전체 외상환자의 30% 정도를 차지할 정도로 흔한 손상이다. 외상성 뇌손상 환자들 중에는 수술적 치료가 필요한 경우도 있으나, 수술적 치료가 필요하지 않은 환자들 중에도 적극적인 치료가 요구되는 경우가 많다. 외상성 뇌손상 환자의 경우 두통, 어지러움과 같은 신체적인 증상은 물론, 인지장애, 이상행동의 정신과 영역의 이상 소견이 지속될 가능성이 있다. 수술적 치료 여부에 상관없이, 외상 후 발생하는 이차적 뇌손상을 최소화하는 것이 환자의 예후는 물론 삶의 질에 미치는 영향도 크다고 할 수 있다. 이에 본 챕터에서는 고압산소치료가 이차적 뇌손상에 미치는 영향과 임상에서의 적용 방법에 대하여 알아보고자 한다.

주요사진

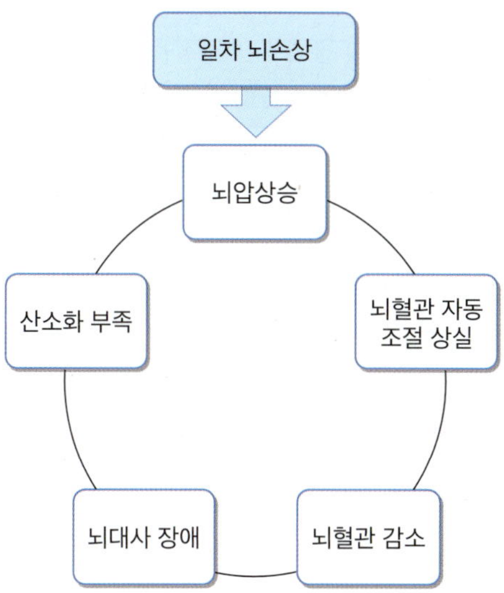

Keywords

외상성 뇌손상(Traumatic brain injury) • 뇌압 상승(intracranial pressure) • 뇌대사(brain metabolism)

I. 고압산소치료 기전

1. 뇌손상 발생 기전

뇌손상에 대한 고압산소치료 기전을 이해하기 위해서는 뇌손상에 대한 손상 기전 및 외상성 뇌손상이 진행되는 과정에 대한 이해가 필요하다. 뇌손상은 교통사고, 스포츠 손상, 산업재해 등으로 흔하게 발생한다. 사고 발생 후 뇌손상을 유발하는 기전은 일차 뇌손상과 이차 뇌손상으로 나눌 수 있다(그림 16-1).

1) 일차 뇌손상

일차 뇌손상은 외상이 발생한 직후부터 발생하며, 외부의 충격으로 인한 직접적인 손상이다. 일차 뇌손상은 다시 두 가지로 분류할 수 있는데, 직접 접촉에 의한 것과 가속/감속에 의한 것으로 나눌 수 있다.

(1) 직접 접촉은 외부의 물질이 두개골을 가격하거나, 두개골을 뚫고 뇌에 직접적인 영향을 주는 기전이다.

(2) 가속/감속은 두개골 내의 혈관 또는 뇌조직이 급격하게 가속되거나, 감속하면서 발생하는 기전이다.

2) 이차 뇌손상

이차 뇌손상은 일차 뇌손상의 발생으로 공간 점유 병변 또는 뇌부종이 생길 경우 진행된다. 이차 뇌손상은 사고 후 수 분 또는 수 시간 후부터 발생하며, 수일동안 지속적으로 다양한 과정을 통하여 진행되며 일차 뇌손상보다 더욱 광범위한 영향을 미치게 될 수도 있다.

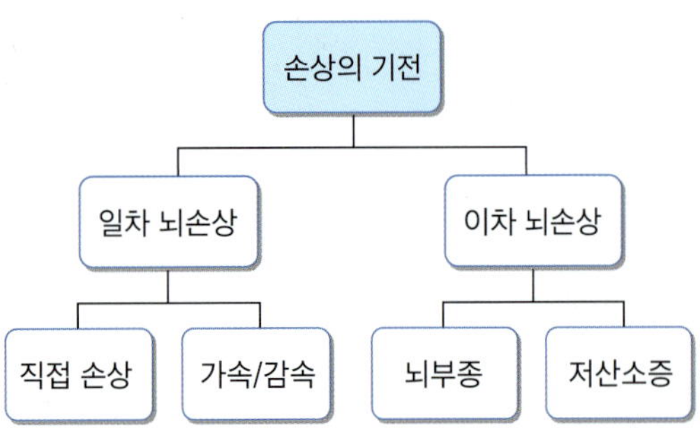

그림 16-1. 외상성 뇌손상의 기전 분류

뇌압은 일차 뇌손상 직후부터 상승되며, 뇌혈관 자동조절 기능(cerebrovascular autoregulation)이 저하된다. 이로 인하여 뇌혈류량(cerebral blood flow)과 뇌관류압(cerebral perfusion pressure)은 저하되고, 혈관성/세포독성 부종(vasogenic/cytotoxic edema)로 인하여 산소의 확산도 감소하여 저산소성 손상이 진행된다. 뇌조직내의 저산소증은 혐기성 대사(anaerobic metabolism)를 활성화시키고, 이는 세포 내 산증(intracellular acidosis)과 에너지 고갈을 유발하게 된다. 뇌조직내 산증이 진행되고 에너지가 고갈되면 전해질 항상성(ionic homeostasis)이 발생하면서 과잉 칼슘이온(Ca++)과 고반응성 자유 라디칼(highly reactive free radical)이 축적된다. 이러한 전해질 이상과 자유라디칼(free radical)은 신경 세포 내의 마이토콘드리아 벽에 흡수되어 마이토콘드리아 연쇄 산화 인산화과정(mitochondrial chain-linked oxidative phosphorylation)을 방해하고, 이러한 과정은 다시 유산소 대사과정을 억제하여 악순환의 과정에 놓이게 되며, 이후 수일간 지속된다.

반면 수상 초기 손상받은 뇌조직의 에너지 요구량은 증가하게 되는데, 뇌혈류량, 산소의 전달량, 에너지 생산은 감소하게되어 이동/대사량 불일치(Flow/Metabolism Mismatch)가 발생한다.

뇌조직의 저산소성 손상 정도를 확인하는 방법은 뇌척수액 젖산 레벨 검사가 있다. 이는 혐기성 대사의 표지자로 활용할 수 있으며, 저산소증과 마이토콘드리아의 손상의 정도를 가늠할 수 있다. 또한 뇌척수액 젖산이 지속적으로 높게 유지되는 경우에는 불량한 예후를 나타낸다.

이차적 뇌손상이 진행되면, 오심, 구토, 두통의 증상부터, 기억상실, 인지장애, 의식저하 등의 다양한 증상이 발생할 수 있다. 따라서 뇌손상 환자의 치료 과정 중에 출혈

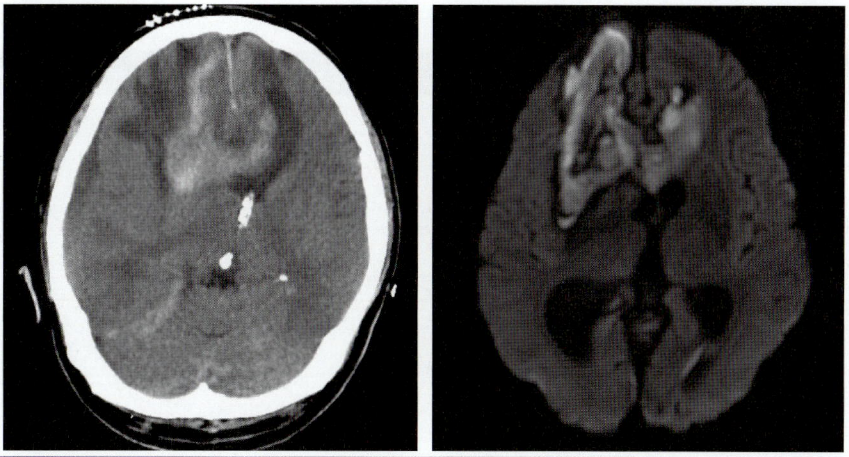

그림 16-2. 이차성 뇌손상의 영상 소견. 왼쪽의 CT 상 저음영으로 보이는 부분과 Diffusion MRI에서 고음영으로 보이는 부분은 일치하며, 해당 손상부위는 이차성 뇌손상으로 손상받았음을 보여주고 있다.

량을 억제하는 것에 대한 것뿐만 아니라, 뇌압을 떨어뜨리고, 저산소성 손상이 발생하는 과정에 대한 치료에도 관심을 기울여야 한다.

2. 뇌손상 환자의 분류와 합병증

뇌손상 환자는 증상의 정도에 따라 **표 16-1**과 같이 경증, 중등증, 중증의 세 단계로 분류할 수 있다. 중증도를 분류하는 과정은 환자에게 보다 적절한 치료 방법을 제안하기 위함이다.

1) 뇌손상 환자의 중증도 분류 척도

Brain CT 와 함께 다음의 세가지 진찰소견을 척도로 활용한다.

(1) Glasgow Coma Scale (GCS)

(2) 의식 소실 기간

(3) 외상 후 기억 상실

외상성 손상의 중증도 분류의 네 가지 기준 중 한가지

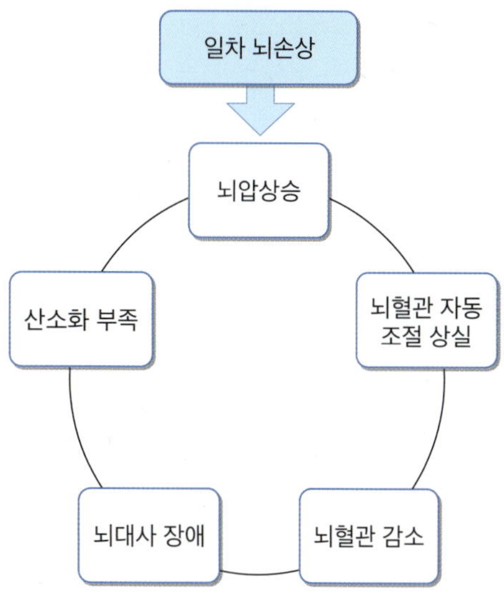

그림 16-3. 이차 뇌손상의 발생 기전

라도 높은 단계에 해당한다면 높은 단계에 준하는 환자로 분류하여 치료를 고려한다.

2) 뇌손상의 합병증

뇌손상은 급성기는 물론 치료가 어느정도 종결된 이후에도 뇌손상과 관련한 여러가지 합병증이 발생할 수 있다. 발생할 수 있는 합병증의 종류는 다음 **표 16-2**와 같다.

표 16-1. 외상성 뇌손상의 중증도 분류

기준	경증	중등증	중증
Brain CT	정상	정상 또는 비정상	정상 또는 비정상
의식소실	0~30분	30분 이상, 24시간 이하	24시간 이상
외상 후 기억상실(post traumatic amnesia)	0~1일	1일 이상, 7일 이하	7일 이상
GCS	13~15	9~12	< 9

표 16-2. 외상성 뇌손상의 합병증

단기 합병증	장기 합병증
경련	불면증
수두증	인지장애
강직	외상 후 두통
보행장애	우울증
불안	감각 이상
	만성 외상성 뇌병증

3. 뇌손상에서 고압산소치료의 효과

뇌졸중을 포함한 다른 뇌질환과 마찬가지로 외상성 뇌손상에서도 뇌압상승과 허혈이 상태를 악화시키는 주요 요인이다. 고압산소치료는 상승된 뇌압을 낮추고, 허혈 상태를 완화하며, 유산소 대사를 증가시킬 수 있다.

1) 급성 외상성 뇌손상에 고압산소치료를 시행하는 이유

외상성 뇌손상 환자에서 고압산소치료를 시행하는 주요 기전을 정리하면 다음과 같다.

(1) 저산소증의 완화

(2) 미세순환의 개선

(3) 혈관수축효과로 인한 뇌부종의 개선

(4) 뇌 대사의 개선

외상성 뇌손상 환자에서 고압산소치료를 시행하는 가장 중요한 이유는 저산소증을 완화시키기 위함이다. 이차적 뇌손상이 진행되는 데 있어서 뇌조직내에 저산소증이 많은 역할을 하기 때문에 이러한 진행과정을 차단하기 위함이다. 전신적인 저산소증의 경우에는 표준기압에서 100%의 산소 투여로도 저산소증을 대부분 완화시킬 수 있다. 그러나 손상된 뇌에서는 혈액 내의 산소가 충분하게 뇌조직으로 전달되기 어렵기 때문에, 표준기압 100% 산소투여로 부족할 수 있다. 따라서 외상성 뇌손상에서 뇌조직 내 충분한 산소 전달을 위해 고압산소치료의 필요성이 제기된다.

여러 연구에서 뇌손상이 있을 경우, 뇌손상 환자의 뇌척수액내 젖산이 증가하는 것으로 알려져 있다. 이는 조직내에 혐기성 대사가 활성화되어 진행되는데, 고압산소치료를 통해 조직 내에 충분한 산소를 전달하게 되면, 혐기성 대사가 유산소 대사로 전환되어 뇌척수액내 젖산을 감소시킨다.

명확한 기전은 알려져 있지 않으나, 고압산소치료를 시행하면 저탄산혈증(hypocapnia)이 유발됨이 여러 실험을 통해 알려져 있다. 이로 인하여 저탄산혈증이 발생하게 되면 뇌혈관이 수축하여 뇌압을 떨어뜨리는 효과가 발생하게 된다. 뇌혈관이 수축되어 감소하게 되는 뇌산소 전달량은 상당히 높은 수준의 PaO_2로 보상할 수 있다.

II. 고압산소치료의 적응증

뇌손상 환자에서 고압산소치료의 적응증이 되는 환자는 1. 중등도 또는 중증의 환자이거나, 2. 경증의 환자이나, 오심, 구토, 두통 또는 감각 이상 등의 증상이 심할 경우에 고려할 수 있다. 수술적 치료가 필요한 환자에서 수술 이후 보조적 치료로도 고려할 수 있다. 다만 환자 상태가 매우 불안정하여 고압산소치료 중 심정지가 발생할 것이 높을 것으로 예상되는 경우에는 고압산소치료를 보류하고, 일반 치료에 집중하는 것이 바람직하다.

III. 고압산소치료

외상성 뇌손상 환자에서 고압산소치료를 시행할 때에는 일반적인 고압산소치료의 주의사항뿐만 아니라, 환자의 전반적인 상태에 대해서도 충분한 고려를 해야 한다. 특히 고압산소치료 중 발생할 수 있는 응급상황에 대한 예방 또는 대비가 되어있어야 안전한 치료를 시행할 수 있다.

외상성 뇌손상 환자의 고압산소치료 시행 시 지금까지의 연구 결과들을 바탕으로 한 다음 **표 16-3**의 내용을 참고하여 임상에 적용할 것을 권장한다.

표 16-3. 외상성 뇌손상 환자에서 고압산소치료시 권고사항

권고 사항
신경외과의사가 치료에 관여할 것
외상 후 12시간 이내에 치료를 시작할 것(만일 환자의 전반적인 상태가 악화 중이라면 고압산소치료 보류)
고압산소치료 중 뇌압 모니터링
뇌압을 낮추기 위한 다른 치료들도 적극적으로 시행
숙련된 고압산소치료팀이 시행
기압: 1.5- 2.0 ATA, 시간: 60분
환자의 상태(임상적 상태, 뇌압, 뇌대사 정도, 뇌혈류)를 감안하여 4~12시간 간격으로 시행
목정맥에서의 pH, 젖산 농도를 체크하여 pH 상승, 젖산 농도 감소 확인
충분한 경련 예방 약물 투여
기타 응급상황 발생에 대한 대비

IV. 최근 연구 검토

지금까지 대부분의 임상의사들은 외상성 뇌손상의 급성기 치료에만 많은 관심을 가져왔다. 그러나, 외상성 뇌손상 이후 만성적으로 발생할 수 있는 뇌진탕 후 증후군, 외상 후 스트레스 장애, 외상성 뇌병증 등은 삶의 질을 떨어뜨리는 요인이 되며, 이로 인하여 최근에는 이에 대한 치료에도 관심이 증가하고 있다. 이라크, 아프가니스탄 전쟁에서 폭발로 인한 경도의 외상성 뇌손상 환자들에서 의식 소실이 동반되었던 경우에는 이후 의식이 명료하더라도 확산긴장 영상검사상 뇌백질 손상을 보이기도 했다. 이러한 경우 외상 후 스트레스 장애, 인지 장애가 발생하는 경우가 많았고, 사후 검사상 미만성 축상손상(diffuse axonal injury)이 확인되는 경우도 있었다. Harch 등은 폭발로 인한 경도의 외상성 뇌손상을 입은 참전 군인 16명을 대상으로 한 1단계 연구에서 30일간, 40회(1.5 ATA, 60 min)의 고압산소치료를 시행한 후 증상, 신체검사소견, 인지기능, 삶의 질, SPECT 소견상 상당한 호전을 보인다고 보고하였다. 이와 관련하여 Barrett 등은 이미 11명의 환자를 대상으로 실험적 연구를 수행한 바 있다. 11명 모두 SPECT 검사상 반음영 영역(penumbra zone)이 있는 환자를 대상으로, 5명의 외상성 뇌손상 환자는 3년간 120회(1.5 ATA, 60 min)의 고압산소치료를 시행하였고, 6명의 외상성 뇌손상 환자는 고전적 치료만 시행하였다. 그 결과 고압산소치료를 시행한 환자에서 인지기능은 물론 SPECT 검사상에서도 고압산소치료를 시행하지 않은 6명과 비교하여 반음영 영역의 혈행 개선 소견을 보였다.

이상에서 살펴본 바와 같이 많은 고압산소치료 전문가들은 외상성 뇌손상 환자에서 고압산소치료를 통해 장기적인 후유증상을 완화시킬 수 있을 것으로 기대하고 있다.

V. 치료효과 검토

외상성 뇌손상에 대한 고압산소치료에 대한 치료 기간 및 빈도는 아직 명확하게 학술적으로 확립되어 있지 않다. 환자의 임상적 상태, 뇌압, 혈중 젖산 농도, 뇌척수액 젖산 농도 등을 감안하여 치료 간격은 4~12시간마다 시행할 것을 권고하며, 치료 기간 역시 환자의 임상적 상태에 따라 정하는 것이 바람직하다. 또한 고압산소치료 시행 후 뇌압 조절과 뇌 대사 조절을 위해 저체온요법을 연속으로 시행하는 것으로 고려해 볼 수 있다.

REFERENCE

1. Daly S, Thorpe M, Rockswold S, et al. Hyperbaric Oxygen Therapy in the Treatment of Acute Severe Traumatic Brain Injury: A Systematic Review. J Neurotrauma 2018;35(4):623-9.
2. Deng Z, Chen W, Jin J, Zhao J, Xu H. The neuroprotection effect of oxygen therapy: A systematic review and meta-analysis. Niger J Clin Pract 2018;21(4):401-16.
3. Dong Y, Hu X, Wu T, Wang T. Effect of hyperbaric oxygenation therapy on post-concussion syndrome. Exp Ther Med 2018;16(3):2193-202.
4. Figueroa XA, Wright JK. B-level evidence in mild traumatic brain injury clinical trials Neurology. 2016;87(13):1400-6.
5. Kohshi K, Yokota A, Konda N, Kinoshita Y, Kajiwara H. Intracranial pressure responses during hyperbaric oxygen therapy. Neurol Med Chir (Tokyo) 1991;31(9):575-81.
6. Plum F, Posner JB, Smith WW. Effect of hyperbaric-hyperoxic hyperventilation on blood, brain, and CSF lactate. Am J Physiol 1968;215(5):1240-4.
7. Rockswold SB, Rockswold GL, Defillo A. Hyperbaric oxygen in traumatic brain injury. Neurological Research 2007;29:162-72.

17 CHAPTER

기타 적응증: 뇌졸중

Other Indications: Cerebrovascular Incidents (Stroke)

원주세브란스기독병원 응급의학과 **김 현**

Department of Emergency Medicine, Yonsei University Wonju College of Medicine
Hyun Kim. MD. PhD.

○ 개요

지난 40년 동안 다양한 실험 연구와 임상 연구에서 고압산소치료(HBO)가 급성, 아급성 및 만성 뇌졸중 치료에 도움이 될 수 있다고 보고하였다. 해당 연구들은 다음과 같은 기전을 통해 HBO가 뇌졸중에 효과가 있을 것으로 제시해왔다. 이는 과산소화, 혈관 수축, 부종의 감소, '불활성 뉴런'의 보존, 당-산소 활용 개선, 다핵형백혈구의 내피 세포와의 결합 방지, 항염증 작용 및 세포 사멸의 방지 등이 제시된다. 비록 만성 뇌졸중에서 HBO의 치료 기전이 명확하지 않지만, 동맥 가스색전증의 치료에서 알려진 HBO의 치료 기전을 고려했을 때 급성 뇌졸중에서도 HBO를 적용하는 것은 논리적으로 합당한 것으로 보인다. 그렇지만 현재까지의 실험 연구와 임상 연구에서 상충된 결과들이 제시되고 있기 때문에 HBO의 적용은 아직까지 논란의 여지가 있다. 급성 뇌졸중에 대한 최근의 리뷰 저널에 따르면 2001년 이전 출간된 연구들을 기반으로는 HBO를 뇌 손상이나 뇌졸중에 권장될 수 없다는 결과가 나왔다. 또한 후속으로 진행된 pilot RCT에서도 같은 결과가 확인되었다. 마찬가지로 만성 뇌졸중에서의 HBO의 기능은 아직 정립되지 않았다. 여전히 대규모 증거 기반 연구는 부족한 실정이며, 비용 대비 HBO의 효과나 환자의 삶의 질 향상 여부와 같은, HBO의 이점을 보여주는 변수들은 평가하기 어렵다는 한계가 있다. 그러나 뇌졸중 치료에서 HBO의 역할을 배제하기 전에 오늘날 사용되는 많은 약제, 심지어 뇌졸중 예방을 위한 아스피린조차 여전히 그 효과에 논란이 있음을 인식해야 한다.

다음 항목들은 뇌졸중에 대한 HBO의 효과 연구를 어렵게 하는 고려 사항들이다.

1. 뇌경색에서 치료까지의 시간
2. 병변 부위 및 범위
3. 혈역학적 변수 제어-혈압, 혈당 및 체온
4. 이차 합병증 예방
5. 뇌경색 발생 기간
6. 환자군의 특성(성별, 연령, 동반 질환 등)
7. 효과 측정 수단(영상, 임상적인 측정 값, 척도 및 점수)
8. 평가 간격
9. 병태 생리학적인 기전
10. HBO 적용에서의 고려 사항
    1) 뇌졸중 발생부터 HBO까지의 시간
    2) 산소 분압
    3) 치료 시간
    4) 치료 횟수

5) 치료 간격

6) 재활 치료 병행 여부

이러한 다양한 요소들을 고려해야 하기 때문에 HBO를 포함해서 뇌졸중에 대한 새로운 치료의 효과를 명확히 얻기에는 어려움이 있다. 따라서 HBO가 뇌졸중에 효과가 있는지 밝히기를 목표할 것이 아니라, HBO를 적용할 수 있는 뇌졸중의 발생과 회복의 병태 생리학적 과정을 연구하고 어떻게 HBO 적용에 적절한 시기를 인지하고 적용할 수 있을지를 연구해야 한다. 이러한 연구가 이루어져야 뇌졸중 치료에 대한 HBO의 효과와 시기 및 방법을 알아낼 수 있을 것이다.

주요사진

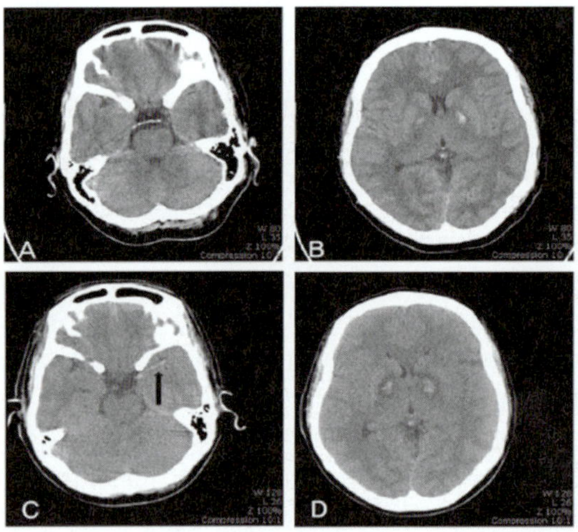

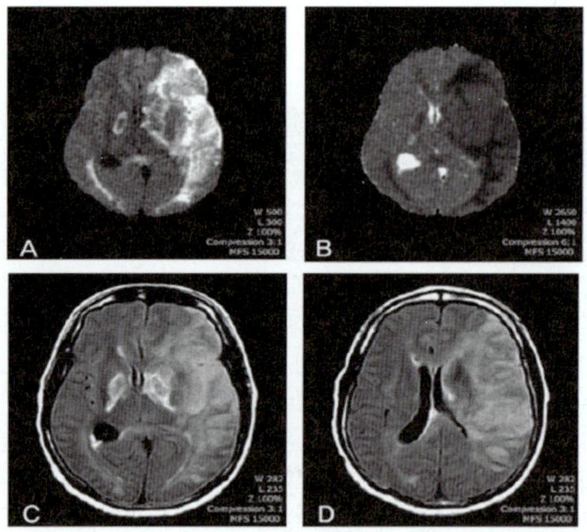

Keywords

급성 뇌졸중 • 만성 뇌졸중 • 고압산소치료

I. 뇌졸중의 병태생리

뇌로 향하는 혈류의 중단으로 신경 기능의 저하가 발생한 경우 뇌경색이라 한다. 뇌졸중은 혈전, 색전 또는 출혈로 인해 발생할 수 있다.

뇌졸중은 출혈성 또는 허혈성 뇌졸중으로 분류됩니다. 급성 허혈성 뇌졸중은 혈전이나 색전으로 인해 발생하며 모든 뇌졸중의 80%를 차지한다. 혈전으로 인한 허혈성 뇌졸중은 혈관 내에서 발생하는 반면 색전은 지방, 공기 또는 양수 등 다양한 원인으로 발생한다. 심근경색, 심방의 확장이 동반된 심방세동, 판막 질환들은 모두 혈전으로 인한 허혈성 뇌졸중의 위험 요소이다. 출혈성 뇌졸중은 동맥류나 동-정맥 기형에서 발생한 출혈이 원인이 되거나 허혈성 뇌졸중의 합병증 또는 혈전 용해제의 부작용으로 발생할 수 있다. 이렇듯 다양한 원인으로 뇌로 향하는 혈액 공급에 장애로 허혈이 지속되면 연속적인 세포 내의 변화로 손상이 발생하며, 혈류가 회복되지 않으면 비가역적인 세포 사멸을 초래한다. 일반적으로 즉각적인 조직의 비가역적 손상이 일어나는 중심 영역의 주위로, 조직손상이 완전히 일어나지는 않았지만 기능을 잃어버린, 허혈성 반음영(ischemic penumbra) 영역이 있다. 이 반음영 영역은 혈류의 회복이 이루어지거나 신경 보호 치료를 통해 비가역적 손상을 피할 수 있는 상태일 수 있다.

현재의 급성 뇌졸중의 치료는 다음과 같다: 혈류의 회복과 유지(혈전용해 및 혈압유지), 세포합병증의 예방(신경 보호). 혈류 회복이 지연될수록 환자의 뇌출혈이나 뇌부종과 같은 합병증 발생이 늘어난다. 신속하게 혈류가 회복되었다 하더라도 이어지는 염증 반응과 자유 라디칼 생성과 같은 다양한 기전으로 뇌조직에 점진적으로 추가 손상을 일으킬 수 있다. 이러한 이유로 뇌졸중 발생 부위와 함께 혈류의 회복 시간은 환자의 예후에 가장 중요한 요인이다.

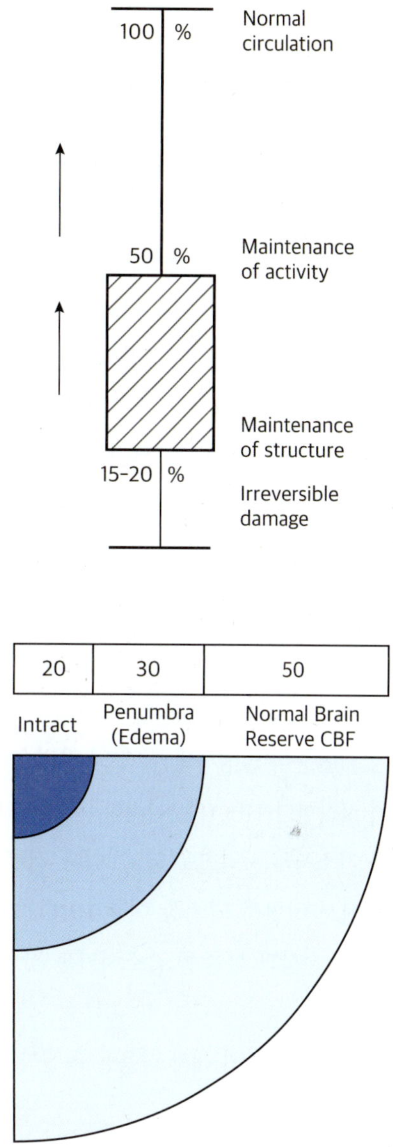

그림 17-1. Critical levels of cerebral blood flow required for maintenance of structure and function. Fig.19.5 Penumbra zone in cerebral infarction. Numbers

II. 급성기와 아급성기 뇌졸중에서의 HBOT

1. 급성 뇌졸중에서 HBOT의 역할

저산소와 그로인한 경색에 대한 HBOT의 역할이 뇌졸중의 치료에서 HBOT 적용이 시도되는 가장 중요한 이유이다. HBOT는 특히 미세 순환 장애를 개선하는 데 중요한 역할을 한다. 다음과 같은 메커니즘이 HBOT가 뇌졸중에 유익할 것이라는 근거로 제시되고 있다.

1) 고안 산소의 환경에서 혈장에 용해되는 산소는 혈장의 산소분압을 상승시키고 적혈구의 도움 없이도 조직에 충분한 산소 공급을 유지하도록 한다.
2) 혈장에 녹아 있는 산소는 확산을 통해 허혈 상태의 뇌조직으로 공급된다. 특히 혈장의높은 산소 농도와 허혈 상태 조직의 낮은 산소 농도와의 차이가 클수록 이러한 확산은 촉진된다. 특히 뇌는 매우 혈관이 풍부한 조직이기 때문에 이러한 확산을 통한 산소공급이 원활할 수 있다.
3) HBOT는 뇌 부종을 완화시킬 수 있다. 혈관 수축 작용으로 허혈 상태 조직의 모세 혈관확장을 저하시키고 혈장의 유출을 감소시킨다.
4) 허혈성 뇌졸중이 발생하면 혈액-뇌 장벽 (BBB)은 손상되기 시작한다. HBOT는 이러한 손상된 BBB의 투과성을 감소시키는 역할을 할 수 있다. 쥐를 통한 실험연구에서 허혈성 뇌손상 이후 HBOT의 시행은 쥐의 BBB 손상과 부종을 감소시키는 것으로 알려졌다.
5) HBOT는 또한 세포의 대사 작용을 촉진하여 뉴런의 부종을 감소시킨다.
6) HBOT는 허혈성 뇌졸중이 발생한 부위를 둘러싸고 있는 반음영 영역의 허혈 상태를 개선한다. 이를 통해 비활성 상태의 반음영 영역 뇌조직을 활성화시키며 뇌세포 내 젖산 증가를 막는다.
7) 허혈성 뇌졸중의 쥐 모델에서 HBOT 치료는 골수 줄기세포를 손상된 뇌조직 영역으로 이동하게 한다. 또한 다양한 성장인자의 발현을 자극하여 뉴런의 생성과 아교세포의 증식을 유도한다. 이러한 효과는 허혈성 뇌졸중 이후 신경 세포의 재생에 도움이 될 수 있다.

1) Experimental Evidence for Effectiveness of HBOT in Cerebral Ischemia

HBOT와 허혈성 뇌졸중을 연구한 실험 연구는 대부분 긍정적인 결과를 보인다. 자유 라디칼의 생성은 허혈 후 재관류의 과정에서 증가한다. 이러한 자유 라디칼은 신경세포의 미엘린(myelin)에 손상을 준다. HBOT를 통한 다양한 항산화 효과는 급성 허혈성 뇌졸중에서 유용할 수 있다. 실험 연구에서 허혈성 뇌손상 이후 토끼에게 HBOT를 시행한 결과, 자유 라디칼 생성이 증가 했음에도 불구하고 뇌 손상이 줄어들었다는 결과가 보고되었다. 이와 동시에 공통적으로 제시되는 것은 과도한 산소의 노출은 오히려 허혈성 뇌졸중의 예후를 악화시킨다는 것이다. 높은 압력에서 장기간 HBOT를 적용했을 때 실험 동물들의 예후는 좋지 않은 것을 보였다. 또한 허혈이 시작된 이후 6시간 이상의 시간 간격을 두고 HBOT를 시행했을 때에도 불량한 예후를 보였다. 그러나 이러한 실험 연구들은 허혈의 기간이나 정도, HBOT의 압력, 유지 시간, 허혈에서부터 HBOT까지의 시간 등 실험 방법이 다양하기 때문에 이상적인 HBOT 적응증과 치료 방법을 제시하기에는 한계가 있다.

HBOT에 의한 신경 보호 효과는 HBOT 시작 시기에 따라 달라질 수 있다. 허혈성 손상 이전 또는 초기 단계에 HBOT는 초기에는 조직을 상대적인 저산소/허혈 상태로 만들어 허혈에 대한 내성을 증가시키는 HIF-1α의 합성 등과 같은 세포 생존을 위한 내인성 기전을 자극한다. 이를 고압 산소 전처치(HBOT- preconditioning)라고 한다. HBOT-PC의 신경 보호 효과를 확인하기 위한 실험 연구에서 고혈당상태의 허혈성 뇌졸중 쥐 모델을 대상으로 5일 동안 매일 1시간씩의 HBOT을 시행하였고 마지막 HBOT 24시간 이후에 뇌경색을 유도하였다. HBOT-PC는 경색의 범위를 감소시키고 신경 행동 기능을 개선했다. 또한 경색 이후에 발생하는 출혈성 변형에도 보호 효과를 보였다.

뇌경색에 대한 신경 보호는 HBOT-PC에 의해 유도되는 class III histone deacetylase인 Sirt1이 관여한다. 허혈성 뇌졸중 모델로 중간 대뇌 동맥 폐색(MCAO)을 유발한 쥐에서 HBOT-PC는 Sirt1, nuclear factor erythroid 2-related factor 2 (Nrf2), heme oxygenase 1 (HO-1) 그리고 superoxide dismutase (SOD1)의 표현을 증가시켰다. 또한 뇌경색 발생 조직의 부피와 신경행동 장애와 산화 스트레스의 지표인 malondialdehyde를 감소시켰다. 추가로 short interfering RNA (siRNA)에 의한 Sirt1 또는 Nrf2의 분해를 유발했을 때 Nrf2, HO-1와 SOD1의 표현을 억제했고 동시에 HBOT의 신경 보호 효과를 떨어뜨렸다. 이러한 결과는 곧 일시적인 허혈에서 HBOT-PC에 의해 발생하는 Sirt1의 신경 보호 효과에 Nrf2/항산화 경로가 관여함을 시사한다. 뇌내 출혈(ICH)은 신경 염증으로 인한 2차적인 뇌 손상을 일으킨다. 뇌내 출혈을 유발한 쥐 모델에 대한 연구 결과는 HBOT-CP가 운동 기능 장애와 뇌 수분 함량, 뉴런의 퇴화를 줄였다. 뇌내 출혈에서 Iba-1-positive 미세아교 세포와 TNF-α는 대조군에 비해 HBOT-CP를 시행한 실험군에서 감소했다. CD11b-Iba-1 이중 염색은 HBOT-CP를 적용한 군에서 CD11b와 Iba-1의 비율이 유의하게 감소했음을 보여주었다. 전반적으로 실험 데이터는 HBOT-CP가 미세 아교 세포의 변화를 조절함으로써 뇌내 출혈 이후의 신경 염증을 완화하여 뇌내 출혈 치료에 HBOT의 긍정적인 역할의 가능성을 보여주었다.

2) Clinical Trials

1966년 Heyman 등을 시작으로 뇌졸중에 대한 HBOT의 임상적인 역할에 대한 많은 연구와 사례 보고들이 나타났다. 그러나 이들 연구 중 몇은 방법론적인 다양한 문제와 표준화되지 않은 예후 측정 등의 이유로 그 결과를 신뢰하기 어려웠다. 1995년 이후에 세개의 randomized pilot 연구가 보고되었다. Nighoghossian은 HBOT의 장기적인 효과를 평가함과 동시에 뇌졸중 환자에게 HBOT을 실질적으로 적용하는 방법과 안전성에 대한 기반을 마련했다. 3년 동안 34명의 중뇌 동맥 폐색 환자를 대상으로 발병 24시간 이내에 HBOT 실험군과 공기를 이용한 샴 대조군으로 나누어 randomized 연구를 수행하였다. 17명의 HBOT 그룹 환자는 총 10회, 1.5 ATA에서 매일 40분의 HBOT 치료를 받았다. 신경학적 기능을 평가하기 위한 Orgogozo stroke scale을 이용하여 치료 전과 6개월, 1년 후의 점수를 비교하였다. 또한 Rankin scale과 연구 센터 자체의 척도를 사용하여 6개월과 1년의 장기적 예후를 평가했다. 이 결과 샴 대조군 중 4명의 환자가 1주일 내 신경학적 악화가 발생하였으며, 이중 3명은 사망했다. HBOT 실험군에서도 심근경색의 발생과 밀실 공포증을 이유로 3명의 환자가 치료를 중단했다. 총 27명의 환자(샴 대조군에 13명, HBOT 실험군에 14명)가 전체 치료 과정을 완료했다. 1년째 평균 Orgogozo 척도는 HBOT군에서 유의하게 높은 점수를 보였다($P < 0.02$). 그러나 치료 전과 치료 후 1년째 점수의 차이는 두 그룹 모두 유의미한 차이를 보이지 못했다($P < 0.16$). Rankin scale ($P < 0.78$)과 센터 자체 척도($P < 0.5$)에서도 6개월 및 1년에 HBOT군의 점수는 통계적으로 유의미하게 호전되지 않았다. 각 군의 환자 수가 적기 때문에 HBOT의 잠재적인 부작용에 대한 결론을 내리지 못했지만 연구 도중에 발생한 주요 합병증은 관찰되지 않았다. 저자들은 HBOT가 뇌졸중 환자들의 예후를 향상시킨다는 경향을 보이며 뇌졸중에 대한 안전한 치료가 될 수 있을 것으로 결론지었다. 그러나 이 연구는 randomization과 맹검 과정에 대한 설명 부족이 약점으로 지적되기도 하였다. 또한 HBOT군에는 장애가 더 큰 환자가 배정되었고 남성의 수가 적었으며 통계 분석 과정에서 점수의 변화를 비교하지 않고 단순 평균 점수의 차이를 비교한 점이 지적되었다. 두번째로 Anderson의 pilot 연구는 뇌경색 환자 39명을 대상으로 이중 맹검법을 적용해 고압산소치료 군과 압력은 높이지만 대기를 이용해 치료한 군으로 나눠 분석했다. 환자는 무작위 배정이 이루어지기 전 중증도에 따라 계층화된 이후 배정되었다. 신경학적 결

손이 덜 심각한 환자가 많이 배정된, 대기로 치료하는 환자군이 좋은 예후를 보이기 시작했기 때문에 도중에 중단되었다. 신경학적 검사 점수는 비교군(25.6 +/- 4.9), 고압산소치료군(34.5 +/- 7.5)을 보였으며 4개월째 영상검사에서 경색 범위가 더 작았다(비교군, 29.0 +/- 12.2 cm3, 고압산소치료군, 49.2 +/- 11.7 cm3). 이는 무작위 과정에서 치우침이 발생한 결과일 수도 있지만, 조사자들은 진행된 연구 결과에서 HBOT의 유의미한 효과를 관찰하지 못했기 때문에 추가적인 연구를 진행하지 않기로 결정했다. 또한 일정에 따라 HBOT를 시행하는 것에 대한 어려움을 언급하며 결국 39명 중 15명이 치료 시간과 횟수에서 치료 프로토콜을 준수하지 못했다고 밝혔다.

가장 최근 발표된 임상 연구는 Rusyniak의 연구이다. 응급의학과 의사에 의해 시행된 무작위, 전향적, 이중 맹검, 샴 대조군 비교 파일럿 연구로서, 급성 허혈성 뇌졸중에서 HBOT의 효과와 안전성 및 타당성을 평가했다. 급성 허혈성 뇌졸중이 진단된 33명의 환자를 무작위로 두 그룹으로 배정하여 연구를 시행했다. 실험군은 60분 2.5 ATA의 HBOT를 받았으며, 샴 그룹은 같은 고압산소 챔버에서 1.14 ATA로 산소를 공급받았다. 1차 평가는 24시간 이후 National Institutes of Health Stroke Scale (NIHSS) 및 90일 NIHSS, Barthel Index, 수정된 Rankin Scale, Glasgow Outcome Scale을 통해 이루어졌다. 2차 평가는 고압산소치료 합병증과 90일 사망률이 포함되었다. 인구통계학적 특성은 두 군이 비슷하였다. 24시간 째에 평가된 점수는 양 그룹 간 차이를 보이지 않았다(p = 0.44).

그러나 3개월에 평가된 환자의 예후는 샴 그룹이 HBOT 그룹에 비해 더 많은 수의 환자가 뇌졸중 상태 평가 점수가 양호한 것으로 분석되었다(NIHSS, 80% versus 31.3%; p = 0.04; Barthel 지수, 81.8% versus 50%; p = 0.12; 수정된 Rankin 척도, 81.8% versus 31.3%; p = 0.02; Glasgow outcome scale, 90.9% versus 37.5%; p = 0.01). 이러한 결과는 intent-to-treat 분석에서는 통계적으로 유의한 차이를 보이지 않았지만, HBOT 치료가 실행 가능하고 안전할 수는 있어도 허혈성 뇌졸중 환자에게 유익한 결과를 보이지 않으며 오히려 해로울 수 있다고 결론지었다. 이 연구는 결과를 문서화하기 위해 NIHSS를 사용하는 것에 대해 비판받을 수 있다. 예를 들어, 말의 귀환은 편마비와 관련된 경우 점수의 통계적 변화를 제공하지 않는다. 이 연구의 약점으로 지적되는 것은 예후 평가에 있어 NIHSS를 사용한 것이다. 언어 능력이 호전된 환자가 있다 할지라도 편마비가 동반되어 있으면 예후에 있어 통계학적 변화가 반영되지 않을 것이 이유이다. 또한 1.14 ATA에서의 샴 대조군 역시 고압산소치료에 해당하는 것이라는 반발이 있었다.

이렇듯 임상 연구들은 다양한 결과를 보여왔다. 이는 환자의 중증도, 영상의학적 검사 도구의 차이, 예후 평가 수단의 차이에서 비롯되었을 수 있다. 이를 배제하고 HBOT의 효과를 비교하기 위해 몇몇 연구는 HBOT 용량에 차이를 두고 연구를 시행하였다. 다른 연구자들은 밝혀지지 않은 생리학적 이유로 뇌졸중 환자 중 특정한 환자들만이 HBOT에 효과를 나타내는지 의문을 가졌다. 급성 뇌졸중에서 HBOT를 받은 환자는 다양한 임상 반응을 보이고는 한다. 특정 환자는 극적인 신경학적 회복을 보이는 반면, 다른 경우에는 실망스러운 결과가 나타나기도 한다. 이러한 임상적으로 차이를 보이는 HBOT의 효과를 명확하게 이해하기 위해 Cronje와 Duim은 HBOT를 적용하는 뇌졸중 환자에 대한 임상 자료와 및 영상 자료를 수집하여 변화하는 환자들의 질병 상태를 평가했다. 급성기 환자(24시간 미만, n=8)와 아급성 뇌졸중 환자(24시간-7일, n=7) 15명을 대상으로 표준 뇌졸중 치료 외에 1.5 ATA, 1시간의 HBOT 치료를 시행했다. HBOT는 급성 뇌졸중 환자에서 8~12시간마다 시행하였고, 아급성 뇌졸중 환자는 12~24시간마다 반복하였다. 이러한 치료 횟수는 환자의 임상 양상의 변화를 기준으로 두 번의 연속적인 치료에서 더 이상 객관적인 임상 변화가 나타나지 않을 때까지 계속되었다(최소 2회, 최대 6회 치료).

평가는 NINDSS (National Institutes for Neurological Diseases Stroke Scale)를 사용해서 반복 평가되었다. 언어 평가는 뇌 MRI-DWI와 MRA (Magnetic Resonance Angiography)를 통해서 함께 평가되었다. 15명의 환자 중 12명은 HBOT 노출 동안 언어 사용의 지속적인 개선을 보이거나 NINDSS 점수의 감소를 나타냈다. 또한 영상 검사를 통한 HBOT 효과 평가에서 주 동맥의 혈류는 유지되며 국소 피질 경색 병변을 보이는 6명의 실어증 환자에서 가장 큰 변화가 관찰되었다. MRI 영상에서 불량한 소견을 보였던 4명의 환자는 HBOT를 받으며 임상양상이 호전되었고 최종적으로 예상보다 호전된 결과를 보였다, 3명의 환자는 HBOT에 반응을 보이지 않았고, HBOT로 효과를 보이지 않은 환자들은 3개월째의 평가에서 임상 양상의 호전을 보이지 않았다. 이는 뇌졸중의 유형에 따라 HBOT의 효과가 다를 수 있음을 보여주는 첫 번째 연구이다. 이 연구를 통해서 확정할 수는 없지만, 이 15명의 환자를 분석한 결과 HBOT는 뇌졸중 유형에 따라 다른 영향을 미칠 수 있음을 시사한다. HBOT는 국소적인 대뇌 피질 경색에서 더 큰 효과를 나타내는 것으로 보이며, 지속적 주 동맥의 폐쇄를 보이는 광범위한 뇌경색과 반복적인 뇌경색, lacuna 뇌경색에서는 그 효과가 떨어지는 것으로 보인다. HBOT에 대한 효과를 보이는지 여부는 3개월 후의 임상 결과 호전 여부와 일치하는 반면에 MRI에 나타난 결과는 임상 결과를 확실하게 예측하지 못했다. 이를 통해 저자들은 HBOT에 따른 임상양상의 변화는 급성 및 아급성 뇌졸중에서 유용한 예후 예측 인자가 될 수 있다고 제안했다. 지금까지의 임상 연구들을 요약하면, 아직 급성 및 아급성 뇌졸중 치료에서 HBOT의 효과는 논란의 여지가 있으며 HBOT의 적응증으로 뇌졸중을 제시하는 근거가 될 수 있는 연구는 없는 실정이다.

III. 뇌졸중에서의 고압산소치료

수년 동안 뇌손상은 돌이킬 수 없고 재생이 불가능하며 회복을 보이는 유일한 기전은 "뇌의 가소성" 또는 기능적 재구성이라고 알려져 왔다. 이러한 이론은 최근 다양한 연구를 통해 반박되고 있다. 또한 뇌졸중에서 관류가 저하된 병변의 경계 영역은 세포를 유지하기에는 충분한 산소를 공급받지만 적절한 전기적 기능을 보일만큼의 에너지를 공급받지는 못하기 때문에, 본래의 기능을 하지 않더라도 장기간 회복의 가능성을 지닌다는 가능성도 제시되고 있다. 이러한 이론을 뒷받침하는 연구로 매우 뒤늦게 시행된 재관류나 HBOT 치료 이후에도 어느 정도의 임상적인 호전을 보이거나 EEG상의 개선을 관찰하였다는 보고가 있어왔다. 대뇌 기능 영상(단일 광전자 방출 전산화 단층촬영- Single Photon Emission Computer Tomography, SPECT)은 HBOT 요법의 적용으로 인한 대뇌 혈류와 뇌조직 대사의 변화를 보여주며, 몇몇 연구에서는 이러한 변화가 환자의 장기 예후에 영향을 끼칠 수 있다고 말한다. 뇌척수액의 pO_2 측정 결과와 HBOT 치료 중 동-정맥 pO_2의 차이는 HBOT 동안 뇌 산소화의 증가를 보여준다. 이러한 효과는 다이버를 대상으로 한 산소 독성 연구에 의해서도 간접적으로 확인할 수 있다.

만성 뇌졸중에 대한 HBOT 효과 연구를 대상으로 한 최근 발표된 포괄적인 리뷰 논문에 따르면, HBOT의 임상적 이점을 시사하는 사례 보고와 시리즈가 상당히 많음에도 불구하고 대규모의 통제된 연구의 부재로 그 효과를 입증하지 못하고 있다. Marroni에 의한 대조 연구는 표준 치료 및 재활 치료에도 임상 양상의 변화를 보이지 않는 혈전성 뇌졸중 환자 80명을 대상으로 HBOT와 수중 재활의 효과를 분석한 연구이다. 환자는 5개의 그룹으로 나뉜다. 그룹 A (n=11)는 어떠한 간섭도 이루어지지 않는 대조군이다. 그룹 B (n=7)는 HBOT없이 30회의 수중 재활 치료를 받았으며, 그룹 C (n=25)는 재활없이 30

회의 HBOT 치료를 받았다. 그룹 D (n=16)는 아침에 30회의 수중 재활과 후 오후에 30회의 HBOT 치료 프로토콜을 수행했다. 그룹 E (n=21)는 특별히 만들어진 "고압 수영장"에서 HBOT와 수중 재활을 동시에 30회 수행했다. 모든 환자는 연구 프로토콜을 시작하기 전 신경 운동 장애 상태가 평가되었다. 이후 치료 프로토콜 시작 10, 20, 30일에 각각; 또한 프로토콜을 마친 후 60, 90, 120일에 추가로 평가되었다. 이 연구 결과 비 HBOT 대조군과 비교했을 때 HBOT 시행군은 신경 운동 상태의 개선을 보여주었다. HBOT를 받은 환자 중 HBOT와 수중 재활을 동시에 받은 환자군은 다른 모든 환자군에 비해 기능이 현저하게 개선된 것으로 나타났다. 이 연구는 지금까지의 연구들 중 가장 명확한 HBOT의 효과를 보여주지만, 재활과 HBOT를 결합하는 연구방법은 HBOT만의 효과를 평가하기에는 어려우며 일반화할 수 없다. 또한 때로는 적절한 재활 치료만으로도 뇌졸중 발생이 오랜 기간 지난 후에도 자발적인 기능적 호전을 보이는 경우도 존재한다.

Efrati의 최근 연구는 6~36개월 전 뇌졸중이 발생하였고 더 이상의 임상 양상의 호전을 보이지 않는 만성 뇌졸중 환자를 대상으로 한 전향적 무작위 배정 대조 연구이다. 최종 59명을 대상으로 29명의 환자는 HBOT 시행군으로, 30명의 환자는 대조군으로 비교되었고 연구 시작 전 신경학적 평가가 NHISS를 통해 이루어졌고 질문지를 통해 일상 생활 활동능력을 확인하였으며 SPECT로 환자 뇌의 대사 활동을 시각화 하여 비교하였다. 1주일에 5회, 총 40회의 2ata 90분 HBOT 치료 이후 다시한번 환자 상태가 평가되었고 기존에 대조군으로 분류되어 HBOT를 시행 받지 않은 환자들은 2차 평가 이후에 40회의 HBOT를 시행, 추가로 양 군의 3차 신경학적 평가가 이루어져 비교되었다. 분석 결과 대조군의 통제 기간동안 평가 항목들의 호전은 보이지 않았지만 양군의 환자 모두 HBOT 이후 신경학적 기능과 삶의 질이 개선되는 것을 확인하였다. 이와 더불어 호전된 뇌 활동 기능은 SPECT 결과에서 HBOT이후 대사 활동이 현저히 호전된 뇌의 영역이 담당하는 기능과 일치함을 확인하였다. 해당 결과는 HBOT가 만성 뇌졸중 환자에게서 상당한 신경학적 증상의 호전을 보일 수 있음을 보여주었고, SPECT를 통해서 만성 병변에서도 뇌의 가소성이 유지되고 HBOT가 활동을 유발하는 것을 보여주었다.

이렇듯 뇌졸중은 때로 다양한 변화를 나타낼 수 있고 평가 방법이 주관적인 경우가 많기 때문에 HBOT의 효과를 결정하기에 어려운 점이 많다. 이러한 한계는 신중하게 통제되고 무작위, 대규모 연구를 통해서만 적절하게 해소될 수 있을 것이다. 뇌졸중 환자에게 HBOT의 적용을 지지하는 그룹과 이를 반대하는 그룹 사이에는 상당한 논란이 여전히 존재한다. 만성 뇌졸중 환자에 대한 HBOT는 가능성이 있는 치료 옵션이지만 아직까지는 현재의 과학적 증거에 근거하여 권장되지 못한다.

IV. 결론

지난 40년 동안 고압산소치료(HBOT)가 급성, 아급성 및 만성 뇌졸중 치료에 도움이 될 수 있다는 다양한 실험 연구 및 임상 연구가 이루어져 왔다. 그러나 아직 급성 뇌졸중에서 HBOT의 적용 시기, 횟수, 압력 및 병태 생리학적으로 세분화된 집단의 HBOT 효과에 대한 연구가 부족하기 때문에 뇌졸중 환자의 특정 하위 집단에서 HBOT의 효과가 명확히 드러나지 않았을 수 있다. 경험적으로 HBOT는 혈류가 초기에 회복되거나 임상 양상에 기복을 보이는(기능적 반음영-penumbra), 크기가 작으며 뇌피질 하(sub-cortical)에 발생한 비출혈성 뇌졸중의 치료에 가장 효과적인 것으로 보인다. 비록 이러한 사실이 합리적이고 안전한 것으로 보이지만, 아직 급성 및 아급성 뇌졸중 치료에 HBOT 시행을 과학적 증거에 기반해서 권장하기에는 부족한 실정이다. 또한 만성 뇌졸중에서 HBOT을 적용하는 것은 질환의 유병률을 감안했을 때 상당한 의료비의 상승을 일으킬 것이다. 재활이 성공적으로 이루어진 환자들에게 독립적이고 생산적인 삶을 되찾아줄 수 있다는 근거가 밝혀진다면 HBOT치료 적응에 긍정적일 것이다. 하지만 HBOT가 긍정적인 결과를 보일 것으로 생각되는 연구의 수행 목적 이 외에는 HBOT 적용을 권고할 수 없는 단계이다.

REFERENCE

1. Anderson DC, Bottini AG, Jagiella WM, et al. A pilot study of hyperbaric oxygen in the treatment of human stroke. Stroke 1991;22(9):1137-42.
2. Aslanyan S, Fazekas F, Weir CJ, Horner S, Lees KR; GAIN International Steering Committee and Investigators. Effect of blood pressure during the acute period of ischemic stroke on stroke outcome: a tertiary analysis of the GAIN International Trial. Stroke. 2003;34(10):2420-5.
3. Badr AE, Yin W, Mychaskiw G, et al. Effect of hyperbaric oxygen on striatal metabolites: A microdialysis study in awake freely moving rats after MCA occlusion. Brain Res 2001;916:85-90.
4. Baird TA, Parsons MW, Phan T, et al. Persistent poststroke hyperglycemia is independently associated with infarct expansion and worse clinical outcome. Stroke 2003;34(9):2208-14.
5. Bamford J, Sandercock P, Dennis M, Burn J, Warlow C. Classification and natural history of clinically identifiable subtypes of cerebral infarction. Lancet 1991;337(8756):1521-6.
6. Bath PM, Lees KR. ABC of arterial and venous disease. Acute stroke. BMJ 2000;320(7239):920-3.
7. Bennett MH, Weibel S, Wasiak J, Schnabel A, French C, Kranke P. Hyperbaric oxygen therapy for acute ischaemic stroke. Cochrane Database Syst Rev 2014;(11):CD004954.
8. Burt JT, Kapp JP, Smith RR. Hyperbaric oxygen and cerebral infarction in the gerbil. Surg Neurol 1987;28(4):265-8.
9. Calvert JW, Yin W, Patel M, et al. Hyperbaric oxygenation prevented brain injury induced by hypoxia-ischemia in a neonatal rat model. Brain Res 2002;951(1):1-8.
10. CAST: randomised placebo-controlled trial of early aspirin use in 20,000 patients with acute ischaemic stroke. CAST (Chinese Acute Stroke Trial) Collaborative Group. Lancet 1997;349(9066):1641-9.
11. Chalela JA, Merino JG, Warach S. Update on stroke. Curr Opin Neurol 2004;17(4):447-51.
12. Corkill G, Van Housen K, Hein L, Reitan J. Videodensitometric estimation of the protective effect of hyperbaric oxygen in the ischemic gerbil brain. Surg Neurol 1985;24(2):206-10.
13. D'Olhaberriague L, Mitsias P. A reappraisal of reliability and validity studies in stroke. Stroke 1998;27:2331-6.
14. Günther A, Küppers-Tiedt L, Schneider PM, et al. Reduced infarct volume and differential effects on glial cell activation after hyperbaric oxygen treatment in rat permanent focal cerebral ischaemia. Eur J Neurosci 2005;21(11):3189-94.
15. Hart GB, Thompson RE. The treatment ischemia of cerebral oxygen with hyperbaric oxygen (OHP). Stroke 1971;2:247-50.
16. Helms AK, Whelan HT, Torbey MT. Hyperbaric oxygen therapy of cerebral ischemia. Cerebrovasc Dis 2005;20(6):417-26.
17. Hjelde A, Hjelstuen M, Haraldseth O, Martin D, Thom R, Brubakk O. Hyperbaric oxygen and neutrophil accumulation/tissue damage during permanent focal cerebral ischaemia in rats. Eur J Appl Physiol 2002;86(5):401-5.
18. Ingvar DH, Lassen NA. Treatment of focal cerebral ischaemia with hyperbaric oxygen. Report of 7 cases. Acta Neurol Scand 1965;41:92-95.
19. Kang DW, Latour LL, Chalela JA, Dambrosia JA, Warach S. Early and late recurrence of ischemic lesion on MRI: evidence for a prolonged stroke-prone state?. Neurology 2004;63(12):2261-5.
20. Kawamura S, Yasui N, Shirasawa M, Fukasawa H. Therapeutic effects of hyperbaric oxygenation on acute focal cerebral ischemia in rats. Surg Neurol 1990;34(2):101-6.
21. Lopez AD, Mathers CD, Ezzati M, Jamison DT, Murray CJ. Global and regional burden of disease and risk factors, 2001: systematic analysis of population health data. Lancet 2006;367(9524):1747-57.
22. Lou M, Chen Y, Ding M, Eschenfelder CC, Deuschl G. Involvement of the mitochondrial ATP-sensitive potassium channel in the neuroprotective effect of hyperbaric oxygenation after cerebral ischemia. Brain Res Bull 2006;69(2):109-16.

23. Lou M, Eschenfelder CC, Herdegen T, Brecht S, Deuschl G. Therapeutic window for use of hyperbaric oxygenation in focal transient ischemia in rats. Stroke 2004;35(2):578-83.

24. Neubauer RA, End E. Hyperbaric oxygenation as an adjunct therapy in strokes due to thrombosis. A review of 122 patients. Stroke 1980;11(3):297-300.

25. Nighoghossian N, Trouillas P, Adeleine P, Salord F. Hyperbaric oxygen in the treatment of acute ischemic stroke. A double-blind pilot study. Stroke 1995;26(8):1369-72.

26. Nighoghossian N, Trouillas P. Hyperbaric oxygen in the treatment of acute ischemic stroke: an unsettled issue. J Neurol Sci 1997;150(1):27-31.

27. Prosser-Loose EJ, Paterson PG. The FOOD Trial Collaboration: nutritional supplementation strategies and acute stroke outcome. Nutr Rev 2006;64(6):289-94.

28. Roos JA, Jackson-Friedman C, Lyden P. Effects of hyperbaric oxygen on neurologic outcome for cerebral ischemia in rats [published correction appears in Acad Emerg Med 1998 Jul;5(7):725]. Acad Emerg Med 1998;5(1):18-24.

29. Rusyniak DE, Kirk MA, May JD, et al. Hyperbaric oxygen therapy in acute ischemic stroke: results of the Hyperbaric Oxygen in Acute Ischemic Stroke Trial Pilot Study. Stroke 2003;34(2):571-4.

30. Selman WR, Lust WD, Pundik S, Zhou Y, Ratcheson RA. Compromised metabolic recovery following spontaneous spreading depression in the penumbra. Brain Res 2004;999(2):167-74.

31. Stroke Unit Trialists' Collaboration. Organised inpatient (stroke unit) care for stroke. Cochrane Database Syst Rev 2007;(4):CD000197.

32. Sudlow CL, Warlow CP. Comparable studies of the incidence of stroke and its pathological types: results from an international collaboration. International Stroke Incidence Collaboration. Stroke 1997;28(3):491-9.

33. Sunami K, Takeda Y, Hashimoto M, Hirakawa M. Hyperbaric oxygen reduces infarct volume in rats by increasing oxygen supply to the ischemic periphery. Crit Care Med 2000;28(8):2831-6.

34. The International Stroke Trial (IST): a randomised trial of aspirin, subcutaneous heparin, both, or neither among 19435 patients with acute ischaemic stroke. International Stroke Trial Collaborative Group. Lancet 1997;349(9065):1569-81.

35. Thom SR. Functional inhibition of leukocyte B2 integrins by hyperbaric oxygen in carbon monoxide mediated brain injury in rats. Toxicol Appl Pharmacol 1993;123:248-56.

36. Van Gijn J. Measurement of outcome in stroke prevention trials. Cerebrovasc Dis 1992;2(suppl 2):23-34.

37. Veltkamp R, Siebing DA, Sun L, et al. Hyperbaric oxygen reduces blood-brain barrier damage and edema after transient focal cerebral ischemia. Stroke 2005;36(8):1679-83.

38. Wardlaw JM, Keir SL, Seymour J, et al. What is the best imaging strategy for acute stroke?. Health Technol Assess 2004;8(1):iii-180.

39. Weinstein PR, Anderson GG, Telles DA. Results of hyperbaric oxygen therapy during temporary middle cerebral artery occlusion in unanesthetized cats. Neurosurgery 1987;20(4):518-24.

40. Weinstein PR, Anderson GG, Telles DA. Results of hyperbaric oxygen therapy during temporary middle cerebral artery occlusion in unanesthetized cats. Neurosurgery 1987;20(4):518-24.

41. Yang ZJ, Camporesi C, Yang X, et al: Hyperbaric oxygenation mitigates focal cerebral injury and reduces striatal dopamine release in a rat model of transient middle cerebral artery occlusion. Eur J Appl Physiol 2002;87(2):101-7.

42. Yin D, Zhang JH. Delayed and multiple hyperbaric oxygen treatments expand therapeutic window in rat focal cerebral ischemic model. Neurocrit Care 2005;2(2):206-11.

43. Yin D, Zhou C, Kusaka I, et al. Inhibition of apoptosis by hyperbaric oxygen in a rat focal cerebral ischemic model. J Cereb Blood Flow Metab 2003;23(7):855-64.

44. Yin W, Badr AE, Mychaskiw G, Zhang JH. Down regulation of COX-2 is involved in hyperbaric oxygen treatment in a rat transient focal cerebral ischemia model. Brain Res 2002;926(1-2):165-71.

45. Yusa T, Beckman JS, Crapo JD, Freeman BA. Hyperoxia increases H2O2 production by brain in vivo. J Appl Physiol (1985). 1987;63(1):353-8.

기타 적응증: 중증패혈증 / 패혈성 쇼크

Other Indications: Septic Shock

18 CHAPTER

순천향대학교 부천병원 응급의학과 최 상 천

Department of Emergency Medicine, Soonchunhyang University Bucheon Hospital
Sangchun Choi MD, MS

개요

패혈증은 전 세계적으로 10만명당 300명에서 발생하고, 매년 수백만 명의 사람들의 생명을 위협하고 있는 염증성 장기 기능 장애이다. 패혈증 환자의 생존율을 향상시키기 위해서는 1) 조기 인식, 2) 수액 소생(fluid resuscitation), 3) 광범위 항생제 투여, 4) 치료 중인 환자에 대한 주기적인 재평가(on-going patient re-evaluation)가 필요하며, 이를 정리한 묶음 치료(bundle therapy)가 매우 중요하다. 패혈증의 병태생리학이 매우 복잡하고 지금까지 이해의 수준이 제한적이라 패혈증에 대한 국제적인 치료 지침은 시의 적절한 보수적인 치료 프로토콜을 강조하고 있으며, 특정한 치료법은 제시되지 않았다.

HBOT가 패혈증의 병태생리 기전의 일부를 벌충할 수 있는 잠재성을 가지고 있다는 점을 고려시 향후 보조적 치료 (adjunct therapy)의 한 방법으로 고려해 볼 여지가 있겠다.

주요사진

Major Mechanisms of HBOT on Septic Shock

HBOT는 패혈증 초기에 손상 관련 분자 패턴(damage-associated molecular patterns, DAMPs)과 DAMPs 억제(suppressing/inhibiting DAMPs, SAMPS) 반응성을 효과적으로 낮추는 기전을 통해 패혈증에서 치료 효과를 나타내는 것으로 보인다.

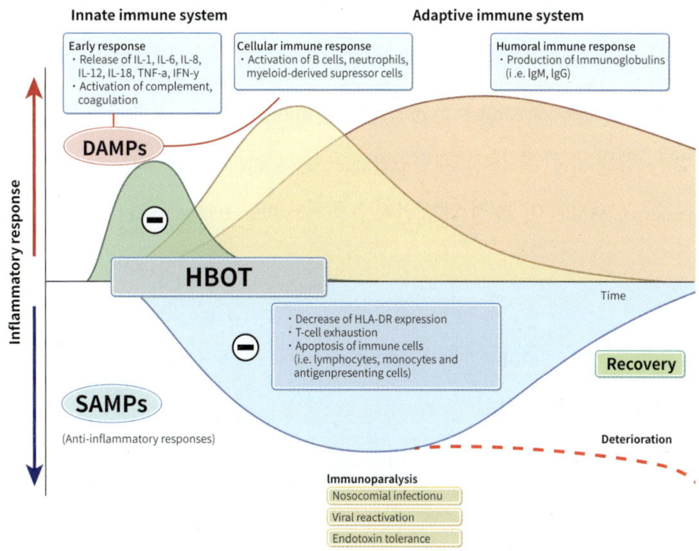

Keywords

패혈증 • 손상관련분자패턴(DAMPs) • DAMPs 억제 • 선천면역 • 묶음치료 • HBOT 적용시기

I. 진단

단일 진단 검사나 생체표지자 검사는 존재하지 않으나 현재까지 제시된 임상적인 진단 기준은 다음 **그림 18-1**과 같다.

II. 병인; SIRS + infection

조직(Tissue)의 상대적인 허혈(hypoxia) 및 순환 장애(circulatory dysfunction)가 대표적인 병인이다. 패혈증의 병태생리학과 관련하여 과거에는 패혈증의 혈역학적 증상 및 징후가 주로 특정 병원체에 대한 초면역 숙주 반응(hyperimmune host response)과 관련이 있는 것으로 보았으나, 최근 들어 감염원과 숙주 사이에 훨씬 더 복잡하고 미묘한 상호 작용이 있는 것으로 알려져 있다.

1. 면역 및 염증 매개체의 과활성화 반응

병원체에 대한 숙주 반응(선천 면역[innate immunity]) 시작의 첫 번째 단계는 주로 대식세포, 단핵세포, 호중구 및 자연 킬러 세포 등의 선천 면역 세포 활성화로 세균내독소(bacterial endotoxin)나 진균 β-글루칸(fungal β-glucans)과 같은 병원체 관련 분자 패턴(pathogen-associated molecular patterns, PAMPs)이 특정 패턴인지수용체(pattern-recognition receptor, PRR)에 결합함으로써 발생한다. 또 다른 선천 면역 세포 활성화의 원인으로 죽거나 손상된 숙주 세포로부터 유리된 ATP나 미토콘드리아 DNA와 같은 세포 내 물질이나 분자인 손상 관련 분자 패턴(damage-associated molecular patterns, DAMPs)이 있다. 이들은 단핵구나 대식세포의 톨유사수용체(toll-like receptors, TLRs), C형 렙틴수용체, NOD-양수용체(nucleotide-binding oligomerization domain-like receptors), RIG-1양수용체(retinoic acid inducible gene 1-like receptors)와 같은 특정 패턴인지수용체에 결합한다. 이러한 결합은 TNFα, IL-1, IL-6 (IL-8) 등과 같은 염증성 사이토카인의 전사(transcription) 및 방출(release)을 유발하는 세포 내 신호 전달 체계를 활성화시킨다. 또한 NOD-양수용체 그룹과 같은 패턴 인식 수용체 중 일부는 더 큰 단백질 복합체인 인플라마좀(inflammasomes)으로 응집하여 세포자멸사(apoptosis) 기전에 중요한 사이토카인인 IL-1β, IL-18, 카스파아제(caspases)의 생성에 관여한다.

전염증성 사이토카인(proinflammatory cytokines)은 백혈구의 활성화 및 증식, 보체계의 활성화, 내피 접착 분자(endothelial adhesion molecules)와 케모카인 발현의 상향 조절, 조직 인자 생성 및 간 급성 반응물(hepatic acute phase reactants)의 유도를 야기한다. 상기 면역반응들의 과활성화가 숙주 세포 및 조직의 손상 및 사망을 일으킨다.

SIRS	패혈증	중증 패혈증	패혈성 쇼크
체온: > 38도, <36도 호흡수: >20회/분 심박수: >90회/분 백혈구: >12,000 10^9/L <4,000 10^9/L >10% 띠중성구(band form) PCO_2: <32 mmHg	2 SIRS + 확인된 / 의심되는 감염	패혈증 + 장기 부전의 징후 수축기 혈압 < 90 mmHg 혈중 젖산농도 > 4 mmol/L	중증 패혈증 + 지속되는 장기 부전의 징후 수축기 혈압 < 90 mmHg 혈중 젖산농도 > 4 mmol/L

그림 18-1. 전신성염증반응증후군, 패혈증, 패혈성 쇼크의 진단 기준

2. 지혈 조절 장애

패혈증 발생 시 염증성 경로(inflammatory cascade)의 활성화와 함께 응고 경로(coagulation cascade)가 동시에 활성화된다. 두 상호 작용에 따른 징후 발생 범주는 경증 혈소판감소증으로부터 파종성혈관내응고장애(DIC)에 이르기까지 다양하다. 패혈증에서 응고 조절 장애의 원인은 다원적이다. 패혈증의 과응고성(hypercoagulability)은 패혈증의 진행과 함께 손상된 내피세포, 단핵세포, 다형핵세포로부터 조직 인자(tissue factor)가 유리되면서 발생하는 것으로 보인다. 실제로 내독혈증(endotoxemia)과 균혈증(bactermia)에 대한 시험관 실험 모델에서 조직 인자의 차단과 함께 염증성 트롬빈 생성이 완전히 억제된다. 조직 인자는 응고 캐스케이드의 전신 활성화를 유발하여 트롬빈의 생성, 혈소판의 활성화 및 혈소판-피브린 혈전의 형성을 초래한다. 이러한 미세혈전(microthrombi)은 국소적 관류 결함을 유발하여 조직의 저산소증과 장기 기능 장애를 유발한다. 앞서 설명한 향응고(procoagulant) 효과에 덧붙여, C단백질과 안티트롬빈의 항응고 효과가 억제된다. C단백질은 트롬빈(thrombin)에 의해 활성화되는 트롬보모듈린(thrombomodulin)에 의해 활성화된다. 활성화된 C단백질은 보조인자인 활성화 S단백질과 함께 혈액응고촉진보조인자인 Va와 VIIa를 가수분해시켜 항응고 효과를 나타낸다. 또한 TNFα, IL-1β, IL-6를 억제하고 호중구와 단핵구의 내피부착(endothelium adhesion)을 제한해 강력한 항염증 효과를 나타내는 것으로 알려져 있다. 패혈증과 같은 중증 전신성 염증이 있는 환자에서 C단백질과 S단백질의 혈장 농도 감소, 트롬보모듈린의 하향조절(down-regulation)은 응고 캐스케이드 반응이 조절되지 못하고 소모적으로 증가하게 만든다.

패혈증이 발생하며 앞서 기술한 과응고성과 함께 섬유소분해(fibrinolysis)가 감소한다. TNFα 및 IL-1β의 혈중 농도가 증가하며, 조직 플라스미노겐 활성화제(tissue plasminogen activators, tPA)가 혈관 내피 세포로부터 유리되는데, 이에 따른 플라즈민의 증가는 1형 플라즈미노겐 활성제 억제제PAI-1의 지속적인 증가로 인해 둔화된다. 패혈증 진행에 대한 최종 효과로 미세혈관 혈전증이 지속화되는데 이는 섬유소분해 및 섬유소 제거 감소에 기인한다.

3. 면역 억제 상태

패혈증의 초기 전염증 상태는 종종 면역 억제 상태로 대체된다. 세포자멸사와 염증성 사이토카인에 대한 반응의 감소로 도움(helper) T세포와 세포독성 T세포의 수가 감소한다. 패혈증으로 사망한 ICU 환자에 대한 부검을 통해 비장과 같은 림프기관에서 두드러지게 CD4+와 CD8+ T세포가 전반적으로 고갈되는 것이 확인된다. 또한 다른 연구에서 내독소에 반응하는 IL-6 및 TNF와 같은 중요한 사이토카인의 생산 감소가 확인된다. 패혈증 환자의 호중구에서 더 적은 케모카인 수용체가 발현되며, IL-8에 대한 화학쏠림성(chemotaxis)이 감소된다. 상기 반응들의 결과는 패혈증 환자의 면역 체계가 2차 세균 감염, 바이러스 또는 진균 감염에 대해 효과적인 면역 반응을 보여줄 수 없음을 나타낸다.

4. 세포, 조직 및 장기 기능 장애

패혈증에서 세포, 조직, 장기 기능 장애의 근본적인 기전은 세포에 대한 저관류(hypoperfusion)와 그에 따른 산소 전달 및 사용 감소이다. 패혈증에서 내피(endothelium)에는 장벽(barrier) 기능 소실, 혈관 확장, 백혈구 유착 증가, 향응고 상태의 생성과 같은 변화가 발생한다. 이러한 변화는 간질 공간, 체강, 피하 조직에 부종액이 축적되게 한다. 장기별 기능 장애는 다음과 같다.

심혈관계에서는 패혈증심근증(septic cardiomyopathy)가 발생하여 저관류가 발생하며, 패혈증심근증의 발생률은

18%에서 60%까지 다양하다. TNFα 및 IL-1β와 같은 사이토카인이 심근세포를 억제하고 심근 미토콘드리아 기능을 방해하는 것으로 생각된다. 패혈성심근증은 혐기성 대사 기전을 증가시켜 혈중젖산농도를 증가시킨다. 또한 염증 반응에 의해 증가된 활성산소(ROS)는 미토콘드리아의 기능 장애와 ATP 생성을 감소시켜 세포 손상을 유발한다.

폐에서는 폐간 공간 및 폐포에 단백질이 풍부한 액체가 축적되면서 폐포-내피 장벽이 파괴된다. 이로 인해 호흡-관류 불일치, 저산소증, 폐순응도를 저하시켜 심한 경우 급성호흡곤란증후군(ARDS)이 발생할 수 있다.

혈액뇌장벽(BBB)의 변화는 내피세포 변화에 기인하며, 독소, 염증 세포, 사이토카인이 중추신경계로 흡수되어 패혈증 관련 중추신경계 염증을 발생시키는 원인이 된다. 뇌부종, 신경전달물질(neurotransmitter) 전달 이상, 산화적 스트레스, 백질 손상의 변화에 의해 경증의 의식 혼란에서 섬망, 혼수 상태에 이르기까지 패혈성뇌증(septic encephalopathy)의 다양한 임상 양상이 발생한다.

신장에서는 신관류 저하와 급성 세뇨관괴사에 더해 미세혈관과 세뇨관에 발생하는 미세 손상이 다양한 정도의 급성신장손상(acute kidney injury, AKI)을 일으킨다.

위장관에서는 점막 내벽의 투과성 증가에 의해 장내 세균의 전위와 내강 효소에 의한 장의 자동소화가 발생한다.

간에서는 빌리루빈 제거가 억제되어 담즙정체(cholestasis)가 발생한다. 중추신경계에서는 의식 변화를 흔히 일으키며, 중추신경계 기능 장애가 발생한다.

내분비 대사와 관련하여 패혈증은 이화 작용을 일으킨다. 포도당신생성(gluconeogenesis)을 위해 근육을 분해하여 아미노산으로 변형시키고 이러한 아미노산은 면역 세포들의 영양분이 된다. 인슐린 저항성이 증가하여 고혈당이 유지된다.

III. 표준 치료

패혈증 및 패혈성 쇼크의 치료 결과는 감염의 성격과 그것이 유발하는 염증 반응및 중증도에 따라 달라진다.

1. 케어 번들

케어 번들(표 18-1)은 지금까지 학계에 보고된 치료에 도움이 될 수 있는 최상의 증거들을 중심들로 작성된 치료 전략으로 묶음 치료로 함께 시행될 때 더 큰 치료 이점을 제공하는 것으로 알려져 있다. 2008년 패혈증 캠페인 가이드라인은 패혈증 소생 번들을 6시간 내에 달성하고 패혈증 관리 번들을 24시간 내에 달성하도록 통합하였다. 2012년과 2018년에 걸쳐 하나의 1시간 다발로 개정되었다.

2. 초기 수액소생술(Fluid resuscitation)

패혈증에서 조직저관류증(tissue hypoperfusion)은 급성 장기 기능 이상과 더불어 초기 수액소생술에도 불구하고 혈중 젖산 농도가 4 mmol/L이거나 저혈압이 지속되는 것으로 정의한다. 따라서 초기 적극적인 수액소생술은 중증 패혈증/패혈성 쇼크 환자의 성공적인 치료를 위한 중요한

표 18-1. 3시간, 6시간 패혈증 묶음 치료

3-h resuscitation bundle	6-h septic shock bundle
i. Measure initial serum lactate ii. Obtain blood cultures prior to antibiotics iii. Administer broad-spectrum antibiotics iv. Administer 30 mL kg^{-1} crystalloids for hypotension or lactate more than or equal to 4 mmol L^{-1}	i. Apply vasopressors (for hypotension unresponsive to initial fluid resuscitation) to maintain MAP more than or equal to 65 mmHg ii. In the event of persistent hypotension despite fluid resuscitation (septic shock) or lactate ≥ 4 mmol L^{-1}, measure CVP and $ScvO_2$

요소이다. 처음 3시간 동안 최소 30 mL/kg의 정질수용액의 투여가 권장된다. 초기 수액소생술 후, 추가적인 수액 투여에 대한 관리를 위해 환자의 혈역학 상태(심박수, 혈압, 산소 포화도, 호흡수, 체온, 소변량 등)를 지속적으로 재평가해야 하며 이를 기반으로 임상 의사의 판단에 따라 투여량을 조절해야 한다. 수액소생술을 모니터링하는 지표로서 중심정맥압(CVP)은 더 이상 권장되지 않는다.

3. 승압제(Vasopressors)

중증 패혈증/패혈성 쇼크를 효과적으로 치료하기 위해서는 적절한 조직 관류를 회복하고 유지하는 것이 매우 중요하다. 그러므로 초기 수액소생술이 저혈압을 개선하지 못할 경우 노르에피네프린, 에피네프린, 도파민, 페닐레프린, 바소프레신 등의 승압제를 투여한다. 패혈증 캠페인 가이드라인은 패혈증 쇼크 환자의 승압제로 노르에피네프린 사용과 평균동맥압(MAP)을 65 mmHg 이상으로 유지하도록 권장한다.

4. 젖산 제거(Lactate clearance)

패혈증에서 전반적인 조직 저산소증에 따라 산소요구량과 산소전달량 사이의 불일치로 인해 산소 부채(oxygen debt)가 발생한다. 혈청 젖산염은 패혈증에서 조직 관류에 대한 객관적인 생체 마커로 사용되고 있으며, 4 mmol/L 이상 시 사망률이 증가한다. 젖산염 제거율은 젖산염 농도의 감소율로 정의되는데, 이를 이용하여 환자의 상태를 간접적으로 평가해 볼 수 있다.

5. 감염 관리

성공적인 패혈증 치료를 위해서는 적절한 항생제를 조기에 투여하고, 감염의 원인을 제거하기 위한 절차를 빠르게 시작해야 한다. 과거 감염 및 투여 항생제, 병원체 활성, 항생제 감수성, 기저 질환, 패혈증에 따른 장기 손상 등 여러 가지 요소들을 고려하여야 하기 때문에 적절한 항생제를 선택하는 것은 쉽지 않다. 패혈증 생존 캠페인의 현재 권고는 호중구 결핍 환자나 다제내성 병원체(Acinetobacter, Pseudomonas 등) 감염의 경우를 제외하고 경험적 광범위 항생제 투여를 3~5일로 제한하고 있다.

패혈증 캠페인 가이드라인은 감염의 확실한 원인이 확인되거나 강력히 의심되는 경우에 초기 소생 후 원인을 제거하는 조치를 신속하게 시행할 것을 권고한다. 예를 들어 중환자에서 감염의 흔한 원인인 중심 정맥카테터를 교체하는 것과 같은 술기가 필요할 수 있다.

IV. 고압산소치료 기전

패혈성 쇼크 환자에서 중요한 병태생리는 과활성화된 면역 반응에 따른 전신 염증이다. 초염증 기간(hyperinflammatory phase)이 지속되며 세포의 글루타티온을 고갈시키고 독성 산화물질들이 조직에 축적되게 한다. 이러한 독성 산화물질들은 신체에서 미세순환 기능장애를 일으켜 다발성 장기 손상을 초래한다. 또한 전신(whole body)의 미세혈관 손상은 내피의 투과성을 크게 증가시키기 때문에 패혈증 발생에 핵심적인 역할을 하는 것으로 간주된다. 따라서 이 질병을 효과적으로 치료하기 위해서는 전신성 미세순환 기능 장애를 개선하는 치료가 필요하다.

고압산소치료법(HBOT)은 다음과 같은 기전을 통해 패혈증에 대한 치료 효과를 줄 것으로 기대된다.

1. 혈액 내 용존산소 수준을 증가시키는 작용은 3 기압 절대ATA에서 약 2,200 mmHg의 산소 분압과 약 27 mL/dL의 혈중 산소 농도를 발생시켜 세포가 사용할 수 있는 산소를 증가시킨다.
2. 혈관 수축 반응과 혈관 신생 모두를 자극할 수 있다.
3. 식세포 활동을 증가시켜 면역세포의 항균활성(bacte-

riocidal activity)을 향상시킨다.

4. 고이동성그룹B1 (High mobility group box-1, HMGB1)과 같은 대표적인 DAMPs 분비를 감소시키거나 톨유사 수용체와 같은 패턴인지수용체의 발현을 감소시켜 선천면역 반응을 감소시킬 수 있다.
5. 항산화 유전자의 발현을 상향 조절하는 기전을 포함해 항산화 반응을 증가시킨다.
6. 산소 의존적 운송 시스템에 의존하는 일부 항생제의 효율성을 증가시킨다.
7) 항부종 효과를 통해 순환개선 및 수액 과다를 예방할 수 있을 것으로 기대된다.

결론적으로 상기 기전들을 통해 HBOT는 패혈증 환자에서 전신 미세순환 기능 장애를 개선하고, 항세포자멸사(anti-apoptosis)나 항네크로톱시스(anti-necrotopsis) 효과를 유도하여 패혈증의 치료 예후를 개선할 수 있을 것으로 기대해볼 수 있다.

V. 고압산소치료의 적응증

지금까지 학계에 보고된 모든 관련 연구 결과들을 고려한다 하더라도 패혈증의 치료 방법으로 HBOT를 단독으로 사용할 근거는 없다. 묶음 치료를 기본으로 보조적인 치료법으로 HBOT를 생각해 볼 수 있는데 이때 반드시 고려하여야 할 점은 치료 시작의 시점이다. 아래 **그림 18-2**와 같이 패혈증 병태 생리의 기본이 과활성화된 면역 반응이고, HBOT가 과활성화된 DAMPs와 SAMPS를 감소시킬 수 있는 기전임을 고려 시 중증 패혈증/패혈성 쇼크의 조기(early phase)에 HBOT를 적용하는 것이 치료 효과를 극대화시켜 성공 가능성을 높일 수 있을 것으로 판단한다. 중증 패혈증/패혈증 쇼크의 후기 면역 억제 상태 시기에 적용하는 것과 관련해서는 희망적이지 않다.

VI. 고압산소치료

앞서 언급했던 바와 같이 패혈증/패혈성 쇼크에서 공인된 HBOT 프로토콜은 없지만 초기 패혈증 상태에서는 2.0~2.8 ATA, 60~90분, 1~3회/일로 시행되는 것이 타당하며, 1인용 챔버에서도 시행해볼 수 있을 것으로 판단한다. 그러나 중증 패혈증/패혈증 쇼크 환자의 상태가 매우 불안정하고, 치료 중 기관내삽관이나 수액소생술, 승압제 투여 등의 즉각적인 중재 처치가 필요할 수 있으므로 다인용 챔버에서 적용해야 할 것으로 판단한다. 최적의 적용 용량이 정해져 있지 않기 때문에 환자의 임상적 소견이나 반응 정도에 따라 적용 용량을 결정해야 하지만, 패혈증의 경과 고려 시 가능하다면 적용 초기에는 하루에 가능한 많은 회수를 시행하는 것이 타당할 것으로 생각한다.

VII. 최근 연구 검토

HBOT의 패혈증에 대한 치료 효과를 확인한 실험실 연구 결과들은 많으나, HBOT가 패혈증에 미치는 영향을 조사한 효과적인 임상 연구는 없다.

VIII. 치료효과 검토

치료 환경에서 DAMPs와 SAMPs 와 관련된 바이오마커의 측정이 가능하다면 그들의 혈중 농도를 적용 시기에 맞춰 추적 관찰하는 것이 치료 효과를 간접적으로 판단할 수 있는 근거가 될 수 있을 것으로 판단한다. 물론 임상적인 반응을 평가하기 위해 장기별 바이오마커를 측정하는 것이 도움이 될 수 있다.

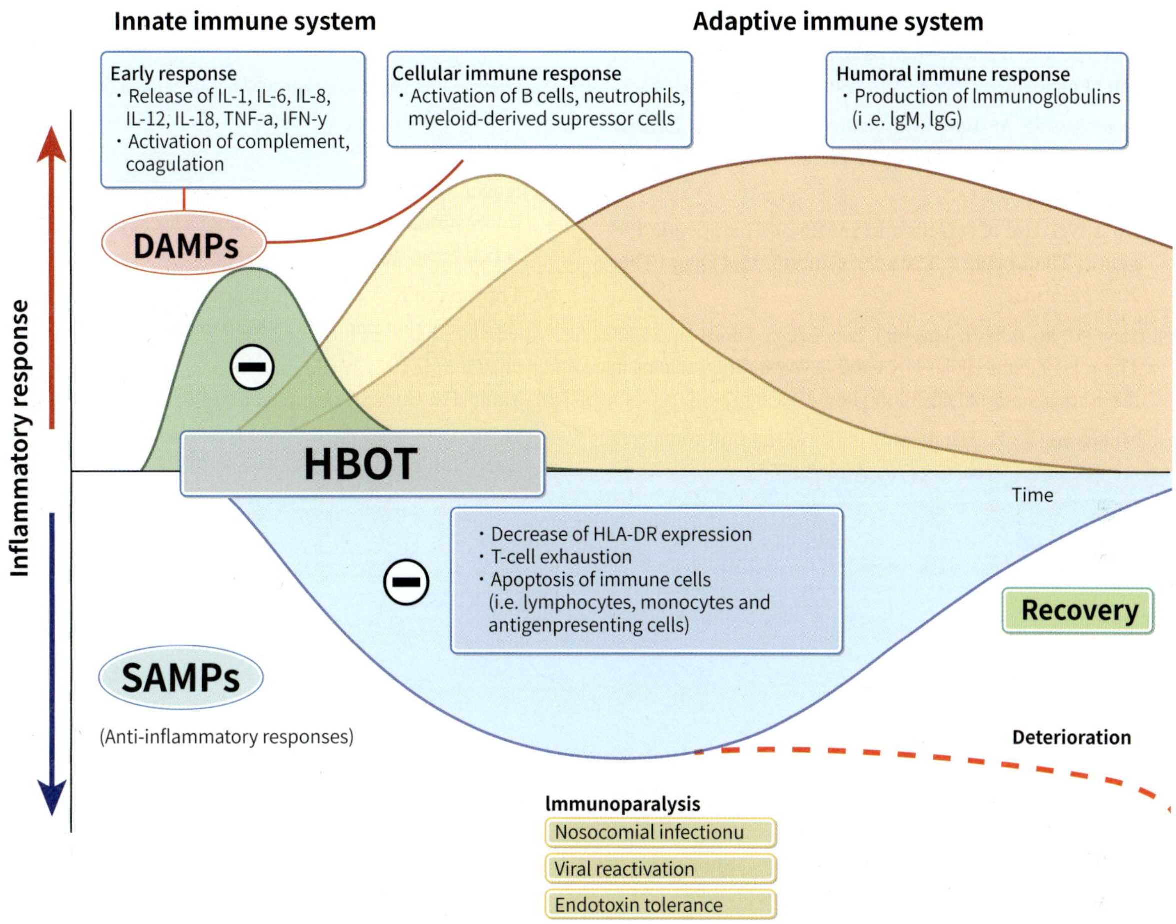

그림 18-2. 패혈증의 경과에 따른 HBOT 잠재적 적용 시기

REFERENCE

1. Angus DC, van der Poll T. Severe sepsis and septic shock. N Engl J Med 2013;369:840-51.
2. Avtan SM, Kaya M, Orhan N, et al. The effects of hyperbaric oxygen therapy on blood-brain barrier permeability in septic rats. Brain Res 2011;1412:63-72.
3. Buras JA, Holt D, Orlow D, et al. Hyperbaric oxygen protects from sepsis mortality via an interleukin-10-dependent mechanism. Crit Care Med 2006;34:2624-9.
4. Cecconi M, Evans L, Levy M, Rhodes A. Sepsis and septic shock. Lancet 2018;392(10141):75-87.
5. Dellinger RP, Carlet JM, Masur H, et al. Surviving Sepsis Campaign Management Guidelines Committee. Surviving Sepsis Campaign guidelines for management of severe sepsis and septic shock. Crit Care Med 2004;32:858-73.
6. Denning NL, Aziz M, Gurien SD, Wang P. DAMPs and NETs in Sepsis. Front Immunol 2019;10:2536.
7. Dennis TJ, Mohr NM, Bailey OE. The role of hyperbaric oxygen therapy in septic shock: is it time for human studies? Undersea Hyperb Med 2022;49:43-55.
8. Evans L, Rhodes A, Alhazzani W, et al. Surviving sepsis campaign: international guidelines for management of sepsis and septic shock 2021. Intensive Care Med 2021;47:1181-247.
9. Ferré F, Silva S, Ruiz J, et al. Microcirculatory effect of hyperbaric oxygen therapy in septic patients. Crit Care 2011;15(Suppl 1):284.
10. Font MD, Thyagarajan B, Khanna AK. Sepsis and Septic Shock-Basics of diagnosis, pathophysiology and clinical decision making. Med Clin North Am 2020;104:573-85.
11. Gotts JE, Matthay MA. Sepsis: pathophysiology and clinical

management. BMJ 2016;353:i1585.

12. Halbach JL, Prieto JM, Wang AW, et al. Early hyperbaric oxygen therapy improves survival in a model of severe sepsis. Am J Physiol Regul Integr Comp Physiol 2019;317:R160-8.
13. Hotchkiss RS, Moldawer LL, Opal SM, Reinhart K, Turnbull IR, Vincent JL. Sepsis and septic shock. Nat Rev Dis Primers 2016;2:16045.
14. Land WG. Use of DAMPs and SAMPs as Therapeutic Targets or Therapeutics: A Note of Caution. Mol Diagn Ther 2020;24:251-62.
15. Liaw PC, Ito T, Iba T, Thachil J, Zeerleder S. DAMP and DIC: The role of extracellular DNA and DNA-binding proteins in the pathogenesis of DIC. Blood Rev 2016;30:257-61.
16. Minasyan H. Oxygen therapy for sepsis and prevention of complications. Acute Crit Care 2022;37:137-50.
17. Norse AB, Guirgis F, Black LP, DeVos EL. Updates and controversies in the early management of sepsis and septic shock. Emerg Med Pract 2021;23(Suppl 4-2):1-24.
18. Osborn TM. Severe Sepsis and Septic Shock Trials (ProCESS, ARISE, ProMISe): What is Optimal Resuscitation? Crit Care Clin 2017;33:323-44.
19. Singer M, Deutschman CS, Seymour CW, et al. The Third International Consensus Definitions for Sepsis and Septic Shock (Sepsis-3). JAMA 2016;315(8):801-10.
20. Thompson K, Venkatesh B, Finfer S. Sepsis and septic shock: current approaches to management. Intern Med J 2019;49:160-70.
21. Yang HW, Choi S, Song H, et al. Effect of Hyperbaric Oxygen Therapy on Acute Liver Injury and Survival in a Rat Cecal Slurry Peritonitis Model. Life 2020;10:283.

19 CHAPTER

기타 적응증: 심정지 후 증후군

Other Indications: Post Cardiac arrest Syndrome

부산대학교 의과대학 응급의학교실 **염 석 란**

Department of Emergency Medicine, School of Medicine, Pusan National University
Seokran YEOM MD, PhD

개요

원인과 관계없이 소생술 후 자발순환이 회복된 심장정지 환자의 심장정지 기간과 자발순환회복 직후부터 진행되는 전신 허혈 및 재관류로 인한 복잡한 병태생리적 변화가 진행되면서 여러 장기가 손상될 수 있는데, 이를 심장정지 후 증후군(post-cardiac arrest syndrome)이라 한다. 심장정지 후 증후군은 크게 심장정지 후 뇌 손상, 심장정지 후 심근 기능부전, 전신 허혈/재관류 반응, 유발원인질환으로 구성된다. 심장정지 후 증후군의 중증도는 심장정지 원인과 기간에 따라 다양하고 동반되는 뇌 손상, 심근 기능부전, 전신 허혈/재관류 반응의 정도에 따라 다양한 임상 경과를 보일 수 있으므로, 개별 환자에 맞추어진 적절한 집중치료가 요구된다. 심장정지 후 뇌 손상은 혼수, 발작, 다양한 수준의 신경인지 장애, 뇌사 등의 형태로 나타날 수 있는데, 뇌 미세순환 장애, 뇌 자동조절능 손상, 저혈압, 저탄산혈증, 저산소혈증, 고열, 저혈당, 고혈당, 발작 등에 의해 악화할 수 있다. 심정지 후 심근 기능부전, 심정지 후 쇼크는 심장정지 후 흔히 발생하지만, 대개는 2~3일 이내에 회복된다. 전신 허혈/재관류 반응은 면역과 응고 기전에 영향을 미쳐 다발성 장기부전을 초래하고, 감염의 위험을 증가시킨다. 또한, 심장정지 후 증후군은 혈관 내 용적 감소, 혈관 확장, 혈관내피 손상, 전신 미세순환 장애 등 패혈증과 유사한 임상 양상을 보인다.

심정지 후 소생상태에서 신경학적 결과가 소생술 직후 흡인되는 산소농도에 의해 영향을 받는다는 증거들이 있다. 소생 후 짧은 기간 동안의 과산소화는 산화성 신경손상을 증가시키고 신경학적 결과를 악화시킨다. 역설적이게도 허혈 후 고압산소(HBO)가 조직내 산소농도를 크게 높임에도 불구하고 혈관폐색으로 유도된 완전 허혈 후 고압산소 처치 실험에서 신경보호를 제공할 수 있다는 증거가 있다.

주요사진

Hippocampus의 변화 A. 정상, B. non-HBOT (ROSC 후 24시간), C. HBOT (ROSC 후 24시간), B에 비해 C는 그 형태가 경계가 나타나고, A와 비슷하다(big arrow). (Nissl stain).

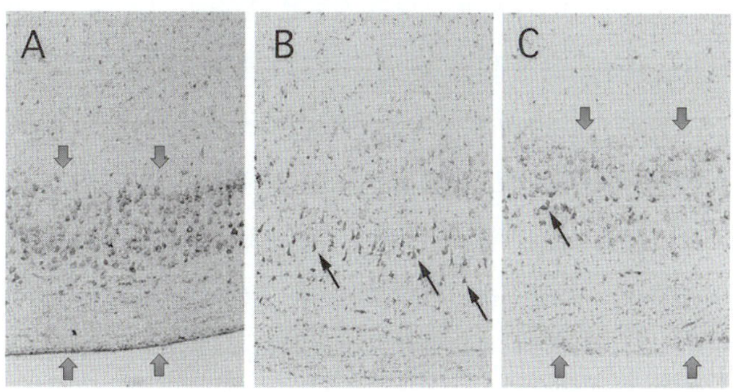

Keywords

심정지(cardiac arrest) • 심정지 후 증후군(Post-cardiac arrest syndrome, PCAS) • 무산소성 뇌손상(anoxic brain injury, ABI) • 만성적인 인지장애(Chronic cognitive impairments) • 목표 체온 유지 치료(Targeted temperature management, TTM)

I. 심정지 후 쇼크 병인

심정지 후 증후군에서 나타나는 쇼크의 병태생리학은 심정지 원인과 허혈-재관류 증후군에 의한것으로 그 결과 복잡하고 다인성 장기부전 장애이 나타난다. 심정지의 원인이 무엇이든 심정지 후 쇼크는 주로 심근 기능 장애, 혈관 마비 및 혈액량 감소의 조합이라고 할 수 있다.

1. 심근 기능장애

심장 원인으로 인한 심정지 후 상태에서 초기에 심혈관조영술을 시행하였을 때 모든 환자에서 박출률이 감소한 반면, 혈역학적 불안정성이 있는 환자에서는 좌심실 충전압력이 증가했지만, 그렇지 않은 환자에서는 낮거나 정상이었다. 중환자실에 입원한 지 몇 시간 후, 좌심실 충만압력이 낮거나 정상일 경우 Cardiac index가 감소하는 것으로 나타났다. 24시간 이내에 CI는 정상 값으로 돌아가는 반면 좌심실 충전압력은 시간이 지나도 변하지 않았다. CI의 개선에도 불구하고 모든 환자는 허용 가능한 평균 동맥압(MAP) 수준을 유지하기 위해 첫 72시간 이내에 다량의 수액 투여와 고용량의 혈관 승압제가 필요했고 이는 보통 48시간 이내 퇴행되는 혈관 마비와 관련된 초기 및 중증 심근 기능 장애를 시사한다. 소생술 후 심근 기능 장애는 환자의 최대 70%에 해당할 정도로 흔한데 가장 일반적인 패턴은 초기 및 일시적인 수축기 수축이다.

이러한 심정지에서 흔하게 발생하는 심근 기능 장애는 주로 관상 동맥 폐쇄로 인해 발생하지만 반복적인 제세동(특히 단상 및 고에너지 전류를 사용하는 경우)에 의해 악화될 수 있으며, 심폐소생술 중 에피네프린 반복투여로 인한 "아드레날린성 심장병"으로 간주될 수 있다.

2. 혈관 마비

허혈-재관류 증후군에서 볼 수 있는 혈관마비에 대해서는 두가지의 기전이 작용하는 것으로 추정되는데 첫째, 호중구 축적, 호중구-내피 상호작용 및 호중구 전반적인 허혈에 따른 미세혈관의 활성화 및 재관류는 내피 세포 기능 장애를 유발하는데 유도성 NO 합성효소의 형질도입을 증가시키며, 이는 결국 혈관 평활근 세포의 이완을 유도하고 응고 연속단계의 활성화를 촉진한다. 둘째, 허혈-재관류 증후군에 의해 생성된 활성산소는 선천면역세포를 활성화시킨다. 이는 염증성 사이토카인 방출과 유도성 사이토카인의 증가로 이어진다. NO-합성효소 발현은 둘 다 내막 기능부전을 악화시켜 혈관마비를 악화시킨다. 이 두 가지 기전은 패혈증의 병태생리학과 관련된 기전과 매우 유사하므로 소생 후 쇼크는 종종 "패혈증 유사 증후군"으로 간주된다.

3. 기타: 저혈량증, 내독소혈증, 호르몬 장애

심정지 후 저혈량증은 흔하지만 잠재적인 심근 기능 장애가 있는 환자의 체액 과부하에 대한 두려움 때문에 종종 치료되지 않는다. 저혈량증은 혈관마비(내용물과 용기의 불일치로 인한 상대적 혈액량 감소), ROSC 전/또는 체외 생명 유지(ECLS) 및 후기 단계에서 장기간 소생술을 받은 경우, 또는 모세혈관누출증후군, 장폐색 및 장 손상 등에 의한 제3구획증후군과 관련있다.

일부 연구에서는 장 손상도 전신염증반응을 유발하거나 악화시켜서 혈관 마비에 영향을 줄 수 있다고 하였다. 실제로 심정지 후 환자의 경우 장 손상 지표가 증가하고 내독소혈증이 빈번하며, 이는 혈관마비의 중증도와 관련이 있었다. 그러나 소생술 후 장애와 장 손상 사이의 관계는 밀접하게 얽혀 있어서 명확하게 밝혀지지 않았다.

심정지 후 쇼크에서 관찰되는 혈관마비에는 부신 기

능부전의 역할도 있다. 심정지 후 ICU에 입원한 환자 중 52%가 상대적인 부신 부전 있었고 쇼크 관련 사망과 관련이 있는 것으로 나타났다.

4. 무산소성 뇌손상의 신경병리

허혈 후 관류저하는 뇌의 산소공급과 수요의 불일치를 야기한다. 이 불일치는 대뇌동맥순환계로부터 제거되는 산소의 비율을 증가시킨다. 뇌의 산소 추출(ERc) 증가는 뇌 유출 정맥의 산소 공급 감소로 나타난다. 이 단계동안 추출은 더 이상의 산소가 추출되지 않는 지점인 이론상의 임계치까지 근접할 수 있다. 이 지점을 넘어서는 산소 요구량은 산소 소모량의 감소를 유발하여 직접적으로 허혈을 나타낸다. 산소 추출의 중요한 허혈 후 값은 산소대사율(CMRO2)이 직접적으로 측정되지 않을 때 이 시기 동안 공급의존성 허혈 지속에 대한 간접적인 지표로 여겨져 왔다. 허혈 후 관류저하시기 동안 대뇌혈류량과 산소공급이 감소된다면 산소 공급의 개선이 신경을 보호할 수도 있다. 고압산소치료는 이론적으로 소생 후 공급의존성 대뇌허혈을 극복하기 위해 허혈후 산소 공급을 증가 시킬 수 있는 가능성이 있다.

II. 소생후 통합 치료

1. 기도확보 및 호흡유지

자발순환회복 후 의식이 없는 경우, 심폐소생술 동안 기관내삽관이 시행되지 않았다면 신속하게 기관내삽관을 한다. 저산소혈증을 피하는 것이 예후와 연관이 있는지에 대한 무작위대조시험은 없다. 하지만, 성인 대상 관찰 연구에서 저산소혈증은 나쁜 예후와 관련이 있었으며, 이론적으로도 저산소혈증은 조직에 저산소혈증을 일으켜 손상을 초래할 가능성이 크다. 따라서 자발순환을 회복한 성인에게 저산소혈증은 피하도록 권고한다. 또한, 저산소혈증으로 인한 추가 손상을 막기 위해 자발순환회복 후 산소포화도 혹은 동맥혈 산소분압을 정확하게 측정할 수 있을 때까지 100% 산소를 투여할 것을 제안한다. 심장정지 후 자발순환을 회복한 성인의 고산소혈증을 피하기 위해 동맥혈 산소포화도를 확인할 수 있는 상황이 되는대로 동맥혈 산소포화도를 94~98%로 유지할 수 있도록 흡입산소농도를 조절할 것을 제안한다. 고이산화탄소혈증은 뇌 혈류와 뇌압을 증가시키는 반면, 저이산화탄소혈증은 뇌 혈류와 뇌압을 감소시킨다. 환자의 자발순환회복 후 동맥혈 이산화탄소 분압을 정상 범위인 35~45 mmHg로 유지할 것을 제안한다. 현재로서는 자발순환회복 후 정상보다 높은 이산화탄소혈증을 목표로 하는 치료를 권장하거나 권장하지 않기 위한 근거가 부족하다.

2. 순환 유지

만약 동맥 카테터를 삽입할 수 없는 경우에는 혈역학적으로 안정될 때까지 비침습적 방법으로 혈압을 자주 측정해야 한다. 혈역학적 기준은 개별 환자에 맞추어 고려되어야 하는데, 심폐소생술 후 상태와 동반된 기저질환에 영향을 받을 수 있다. 이에 자발순환회복 후 저혈압(수축기 혈압 90 mmHg 이하 또는 평균 동맥압 65 mmHg 이하)은 신속하게 교정하고 수축기 혈압을 100 mmHg 이상 유지할 것을 제안한다.

3. 심정지 원인 조사 및 치료

급성 관상동맥증후군은 심인성 심정지의 가장 흔한 원인이다. 자발순환회복 즉시 12류도 심전도 검사와 심장표지자 검사를 해서 급성 관상동맥증후군 여부를 확인해야 한다. 자발순환회복 후 심전도에서 ST 분절 상승이 있는 모든 환자에게는 의식 상태와 상관없이 응급 관상동맥

조영술을 시행할 것을 권고한다. 자발순환회복 후 심전도에서 ST 분절 상승이 없는 성인에 대한 명백한 비심장성 원인이 확인되지 않았을 때 즉시 관상동맥조영술을 하는 것보다는 신경학적으로 회복된 후 입원 중 관상동맥조영술을 시행하는 것을 제안하며, 통상적으로 빠른 시간 내에 관상동맥조영술을 시행하는 것은 권장하지 않는다. 더욱이 서양과 달리 국내에는 관상동맥연축으로 인한 돌연심장사가 많다는 현실을 감안하면 자발순환회복 후 ST 분절이 없는 환자에게 심인성 쇼크, 지속성 심실 빈맥 혹은 심실세동, 허혈성 흉통이 지속되는 경우를 포함한 응급관상동맥조영술의 적응증이 없을 때 조기 관상동맥조영술을 통상적으로 시행하지 않을 것을 제안한다. 하지만 자발순환회복 후 심전도에서 ST 분절 상승이 없더라도 지속성 심실빈맥 혹은 심실세동을 보이는 전기적 불안정 상태였으면 85%의 환자에게 심한 관상동맥 협착 소견이 확인되었기 때문에 조기에 관상동맥조영술을 시행해야 하며, 심인성 쇼크가 동반되어도 다혈관 관상동맥질환 및 좌주간지 관상동맥 병변의 가능성이 크므로 조기에 관상동맥조영술을 하도록 제안한다. 폐색전증으로 인한 심정지에서 혈전 제거를 통한 재관류가 환자의 예후에 도움이 된다는 확실한 근거는 없다. 하지만 심정지로 인한 사망의 위험이 혈전용해술이나 기계적, 외과적 혈전제거술에 의한 출혈의 위험성보다 더 크다. 따라서 폐색전증에 의한 심장정지의 치료로서 혈전용해제, 수술적 혈전 제거, 기계적 혈전 제거를 고려할 수 있다. 각 술기에 대한 명확한 이점은 없으므로 치료 방법의 선택은 심정지로부터 경과 시간과 치료 가능한 전문가의 유무에 따라 결정할 수 있다. 폐색전증이 의심되지만 확실하지 않은 심정지 환자에 대한 혈전용해제 치료의 효과는 명확하지 않다. 폐색전증이 잘못 진단된 경우 환자는 아무런 이득 없이 출혈의 위험성만 높아지게 된다. 그러나 최근 한 연구에 의하면 혈전용해제 치료를 받은 심장정지 환자의 주요 출혈의 위험은 크지 않았다. 심정지가 발생한 상황에서 폐색전증을 진단하기는 어렵다. 따라서 만약 자발순환회복이 이루어지지 않은 상태에서 폐색전증이 강하게 의심되면 혈전용해제를 고려할 수 있다.

4. 신경학적 회복을 위한 치료

1) 체온 조절 및 목표체온 유지치료 (Targeted temperature management, TTM)

목표체온 유지치료를 받지 않은 환자의 자발순환회복 후 발열이 불량한 예후와 연관이 있다는 관찰 연구들이 보고되었다. 목표체온유지치료 후에도 상당수 환자에게 고체온이 발생하지만, 예후와의 연관성은 모든 연구에서 일치하지 않는다. 그러나 뇌출혈, 뇌경색 등 다른 원인에 의한 혼수 환자의 고체온이 불량한 예후와 연관이 있음이 알려져 있고 고체온을 예방하거나 치료하는 방법은 비교적 임상 적용이 쉽다. 따라서, 심정지 발생 후 자발순환이 회복된 성인 혼수 환자에게 목표체온유지치료 여부에 상관없이 지속적으로 열을 예방하거나 치료할 것을 제안한다. 현재 목표 체온 유지 치료(TTM)는 심정지 초기 리듬이 충격가능 리듬이고 ROSC 후에도 혼수 상태가 유지되는 병원밖 심정지 후 회복 환자에게 권장되며, 제세동이 불가능한 병원밖 심정지 후 회복 환자에게도 제안된다. 목표 체온 유지 치료는 ROSC 후 혼수상태가 유지되는 환자에서 32~36℃로 24시간 동안 진행한다. 그러나 최적의 목표온도는 TTM의 최적 지속 시간 및 냉각 절차는 여전히 논쟁의 여지가 있다. TTM은 신경 보호 효과를 넘어서, 소생술 후 심근 기능 장애를 경험하는 환자의 경우 심장 보호 효과가 있다.

2) 혈당 조절

고혈당은 심정지로부터 소생된 환자의 사망률과 나쁜 신경학적 예후와 연관이 있는 것으로 알려져 있으므로 자발순환을 회복한 환자의 고혈당을 적절히 조절해야 한다. 중환자를 대상으로 혈당 조절을 하는 방법은 여전히 논란의 여지가 있지만, 낮은 혈당 범위를 목표로 하는 엄격한 혈당조절법은 저혈당의 발생을 높이는 것과 연관이 있다. 따라서 아직 근거는 불충분하지만, 저혈당을 예방하기 위해 자발순환이 회복된 환자의 혈당을 144~180 mg/dL의 목표 범위로 적용할 것을 제안한다. 180 mg/dL 이상의 고혈당은 병원별 프로토콜에 따라 인슐린 점적주사로 치료하고, 저혈당(<80 mg/dL)이 발생하지 않도록 주의하는데 만약 저혈당이 발생하면 즉시 포도당액으로 교정한다. 특히 목표 체온을 경도 저체온으로 유도하거나 재가온하는 동안에는 혈당 변화가 심하므로 자주 혈당검사를 시행하는 것이 바람직하다.

3) 발작 조절

심정지 후 혼수 환자의 발작, 비발작성 경련지속증(nonconvulsive status epilepticus), 그리고 기타 유사발작의 유병률은 약 20~30%로 추정한다. 발작이 발생하거나 의심될 때는 뇌파검사를 시행한다. 또한, 심정지 후 혼수 환자에게 비발작성 경련 발생률이 높음을 고려할 때, 가능하면 뇌파검사를 적극적으로 시행할 것을 권고한다. 심정지 후 혼수 환자에게는 진정 치료나 목표 체온 유지치료 시행 중에 근이완제 등을 사용하기 때문에 환자의 발작 여부를 임상적으로 확인하기 어려운 경우가 많으므로 지속 뇌파검사를 사용하여 감시하는 것을 새로이 권고하고 있다. 발작을 조절하기 위해 일반적으로 사용하는 항경련제를 신속 주사하는데, 포스페니토인, 발프로산 나트륨, 레베트리아세탐은 모두 효과적이나 포스페니토인의 경우는 저혈압의 발생빈도가 높다. 프로포폴, 혹은 미다졸람과 같은 진정제 역시 심장정지 후 발작 파를 억제하는 데에 효과가 있다. 심장정지 후 근간대경련 지속상태(postanoxic myoclonic status epilepticus)는 항경련제에 잘 반응하지 않을 수 있다. 한편 심장정지 후 소생한 환자에게 예방적 목적으로 항경련제를 사용하는 것은 권장하지 않는다.

III. 고압산소치료 기전

심정지 등으로 유발되는 무산소성 뇌손상의 신경병태생리는 신경독성, 세포내 칼슘 축적, 유리 산소기, 신경전달물질과 흥분성 아미노산 방출, 재관류 손상, 내피손상 등을 포함한다. 해마, 기저핵, 심부 중심백질 등이 높은 대사요구도 때문에 먼저 손상이 발생한다. 무산소증 기간이 길어질수록 뇌의 다른 부분들에서도 전반적인 비특이적 손상 발생한다. 따라서 시각장애, 지각, 표현, 인지 및 운동 조정 등이 임상증상으로 나타난다. 인지장애가 흔하며 생존자의 42~50%에서 발생할지 모른다. 기억력, 주의력, 실행 기능 장애가 가장 흔하다. 불행하게도 현재까지 이러한 생존자들의 인지능력 향상과 함께 신경가소성을 유도할 수 있는 효과적인 치료법은 없다. 무산소성 뇌손상 발생 첫 3개월에 시작하는 신경 재활이 약간의 개선을 가져올 수 있지만, 3개월 이후에 유의미한 인지능력 개선은 매우 드물다. 일반적으로 외상성 뇌 손상(TBI)의 회복과 비교하여 무산소성 뇌손상 환자가 더 심각한 인지 장애와 더 심각한 기능 쇠약이 남는다.

고압산소치료법(HBOT)은 신체 조직에 용해되는 산소의 양을 높이기 위해 절대 1 기압(ATA)을 초과하는 압력에서 100% 산소를 흡입하는 기능이 포함된다. HBOT에 의해 활성화되는 다양하고 강력한 선천적 복구 메커니즘은 높은 용존 산소 수준 및 높은 압력과 관련이 있다. 고압산소치료의 신경가소성 효과가 뇌졸중이나 외상성 뇌손상 환자에서의 만성적인 신경세포 손상 및 신경학적 결함에 대해 평가되었다. 손상된 뇌 및 인지 기능에 대한 HBOT의 유익한 생리학적 효과는 여러 동물 모델에서 입증되었으나 무산소성 뇌손상에대한 HBOT의 치료효과에 관한 인간연구는 아직 부족하며 진행중이다.

IV. 동물 실험 연구

1982년 John PK 등은 고양이에서 상행대동맥 및 상대정맥 결찰을 통한 5분 간의 순환정지를 유발한 후 순환을 재개시키고 2.5시간 동안 1.5 ATA 고압산소에 노출시키는 실험을 통해 심정지 후 무산소성 뇌손상에 대한 HBOT의 치료효과를 확인하고자 했다. 고압산소를 받는 동안 뇌파회복의 시간이 명확하게 감소하였고 뇌척수액의 Latate 변화가 있었다. 이는 전반적인 뇌허혈 후 HBOT가 허혈후 기능장애와 대사 장애를 긍정적으로 변화시킬 수 있을 것으로 보고했다.

2002년 Robert ER 등은 심정지 후 소생시킨 개를 대상으로 무작위 HBOT (60분간 2.7 ATA)를 시행하여 신경보호 효과와 뇌산소 대사 개선효과에 대해 연구하였다. HBOT는 신경세포 괴사를 억제하고 신경학적 결과를 개선하였다고 보고하였다.

지금까지 학계에 보고된 모든 관련 연구 결과들을 고려한다 하더라도 패혈증의 치료 방법으로 HBOT를 단독으로 사용할 근거는 없다. 묶음 치료를 기본으로 보조적인 치료법으로 HBOT를 생각해 볼 수 있는데 이때 반드시 고려하여야 할 점은 치료 시작의 시점이다. 패혈증 병태 생리의 기본이 과활성화된 면역 반응이고, HBOT가 과활성화된 DAMPs와 SAMPS를 감소시킬 수 있는 기전임을 고려 시 중증 패혈증/패혈성 쇼크의 조기(early phase)에 HBOT를 적용하는 것이 치료 효과를 극대화시켜 성공 가능성을 높일 수 있을 것으로 판단한다. 중증 패혈증/패혈증 쇼크의 후기 면역 억제 상태에 적용하는 것과 관련해서는 희망적이지 않다.

V. 최근 연구 검토

1952년 수술중 삽관튜브의 문제로 이해 3분간 발생한 심정지 후 발생한 신경학적합병증이 고압산소투여로 충분한 뇌산소 공급으로 치료되었다는 첫번째 보고가 있었다.

2015년 Hadanny A 등이 심정지에 의해 발생한 만성적인 인지장애(Chronic cognitive impairments)를 가진 환자 11명을 대상으로 한 후향적 연구에서 HBOT의 유익한 효과를 증명하였다. 이들은 심정지 후 0.5-7.5년(평균 2.6±0.6 년)간 HBOT를 받았고 기억력, 주의력 및 실행 기능(평균 점수)에서 각각 12%, 20% 및 24%의 미약하지만 통계적으로 유의미한 개선을 유도하는 것으로 나타났다. 임상적 개선은 SPECT 영상의 전산화된 분석에 의해 평가된 바와 같이 관련된 뇌 영역의 증가된 뇌 활동과 밀접한 상관관계가 있는 것으로 밝혀졌다.

아직까지 HBOT의 심정지 후 증후군에 대한 치료 효과를 명확하게 밝힌 전향적인 임상 연구는 없다.

VI. 치료효과 검토

심정지 후 증후군에 대한 고압산소치료에 대한 치료 기간 및 빈도는 아직 명확하게 학술적으로 확립되어 있지 않다. 환자의 임상적 상태, 뇌압, 혈중 젖산 농도, 뇌척수액 젖산 농도 등을 감안하여 치료 간격 및 치료 기간 역시 환자의 임상적 상태에 따라 보조적으로 치료로 선택하는 게 맞겠다. 또한 심정지에 의해 발생한 만성적인 인지장애에서는 장기간 지속적인 고압산소치료 역시 고려해 볼 수 있다.

REFERENCE

1. Berg KM, Cheng A, Panchal AR, et al. Part 7: Systems of Care: 2020 American Heart Association Guidelines for Cardiopulmonary Resuscitation and Emergency Cardiovascular Care. Circulation 2020;142(16_suppl_2):S580-604.
2. Cheng A, Magid DJ, Auerbach M, et al. Part 6: Resuscitation Education Science: 2020 American Heart Association Guidelines for Cardiopulmonary Resuscitation and Emergency Cardiovascular Care. Circulation 2020;142(16_suppl_2):S551-79.
3. Ebner F, Harmon MBA, Aneman A, et al. Carbon dioxide dynamics in relation to neurological outcome in resuscitated out-of-hospital cardiac arrest patients: an exploratory Target Temperature Management Trial substudy. Crit Care 2018;22(1):196.
4. Elmer J, Scutella M, Pullalarevu R, et al. The association between hyperoxia and patient outcomes after cardiac arrest: analysis of a high-resolution database. Intensive Care Med 2015;41(1):49-57.
5. Hadanny A, Golan H, Fishlev G, et al. Hyperbaric oxygen can induce neuroplasticity and improve cognitive functions of patients suffering from anoxic brain damage. Restor Neurol Neurosci 2015;33(4):471-86.
6. Janz DR, Hollenbeck RD, Pollock JS, McPherson JA, Rice TW. Hyperoxia is associated with increased mortality in patients treated with mild therapeutic hypothermia after sudden cardiac arrest. Crit Care Med 2012;40(12):3135-9.
7. Johnson NJ, Dodampahala K, Rosselot B, et al. The Association Between Arterial Oxygen Tension and Neurological Outcome After Cardiac Arrest. Ther Hypothermia Temp Manag 2017;7(1):36-41.
8. Koch A, Vermeulen-cranch DM. The use of hyperbaric oxygen following cardiac arrest. Br J Anaesth 1962;34:738-40.
9. Malek M, Duszczyk M, Zyszkowski M, Ziembowicz A, Salinska E. Hyperbaric oxygen and hyperbaric air treatment result in comparable neuronal death reduction and improved behavioral outcome after transient forebrain ischemia in the gerbil. Exp Brain Res 2013;224(1):1-14.
10. Roberts BW, Kilgannon JH, Hunter BR, et al. Association Between Early Hyperoxia Exposure After Resuscitation From Cardiac Arrest and Neurological Disability: Prospective Multicenter Protocol-Directed Cohort Study. Circulation 2018;137(20):2114-24.
11. Rosenthal RE, Silbergleit R, Hof PR, Haywood Y, Fiskum G. Hyperbaric oxygen reduces neuronal death and improves neurological outcome after canine cardiac arrest. Stroke 2003;34(5):1311-6.

CHAPTER 20

기타 적응증: 장폐색

Other Indications: Intestinal Obstruction

인하대학교병원 응급의학과 백진휘, 김장효

Department of Emergency Medicine, Inha University College of Medicine
Jin Hui Paik, MD
Janghyo Kim, MD

개요

고압산소치료(Hyperbaric Oxygen Therapy, HBOT)는 소화기계 질환의 치료에 있어서도 중요한 역할을 하지만 현재로서는 제대로 통제된 연구가 많지 않다. 장폐색 치료에 있어 고압산소치료의 근거는 여러 다른 질환들의 치료에 적용될 때처럼 허혈과 저산소증에 대응하고 항균효과를 증진시키는 것으로 특히 가압을 통해 장내 가스 부피를 감소시킬 수 있어 장의 폐쇄 증상 호전에 효과적일 수 있다.

장폐색은 크게 신경성, 대사 질환, 전해질 이상 또는 수술 후 장 운동이 저하되어 발생하는 마비성 장폐색(paralytic ileus)과 유착, 종양, 염전, 중첩, 이물질 등에 의해 기계적으로 장이 폐쇄되어 발생하는 기계적 장폐색(mechanical ileus)의 두 가지 범주로 나눌 수 있는데 각각에 대해 고압산소치료를 적용한 연구들이 있어 이를 소개하고자 한다.

주요사진

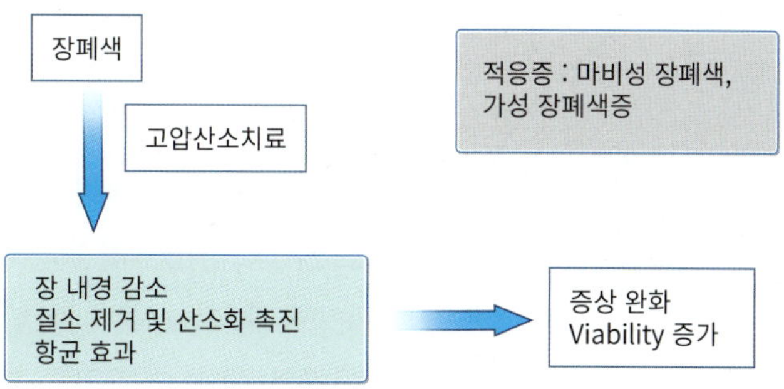

Keywords

장폐색 • 고압산소치료 • 내경 감소 • 산소화 • 마비성 장폐색 • 유착성 장폐색 • 가성 장폐색증

I. 고압산소치료 기전

폐색이 없는 장내의 가스 구성은 질소 64%, 산소 0.69%, 수소 19%, 메탄 8.8%, 이산화탄소 4%로 이루어져 있는데 장폐색 실험을 통해 알려진 장내 가스의 확산율(diffusion rate)을 결정하는 요인은 다음과 같다.

1. 장 내강(lumen)과 혈액내 기체의 분압 차이
2. 혈액 내 기체의 흡수계수(absorption coefficient)
3. 관련된 기체의 분자량(밀도)
4. 기체와 투과성막(permeable membrane) 사이의 접촉 면적
5. 막의 두께
6. 확산 속도

한편 실험적으로 폐색된 장내의 가스 구성은 아래 **그림 20-1**과 같다.

장폐색에 있어 고압산소치료의 적용은 Dalton과 Boyle의 기체 법칙에 근거한다.

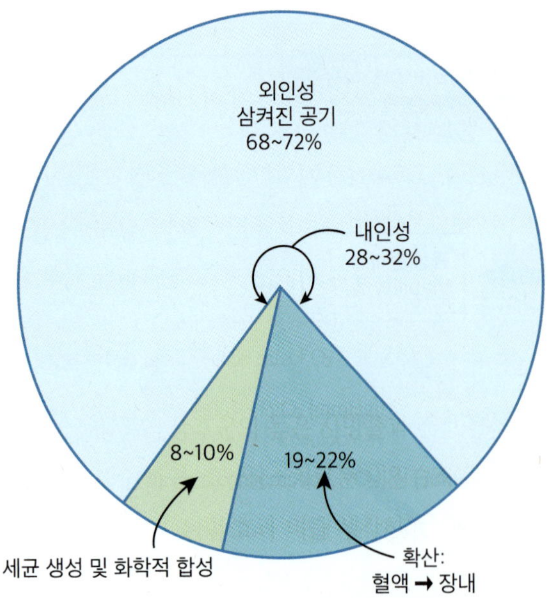

그림 20-1. 폐색된 장내의 가스 구성

1) 장이 과팽창되면 천공, 누출에 의한 복막염 위험성이 증가하고 수축력 상실과 허혈로 인해 viability가 저하된다. 이는 장내 기체의 실제 부피 보다는 확장된 장의 내경에 더 영향을 받게 되는데 이때 고압산소치료를 통해 폐색된 장에 가해지는 압력이 1에서 2 ATA로 두 배로 증가한다면 Boyle의 법칙에 의해 장내 기체 부피의 50%가 감소하고 장 내경은 약 29% 감소하여 과팽창에 의한 증상을 완화할 수 있다.

2) 장내 가스의 상당 부분을 차지하는 질소가 흡입되어 장내로 들어가면 축적된 질소는 장을 과팽창시켜 증상을 유발하게 된다. 이러한 질소는 기존 압력 조건 하에서는 쉽게 흡수될 수 없고 이를 제거하기 위해서는 기체의 분압 차이를 변경해야 하는데 이는 고압산소치료를 통해 가능하다.

II. 동물 실험 연구

1965년 Cross는 mechanical closed loop obstruction을 가진 개를 대상으로 HBOT의 효용성을 입증했다. 그는 증가된 대기압이 장의 viability에 대해 미치는 영향을 연구했고 대기압 하 70%의 폐쇄된 루프에서 viability 소실이 있었던 반면에 2~4 ATA 하에서는 단지 10%의 폐쇄된 루프에서만 viability 소실이 관찰되었다. 또한 1969년 Hopkinson과 Schenk은 대장 폐색이 있는 동물을 대상으로 2 ATA의 HBOT를 적용하여 사망률 감소를 입증했다(17% vs. 55% in controls). 이는 압력 증가와 산소 분압의 상승이 장의 viability와 생존율 증가에 기여함을 시사한다.

장폐색 이후 발생하는 2차 감염은 이환율을 증가시키지만 고압산소치료는 항균 효과도 있다. 소장 폐쇄를 가진 쥐를 대상으로 2일동안 2.5 ATA로 90분간 HBOT를 적용했을 때 endogenous bacterial overgrowth가 현저하게 감소했고 bacterial translocation 또한 거의 온전히 방지할 수 있었다.

III. 고압산소치료 적응

1. 마비성 장폐색(Paralytic ileus)

마비성 장폐색은 장폐색의 가장 흔한 원인으로 주로 복부 수술 이후 발생하나 복막염 또는 후복막 혈종 등에 의한 복막 자극 이후에도 발생할 수 있으며 폐렴, 심근경색, 전해질 이상 등 내과적 질환과도 관련이 있을 수 있다. 특히 수술 후 마비성 장폐색과 관련된 증례 보고와 후향적 연구들이 발표되었는데 여러 연구에서 고압산소치료를 시행한 경우 긍정적인 결과를 보였다(표 20-1).

2007년 Ambiru 등은 복부수술 이후 발생한 마비성 장폐색에 대해 HBOT를 시행 후 HBOT의 효용성을 검증하기 위한 후향적 연구를 진행하여 긍정적인 결과를 보였는데 특히 75세 이상의 환자군에서는 97%에서 회복되었고 전반적인 사망률은 1.2%였다. 또한 고압산소치료와 관련된 부작용은 입원 중 3.8%에서 발생했으며 대부분은 심각하지 않았다. 이러한 연구 결과들은 고압산소치료가 수술 후 마비성 장폐색의 치료에 적용될 수 있으며 향후 추가적인 연구가 필요함을 시사한다.

2. 유착성 장폐색(Adhesive intestinal obstruction)

유착성 장폐색은 흔히 복부 수술 이후 발생하며 이를 해소하기 위한 추가 수술은 더 많은 유착을 형성하기도 한다. 고압산소치료는 수술 후 유착성 소장 폐색의 치료에 있어 여전히 논란의 여지가 있으며 아직 관련 연구는 많지 않다. 2008년 Ambiru 등은 7일 이상의 보존적 치료에도 반응이 없는 유착성 장폐색 환자들을 대상으로 임상시험을 진행하였고 튜브 감압만을 시행한 군보다 고압

표 20-1. 마비성 장폐색 관련 증례보고 및 후향적 연구자료

연구	환자군	HBOT 방법	결과	비고
Watanuki 1970	Postoperative paralytic ileus, n=10	1~2 ATA for 60 min	증상 호전	
Stewart 1974	2 critically ill pts with severe paralytic ileus	2~2.5 ATA	증상 호전 보였으나 기저질환으로 인해 사망	
Loder 1977	Postoperative adynamic ileus, n=12	2.5 ATA for 1h bid, POD 2~8일	11명 호전(91%)	
Saito 1977	Postoperative adynamic ileus, n=24	2 ATA for 2h qd, POD 2~12일	24명 호전(75%)	
Grokhovsky 1978	pediatric surgical patients, n=418	Younger children: 1.8~2.2 ATA Older children: 2.5~3 ATA	수술 후 이환율 50%에서 10%로 감소 사망률 14%에서 7%로 감소 재원기간 5일 단축	수술 이후 빠르게 적용할수록 효과적, 5일 이상 지연된 경우 효과 없었음. 대조군이 없어 평가에 제한
Ratner 1978	Postoperative adynamic ileus HBOT(n=216) Conventional(n=64)	1.8~2.0 ATA for 45~60 min, 3~5회	HBOT 추가 치료군 사망률 16% 기존 치료 대조군 30%	
Ambiru 2007	Postoperative paralytic ileus and adhesive intestinal obstruction, n=626	2 ATA for 90 min qd, 주 5~6회	Postoperative paralytic ileus 환자에서 92% 회복률 Adhesive intestinal obstruction 환자에서 85% 회복률	사망률 1.2% HBOT 부작용 3.8%

산소치료를 시행한 군에서 더 높은 치유율을 보여 고압 산소치료가 복부 수술과 관련된 유착성 장폐색의 치료에 있어 효과적인 대안일 수 있음을 제시하였다. 2014년 Fukami 등은 2006~2012년간 305명의 수술 후 유착성 소장 폐색 환자들을 대상으로 튜브 감압 또는 HBOT (2 ATA, daily)를 시행한 연구를 발표하였는데 HBOT를 받은 163명의 환자 중 87.7%의 환자가 long-tube decompression 없이 호전되었으며 더 빠른 경구 섭취 개시와 입원기간 감소를 보였고 수술률 또한 낮은 결과를 보였다(7.4% HBOT vs. 14.8% decompression).

2013년 Abu-Asi 등은 2007~2010년 therapeutic pelvic irradiation을 받은 후 반복적으로 장 폐쇄가 발생한 5명의 환자들을 대상으로 HBOT (2.4 ATA for up to 90 min once a day, 5~7 days weekly)를 시행하였고 별다른 부작용 없이 성공적인 결과를 보고하였으며 HBOT를 방사선유발 장폐색에 있어서 효과적인 치료법으로 제시하였다.

3. 만성 특발성 가성 장폐색증(Chronic idiopathic intestinal pseudo-obstruction)

만성 특발성 가성 장폐색증이란 기계적인 폐쇄가 없이 장폐색의 증상이 나타나는 증후군을 일컫는데 내과적, 외과적 치료에도 반응하지 않는 경우가 많다. 2000년 Yokota 등이 myopathy로 인한 chronic idiopathic intestinal pseudo-obstruction 환자를 대상으로 고압산소치료를 시행한 증례 보고에서 빠르게 장내 가스를 감소시킴으로써 환자의 폐쇄 증상 호전을 보였으며 이 증례는 chronic idiopathic intestinal pseudo-obstruction의 치료로 고압산소치료가 효과적일 수 있음을 제시하였다.

IV. 고압산소치료 방법

위의 여러 연구들을 종합해봤을 때 환자의 증상, 장폐색 분류, 중증도 등에 따라 다를 수 있으나 보편적으로 2~2.5 ATA로 1~2시간 동안, 증상 또는 영상검사상에서 호전을 보일 때까지 매일 1~2회 시행하는 방법을 제안한다.

V. 최근 연구 검토

2018년 Fukami 등이 수술 후 유착성 소장 폐색 환자들을 대상으로 시행한 RCT 연구에서는 부정적인 결과를 보였다. 40명의 no-HBOT군과 33명의 HBOT (2 ATA, daily) 군에서 경구 섭취 개시 시점, 재원 기간 등을 비교하였는데 큰 차이가 없었다. 또한 각 군에서 long intestinal tube decompression이 필요한 경우(no-HBOT 20% vs. HBOT 18.2%, p=1.000)와 수술이 필요한 경우(no-HBOT 10% vs. HBOT 18.2%, p=0.332)도 통계적으로 유의한 차이를 보이지 않았으며 치료 성공률(no-HBOT 72.5% vs. HBOT 78.8%, p=0.594) 또한 유사했다. 그러나 저자들은 이 연구에서 sample size에 제한이 있기에 추후 더 많은 환자들을 대상으로 한 추가적인 연구가 필요하다고 제안하였다.

VI. 결론

고압산소치료는 장폐색 치료에 있어 Boyle의 법칙에 근거해 장내 가스 부피를 감소시킴으로써 내경을 감소시키고 과팽창에 의한 증상을 완화시킬 수 있으며 산소화를 통해 허혈로 인한 viability 소실을 방지하고 항균효과를 제공할 수 있다. 그러나 수술 후 유착성 장폐색과 관련된 최근의 RCT 연구는 기존 치료와 큰 차이가 없다는 부정적인 결과를 보여 실제 임상 적용에 논란이 있을 수 있다. 하지만 마비성 장폐색과 만성 특발성 가성 장폐색증의 치료에 있어 현재까지 발표된 연구들은 주로 증례 보고와 후향적 연구들이지만 대부분 긍정적인 결과를 보였기에 실제 임상에서도 기존의 장폐색 치료에 더해 부가적으로 적용 가능할 것으로 보이며 향후 관련 연구가 더욱 필요하겠다.

REFERENCE

1. Abu-Asi MJ, Andreyev HJ. The utility of hyperbaric oxygen therapy to treat recurrent acute bowel obstruction after previous pelvic radiotherapy: a case series. Support Care Cancer 2013;21:1797-800
2. Ambiru S, Furuyama N, Aono M, Kimura F, Shimizu H, Yoshidome H, et al. Hyperbaric oxygen therapy for the treatment of postoperative paralytic ileus and adhesive intestinal obstruction associated with abdominal surgery: experience with 626 patients. Hepatogastroenterology 2007;54:1925-9.
3. Ambiru S, Furuyama N, Kimura F, Shimizu H, Yoshidome H, Miyazaki M, et al. Effect of hyperbaric oxygen therapy on patients with adhesive intestinal obstruction associated with abdominal surgery who have failed to respond to more than 7 days of conservative treatment. Hepatogastroenterology 2008;55:491-5.
4. Belokurov YN, Medvedev VF. Restoration of gastro-intestinal motility in patients with diffuse peritonitis in conditions of hyperbaric oxygenation. Klin Khir 1976;5:22-5.
5. Fukami Y, Kurumiya Y, Mizuno K, Sekoguchi E, Kobayashi S. Clinical effect of hyperbaric oxygen therapy in adhesive postoperative small bowel obstruction. Br J Surg 2014;101:433-7.
6. Fukami Y, Kobayashi S, Sekoguchi E, Kurumiya Y. Randomized controlled trial of hyperbaric oxygen therapy in adhesive postoperative small bowel obstruction. Langenbecks Arch Surg 2018;403(5):555-9.
7. Grokhovsky VI, Mogiliak OL, Bonovik PI. Five-year experience using hyperbaric oxygenation in pediatric surgery. Klin Khir 1978;6:66-70.
8. Hopkinson BR, Schenk WG. Effect of hyperbaric oxygen on experimental intestinal obstruction. Arch Surg 1969;98:228-32.
9. Iimura M, Iizuka B, Kishino M, Shinozaki S, Yamagishi N, Honma N, et al. A case of chronic idiopathic intestinal pseudo-obstruction and pneumatosis cystoides intestinalis with pneumatoperitoneum, improved by the hyperbaric oxygen therapy. Nippon Shokakibyo Gakkai Zasshi 2000;97:199-203
10. Kuroki K, Masuda A, Uehara H, Kuroki A. A new treatment for toxic megacolon. Lancet 1998;352:782.
11. Loder R. Use of hyperbaric oxygen in paralytic ileus. Br Med J 1977;1:1448-9.
12. Mamistov VA, Dildin AS. Employment of hyperbaric oxygenation in the treatment of patients with acute generalized peritonitis. Khirurgiia (Mosk) 1976;2:89-92.
13. Peloso OA. Hyperbaric oxygen treatment of intestinal obstruction and other related conditions. Hyperbaric Oxygen Rev 1982;3:103-19.
14. Perrins D. Hyperbaric oxygenation in paralytic ileus. Br Med J 1977;1:1602.
15. Ratner GL, Kaluzhskikh VN, Dildin AS, et al. Hyperbaric oxygenation in intensive therapy of automotor disorders of intestinal function. Anesteziol Reanimatol 1978;4:64-8.
16. Saito H, Ota K, Sageusa T, et al. Clinical and experimental studies of hyperbaric oxygen treatment of postoperative ileus. In: Smith G, editor. Proceedings of the 6th international congress on hyperbaric medicine. Aberdeen: University of Aberdeen Press; 1977. p. 333-7.
17. Stewart JSS, Meddie NC, Middleton MD, Balestrieri GG. Gut decompression with hyperbaric oxygen (Letter to the editor). Lancet 1974;1:669.
18. Watanuki T, Istubo K, Fumoto T. Study on the effects of hyperbaric oxygenation upon intestinal peristalsis. In: Wada J, Iwa T, editors. Proceedings of the 4th international congress on hyperbaric medicine. London: Baillere; 1970 p. 395-9.
19. Yokota T, Suda T, Tsukioka S, Takahashi T, Honma T, Seki K, et al. The striking effect of hyperbaric oxygenation therapy in the management of chronic idiopathic intestinal pseudo-obstruction. Am J Gastroenterol 2000;95:285-8.
20. Zhou SH, Sun YF, Wang G. Effects of hyperbaric oxygen on intestinal mucosa apoptosis caused by ischemia-reperfusion injury in rats. World J Emerg Med 2012;3:135-40.

CHAPTER 21

기타 적응증: 급성 관상동맥 증후군

Other Indications: Acute Coronary Syndrome

인하대학교병원 응급의학과 **신승렬**

Department of Emergency Medicine, Inha University Hospital
Shin Seunglyul M.D.

개요

급성 관상동맥 증후군(Acute Coronary Syndrome, ACS)은 해마다 발생률이 증가하고 있으며 사망률이 높은 위험한 질환이다. 급성 관상동맥 증후군은 관상동맥 중재술(PCI), 혈전용해술(Thrombolysis), 관상동맥 우회술(CABG) 등의 표준치료가 있지만 이 글에서는 위와 같은 치료와 병행하여 고려해 볼 수 있는 고압산소치료(HBOT)의 기전 및 적응증 등에 대하여 알아보고자 한다.

주요사진

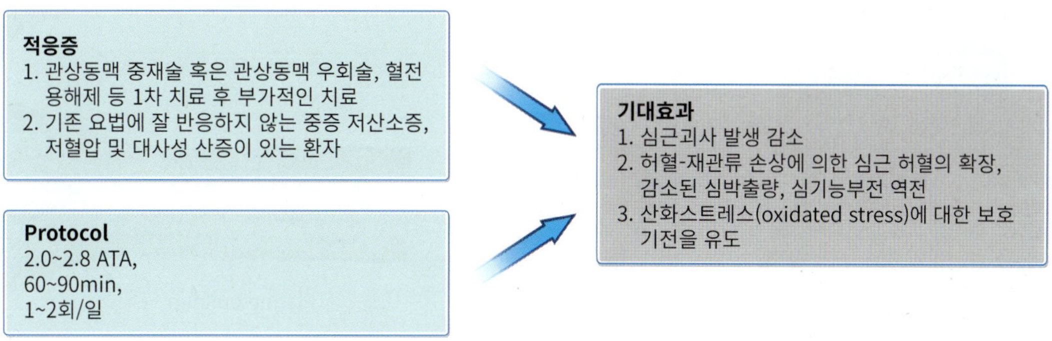

Keywords

급성 관상동맥 증후군(Acute Coronary Syndrome, ACS) • 관상동맥 중재술(PCI) • 혈전용해술(Thrombolysis) • 관상동맥 우회술(CABG) • Free radical • 허혈-재관류 손상 • 산화 스트레스(oxidated stress) • 주요 심혈관 부작용(Major adverse cardiovascular events, MACE)

I. 정의

심장은 관상동맥에 의해 산소와 영양분을 공급받아 활동한다. 급성 관상동맥 증후군(Acute Coronary Syndrome, ACS)은 관상동맥의 혈관 내에 급성으로 생긴 크고 작은 혈전으로 인해 순간적으로 혈관이 폐쇄되거나, 혈전에서 분비되는 여러 혈관 수축성 물질이 혈관을 더욱 심하게 수축시킴으로써 관상동맥이 심하게 폐쇄되어 심장에 혈류 공급이 부족해지는 질환을 의미한다.

급성 관상동맥 증후군은 심전도 소견에 따라 관상동맥이 완전히 폐쇄되어 빠르게 심근 괴사로 진행하는 초응급 질환인 ST분절상승 심근경색증(STEMI)과 심전도에서 ST분절 상승을 보이지 않고 혈액검사로 진단하는 비ST분절상승 관상동맥증후군(NSTE-ACS)로 분류한다. 또한 NSTE-ACS는 심근표지자가 상승하면 비ST분절상승 심근경색증(Non-ST elevation myocardial infarction, NSTEMI), 정상 범위이면 불안정형 협심증(Unstable angina, UA)으로 분류한다.

II. 역학

우리나라 통계에서 허혈성 심장질환 발생률은 2011년 1,000명당 1.36명에서 2015년 1.73명으로 매년 증가하고 있으며, 사망자수는 10만 명당 2016년 28.7명, 2017년 27.8명으로 보고되었다.

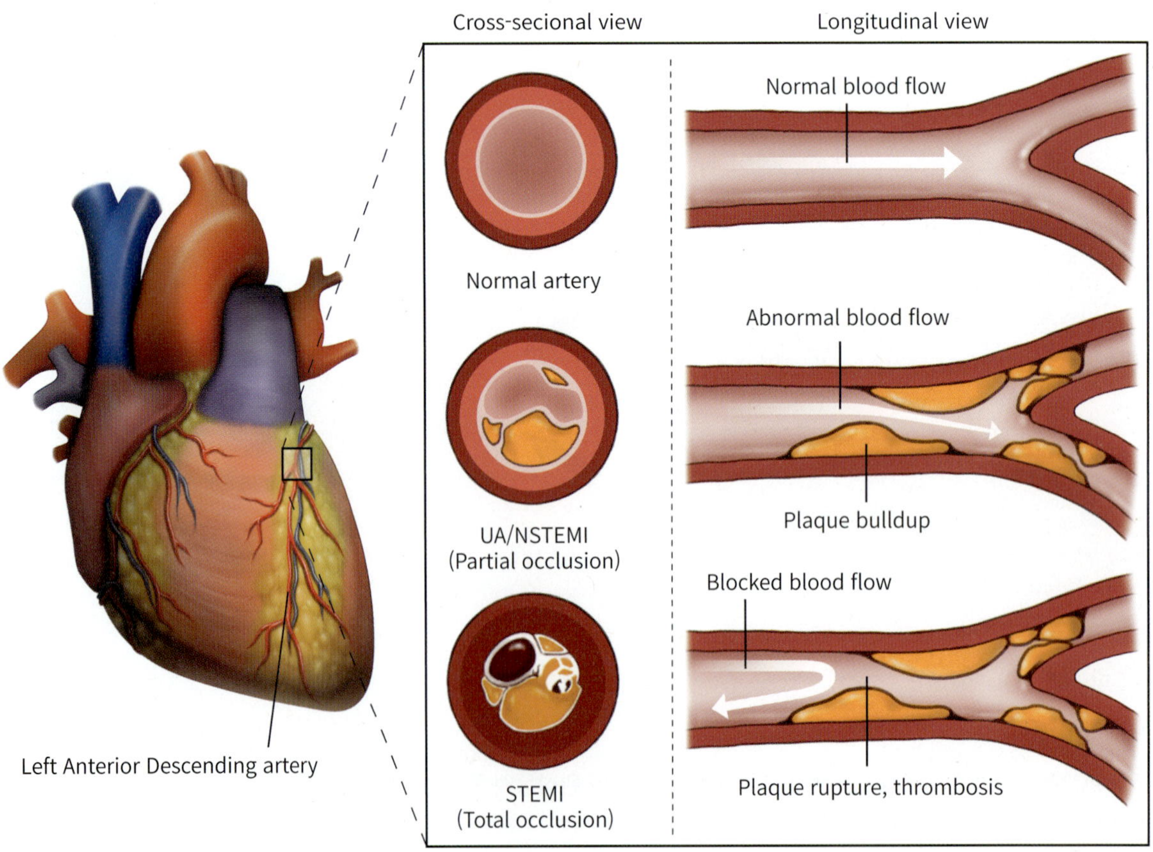

그림 21-1. 심근경색의 분류

III. 진단

흉통으로 응급실에 내원한 환자 중에는 급성 관상동맥 증후군 외에도 대동맥 박리, 심막염, 근골격계 통증이나 역류성 식도염 등 다양한 심장성 또는 비심장성 원인이 섞여 있으므로 이들 환자에서 신속한 급성 관상동맥 증후군 진단을 위한 감별 전략이 필요하다. 흉통의 특성, 관상동맥 위험 인자 해당 여부, 진찰 소견 등은 중요한 단서이지만 급성 관상동맥 증후군 진단을 확정하기에는 불충분하다. STEMI에서는 대부분 전형적인 흉통과 심전도에서 ST분절상승이 나타나므로 임상 증상과 심전도 소견으로 재관류 치료 여부를 결정할 수 있다. 그러나 NSTE-ACS에서는 임상증상이나 심전도만으로는 진단이 어려운 경우가 많으므로 심근표지자를 바탕으로 진단한다.

급성 관상동맥 증후군의 심근표지자로 과거에는 myoglobin, CK-MB를 사용하였으나 현재는 심근세포 손상을 진단하는 민감도와 특이도가 높은 심장 troponin-I 또는 troponin-T를 사용한다. CK-MB가 정상 범위임에도 불구하고 미량의 troponin이 검출될 수 있으며 이에 따라 과거에는 UA로 진단된 급성 관상동맥 증후군이 현재는 NSTEMI로 분류되므로 최근에는 UA/NSTEMI를 구별하지 않고 NSTE-ACS로 통칭하는 경향이다. Troponin은 심근경색증 외에도 심부전, 신부전, 패혈증, 폐질환, 폐색전증, 뇌졸중 등 다양한 원인에 의한 심근 손상에서 상승할 수 있다. Troponin은 정상적으로 혈액에서 검출되지 않으며 가양성이 없으므로 혈중 troponin이 상승한 환자는 상승하지 않은 환자에 비해 예후가 나쁘며, 이는 심근경색증뿐 아니라 다양한 심장 및 심장 외 원인에 의한 상승에서도 마찬가지다.

그 외에 흉부 단순 촬영 검사, 심장 초음파 검사, 관상동맥 조영술, 심근허혈 유무를 찾아내기 위한 비관혈적인 핵촬영 검사 등을 시행하여 진단한다.

IV. 표준 치료

급성 관상동맥 증후군은 ST분절상승 심근경색증(STEMI)과 비ST분절상승 급성관상동맥증후군(NSTE-ACS)의 구분에 따라 치료 방침이 달라진다. 급성 흉통으로 응급실을 내원하여 ST분절상승 심근경색증(STEMI)으로 진단된 경우 관상동맥의 혈전으로 폐쇄된 부위를 즉각적으로 뚫어 주어야 한다. 관상동맥 조영술을 시행하면서 스텐트를 삽입하여 재관류 시키는 것이 가장 좋은 방법이다. 여의치 않다면, 혈전용해술을 시행하여 혈전을 녹여서 뚫어 주어야 한다. 급성 흉통이 나타난 후 시간이 지날수록 재관류 치료 효과가 떨어진다. 따라서 가능한 빠르게 병원에 와서 치료 받아야한다. 흉통이 나타난 후 2시간 이내에 병원에 내원하여 재관류 치료를 받아야 심근 손상의 후유증 없이 완쾌될 수 있다.

비ST분절상승 급성관상동맥증후군(NSTE-ACS)으로 진단된 경우 응급으로 재관류술을 시행할 필요는 없으며, 일반적으로 약물 치료를 시행한다. 고위험군 환자일 경우 12~24시간 이내에 관상동맥 중재술(PCI)을 시행한다. 그 외의 환자도 위험도 평가 결과에 따라 수일 후에 관상동맥 중재술 혹은 관상동맥 우회술(CABG)을 시행하기도 한다. 저위험군 환자일 경우 약물 치료를 시행한다. 그러나 재관류 치료의 시행 여부와 관계없이 모든 급성 관상동맥 증후군은 1년 이내, 특히 3개월 이내에 재발할 위험성이 높아 적극적으로 예방 관리를 해야 한다.

V. 고압산소치료 기전

급성 관상동맥 증후군에 고압산소치료가 도움이 되는 기전은

1. 재관류 치료 후 허혈의 기간에 관계없이 발생하는 미세순환 장애로 인한 국소 심근 순환을 급격히 악화시켜 발생하는 심근 괴사 발생을 줄일 수 있다.

2. Free radical 생성과 연관이 있는 허혈-재관류 손상에 의한 심근 허혈의 확장, 감소된 심박출량, 심기능부전 등을 되돌릴 수 있다.
3. 심근이 저산소 상태일 때, 관류가 없는 영역에 고압산소치료가 저산소증을 역전시킬 수 있다.
4. 개선된 산소 가용성은 산화스트레스(oxidated stress)에 대한 보호 기전을 유도하여 아래의 여러 효과들을 일으키는 것으로 생각된다.
    1) 산소는 glutathion 수치의 증가를 통해 조직과 혈장 모두에서 항산화 효소 발현을 증가시켜서 심근의 복구를 개선한다.
    2) 지질과산화(lipid peroxidation)를 감소시키고, 내피 손상에 대한 반응으로 중성지방의 활성화를 예방한다.
    3) 용량 의존적 방식으로 골수에서 줄기세포 동원을 증가시키고 조직의 신생 혈관 형성에 중요한 역할을 하여 조직 치유에 큰 역할을 한다.

VI. 고압산소치료의 적응증

급성 관상동맥 증후군에서 고압산소치료는 아직까지 연구가 진행중이고, 보건복지부 고시된 적응증에도 제외되어 있어 명확한 적응증을 적용하기에는 어렵지만 다음과 같은 상황에서는 고려해 볼 수 있다.

1. 관상동맥 중재술 혹은 관상동맥 우회술, 혈전용해제 등 1차적인 치료 후 부가적인 치료
2. 기존 요법에 잘 반응하지 않는 중증 저산소증, 저혈압 및 대사성 산증이 있는 환자

VII. 고압산소치료

최적의 압력이나 치료 시간 및 횟수에 대해 명확하게 정해진 바는 없으며 이에 대한 추가 연구가 필요한 상황이다. 다른 문헌들에 의하면 압력은 2.0~2.8 ATA로 산소 투여시간을 60~90분, 전체 치료시간 2시간을 시행한다. 환자의 상태에 따라서 하루 1~2회를 선택할 수 있다. 초기에는 매일 2회씩의 고압산소치료를 고려할 수 있다. 최적의 횟수는 알려져 있지 않으며, 환자의 임상적 반응에 따라 횟수를 정하는 게 합리적일 것이다.

VIII. 최근 연구 검토

Sterling 등은 토끼 모델에서, 재관류 후 30분 이내에 고압산소치료를 적용하면 대조군과 비교할 때, 예상되는 경색 영역의 91.2%를 구제(rescue)할 수 있음을 보여주었다. Thomas 등은 혈전 용해제와 고압산소치료를 조합하여 최대 96.9%의 심근 구제를 달성했다. Kim 등에 따르면 위의 결과들은 HBOT에 의한 catalase 유도 때문일 수 있으며, 이는 조직혈관재개통(tissue revascularization)에 의해 도입된 free oxygen radical의 기절 효과(stunning effect)를 역설적으로 역전시킬 수 있다.

2015년 총 665명의 환자가 포함된 Cochrane 연구를 보면 고압산소치료를 시행한 급성 관상동맥 증후군 환자에서 사망 위험은 약 42%까지 감소하는 것이 연관관계가 있음을 보였다(RR: 0.58, 95% CI [0.36 - 0.92], 낮은 품질의 근거). 이 연구에서 급성 관상동맥 증후군을 가진 환자에서 고압산소치료를 시행하는 경우 사망 위험성, 손상된 심근의 양, 주요 심혈관 부작용(Major adverse cardiovascular events, MACE)의 위험 및 허혈성 통증에서 회복되는 시간의 감소들과 관련이 있다고 보고하였다. 그러나 연구의 방법론적인 단점들이나 환자수에 대한 관점에서 볼 때 이러한 결과는 신중한 해석이 필요하다. 그리고 이러한 결과가 고압산소치료의 일반적인 적용을 정당화할 수는 없다.

또 다른 연구에서는 급성 관상동맥 증후군에서 발생하는 심각한 기능 저하의 후기 지표를 좌심실 박출량(LVEF)으로 보고 고압산소치료군과 치료를 진행하지 않은 군 간

의 좌심실 박출량을 평가하였고 대조군에 비해 고압산소 치료군이 더 호전된 결과가 있다는 것을 보고하기도 하였다.

2020년 Patricia 등에 의해 발표된 연구에서는 급성 관상동맥 증후군 후 조기 재관류화를 시행했음에도 불구하고 결과가 좋지 않았던 허혈성 심장 질환 환자들을 대상으로, 고압산소치료를 시행한 결과를 보고하였다. 이 연구에서는 혈관 재관류를 시행한지 3일째 되는 날부터 2 기압 90분간의 고압 산소 치료를 총 15세션 진행 진행하였고, 허혈 범위를 나타내는 합산 휴식 점수(summed rest score)를 평가하여 고압산소치료를 진행한 그룹에서 합산 휴식 점수가 감소한 것을 확인하였다(HBOT: 20 ± 6.0 vs. 12.7 ± 8.1; $p = 0.0017$; control: 23 ± 8.2 vs. 16.7 ± 6.6; $p = 0.031$). 좌심실 박출량도 향상된 결과로 HBOT :44 ± 22.1% to 57.2 ± 15.4% ($p = 0.011$), 대조군: 45.9 ± 18.2% to 55 ± 12.1% ($p = 0.044$)를 보이는 것으로 보고하였다. 이 연구에서는 결론적으로 STEMI 환자 들에서 고압산소치료를 진행하는 것은 관류 개선 및 심박출량 회복에 영향을 미친다고 말한다. 그러나 이 연구 또한 여러가지 제한점 등으로 인해 더 큰 연구가 필요하다고 결론짓고 있다.

IX. 치료효과 검토

주요 심혈관 부작용(MACE) 발생율, 부정맥 및 흉통이 사라지는 시간, 심근 표지자(Tn-I, Tn-T, CPK)의 감소나 심초음파를 통한 좌심실 박출량, 벽운동점수지수(wall motion

표 21-1. 심근경색증에서 HBOT의 효과에 대한 실험적 연구(Experimental studies of the effect of HBOT in myocardial infarction)

Authors and year	Experimental model	Results	Conclusions or comments
Smith and Lawson (1958)	Ligation of anterior descending coronary artery	Mortality in dogs breathing O_2 at 2 ATA was 10% compared with 50~60% mortality of dogs breathing air	HBOT may reduce the mortality by protecting from ventricular fibrillation following myocardial infarction
Chardack et al. (1964) Trapp and Creighton (1964)	Coronary artery ligation	Reduction of infarct size and reduction of ventricular fi brillation in HBOT-treated animals	
Kline et al. (1979)	Infarction	Excess lactate associated with ischemia disappeared with 100% oxygen at 3 ATA. Animals breathing room air continued to produce excess lactate	Return to oxidative (aerobic) metabolism with HBOT and reduction of myocardial ischemia
Kleep (1977)	Occlusion of the circumfl ex branch of the left coronary artery in sheep	Mortality of this procedure greatly reduced	
Demurov et al. (1981)	Left coronary artery ligation in rabbits	HBOT at 2 ATA for 1 H starting 30 min after occlusion	Partial restoration of myocardial contractility Improvement of energy metabolism of the heart Decrease of cAMP in ischemic areas Increase of guanosine monophosphate in intact areas
Efuni et al. (1984)	Experimental myocardial infarction in rabbits	Combined use of HBOT and antioxidants	Improvement of cardiac function

(다음 페이지에 계속 ···›)

Authors and year	Experimental model	Results	Conclusions or comments
Thomas et al. (1990)	Dogs. Occlusion of left anterior descending coronary artery for 2 h. Myocardial injury was measured by histochemical staining	Four groups: (i) control, no treatment (ii) HBOT 2 ATA for 90 min, (iii) rtPA only (iv) HBOT + rtPA simultaneously	Although HBOT and recombinant tissue plasminogen activator (rtPA) caused 35.9% and 48.9% restoration of enzyme activity, maximal effect was obtained by combining both which reduces the extent of infarction
Sterling et al. (1993)	Open-chest rabbit model of myocardial ischemia. A branch of left coronary artery was occluded for 30 min followed by 3 h of reperfusion. Infarction measured by triphenyl tetrazolium staining	Control group ventilated with 100% oxygen at 1 ATA. Treated animals with HBOT at 2 ATA	Animals exposed to HBOT had smaller infarcts than controls. HBOT given after 30 min of reperfusion had no protective effect
Kim et al. (2001)	Rats were intermittently exposed to 100% O 2 at 3 ATA for 1 h daily and then sacrificed after 24 h of recovery in room air. Isolated hearts were subjected to 40 min of ischemia and 90 min of reperfusion	HBOT pretreatment enhanced enzymatic activity and gene expression of catalase, thereby significantly reducing infarct size after reperfusion	HBOT preconditioning may be developed as a new preventive measure for reperfusion injury in the heart
Spears et al. (2002)	60-min balloon occlusion of the left anterior descending coronary artery in swine. Control groups consisted of autoreperfusion alone	Intracoronary aqueous oxygen (AO) hyperoxemic perfusion for 90 min. Significant improvement in left ventricular ejection fraction at 105 min of reperfusion	Intracoronary hyperbaric reperfusion with AO attenuates myocardial ischemia/reperfusion injury
Xuejun et al. (2008)	Rats with occlusion of the left anterior descending coronary artery. HBOT pretreatment at 2.5 ATA for 60 min, twice daily for 2 days followed by 12 h of recovery in room air prior to the myocardial ischemic insult	The infarct size of the HBOT group was smaller than that of the control normoxic group. Capillary density, VEGF levels, and cell proliferation higher in HBOT group	HBOT pretreatment accelerates angiogenesis and alleviates myocardial ischemia

score index)의 감소, 이완기말 지수(end diastolic index), 또는 thalium scintigraphy 등을 통하여 확인할 수 있다.

X. 비용 효과

급성 관상동맥 증후군의 높은 사망률과 점점 늘어나는 유병률을 감안하면, 고압산소치료는 비침습적이고, 합병증이 거의 없으며, 위험-효과 비를 생각하면, 기존 치료에 부가적으로 사용하거나 1차 치료에 반응이 없는 경우에 고려해 볼 수 있다.

XI. 알림

급성 관상동맥 증후군 환자에서 고압산소치료의 임상 사용에 대한 명확한 근거는 아직까지는 없는 실정이다. 그러나 여러가지 기전들을 통해 고압산소치료가 급성 관상동맥 증후군에서 심근에 다양한 이점을 제공할 수 있기 때문에 고압산소치료의 위해성 및 합병증 등을 고려하여 환자에게 적용할 지를 결정할 추가적인 연구들이 필요할 것으로 생각된다.

REFERENCE

1. Bagust A, Grayson AD, Palmer ND, Perry RA, Walley T. Cost effectiveness of drug eluting coronary artery stenting in a UK setting: cost-utility study. Heart 2006;92(1):68-74.
2. Bennett M, Jepson N, Lehm J. Hyperbaric oxygen therapy for acute coronary syndrome. Cochrane Database Syst Rev 2005;(2):CD004818.
3. Caines AE, Massad MG, Kpodonu J, Rebeiz AG, Evans A, Geha AS. Outcomes of coronary artery bypass grafting versus percutaneous coronary intervention and medical therapy for multivessel disease with and without left ventricular dysfunction. Cardiology 2004;101(1-3):21-8.
4. Chen MF, Chen HM, Ueng SW, Shyr MH. Hyperbaric oxygen pretreatment attenuates hepatic reperfusion injury. Liver 1998;18(2):110-6.
5. Dekleva M, Neskovic A, Vlahovic A, Putnikovic B, Beleslin B, Ostojic M. Adjunctive effect of hyperbaric oxygen treatment after thrombolysis on left ventricular function in patients with acute myocardial infarction. Am Heart J 2004;148(4):E14.
6. Ge L, Tsagalou E, Iakovou I, et al. In-hospital and nine-month outcome of treatment of coronary bifurcational lesions with sirolimus-eluting stent. Am J Cardiol 2005;95(6):757-60.
7. Goy JJ, Stauffer JC, Siegenthaler M, Benoît A, Seydoux C. A prospective randomized comparison between paclitaxel and sirolimus stents in the real world of interventional cardiology: the TAXi trial. J Am Coll Cardiol 2005;45(2):308-11.
8. Hoye A, Tanabe K, Lemos PA, et al. Significant reduction in restenosis after the use of sirolimus-eluting stents in the treatment of chronic total occlusions. J Am Coll Cardiol 2004;43(11):1954-8.
9. Kim CH, Choi H, Chun YS, Kim GT, Park JW, Kim MS. Hyperbaric oxygenation pretreatment induces catalase and reduces infarct size in ischemic rat myocardium. Pflugers Arch 2001;442(4):519-25.
10. Kolski JM, Mazolewski PJ, Stephenson LL, Texter J, Grigoriev VE, Zamboni WA. Effect of hyperbaric oxygen therapy on testicular ischemia-reperfusion injury. J Urol 1998;160(2):601-4.
11. Martín-Hernández P, Gutiérrez-Leonard H, Quintana AR, et al. Hyperbaric Oxygen Therapy Following Percutaneous Coronary Intervention for ST-Segment Elevation Myocardial Infarction. Cardiovasc Revasc Med 2021;27:14-9.
12. Reffelmann T, Hale SL, Dow JS, Kloner RA. No-reflow phenomenon persists long-term after ischemia/reperfusion in the rat and predicts infarct expansion. Circulation 2003;108(23):2911-7.
13. Reffelmann T, Hale SL, Li G, Kloner RA. Relationship between no reflow and infarct size as influenced by the duration of ischemia and reperfusion. Am J Physiol Heart Circ Physiol 2002;282(2):H766-72.
14. Schäbitz WR, Schade H, Heiland S, et al. Neuroprotection by hyperbaric oxygenation after experimental focal cerebral ischemia monitored by MRI. Stroke 2004;35(5):1175-9.
15. Sharifi M, Fares W, Abdel-Karim I, et al. Usefulness of hyperbaric oxygen therapy to inhibit restenosis after percutaneous coronary intervention for acute myocardial infarction or unstable angina pectoris. Am J Cardiol 2004;93(12):1533-5.
16. Stavitsky Y, Shandling AH, Ellestad MH, et al. Hyperbaric oxygen and thrombolysis in myocardial infarction: the 'HOT MI' randomized multicenter study. Cardiology 1998;90(2):131-6.
17. Sterling DL, Thornton JD, Swafford A, et al. Hyperbaric oxygen limits infarct size in ischemic rabbit myocardium in vivo. Circulation 1993;88(4 Pt 1):1931-6.
18. Sterling DL, Thornton JD, Swafford A, et al. Hyperbaric oxygen limits infarct size in ischemic rabbit myocardium in vivo. Circulation 1993;88(4 Pt 1):1931-6.
19. Swift PC, Turner JH, Oxer HF, O'Shea JP, Lane GK, Woollard KV. Myocardial hibernation identified by hyperbaric oxygen treatment and echocardiography in postinfarction patients: comparison with exercise thallium scintigraphy. Am Heart J 1992;124(5):1151-8.
20. Thomas MP, Brown LA, Sponseller DR, Williamson SE, Diaz JA, Guyton DP. Myocardial infarct size reduction by the synergistic effect of hyperbaric oxygen and recombinant tissue plasminogen activator. Am Heart J 1990;120(4):791-800.
21. Valgimigli M, van Mieghem CA, Ong AT, et al. Short- and long-term clinical outcome after drug-eluting stent implantation for the percutaneous treatment of left main coronary artery disease: insights from the Rapamycin-Eluting and Taxus Stent Evaluated At Rotterdam Cardiology Hospital registries (RESEARCH and T-SEARCH). Circulation 2005;111(11):1383-9.
22. Vlahović A, Nesković AN, Dekleva M, et al. Hyperbaric oxygen treatment does not affect left ventricular chamber stiffness after myocardial infarction treated with thrombolysis. Am Heart J 2004;148(1):e1.
23. Yang ZJ, Bosco G, Montante A, Ou XI, Camporesi EM. Hyperbaric O_2 reduces intestinal ischemia-reperfusion-induced TNF-alpha production and lung neutrophil sequestration. Eur J Appl Physiol 2001;85(1-2):96-103.

찾아보기

T

U

V

W

X